Christl Bode
SHIATSU – DER ANDERE WEG ZUR GESUNDHEIT

Christl Bode

Shiatsu
Der andere Weg zur Gesundheit

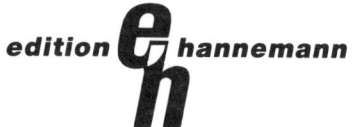

edition hannemann

Verlag Stephanie Naglschmid Stuttgart

Die Deutsche Bibliothek – CIP-Einheitsaufnahme

Bode, Christl:
Shiatsu; der andere Weg zur Gesundheit / Christl Bode. –
Stuttgart: Naglschmid, 1992
   (Edition Hannemann)
   ISBN 3-925 342-98-2

Titelgestaltung:	Michael Mardner / MTi-Press
Titelfoto:	Fotograf Pejot / MTi-Press
Fotos:	Fotograf Pejot / MTi-Press
Zeichnungen:	Kurt Eble / MTi-Press
Gesamtgestaltung:	Johanna Bader / MTi-Press
	Dr. Friedrich Naglschmid / MTi-Press
Texterfassung:	Angela Knill / MTi-Press

Copyright 1992
VERLAG STEPHANIE NAGLSCHMID
Rotebühlstr. 87 A – 7000 Stuttgart 1
Tel. 07 11/62 68 78; Fax 07 11/61 23 23

Dieses Buch ist meinem Mann und meiner Tochter Katja gewidmet, die diese schöne und wertvolle Therapie mit mir in die Zukunft tragen möchten.

Vorwort

Inhaltlich ist in diesem Buch der Bogen weit gespannt: Do IN (asiatische Dehnungsübungen in Verbindung mit Atmung), BASIS-SHIATSU und Ablauf in der Handhabung, MERIDIAN-SHIATSU in Verbindung mit asiatischer Philosophie und Basis-Akupunkturlehre sowie asiatische Diagnosefindungen mit erweiterter Philosophie bis zur praktischen Umsetzung und Anwendung.

In der gleichen Reihenfolge wie jetzt die Aufzählung erfolgte, wird auch das Buch in der Thematik abgehandelt. Dieses Buch ist auf Wunsch meiner Schüler entstanden, die immer wieder nach geeignetem Unterrichtsmaterial fragten. Die Unterrichtsstufen ähneln in ihrem Ablauf einander zwar, sind jedoch niemals ganz identisch. Der Unterricht ist jeweils abhängig von der energetischen Gesamtsituation einer Kursteilnehmerklasse. Deshalb kann in den jeweiligen Kursen nicht immer alle Information übermittelt werden, die zur Therapie notwendig wäre. Aus diesem Grunde folgt der Ablauf des Buches chronologisch dem Unterrichtsaufbau und seinen Stufen. So kann dieses Buch hilfreich sein, einen Gesamtüberblick zu vermitteln, und es bietet eine Nachschlagemöglichkeit für die Zukunft.

Angesprochen werden mit diesem Buch in erster Linie alle Angehörigen medizinischer Berufe. Jedoch auch interessierten Laien, die schon von der MERIDIAN-SHIATSU-Therapie gehört haben, sich jedoch kein Bild davon machen können, soll umfassendes Informationsmaterial übermittelt werden.

Für diesen Sprachstil habe ich mich entschieden, um das Lernen zu unterstützen und die Möglichkeit zu haben, jeden Leser persönlich anzusprechen. Besonderer Wert wird darauf gelegt, Bild, Text und Graphik durchschaubar und erkennbar werden zu lassen. Dieses ist nur möglich, wenn der Aufbau des Buches dem Unterrichtsablauf folgt.

Der philosophische Hintergrund der asiatischen Medizin ist unerläßlich in diese Therapie zu integrieren. Ohne diese Verbindung ist eine wirklich gute SHIATSU-Therapie nicht möglich.

BO-MERIDIAN-SHIATSU, so nenne ich meine Shiatsu-Spezialform, folgt in Philosophie und Arbeitsablauf der Schule von Shitsuto Masunaga, der sicher einer der besten und ernsthaftesten Lehrer der Shiatsu-Therapie-Methode war. Sein ganzes Leben diente der Verfeinerung und Beweisunterlegung dieser wertvollen Therapie.

Bo bedeutet soviel wie Ganzheit oder Gesamtheit. In Verbindung mit Shiatsu bedeutet Bo die immer und absolut zu integrierende Gesamtbeobachtung beim Diagnostizieren des Patienten.

Meine Arbeitsrichtung ist an die Therapieform Masunagas gebunden, jedoch durch Beobachtungen der klassischen Akupunkturlehre erheblich erweitert.
Schon die Assistenten Masunagas, K. Sasaki und J. Kawada, die u. a. meine Lehrer waren, erweiterten die Arbeit Masunagas in dieser Richtung.

Danken möchte ich auf diesem Wege meinen Freunden, die mir mit Rat und Tat bei der Entwicklung des Buches zur Seite standen, meinen Lehrern, denen ich zu großem Dank für die Wissensübermittlung verpflichtet bin, und meiner Lektorin, Johanna Bader, für die intensive Betreuung. Ohne diese Menschen wäre dieses Buch nicht zustande gekommen.

Am meisten danke ich meinem Mann, der in dieser langen Zeit der Buchentwicklung mir in jeder Situation zur Seite stand und in letzter Konsequenz erst ermöglichte, daß dieses Buch fertiggestellt wurde.
Gleichermaßen danken möchte ich meinem Vater, der mir 1970 die erste Information über SHIATSU zukommen ließ.

Inhalt

Inhalt

Inhalt

Inhalt

Hinter Shiatsu und anderen asiatischen Heilmethoden steht kein Mythos. Der Therapieablauf folgt präziser Logik und Vernunft, wie wir im Laufe des Buches noch sehen werden.

Die chinesische Akupunktur ist nachweisbar 5000 Jahre alt. Die ersten Akupunkturanwendungen erfolgten mit Steinnadeln. Hinweise, die wir im „Gelben Kaiser", dem ältesten Medizinbuch der Welt, finden, zeigen uns, daß die manuelle Behandlung von Akupunkturpunkten sicher noch viel älter ist. Es ist keine weitere „Heiltherapie" bekannt, die auf eine so lange Tradition zurückblicken kann wie die Akupunktur oder die noch früher zu datierende manuelle Handhabung von Akupunkturpunkten.

Südchina war zu allen Zeiten fruchtbarer als Nordchina. Es bot genügend Möglichkeiten, um Nahrung und Heilpflanzen aller Art gedeihen zu lassen. So ist es verständlich, daß die Menschen des südchinesisches Reiches sich verstärkt der Pflanzenheilkunde zuwandten.

Nordchina ist geprägt von vielen kargen Landschaftsgebieten, die klimatisch bedingt wenig Möglichkeit für Heilpflanzenwachstum boten. So entwickelte sich im nordchinesischen Reich mehr die manuelle Therapie. Am Anfang stand sicher der Urreflex des Menschen, eine verletzte Zone oder Stelle des Körpers zu reiben oder zu drücken, um den Schmerz zu lindern.
Noch in der Frühzeit fanden die Menschen heraus, daß es mitunter notwendig war, stärkere Reize als den des Handflächendruckes auf den Körper zu übertragen. So kam man zu dem Schluß, daß man mit dem Druck von Steinnadeln auf bestimmte Körperteile Schmerzsituationen ändern oder gar beheben konnte. Jede Familie bewahrte ihre Erfahrungen und gab sie an die Kinder und Kindeskinder weiter. So sammelte sich im Laufe von Jahrtausenden ein gewaltiger Schatz von Kenntnissen der Naturheilkunde im Sinne von Pflanzenmedizin und manueller Therapie und letztlich der Akupunktur an. Irgendwann erkannte man außerdem, daß Hitzeeinwirkung auf bestimmte Punkte zur Schmerzlinderung oder Schmerzbehebung beitrug.

Die ältesten schriftlichen Überlieferungen chinesischer Heilkunde sind im Buch des „Gelben Kaisers", auch Nei King genannt, zusammengefaßt. Diese Aufzeichnungen entstanden ungefähr 2000 Jahre vor Christus und geben den damaligen Wissensstand wieder.

Das Gedankengut des über Jahrtausende gefilterten medizinischen Wissens der Chinesen diente den Japanern als Grundlage für eine eigene Heilmethode. Sie heißt Shiatsu. Was ist Shiatsu? Shiatsu ist eine manuelle Therapie, die unter Berücksichtigung der Akupunkturgesetze und der Meridianlinien mit ihren darauf befindlichen Punkten erfolgt. Shiatsu bedeutet schlicht:
shi = Finger,
atsu = Druck.
Wir ersehen daraus, daß es sich hierbei um eine Therapieform handelt, die ohne Zuhilfenahme fremder Gegenstände oder Werkzeuge gehandhabt wird. Das Arbeitsmaterial bei dieser Therapie sind die Finger, die Handflächen und später, wenn ein Therapeut sehr erfahren ist, auch die Ellbogen, Knie oder gar Füße. Shiatsu ist nicht vergleichbar mit der mittlerweile etwas bekannteren Akupressurmethode, die im Gegensatz zu Shiatsu mit Anwendung einiger weniger Einzelpunkte arbeitet, um eine momentane Schmerzlinderung zu erzielen. Bei Shiatsu hingegen handelt es sich um eine Ganzkörperbehandlung, die ganzheitlich den Patienten zu erfassen versucht und eine Harmonisierung des gestörten Körper- oder Seelengleichgewichtes wieder herzustellen trachtet. Am einleuchtendsten erscheint uns hier das Beispiel Kopfschmerz. Jeder erfahrene Therapeut weiß, wie vielschichtig die Ursachen des Kopfschmerzes sein können. Das Spektrum

Einleitung

reicht von einer physischen Störung über eine Verletzung oder eine Organstörung bis hin zum psychosomatischen Kopfschmerz. Hier erscheint es einleuchtend, daß nicht ein einzelner Punkt diese verschiedenen Kopfschmerzursachen beseitigen kann, sondern daß jeweils der Patient in seiner Ganzheit erfaßt werden muß, um ihn wirklich von seinen Beschwerden befreien zu können.

Die oben erwähnte Harmonisierung des Körper- und Seelengleichgewichtes ist über die manuelle Behandlung der Meridiane möglich. Doch gehen wir noch einmal kurz zurück zur Geschichte von Shiatsu. Shiatsu ist nunmehr ungefähr 80 Jahre als eigenständige Behandlungsmethode in Japan voll anerkannt, so wie bei uns z. B. Krankengymnastik, Physiotherapie, Chirotherapie oder ähnliche voll anerkannt sind.
Zurückzuführen ist sie auf alte chinesische Techniken, nämlich Do In und Anma. Do In hat viel Ähnlichkeit mit Yoga, und Anma läßt sich mit westlicher Massage vergleichen. Diese beiden Techniken sind die ältesten Formen manueller medizinischer Behandlung im Osten.
Shiatsu will zum einen das gestörte Körpergleichgewicht oder die gestörten Funktionen wieder herstellen, zum anderen befaßt sich Shiatsu aber auch mit Gelenkmobilisationstechniken, die Versteifungen oder Blockierungen voll beseitigen können. Um das überzeugende Funktionieren von Shiatsu aber wirklich verstehen zu können, kommen wir nicht umhin, uns mit asiatischer Philosophie zu befassen. So ist ein ganz einfacher, aber tief verwurzelter Grundgedanke der Akupunktur vor allem bei Shiatsu sehr wichtig zu beachten: daß alle Lebensvorgänge durch Ki – genannt Lebensenergie – gesteuert werden; alle Lebensfunktionen, die nicht nur den Menschen betreffen, sondern alles Leben schlechthin. So ist die

asiatische Medizin davon überzeugt, daß jede Krankheit ihren Ursprung in einer Disbalance zwischen überschießender Energie und mangelnder Energie hat. Überschießende Energie bedeutet eine Jitsu-Situation. Mangelenergie bedeutet eine Kyo-Situation, die sich in den Meridianen darstellt. Diese Begriffe müssen wir uns einprägen, da sie mittlerweile voll in den therapeutischen Sprachgebrauch integriert sind. Die asiatische Heilkunde ist davon überzeugt, daß eine Jitsu-Situation in einem Meridian naturgemäß eine Kyo-Situation in einem anderen Teil des Körpers nach sich ziehen muß. Und hiermit sehen wir schon, daß durch eine einzige Störung eine Störung des Gesamtgleichgewichts des Organismus erfolgt. Ohne Kenntnis der östlichen Philosophie ist man nicht fähig, Shiatsu korrekt anzuwenden. Das Grundprinzip von Shiatsu ist, einen psychischen Kommunikationsstrom, ein Lebensecho mit dem Empfänger von Shiatsu zu erreichen. Von besonderer Bedeutung ist auch, daß man durch Berühren diagnostiziert. Wir suchen dabei nicht nach einer speziellen Krankheit und ihrem Namen, sondern bemühen uns, den Patienten psychisch und körperlich in seiner Ganzheit zu erfassen und zu verstehen. So können wir sagen, Shiatsu setzt sich aus Diagnose und Behandlung zusammen.

Um wirklich effektiv mit Shiatsu arbeiten zu können, wird auf professioneller Ebene von Shiatsutherapeuten genauestes Diagnostizieren verlangt, damit herausgefunden werden kann, was die geeignetste Behandlung für den jeweiligen Patienten ist. Ohne diese Fähigkeit des exakten Diagnostizierens, die viel Übung verlangt, bleibt Shiatsu im Rahmen des einfachen, aber wirksamen Hausmittels. Bei Shiatsu ist Behandlung Diagnose und Diagnose Behandlung und beides nicht voneinander zu trennen (nach Masunaga).

1 Basis der asiatischen Philosophie

Die Beobachtung der Natur im Ablauf der Tages- und Jahreszeiten veranlaßte die Menschen im Alten China zu folgenden Gedanken: Man stellte sich vor, daß hinter der Existenz der Erde eine große Macht stünde. Man nannte diese Macht ‚Tao‘. Man verstand Tao als das Sinnbild für etwas Allumfassendes, Unteilbares. Das Tao galt als das Prinzip, welches hinter allen Erscheinungen unsichtbar ruht. Tao wörtlich zu übersetzen, ist einfach unmöglich. Hinter dem Begriff Tao stehen viele Aspekte. Aus der Vorstellung von Tao entstand eine Geisteshaltung, der wieder viele Kreativitäten entsprangen. Tao bedeutet auch Weg oder Lebensweg in allen Dingen. Tao wurde verstanden als das Gesetz des Universums schlechthin. Es sollte die Alleinheit verkörpern oder das Sein. Tao als gewaltige Macht erzeugt das Eine – das Ganze. Das Eine für sich in der Isolation ist jedoch starr. Die Beobachtung der Natur veranlaßte die Menschen zu einer weiteren Überlegung. Da jeder Tag zwei Aspekte beinhaltet, nämlich den Tag und die Nacht, Licht und Dunkel, Wärme und Kälte, und da in den Jahresabläufen ähnliche Situationen zu beobachten waren, entwickelte sich der Gedanke der Polarität. Diese Polarität spielt in der Gedankenwelt der Menschen des ostasiatischen Raumes eine außerordentlich große Rolle. Wir werden diesen Aspekt immer wieder finden. So ist eine Therapie am Menschen für Asiaten undenkbar, ohne die Berücksichtigung dieser allzeit und überall zu beobachtenden Polarität, die sie Yin und Yang nennen. Die Chinesen beobachteten frühzeitig, daß alles auf, über und in der Erde voll Leben und Bewegung ist. So verstand man, daß die beiden Pole Yang und Yin einander ergänzen und einander brauchen, um zu funktionieren. Man hatte die Vorstellung einer Spiralbewegung, die in ihrer Zusammenarbeit Aktivität ent-

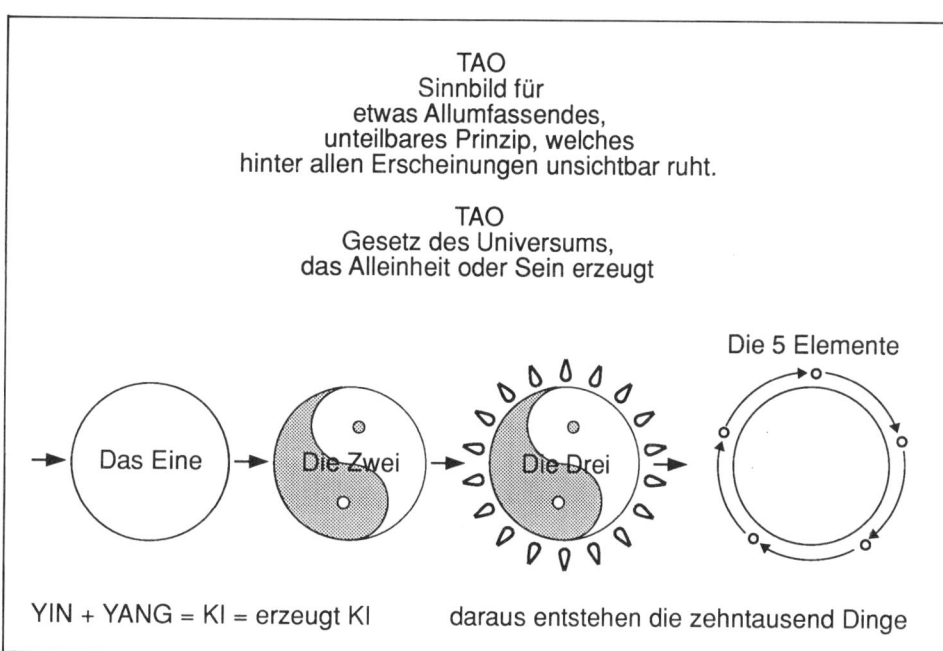

Graphik 1: Tao ↑ bis 10.000 Dinge.

stehen läßt. Daraus entwickelte sich der Gedanke, daß das Zusammenspiel von Yang und Yin Energie (Ki) erzeugt.

Zusammenfassend ist der Gedanke, vom Tao ausgehend, folgendermaßen zu verstehen: Tao, das Gesetz des Universums oder das Sein, erzeugt das Eine. Das Eine erzeugt die Zwei, die Zwei erzeugen die Drei. Das Sich-Ergänzen von Yang und Yin läßt also Ki entstehen. Dieses Zusammenspiel macht Leben erst möglich. Aus dem Zusammenspiel dieser drei Kräfte entstehen nach der Vorstellung der Asiaten die zehntausend Dinge. Wie ist es möglich, daß die Drei zehntausend Dinge entstehen lassen? Die Philosophie sagt: Ki verkörpert sich in den fünf Elementen. Die Elemente sind Holz, Feuer, Erde, Metall und Wasser und sind ihrerseits wieder an die fünf Jahreszeiten gebunden. Die fünf Jahreszeiten sind: Frühling, Sommer, Spätsommer, Herbst und Winter. Jedes Element verfügt über besondere Eigenschaften und übermittelt diese den zehntausend Dingen der Schöpfung. Zehntausend sollte

hierbei nicht wörtlich genommen werden, sondern als Zahl der Unendlichkeit verstanden werden. Die Philosophie Asiens geht davon aus, daß diese fünf Elemente sich in allen Dingen des Seins finden und daß die Individualität aller Dinge und aller Lebewesen aus einer bestimmten Kombination zwischen Yin, Yang, Ki und den fünf Elementen besteht. So entsteht die Unverwechselbarkeit und Individualität eines jeden Wesens.

Wir haben nun etwas über die Basisvorstellung der asiatischen Philosophie gehört und dabei die Begriffe Yin, Yang und Ki kennengelernt. Ki bedeutet im Japanischen ‚Energie‘. Der chinesische Begriff für Energie ist Chi. Beide sind in ihrer Bedeutung identisch.

I Grundlagen

2 Die Bedeutung von Yin und Yang

Mit der Vorstellung der Menschen des ostasiatischen Raumes von zwei polaren Kräften, die sich untrennbar mit der Elementenlehre verbanden, entstand der Begriff von Yin und Yang. Da man in alten Zeiten sich darauf verlassen mußte, nur die Erde zu beobachten und alles, was sie umgab, entwickelte sich daraus eine Kosmologie, die alle natürlichen Phänomene als aufgeteilt ansieht. Das Zusammenspiel dieser zwei Kräfte und die Art und Weise, wie sie von einem zum anderen wechseln, betrachtet man als notwendig für alle Funktionen und Veränderungen im Universum. Im Makrokosmos wie im Mikrokosmos haben sie ihre Gültigkeit. Um den Begriff „Yin und Yang" besser zu verstehen, müssen wir ihn ein wenig erläutern. Yin und Yang sind Gegensätze, die einander jedoch brauchen, um sich harmonisch zu ergänzen. Um die Vorstellung von Yin und Yang weniger abstrakt erscheinen zu lassen, wollen wir mit folgender Gegenüberstellung ein etwas klareres Bild vermitteln:

Yin	Yang
Das Negative	Das Positive
Frau	Mann
Das Weibliche	Das Männliche
Passiv	Aktiv
Nacht	Tag
Kalt	Heiß
Kyo	Jitsu
Zusammenziehen	Ausdehnungskraft
Das Weniger	Das Mehr
Dunkelheit	Helligkeit
Tod	Leben
Gerade Zahlen	Ungerade Zahlen
Bewahrung	Schöpfungskraft
Parasympathikus	Sympathikus
Minus	Plus
Wasser	Feuer
Winter	Sommer
Mond	Sonne
Traurig	Lustig
Schlafen	Wachen
Trauer	Glück
Weinen	Lachen
Innen	Außen
Unten	Oben
Silber	Gold
Leere	Fülle

Diese wenigen Beispiele sollen helfen zu verstehen, daß in allen Dingen des Seins wirkliche Polarität liegt.

Yin und Yang sind aber keine absoluten Begriffe, sie ergänzen sich vielmehr in jeder Hinsicht. Ein Beispiel hierfür ist der Tagesablauf. Haben wir den tiefsten Punkt der Nacht – Mitternacht – erreicht, ist in der verschwindenden Nacht schon der aufsteigende Morgen beinhaltet. Oder umgekehrt, steht die Sonne am höchsten Punkt, hat also die höchste Kraft erreicht, so ist bereits die Nacht wieder im Entstehen begriffen.

Jede noch so weibliche Frau hat einen kleinen Anteil männlicher Geschlechtshormone in ihrem Körper, und jeder noch so männliche Mann hat einen kleinen Anteil weiblicher Geschlechtshormone in seinem Körper. Hieraus können wir ersehen, wie eng das Verständnis von Yin und Yang in der Vorstellung der Asiaten an die Körperfunktionen gekoppelt ist.

Der Begriff von Yin und Yang in sich ist aber wieder relativ. Nehmen wir z. B. ein Herdfeuer. Feuer ist Yang. Vergleichen wir dieses Herdfeuer mit

Graphik 2 (links): Yang-Yin-Symbol.

Graphik 3 (rechts): Spiraleffekt und Yang-Yin-Zeit.

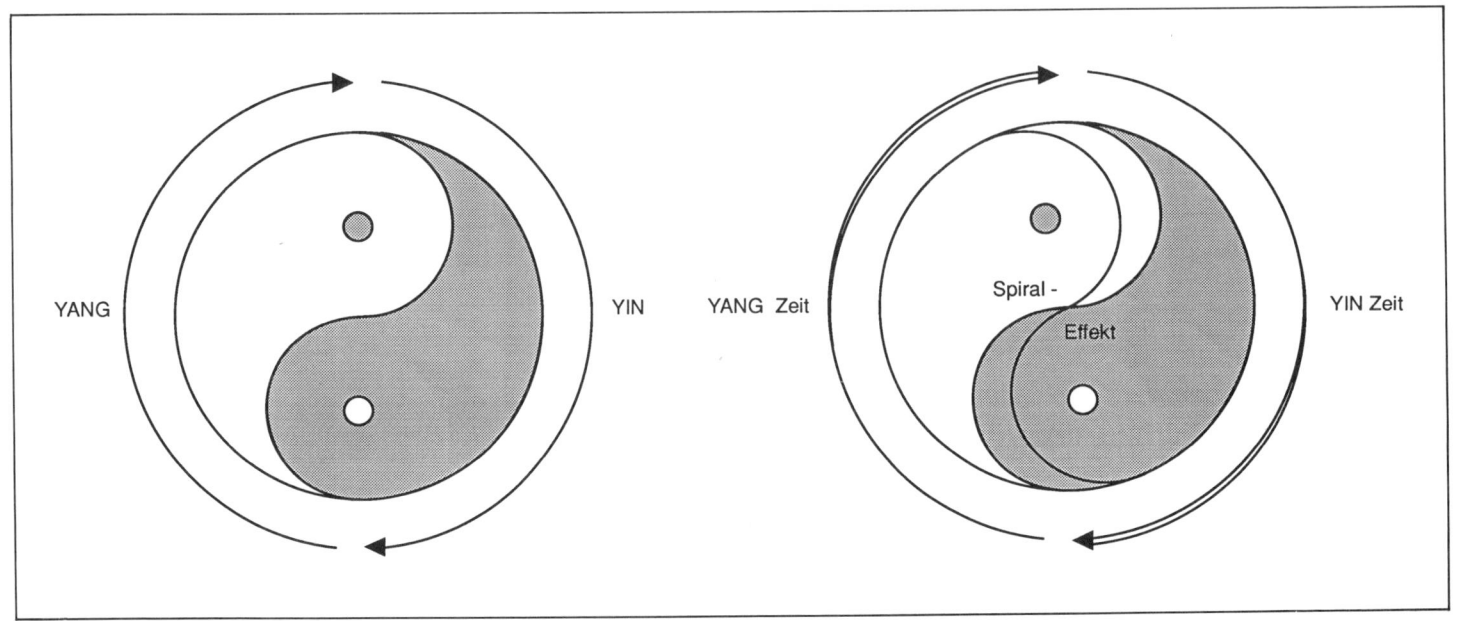

der Kraft der Sonne, so ist die Sonne mehr Yang und das Herdfeuer zu ihr im Verhältnis Yin.

In der östlichen Medizin sind die kühleren befeuchtenden, ernährenden oder Entspannung verursachenden Funktionen Yin. Die aktiven, Hitze erzeugenden, aggressiven Aspekte des Funktionierens Yang. Wir unterscheiden Yin- oder Speicher-Organe und Yang- oder Werkstatt-Organe. Yin- oder Speicher-Organe sind: Leber, Herz, Milz-Pankreas (wird im asiatischen Raum gekoppelt verstanden), Lunge und Niere. Yang- oder Werkstatt-Organe sind: Gallenblase, Dünndarm, Magen, Dickdarm und Blase. Wenn eine Verschiebung im Gleichgewicht von Yin und Yang entsteht, so kommt es zu erheblichen Störungen. Wenn Yin überhandnimmt, entsteht eine Tendenz zur Kälte, die mit der Zeit nach innen geht. Das bedeutet Neigung zu chronischen Prozessen. Wo zuviel Yang ist, besteht Überaktivität oder Tendenz zur Hitze (Fieber).

Das Yin und das Yang bilden die Basis des Lebens und der Natur, des normalen Ablaufs aller Dinge. Wenn das eine auf seinem Höhepunkt angelangt ist, wird das andere unmerklich an seine Stelle treten, denn jedes der beiden trägt den Keim des anderen in sich. Jedes Wesen ist dem Wechsel der beiden entgegengesetzten und sich ergänzenden Phasen unterworfen. Der Schwäche folgt die Stärke, dem Tiefpunkt wieder der Aufstieg. Das Plus läßt das Minus entstehen, was oben ist, wird unten sein und umgekehrt. Der Wechsel der Kräfte von Yin und Yang bildet das kosmische Gleichgewicht, ein außerordentlich aktives Gleichgewicht, das für die Existenz aller Dinge und Wesen notwendig ist.
Das angehäufte oder absolute Yang bildet den Himmel, im I Ging symbolisiert durch drei geschlossene Linien, das absolute oder angehäufte Yin die Erde, symbolisiert durch drei in der Mitte geöffnete Linien.

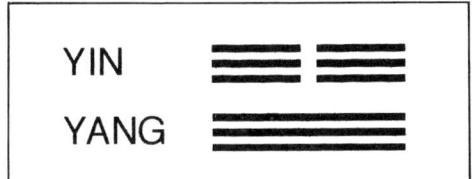

Graphik 4: Symbole für Yin und Yang im I Ging.

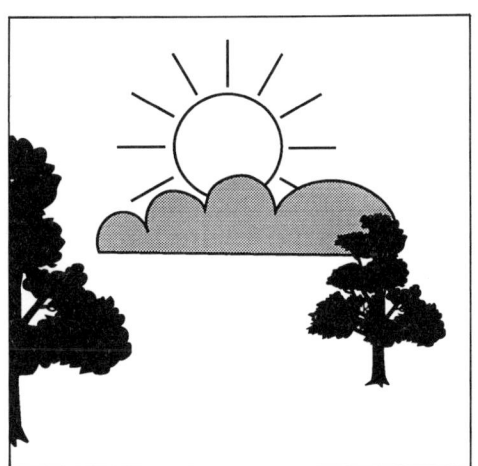

Graphik 5: Bäume – Sonne – Wolke.

Ausgewogenes, im Gleichgewicht stehendes Yin und Yang bedeutet Gesundheit. Verlagerung der Energie in irgendeine Richtung bedeutet aber Störung; wenn diese lange genug besteht, führt sie zur Krankheit.

So wie das ununterbrochene Wechselspiel dieser zwei gegensätzlichen Kräfte alle Erscheinungen der Welt hervorbringt, wie z. B. den Wechsel der Jahreszeiten und den Ablauf von Tagen und Nächten, so rufen beim menschlichen Organismus diese Kräfte das Ein- und Ausatmen, den Zustand des Wachseins und des Schlafens hervor. Ebenso besteht eine Parallelität zwischen sympathischem und parasympathischem Nervensystem und dem Yin-Yang-Prinzip.

Zusammenfassend soll uns als Beispiel dienen:
Die Sonnenenergie (Yang) trifft auf die Erde; dadurch erst ist es möglich, daß Erdenergie (Yin) Leben hervorbringt.

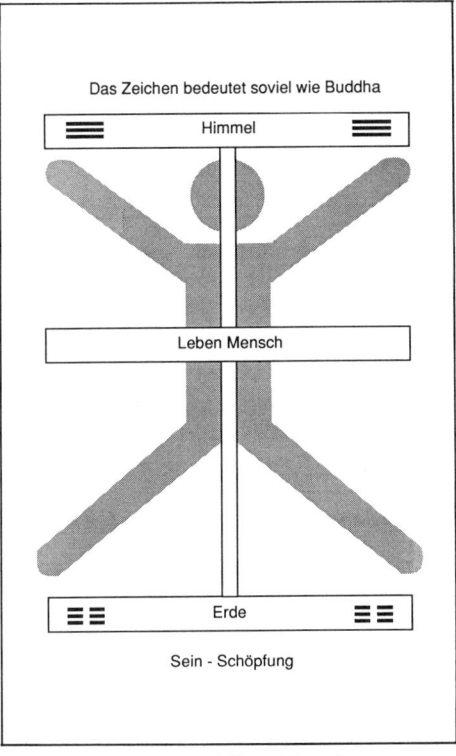

Graphik 6: Zeichen Buddha – Mensch.

Zwischen den beiden nun bekannten Polen Yin und Yang besteht ein Spannungszustand, der als die Quelle aller Energie anzusehen ist. Die asiatische Medizin ruht auf diesem Fundament, und ihre Therapie wäre ohne diese polare Ordnung gar nicht denkbar. Sie ist weniger aus der Analyse entstanden, sondern beruht auf einer ganzheitlichen Betrachtungsweise mit einem geistigen Hintergrund. Für den in der westlichen Tradition verhafteten Menschen ist die Denkweise des Alten China zunächst schwer verständlich. Wer jedoch mit asiatischen Therapiemethoden arbeiten will, kommt nicht umhin, sich mit dem Gedankengut der altchinesischen Philosophie auseinanderzusetzen. Ohne das gedankliche Verständnis der asiatischen Philosophie ist ein wirkliches Therapieren mit asiatischen Heilmethoden unmöglich.

Der Schlüssel zum geistigen Hintergrund der asiatischen Medizin ist der selbstverständliche Blick für ein Ganzes, dessen Rahmen gebildet wird

I Grundlagen

durch die Dreiheit Himmel, Erde und Mensch. Zwischen den beiden Polen Himmel und Erde steht der Mensch. Himmel (Yang) bedeutet Bewußtsein und Geist, Erde (Yin) bedeutet Seele und Unbewußtes.

So ist jetzt leichter zu verstehen, daß, wenn die Pole Yin und Yang durch irgendwelche Einflüsse ihr Verhältnis zueinander verändern, sich eine Änderung des Spannungszustandes ergibt, die als Folge Störungen nach sich zieht. Diese Störungen können wir verstehen als Zustand eines veränderten oder gestörten Yin-Yang-Verhältnisses oder als Zustand von verdrehter Energie.

3 Die Lehre von den fünf Elementen: Holz, Feuer, Erde, Metall, Wasser

Was ist eigentlich Elementenlehre? Betrachten wir die Natur, so erkennen wir die Einflüsse der Jahreszeiten auf das Leben der Erde. Jedes Element besitzt seinen typischen Charakter, der durch Graphik Nr. 7 verdeutlicht wird.

Die Menschen Asiens beobachteten über Jahrtausende, daß der Mensch und jedes andere Lebewesen mehr oder weniger von der Natur abhängig ist. So begann man, die Natur eingehend zu studieren.

Man sah, daß der Frühling identisch ist mit Wachstum, Expansion. So hat man ihm das Element Holz zugeordnet. Wie wir wissen, ist im Frühling die Wachstumsphase von allen Baumarten, Sträuchern und den übrigen Pflanzen am stärksten. Das kosmische Element des Frühlings ist Wind.

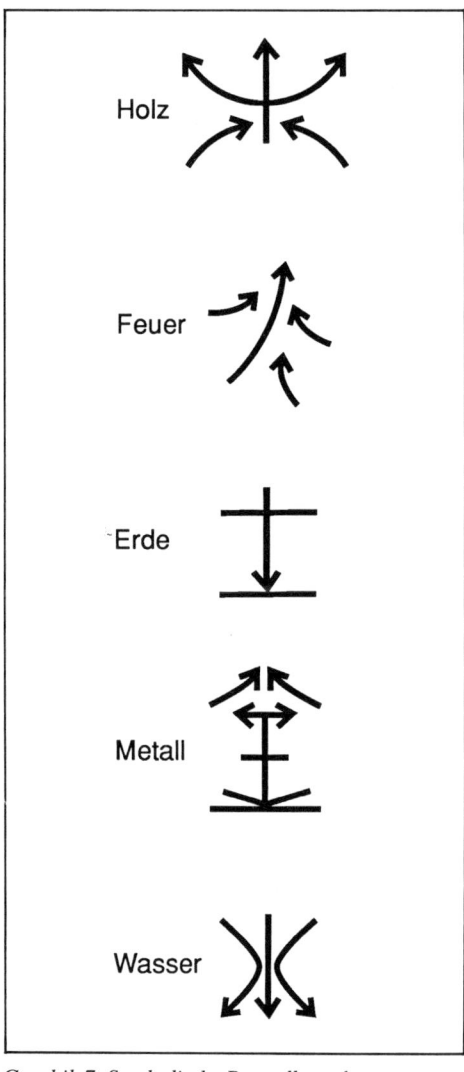

Graphik 7: Symbolische Darstellung der Elemente.

Der Sommer ist geprägt vom kosmischen Element Hitze, sicher auch oft von Wald- oder Steppenbränden. So hat man dem Sommer das Element Feuer zugeordnet.

Wir sprechen heute von vier Jahreszeiten im Ablauf eines Jahres. Früher sprach man jedoch noch von einer weiteren Jahreszeit, die Spätsommer genannt wurde. In der asiatischen Philosophie spielen von jeher fünf Jahreszeiten eine wichtige Rolle. So folgt auf den Sommer der Spätsommer, der die Zeit der Ernte ist. Ernte brachten die

Asiaten mit dem Element Erde in Verbindung, da Ernte ohne Erde und das kosmische Element Feuchtigkeit unmöglich ist.

Der Herbst mit seiner kühleren Temperatur und dem kosmischen Element Trockenheit wurde dem Element Metall zugeordnet.

Den Winter verband man mit Kälte und ordnete ihn dem Element Wasser zu.

Die fünf Elemente (Holz, Feuer, Erde, Metall und Wasser) sind der Erde, also dem Yin zugeordnet. Die an die Elemente gekoppelten unsichtbaren, kosmischen Elemente sind dem Himmel und damit dem Yang zugeordnet. Die Jahreszeiten, Himmelsrichtungen und Elemente unterliegen gemeinsam der kosmischen Ordnung und werden im I Ging mit Strichsymbolen dargestellt.

Eingebettet in einen Kreislauf, helfen und unterstützen die Elemente einander. Holz wächst, wird benützt, um Feuer zu schüren und zu nähren, Feuer verbrennt, zurück bleibt Asche, daraus entsteht Erde. Aus der Erde gewinnt man Metall und aus der Erde entspringt Wasser. Gleichermaßen können die Elemente einander auch stören oder zerstören, wie folgendes Beispiel zeigt: Die Erfahrungen, die man besonders in den letzten Jahrzehnten im Ackerbau gemacht hat, bestätigen die altchinesische Philosophie. Wird Boden oder Erde landwirtschaftlich überfordert, führt das zum Auslaugen der Erde, sie wird unfruchtbar. So ist zu verstehen, daß Holz – Inbegriff für alle Pflanzen – die Erde zerstört. Die Erde ihrerseits zerstört das Wasser. Jeder von uns konnte vermutlich schon einmal beobachten, wie Uferzonen eines Sees oder auch Meeresküstengebiete mit Erde aufgeschüttet wurden, um das Wasser zu verdrängen und Land zu gewinnen. Das Wasser wiederum zerstört das Feuer; mit Wasser ist Feuer zu löschen. Feuer wiederum macht es möglich, daß Metall geschmolzen wird und

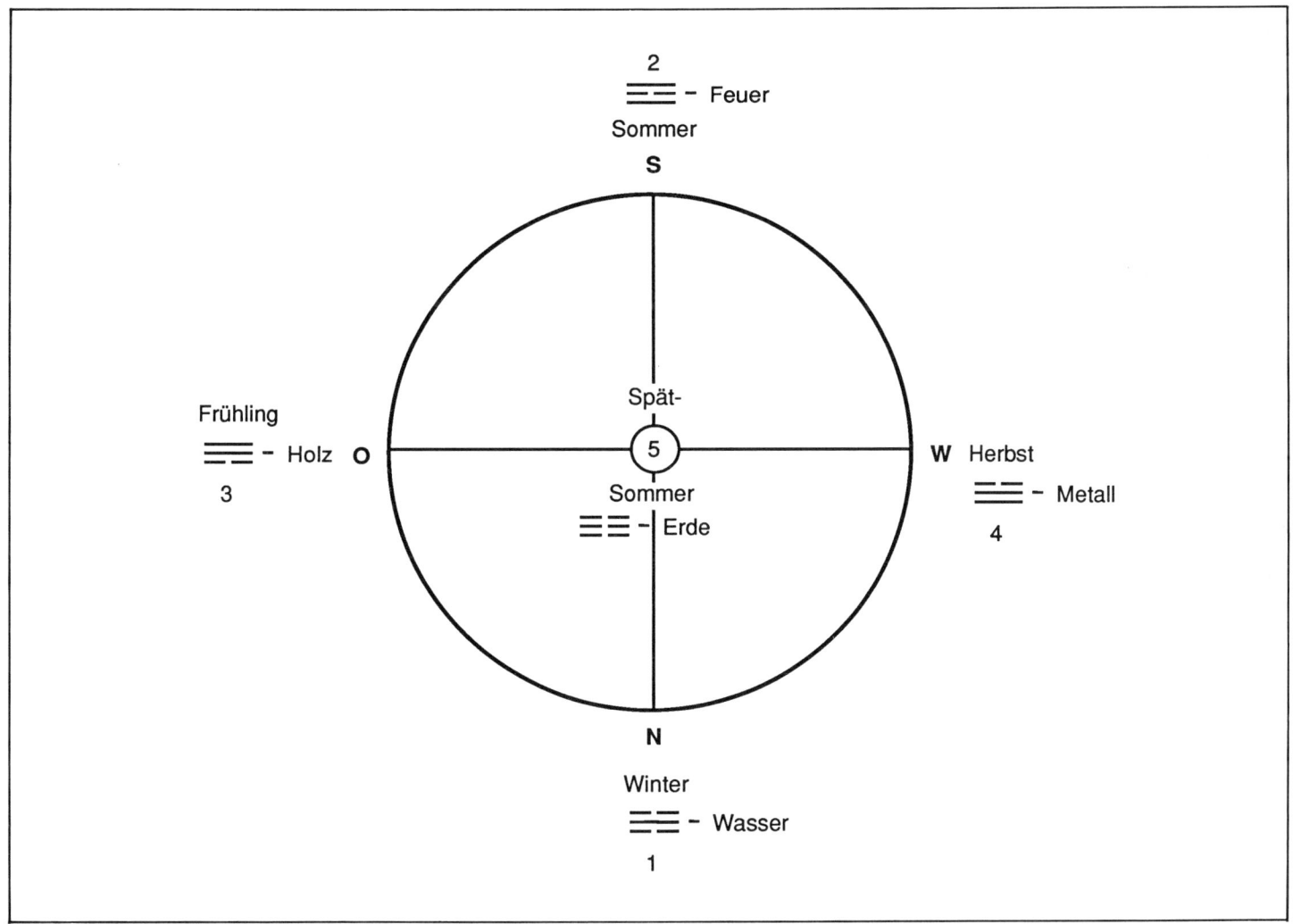

Graphik 8: Himmelsrichtungen – Zahlen – I Ging.

seine Urform verändern muß. Und Metall ist notwendig, um Holz zu zerstören. Nur mit Metalläxten oder –sägen sind Bäume zu fällen.

Finden wir aber ein geändertes Kräfteverhältnis vor, widerstehen die Elemente einander. Holz widersteht dem Metall, wenn nur eine Axt vorhanden ist, um einen ganzen Wald zu fällen. Feuer widersteht dem Wasser, wenn nur eine Kanne Wasser bereitsteht, um einen Waldbrand zu löschen. Erde widersteht dem Holz, wenn die Erde nicht mit Bepflanzung überfordert ist. Metall widersteht dem Feuer, wenn das Feuer zu klein ist, um Metall zu schmelzen. Das Wasser widersteht der Erde, wenn Wasser in gewaltiger Kraft und Urfülle vorhanden ist. Denken wir etwa an Wolkenbrüche oder Flußbette, die von ausufernden Wassern überflutet werden.

Graphik Nr. 9 wird zum Verständnis dieser Gedanken beitragen.

Da in der Vorstellung der asiatischen Philosophie das Erdelement, das dem Spätsommer zugeordnet ist, alle anderen Elemente beeinflußt, wird es ins Zentrum des Seins gestellt. So finden wir in Graphik Nr. 10 wieder die vier Hauptjahreszeiten, die vom Zentrum aus beeinflußt werden. Die Beeinflussung der anderen Elemente durch das Erdelement erfolgt hauptsächlich in Zeiträumen von jeweils 18 Tagen. Diese sind in der Literatur etwas unterschiedlich angegeben. Generell kann man davon ausgehen, daß jeweils ein Zeitraum von 18 Tagen um den 4. Februar, den 6. Mai, den 8. August und den 8. November herum den größten Einfluß des Erdelements auf andere Elemente ermöglicht. Es ist bekannt, daß in diesen eben angegebenen Jahreszeiten die Empfindlichkeit und Anfälligkeit der Menschen für bestimmte Erkrankungen rapide zunimmt. Später werden wir eingehender darüber sprechen.

I Grundlagen

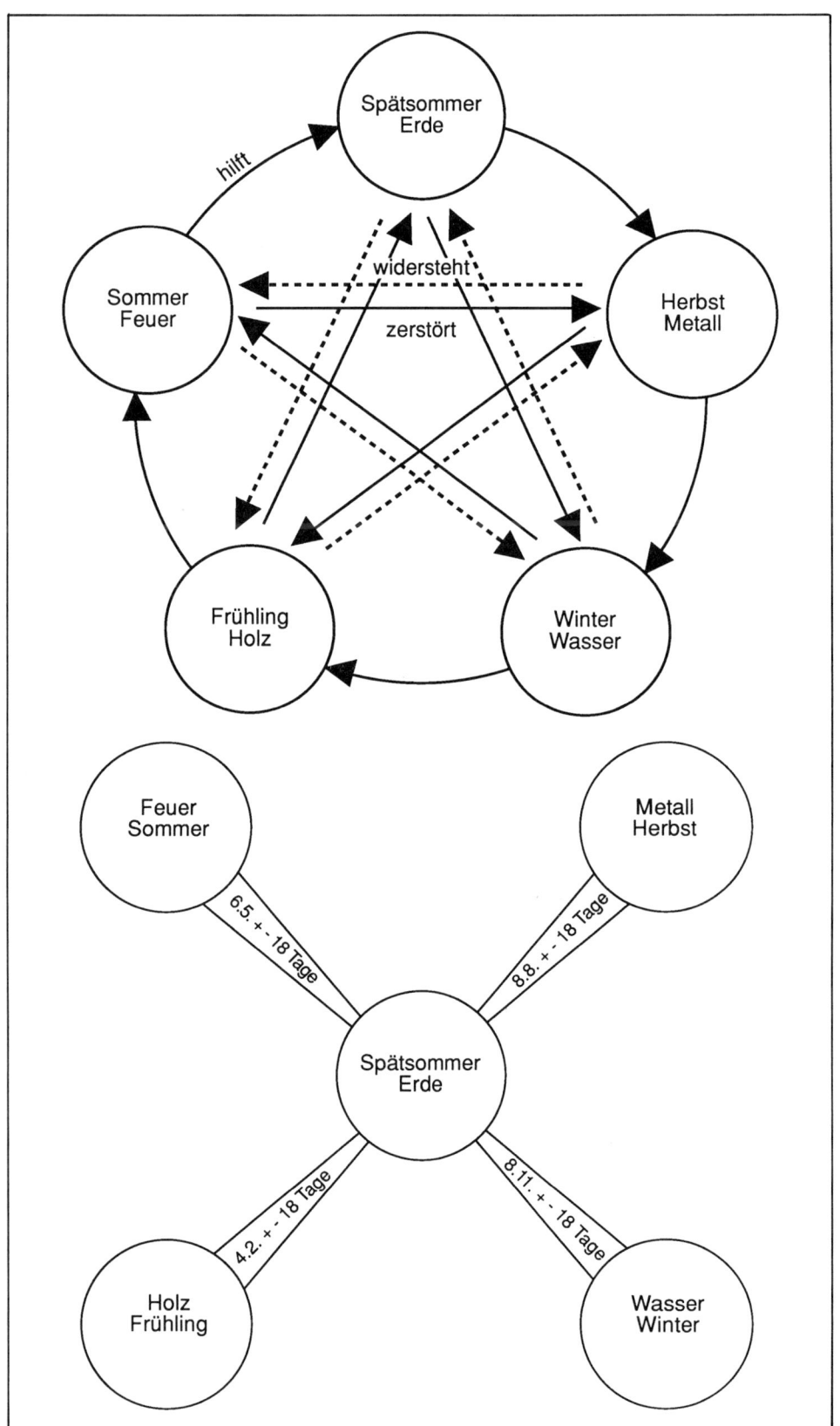

Graphik 9: Elemente: helfen – zerstören – widerstehen.

Graphik 10: Elemente – Jahreszeiten; Erde Mitte.

4 Farbbezüglichkeit zur Elementenlehre

Die Farbbezüglichkeit ergab sich ebenfalls wieder aus der Beobachtung der Natur. Im Frühling wurde alles grün, so ordnete man dem Element Holz, das an das Frühjahr gebunden ist, die Farbe Grün zu. Manchmal finden wir auch die Farbe Blau an das Frühjahr gekoppelt.

Das Element Feuer verband sich mit der Vorstellung von Sommer und Hitze. Naturgemäß ordnete man die Farbe Rot dem Feuer zu.

Das Erdelement konnte nur an die Farbe Braun gebunden sein. Da man in der Zeit der Ernte auch an reifes Getreide denken muß, findet man in diesem Zusammenhang ebenfalls oft die Farbe Gelb erwähnt.

Das Element Metall ist an die Farbe Weiß gebunden. Sicher beruht diese Farbwahl auf der Erfahrung, daß die meisten gefundenen Metalle sehr hell waren. (Silber z. B. fand man sehr viel häufiger als Gold.) Der Herbst ist die Zeit des Metallelements.

Im Winter war es dunkel, und es gab häufig Niederschläge. Deshalb verband man den Winter mit dem Element Wasser und der Farbe Schwarz.

5 Organbezüglichkeit zur Elementenlehre

Wir haben bisher wiederholt die Zahl Fünf gehört. Sie spielt in der asiatischen Philosophie und in unserem gesamten Sein eine außerordentlich große Rolle. Wir können darüber nachdenken, wo wir in der Natur überall die Zahl Fünf wiederfinden. Beispiele sind: Finger, Zehen, Sinne u.v.m. Für uns ist im Moment wichtig, eine Verbindung zwischen unseren Körperorganen und der asiatischen Elementenlehre herzustellen.

Der Mensch verfügt über fünf Yin-Organe. Sie sind, wie schon erwähnt, der Erde – dem Yin – zugeordnet. Diese Organe sind Leber, Herz, Milz-Pankreas, Lunge und Nieren. Sie werden in der asiatischen Philosophie auch als Speicherorgane verstanden.

Weiter verfügen wir über fünf Yang-Organe. Sie sind Hohlorgane. Die Yang-Organe sind Gallenblase, Dünndarm, Magen, Dickdarm und Blase. Diese sind mehr dem Kosmos oder Himmel zugeordnet und werden als Werkstattorgane bezeichnet.

Ergänzt werden die eben erwähnten Organe durch Kreislauf und Dreierwärmer. Diese beiden sind keine selbständigen Organe, sie unterstützen vielmehr das Element Feuer und Hitze. Der Kreislauf ist dem Herzen und damit dem Yin zugeordnet. In der Vorstellung der Asiaten wird er durch den Herzbeutel verkörpert. Der Dreierwärmer ist dem Dünndarm und damit dem Yang zugeordnet.

Die jeweiligen Yin- und Yang-Organe arbeiten eng zusammen und ergänzen einander. Für uns leicht verständlich ist die Zusammenarbeit von Leber und Gallenblase. Hier bedarf es sicher keiner weiteren Erklärung. Schwieriger wird die Sache jedoch, wenn die Zusammenarbeit von Herz und Dünndarm bzw. Kreislauf und Dreierwärmer erklärt werden soll. Was hat der Dünndarm mit dem Herzen zu tun? In der anatomisch-physiologischen Vorstellung des Westens sicher sehr wenig. Die Beobachtung der Asiaten zeigt hingegen immer wieder ein gekoppeltes Gestörtsein von beiden erwähnten Organen. Leicht zu verstehen ist wieder die Zusammenarbeit und Zusammengehörigkeit von Milz-Pankreas und Magen. Nur die Vorstellung, die Milz hätte Einfluß auf das Verdauungssystem, befremdet uns im ersten Moment ein wenig. In der Vorstellung der Asiaten besitzt die Milz die gleiche Wertigkeit und Energiequalität wie die Bauchspeicheldrüse. So werden diese

Organe als Milz-Pankreas immer gemeinsam erwähnt und in einem Meridian dargestellt.

Schwieriger wird schon wieder das Verständnis des gekoppelten Funktionierens von Lunge und Dickdarm, die an den Herbst gebunden sind. Was hat die Lunge schon mit dem Dickdarm zu tun? Die Asiaten beobachteten, daß häufig oder immer einer Lungenerkrankung eine Darmstörung vorausging. Oder umgekehrt: Menschen mit schwacher Lunge neigten vermehrt zu Darmstörungen. So entwickelte sich die Vorstellung des engen Zusammenwirkens. In der Therapie finden wir diese Theorie immer wieder bestätigt. Leichter für uns verständlich ist das gemeinsame Funktionieren von Nieren und Blase. Hat ein Mensch Blasenprobleme, ist er auch leichter für Nierenerkrankungen anfällig oder umgekehrt.

Über lange Zeiträume hinweg, in denen man die Menschen und die Natur beobachtete, fand man heraus, daß im Frühjahr Leber und Gallenblase empfindlicher waren, im Sommer Herz und Kreislauf leicht zu schädigen waren, im Spätsommer Milz-Pankreas und der Magen eher krankheitsanfällig waren, im Herbst aber Lungenkrankheiten entstanden (Bronchitis, Erhöhung von Asthma-Anfälligkeit) und im Winter Nierenerkrankungen häufiger waren. Die westliche Schulmedizin wird diese Beobachtungen weitgehend bestätigen können. Jeder Herzspezialist z. B. weiß, daß die Infarktquote an heißen Sommertagen höher ist als im Frühjahr oder Herbst. Und jeder Nierenbelastete weiß, daß er im Winter mehr auf seinen Körper achten muß als zu irgendeiner anderen Jahreszeit.

An dieser Stelle soll auch eine Verbindung zur Farbbezüglichkeit in der Elementenlehre aufgezeigt werden. Beim Herzpatienten finden wir in den meisten Fällen eine Hautfärbung mit rötlicher Tendenz. Beim Magenpatienten hingegen dominiert eine Braunfärbung der Haut. Ist der Patient sehr krank, so

I Grundlagen

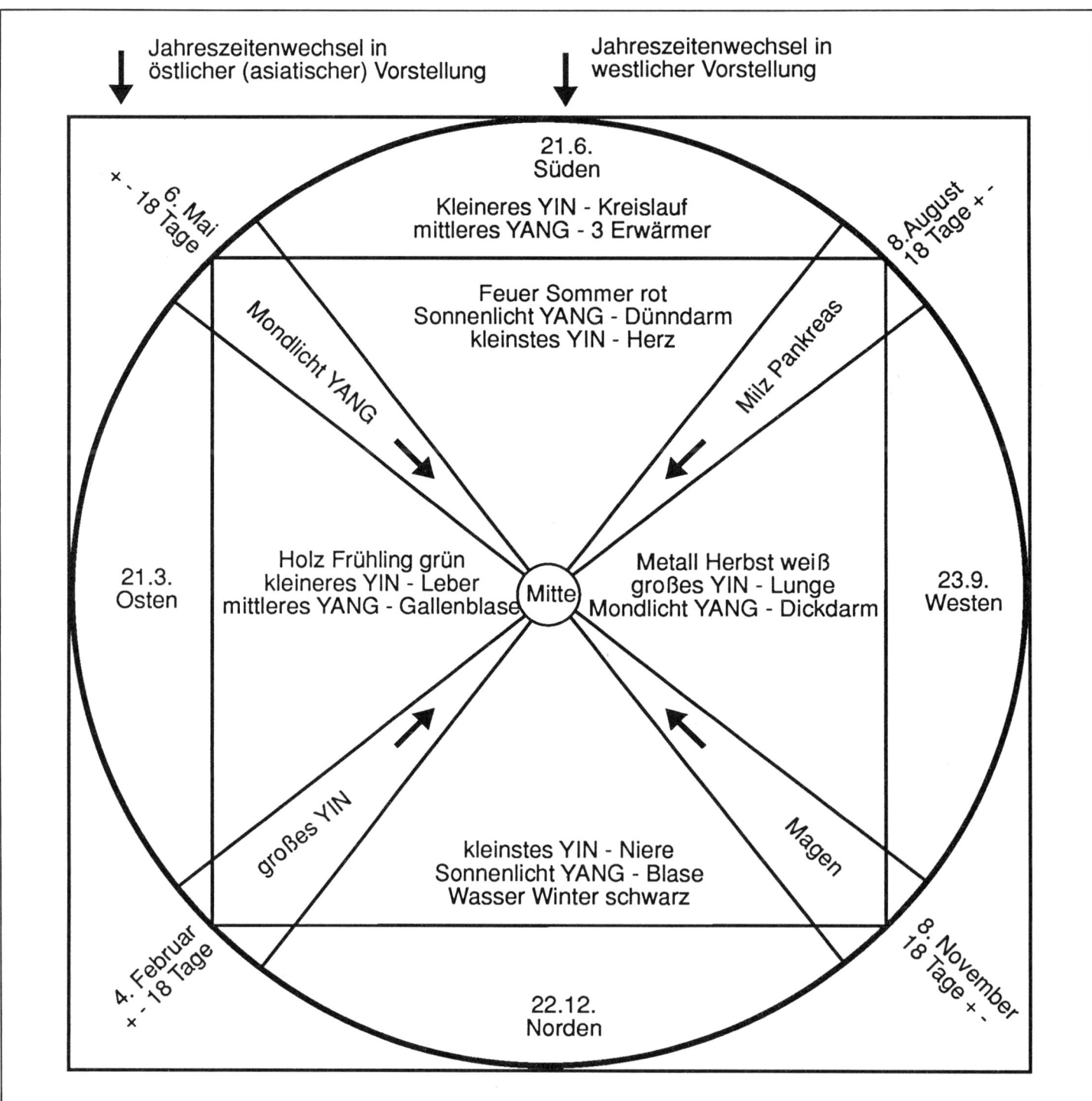

21.6.
Süden

Kleineres YIN - Kreislauf
mittleres YANG - 3 Erwärmer

Feuer Sommer rot
Sonnenlicht YANG - Dünndarm
kleinstes YIN - Herz

6. Mai
+ - 18 Tage

8. August
18 Tage + -

Mondlicht YANG

Milz Pankreas

21.3.
Osten

Holz Frühling grün
kleineres YIN - Leber
mittleres YANG - Gallenblase

Mitte

Metall Herbst weiß
großes YIN - Lunge
Mondlicht YANG - Dickdarm

23.9.
Westen

großes YIN

kleinstes YIN - Niere
Sonnenlicht YANG - Blase
Wasser Winter schwarz

Magen

4. Februar
+ - 18 Tage

8. November
18 Tage + -

22.12.
Norden

Graphik 11: Elemente – Jahreszeiten im Jahr.

nimmt dieser Braunton eine schmutzige Tendenz an. Lunge-Dickdarm-Patienten hingegen neigen zu weißer Hautfarbe. Beim Nieren-Blase-Patienten finden wir häufig die Tendenz zu einem schwärzlich schmutzigen Hauthintergrund. Besonders deutlich wird diese Färbung unter den Augen.

6 Analogbezüglichkeiten zur Elementenlehre

Neben den bisherigen Ausführungen existieren noch viele weitere Analogbezüglichkeiten, von denen jetzt nur einige erwähnt werden.

Das Auge ist der Leber- und Gallenblasenfunktion, die Zunge der Herz-Kreislauf - Dünndarm - Dreierwärmerfunktion, der Mund der Milz-Pankreas-Magenfunktion, die Nase der Lungen-Dickdarmfunktion, das Ohr der Nieren- und Blasenfunktion zugeordnet.

Körperbezüglichkeiten sind: Muskeln und Sehnen in der Verbindung zu Leber und Gallenblase, Gefäßsystem und Psyche in der Verbindung zu Herz, Dünndarm, Kreislauf und Dreierwärmer, das Bindegewebe in der Verbindung zu Milz-Pankreas und Magen, die Haut und Schleimhaut in der Verbindung zu Lunge und Dickdarm, das gesamte Skelett und Knochenmark sowie Kreislauffunktion in der Verbindung zu Nieren und Blase.

Die Geschmacks- und Gemütsrichtungen spielen in der Elementenlehre ebenfalls eine große Rolle. Sauer ist gekoppelt an den Frühling. Jeder von uns kennt den Ausdruck ‚Ich bin sauer‘, wenn man zornig ist. Diese beiden Begriffe sind gebunden an Leber und Gallenblase. Der Geschmack ‚bitter‘ und die Empfindung ‚Freude‘ sind gekoppelt an Sommer, Herz und Dünndarm. Die Geschmacksrichtung ‚süß‘ und die Gemütslage ‚Besorgnis‘ oder ‚Denken‘ werden mit dem Spätsommer verbunden und dem Element Erde, mit Milz-Pankreas und Magen. Die Geschmacksrichtung ‚scharf‘ und die Gemütslage ‚Traurigkeit‘ sind an den Herbst, die Lunge und den Dickdarm geknüpft. Der Geschmack ‚salzig‘ und die Empfindung ‚Angst‘ sind an den Winter gebunden und an das Funktionieren der Niere und Blase.

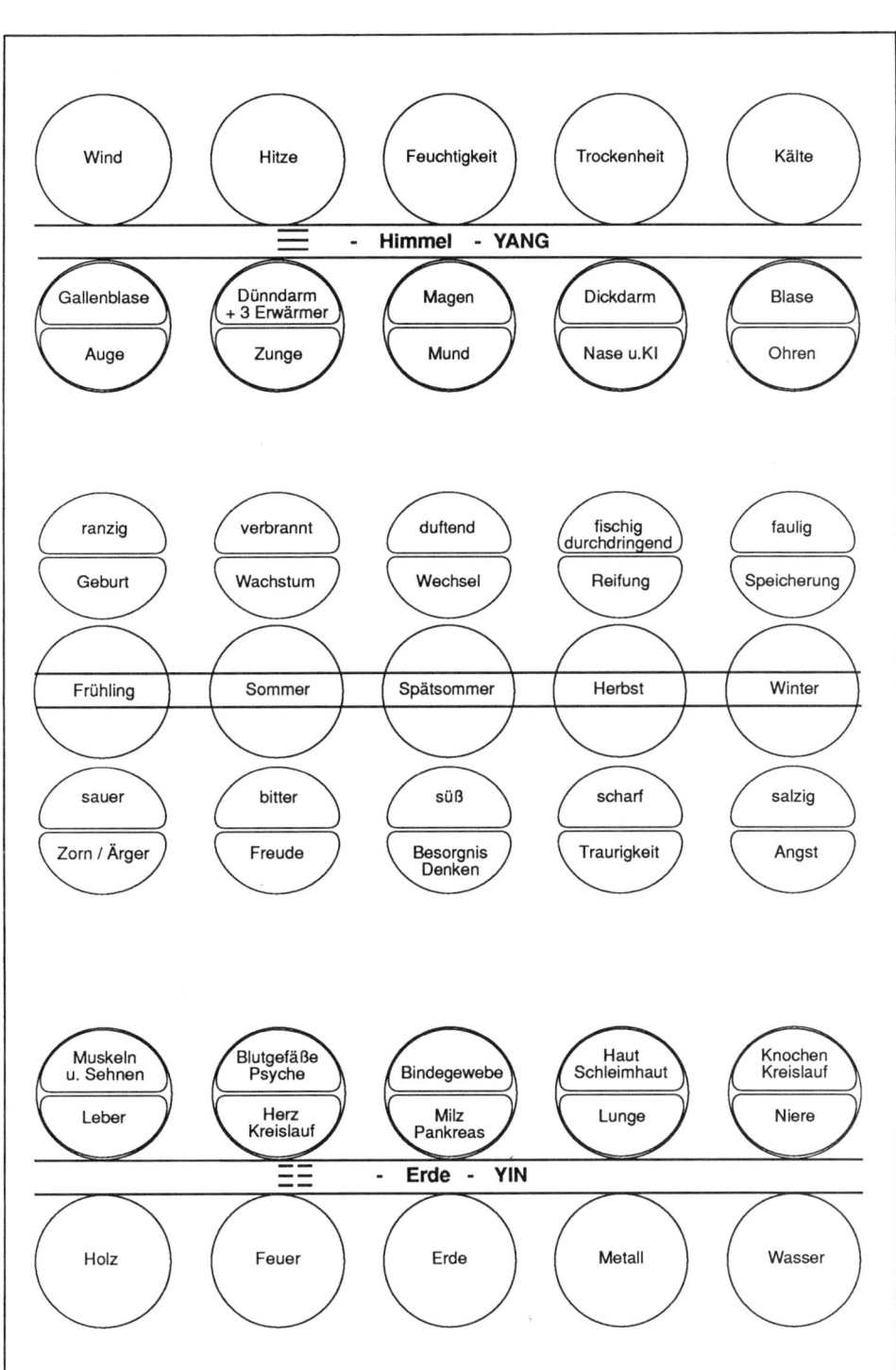

Graphik 12: Kleine Analogtafel.

Das Frühjahr ist die Zeit der Geburt, der Sommer die Zeit des Wachstums, der Spätsommer die Zeit des Wechsels, der Herbst die Zeit der Reifung, der Winter die Zeit der Speicherung oder der Bewahrung.

I Grundlagen

7 Qualitätsdefinition von Yin und Yang

Wenn wir uns nun dem Yin- und Yang-Verhältnis in der Relation zu den Organen und den Elementen zuwenden, müssen wir uns erst verdeutlichen, daß Yin und Yang jeweils in drei Qualitäten zu unterscheiden sind. Bei der Einführung sagten wir schon, daß Yin und Yang relativ zu verstehen sind. So unterscheiden wir drei Yin-Qualitäten, die wir ‚kleines' oder ‚kleinstes Yin', ‚kleineres' oder ‚mittleres Yin' und

YIN
kleines oder kleinstes
großes
kleineres oder mittleres
YANG
großes oder Sonnenlicht
kleinstes oder Mondlicht
kleines oder mittleres

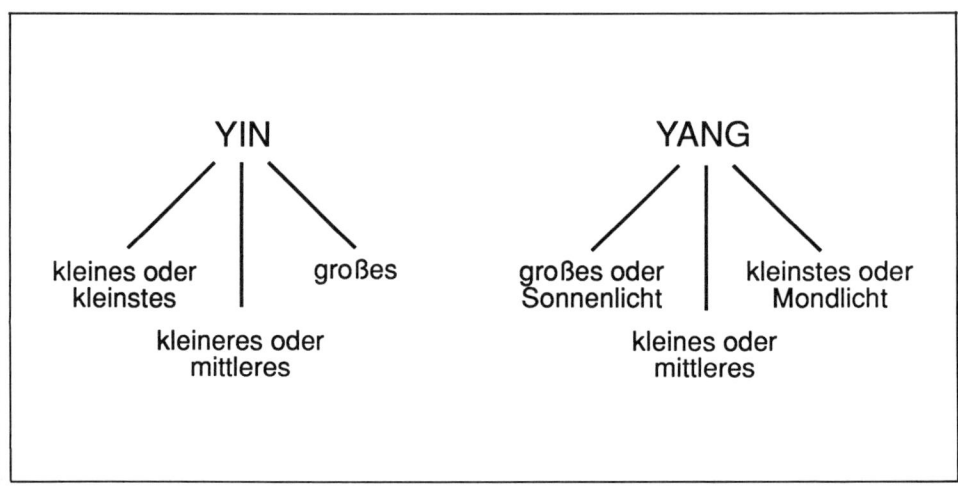

Graphik 13: Qualitäten – 3 Yin – 3 Yang.

Graphik 14: Elemente – Organe – Kosmische Elemente – Jahreszeit.

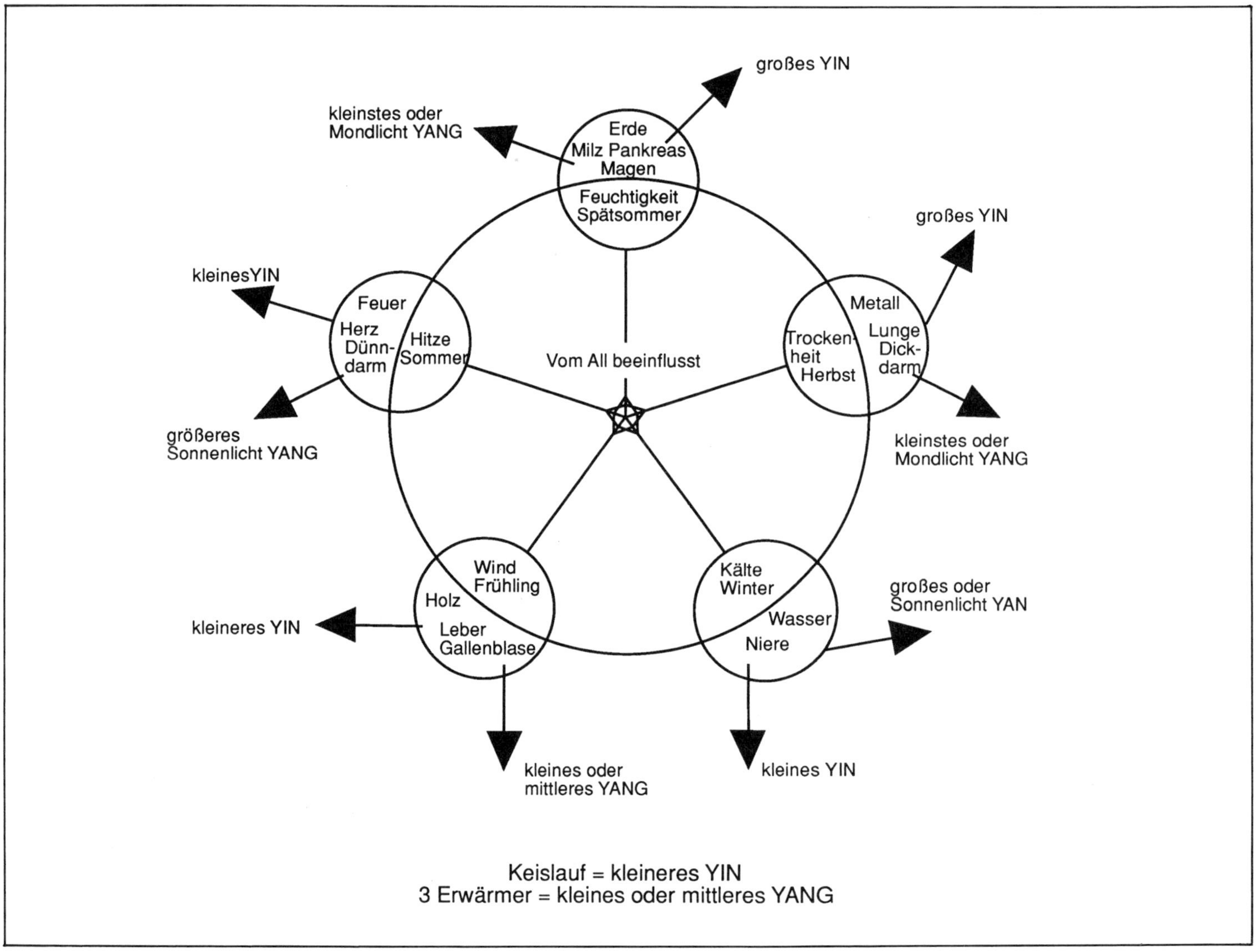

großes YIN
kleinstes oder Mondlicht YANG
Erde
Milz Pankreas
Magen
Feuchtigkeit
Spätsommer
großes YIN
kleinesYIN
Feuer
Herz
Dünn-darm
Hitze
Sommer
Vom All beeinflusst
Metall
Trocken-heit
Herbst
Lunge
Dick-darm
größeres Sonnenlicht YANG
kleinstes oder Mondlicht YANG
Wind
Frühling
Holz
Leber
Gallenblase
Kälte
Winter
Wasser
Niere
kleineres YIN
großes oder Sonnenlicht YAN
kleines oder mittleres YANG
kleines YIN
Keislauf = kleineres YIN
3 Erwärmer = kleines oder mittleres YANG

,großes Yin' nennen. Gleichermaßen unterscheiden wir drei Yang-Qualitäten. ,Großes' oder ,Sonnenlicht-Yang', ,kleines' oder ,mittleres Yang', „kleinstes' oder ,Mondlicht-Yang'.

Dieses Verständnis ist für uns unerläßlich, um die Organfunktionen und die Qualität der Organenergien voll verstehen zu können.

Sehen wir uns den Ablauf eines Tages an: Um Mitternacht, dem tiefsten Punkt des Tagesablaufs, erreicht das Yin die größte Stärke, langsam wird das Yin kleiner, geht fließend über in das kleinste oder Mondlicht-Yang. Keine Minute des Tages besteht eine manifeste Situation. So geht das Mondlicht-Yang fließend über in das kleine Yang, wächst an zum großen oder Sonnenlicht-Yang zur Mittagszeit. Sobald der Zenit überschritten ist, verliert das Sonnenlicht-Yang die Kraft und geht langsam wieder über in das kleine Yang, auch mittleres Yang genannt, und dann ins Mondlicht-Yang. Von diesem erfolgt ein Übergang vom kleinen zum mittleren und schließlich zum großen Yin. So schließt sich der Kreislauf wieder. Grundsätzlich können wir sagen, daß von Mitternacht bis Mittag dominierend die Yang-Zeit ist, von Mittag bis Mitternacht hingegen dominierend die Yin-Zeit.

Ähnliche Verhältnisse finden wir im Jahresablauf. Von der längsten Nacht und dem kürzesten Tag im Winter steigen die Energien des Jahresablaufs beständig bis zum längsten Tag und der kürzesten Nacht im Sommer. Von diesem Tag an schwindet allmählich wieder die Energie des Sommers und steigt ab zum Winter mit seinem kürzesten Tag und der längsten Nacht. Ähnliches finden wir auch im Ablauf unseres Lebens.

Graphik 15: Yang-Yin-Qualität des Tagesablaufs.

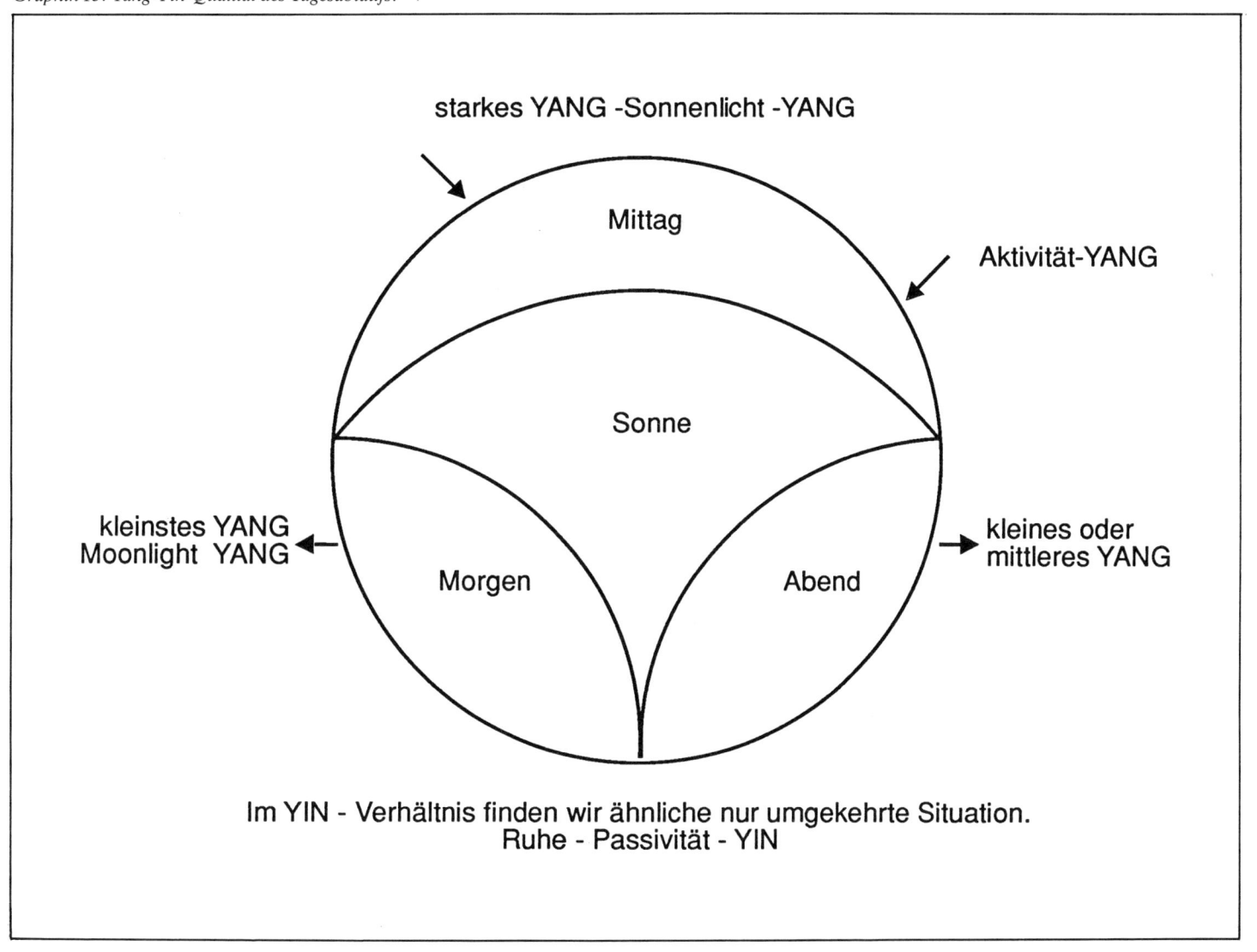

I Grundlagen

8 Organmaximalzeiten

Die vorangegangenen Ausführungen machen es verständlich, daß die asiatische Medizin Maximalzeiten für die einzelnen Organe beobachtet. Die Maximalzeiten sind folgende:
Herz 11 – 13 Uhr,
Dünndarm 13 – 15 Uhr,
Blase 15 – 17 Uhr,
Nieren von 17 – 19 Uhr,
Kreislauf von 19 – 21 Uhr,
Dreierwärmer von 21 – 23 Uhr,
Gallenblase von 23 – 1 Uhr morgens,
Leber 1 – 3 Uhr,
Lunge von 3 – 5 Uhr,
Dickdarm von 5 – 7 Uhr,
Magen von 7 – 9 Uhr,
Milz-Pankreas von 9 – 11 Uhr.
Hier schließt sich wieder einmal sichtbar der Kreis. Die Organe geben in dieser Reihenfolge unterstützende Energie an die nachfolgenden Organe weiter.

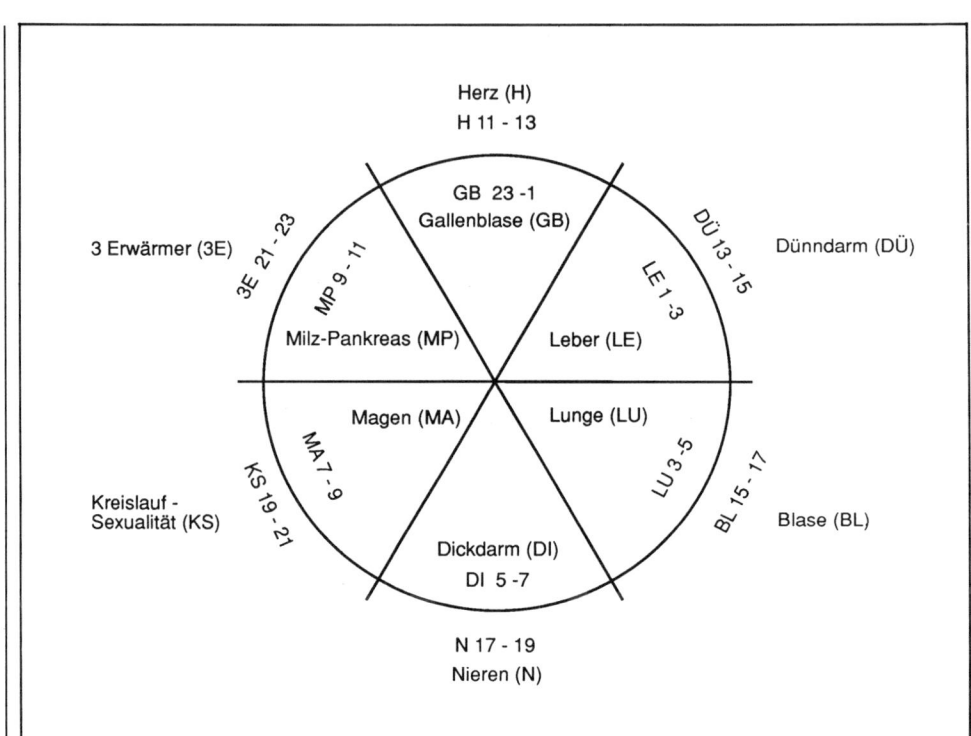

Graphik 16: Organuhr im Kreislauf des Tages.

9 Der Energiezustand in den Meridianen

Shiatsu baut auf der Vorstellung auf, daß energieführende Kanäle, die sogenannten Meridianlinien, den Körper durchziehen. Zum besseren Verständnis sind den zuvor beschriebenen Qualitäten von Yang und Yin noch drei weitere Verknüpfungen hinzuzufügen. Wenn wir den Begriff Yin in der Bezüglichkeit zu den Meridianen besser verstehen wollen, so müssen wir ihn mit Ri, das bedeutet Tiefe oder innen, mit Kälte – Kan – und Kyo, das bedeutet Leere und mehr saure Tendenz, verbinden. Auch mit Yang sind in diesem Zusammenhang noch weitere Vorstellungen verbunden. Diese sind Hyo, das bedeutet Oberfläche, außen, Hitze – Netsu – und Jitsu, was Fülle bedeutet und mehr alkalische Tendenz aufweist. Diese Untergruppierungen treten mitunter gekoppelt auf. Zum Beispiel: Yin, Hyo und heiß finden wir häufig gemeinsam vor. Dieser Zustand ist weniger gefährlich, weil er nicht chronisch ist. Finden wir dagegen eine Verbindung zwischen Yin, Ri und heiß, so bedeutet dies, daß Hitze sehr tief sitzt. Dies ist ein Hinweis auf eine große Störung, die Energie geht über die offene Haut verloren. Grundsätzlich ist zu sagen, daß Erkrankungen der Yin-Organe oder Erkrankungen mit Yin-Symptomen schwerwiegender sind als Erkrankungen der Yang-Organe oder Erkrankungen mit Yang-Symptomen. Yin-Erkrankungen sind mehr chronischer Natur, Yang-Erkrankungen sind mehr akuter Natur.

Yin, Yang und Kyo, Jitsu (Lehre, Fülle), Ri, Hyo (innen, außen) und Kan, Netsu (kalt, heiß) sollen für den, der sich mit Shiatsu auseinandersetzt, keine abstrakte oder gar mythische Vorstellung sein. Der Zustand der Energie in den Meridianen, wir sprechen hierbei von Ki, wird durch Yin- und Yang-Situationen verkörpert. Yin und Yang bergen in sich die Begriffe Kyo, Jitsu, Ri, Hyo, Kan und Netsu. Um das Yin/Yang-Verhältnis im Meridian besser wahrnehmen zu können, stellen wir uns auf die Beurteilung von Kyo- und Jitsu-Energie ein. Finden wir im Meridian den Zustand von erschöpfter Energie, so ist dieser als Kyo-Zustand zu beurteilen. Dieser Kyo-Zustand kann auch als fehlende Energie oder hypo verstanden werden. Finden wir dagegen den Zustand von überschüssiger Energie oder Überfülle, so muß diese Situation als Jitsu-Zustand verstanden werden. Jitsu ist demnach eine Situation, die sich als hyper darstellt. Wenn wir diese energetischen Verhältnisse darstellen wollen, müssen wir uns einen perfekten Ball vorstellen, der in diesem Fall identisch mit einem absolut gesunden Menschen wäre. Nun lassen wir etwas Luft aus diesem absolut runden und prallgefüllten Ball entweichen; in der Folge entstehen Einziehungen und Ausstülpungen. Die Einziehungen der Oberfläche müssen als

Kyo verstanden werden. Die Ausstülpungen oder Erhebungen werden als Jitsu verstanden. Tasten Sie diesen verbeulten Ball mit geschlossenen Augen ab, so erfahren Sie, daß die Ausstülpungen leichter wahrgenommen werden als die Einziehungen. Analog dazu sind Yitsu-Situationen beim Menschen leichter zu erkennen als Kyo-Situationen. Häufig wird eine Kyo-Situation durch die Oberfläche (Haut) getarnt. (Nach Masunaga.)

Die absolute Harmonie zwischen Yin und Yang wird durch den vollkommen runden Ball symbolisiert. Diese absolute Harmonie ist für den Menschen jedoch unmöglich zu erreichen. Finden wir bei einem Menschen (vergleichbar mit dem o.a. Ball) nur leichte Ausstülpungen und Einziehungen in der Oberfläche, so entspricht das den Schwankungen des normalen Lebens. Ist jedoch die Ausstülpung Jitsu, identisch mit Yang, oder die Einziehung Kyo, identisch mit Yin, in starkem Maße vorhanden, verbindet sich dieses Bild mit der Vorstellung von verdrehter Energie. (Yin und Yang sind nicht im Gleichgewicht.) Diese Gedanken finden sich bereits in den klassischen chinesischen Medizinbüchern.
Es ist wichtig, zu beachten, daß der Zustand der Verdrehung mit der natürlichen Heilkraft und der Kondition eines jeden Individuums zusammenhängt. Kyo bestimmt die Form, in der ein Mensch seine Krankheit entwickelt. Jitsu hingegen ist entscheidend für die Fähigkeit des Körpers, sich selbst wieder ins Gleichgewicht zu bringen und gestörte Funktion zu normalisieren.

Wir haben jetzt über verschiedene Aspekte des Yin-Yang-Verhältnisses in den Meridianen gesprochen.
Es ist jedoch möglich, daß innerhalb eines Yin- oder Yang-Meridians unter-

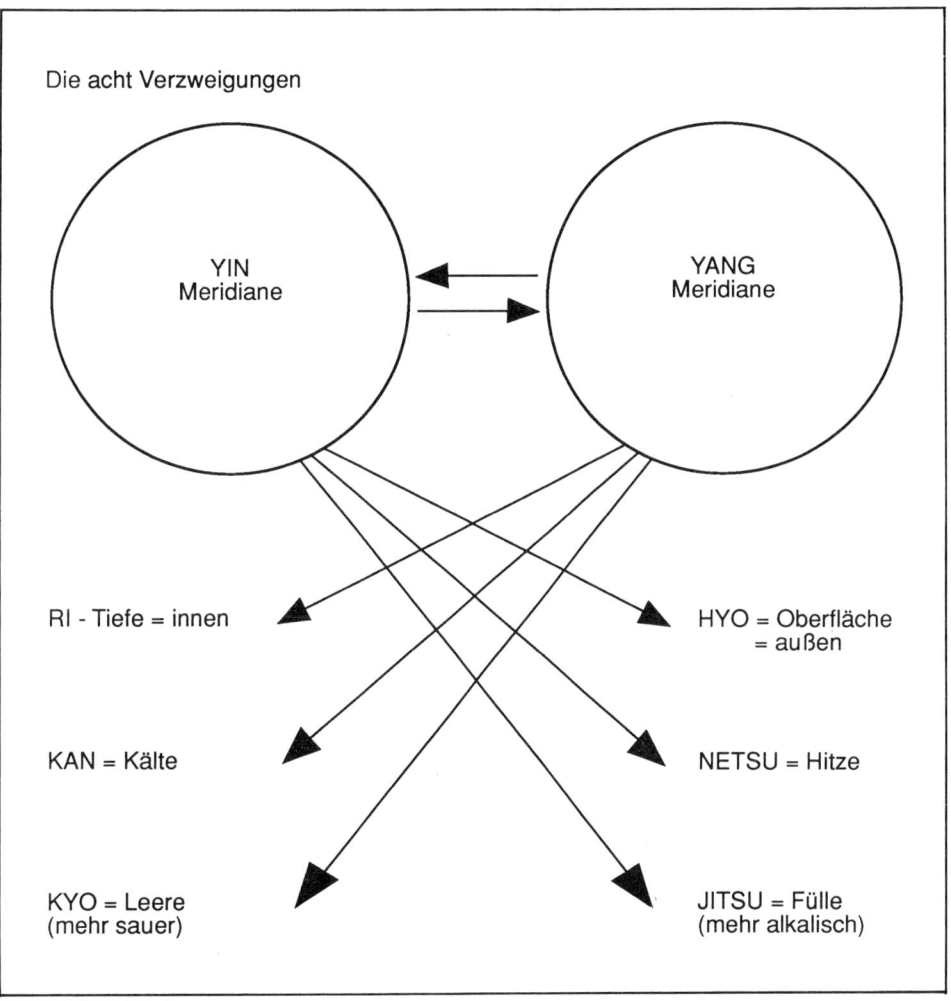

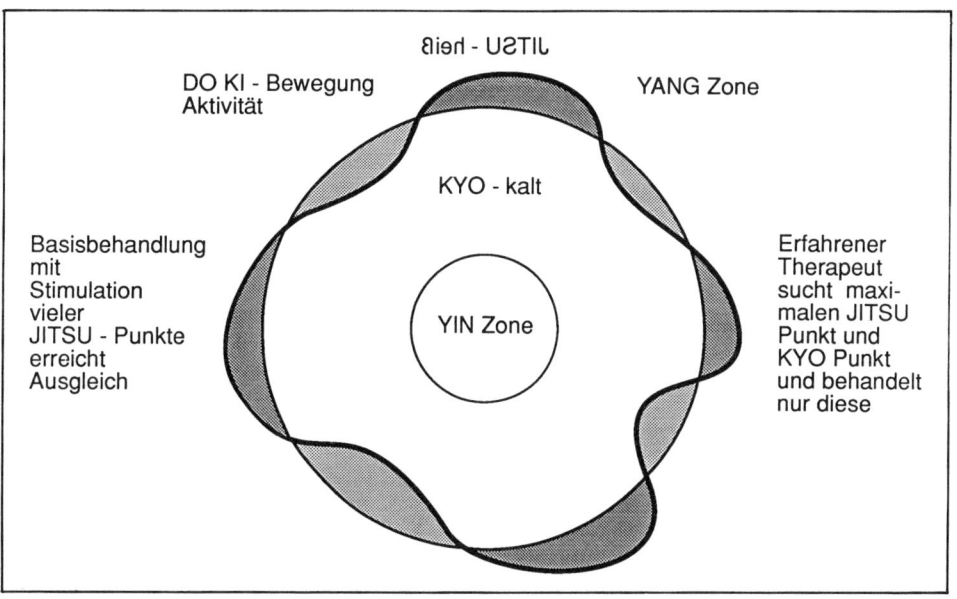

Graphik 17 (oben): Die 8 Verzweigungen.

Graphik 18 (rechts): Yin-Yang-Zone, Kyo-Jitsu.

I Grundlagen

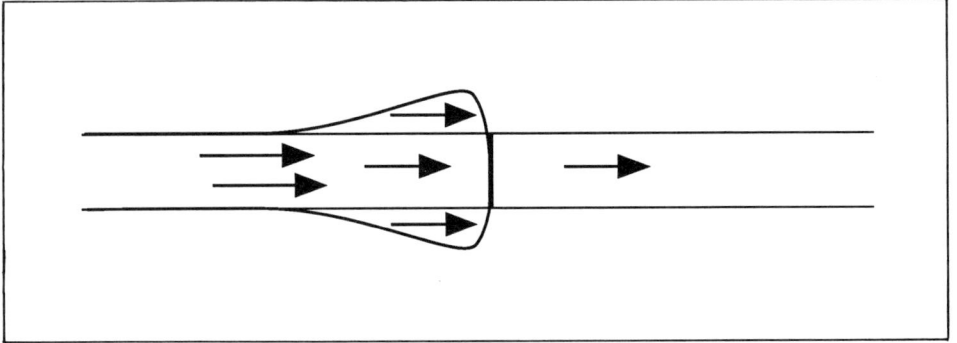

schiedliche Verhältnisse vorgefunden werden. So können Abschnitte eines Yang-Meridians durchaus Yin sein oder umgekehrt Abschnitte eines Yin-Meridians Yang oder Jitsu sein. Diese Veränderungen werden ausgelöst durch Stagnationen, Blockierungen oder Irritationen im Meridian-Verlauf.

(Nach Masunaga.) Vergleichbar sind diese mit einer Barriere, die Kinder in einem Bachbett aufbauen. In kurzer Zeit wird hinter der Barriere sich das Wasser stauen und zu einem kleinen Teich erweitern, vor der Barriere jedoch wird das Wasser weniger stark fließen und langsam, je nach Stärke und Dichte der Barriere, versiegen. Hieraus können Sie ersehen, wie wichtig es ist, Blockierungen oder Irritationen anderer Art innerhalb des Meridianverlaufs festzustellen.

Graphik 19: Bach – Stauung.

10 Yin-Yang-Verhältnis im Körper

Zum besseren Verständnis der unterschiedlichen Yin-Yang-Verhältnisse ist hinzuzufügen, daß die linke Körperhälfte mehr Yang ist und die rechte Körperhälfte mehr Yin. So ist die obere Körperhälfte, vom Nabel aufwärts, ebenfalls Yang zugeordnet, und die untere Körperhälfte Yin. Daraus ergibt sich eine unterschiedliche Yang-Yin-Einteilung. Die obere linke Körperhälfte ist am stärksten Yang zugeordnet, die untere rechte Körperhälfte ist am stärksten Yin zugeordnet.

Aus dieser Einteilung können wir ersehen, daß die Erkrankungen, die in der linken Körperhälfte auftreten, mehr Yang zugeordnet und daher weniger chronischer als vielmehr akuter Natur sind. Erkrankungen, die in der rechten Körperhälfte auftreten, weisen eher chronische Tendenz auf. Daher sind die Erkrankungen der rechten Körperhälfte häufig schwerwiegender als die der linken.

Die meisten Menschen sehen mit dem linken Auge klarer als mit dem rechten Auge, da das linke Auge mehr vom

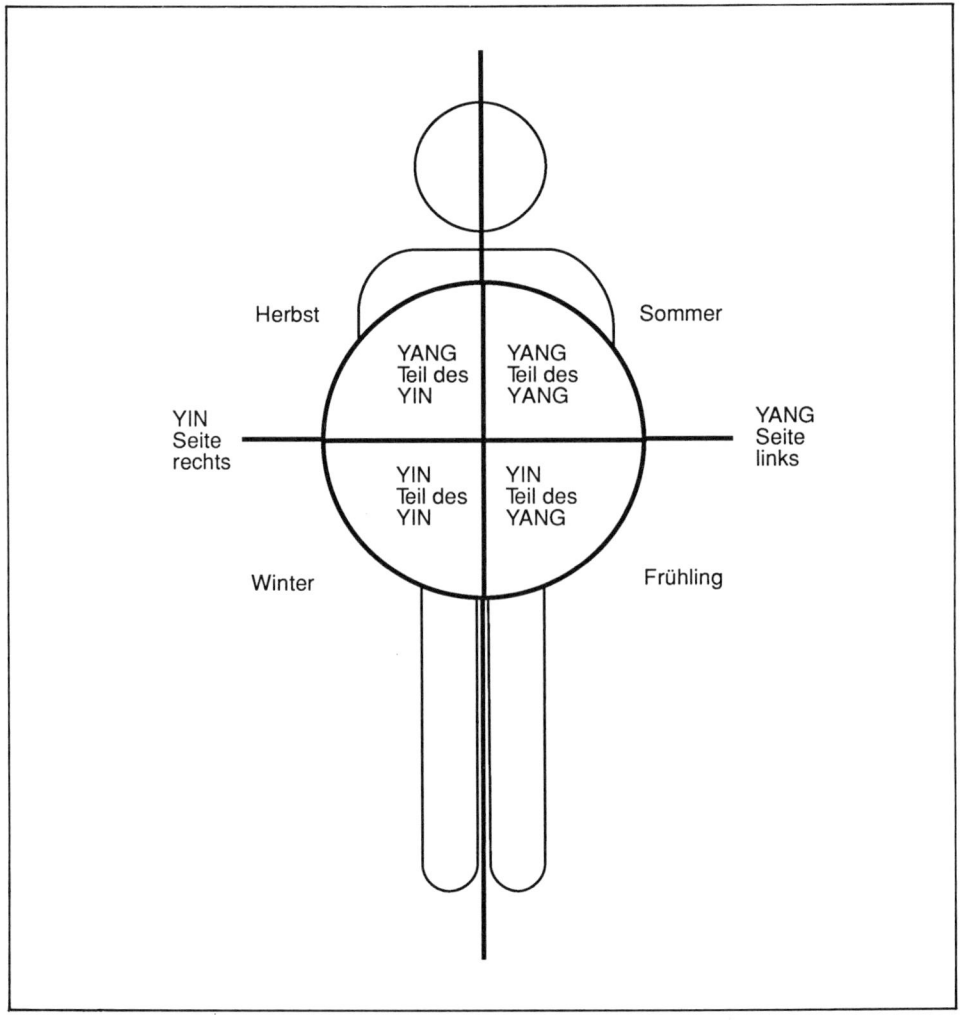

Yang beeinflußt ist. Das rechte Bein hingegen ist häufig stärker als das linke Bein, da es über mehr Yin-Energie verfügt. Das linke Bein dagegen erscheint häufig als das schwächere, anfälligere oder belastetere Bein. Die Arme dagegen sagen etwas über die körpernähere Energie aus.

Alles, was wir bisher über das Yin-Yang-Verhältnis im Makrokosmos und Mikrokosmos gehört haben, erleichtert uns das Verständnis folgender Erklärung:
Wie schon gehört, ist der obere Teil des Körpers, im besonderen der Kopf, dem Yang zugeordnet; die untere Hälfte des Körpers, im besonderen die Füße, dem Yin, der Erde. Die asiatische Philosophie geht von der Überlegung aus, daß folglich die Yang-Meridiane von oben nach unten den Körper durchziehen müssen und die Yin-Meridiane von unten nach oben. Da zu Beginn der Menschheitsgeschichte unsere Vorfahren noch nicht aufrecht, sondern eher in gebückter Haltung gingen, finden wir auf der Rückseite und der Außenseite des Körpers in der Überzahl Yang-Meridiane, auf der Bauchseite und Innenseite des Körpers hingegen Yin-Meridiane. Der Rücken war durch die besagte Gangart mehr dem Himmel zugewandt, der Bauch oder die Bauchseite mehr der Erde. Noch heute haben wir eher die Tendenz, uns nach vorne zu beugen als nach rückwärts.

Ist der Mensch gesund und im Gleichgewicht, kann die o.e. Meridian-Energie glatt und ungehemmt durch den Körper fließen und ihn mit Kraft versorgen. Zur Wiederholung: Die Yang-Energie durchzieht oder durchfließt von proximal nach distal den Körper, die Yin-Energie steigt fließend von distal nach proximal auf. Die einzige Ausnahme bildet das Lenkergefäß, das Yang ist und den Körper in der Mitte des Rückens von unten nach oben durchfließt. Ist das Körpergleichgewicht jedoch empfindlich gestört oder bauen sich Blockierungen im Bereich der Leibesmitte auf, so kann die Meridian-Energie nicht mehr ungehemmt durch den Körper strömen. Es kommt zu Stagnationssymptomen. Yang-Energie und Yin-Energie prallen in der Folge im Bauchraum aufeinander, es kann kein Energieaustausch zwischen Yin und Yang erfolgen. Symptome, die diese Situation mit sich bringt, sind z.B. die folgenden:

Ein Patient teilt uns mit, er habe ein Brettgefühl durch die Leibesmitte. Ein anderer fühlt sich, als hätte er einen Stein im Bauch. Der nächste sagt, er leide unter Schlaflosigkeit, obwohl er todmüde zu Bett geht. Aussagen wie diese und viele andere mehr weisen deutlich auf Energiestagnationen oder Energieblockierungen im Meridianaustausch hin.

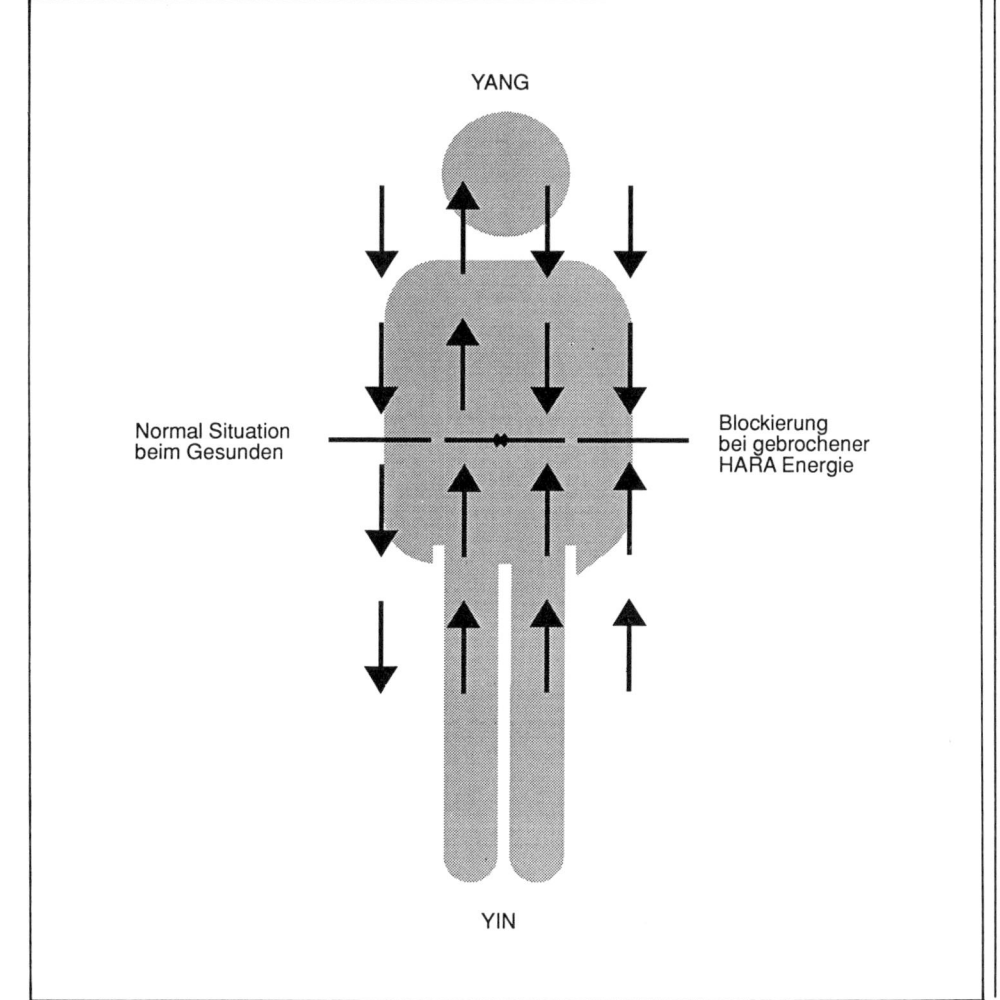

Graphik 20 (ganz links): Yang- und Yin-Anteil des Körpers.

Graphik 21 (links): Fließende und blockierte Energie im Körper.

I Grundlagen

11 Der Unterschied zwischen asiatischer und abendländischer Medizin

Dem enormen Forschungseinsatz in den Naturwissenschaften haben es die Menschen zu verdanken, daß heute Krankheiten heilbar sind, die früher Angst und Schrecken verbreiteten. So wurden z. B. Seuchen erfolgreich bekämpft, die noch vor wenigen Jahrhunderten unbeherrschbar waren. Auch vor Krankheiten, an denen die Menschen noch vor wenigen Jahrzehnten starben, braucht man sich heute nicht mehr zu fürchten. Gleichermaßen ist es ein erhebliches Verdienst der Chirurgie, daß heute Menschen leben dürfen, die früher an Unfallfolgen oder aufgrund organischer Erkrankungen gestorben wären.

Relativ ratlos steht die westliche Medizin dem Heer der ständig wachsenden chronischen Erkrankungen gegenüber. Apparate-Medizin und moderne Labortechnik sind imstande, klinisch manifeste Erkrankungen zu diagnostizieren. Vor der klinischen Manifestation steht jedoch ein langer Weg der Störung des biologischen Gleichgewichtes, was sich zunehmend verstärkt und letztlich in der Erkrankung manifestiert. Dieser Weg einer beginnenden Störung ist vergleichbar mit dem ABC. Die Störung, am Anfang schwach und unauffällig, beginnt bei Punkt A. Entweder ist die natürliche Heilkraft des betreffenden Menschen so gut, daß er ohne Hilfe von außen mit der Störung fertig wird, oder sie ist zu schwach, um den Menschen wieder ins Gleichgewicht zu bringen. Letzteres führt mit der Zeit zur Verstärkung der Störung bis hin zu ernsten Symptomen. Jeder von uns kennt die Situation der Patienten, die zu diesem Zeitpunkt ihren Arzt aufsuchen, der ihnen leider mitteilen muß, daß organisch keine Störung vorliegt. So gerät der Patient immer tiefer in einen Kreislauf von Beschwerden und mehr und mehr anwachsenden Symptomen, aus dem er sich nicht mehr alleine befreien kann.

Die Entwicklung der asiatischen Medizin ist geprägt von jahrtausendelanger Empirie. Alle Erfahrungen wurden gesammelt, und nur jene Methoden wurden bewahrt und weitergegeben, die sich als zuverlässig und vielversprechend erwiesen. Methoden, die sich nicht dauerhaft bewährten, wurden ausgesondert. Bei all diesen Erfahrungen und Beobachtungen war die asiatische Medizin stets bemüht, die Ganzheit des Menschen in seiner Verbindung zur Polarität von Yin und Yang zu erfassen und zu beobachten. Niemals war chinesische oder asiatische Medizin daran interessiert, symptomatisch zu behandeln, immer stand die Ursache der Erkrankung im Zentrum der Überlegungen.

Ein Beispiel einfacher Art soll uns zum besseren Verständnis helfen: Ein Patient hat undefinierbare Kopfschmerzen. Die westliche Medizin behandelt diese erst einmal mit Schmerztabletten. Die asiatische Medizin dagegen ist zuerst bemüht, die Ursache der Kopfschmerzen herauszufinden. Mit ihren Methoden wird sie erst einmal versuchen zu erfahren, ob der Schmerz mehr von Milz-Pankreas-Magen oder Gallenblasen-Leber oder dem Blasen-Meridian verursacht ist oder ob möglicherweise eine weitere Ursache vorliegt. Je nach dem Befund, der sich ergibt, wird die Behandlung unterschiedlich ausfallen. Dieses Beispiel läßt sich auf die gesamte asiatische Medizin anwenden.

Die asiatische Medizin ist ähnlich wie die westliche Naturheilkunde biologisch ganzheitlich orientiert. Sie bedient sich der Anwendung von pflanzlichen und mineralischen Substanzen sowie der Anwendung von Akupunktur, Moxibustion (Erhitzung von Akupunkturpunkten), Anma (Massageform, wie sie in Japan und China bekannt ist) und Shiatsu. Sinn und Zweck all dieser Methoden ist es, die Erkrankung des Menschen zu erkennen und seine natürliche Heilkraft zu unterstützen. Kurzfristig wird sogar eine kleine Verschlechterung in Kauf genommen, um den Patienten danach vollständig zu kurieren. Das gilt auch für manuelle Therapien wie z. B. Shiatsu. Shiatsu ist keinesfalls vergleichbar mit der im Westen schon weit bekannten Akupressur.

All diese Therapieformen basieren auf den Vorstellungen der asiatischen Philosophie, ohne die asiatische Medizin und ihre Handlungsweise einfach nicht denkbar wäre. Hieraus können wir ersehen, wie wichtig es ist, daß wir uns mit asiatischem Gedankengut auseinandersetzen.

Der gravierende Unterschied zwischen westlicher und asiatischer Medizin ist folgender: Asiatische Medizin will und kann GESTÖRTE FUNKTION ins Gleichgewicht bringen und dadurch Krankheiten verhindern. Selbst wenn schwere funktionelle Störungen vorliegen, ist die asiatische Medizin mit all ihren Methoden imstande, den Patienten wieder ins Gleichgewicht zu bringen. Niemals ist asiatische Medizin imstande, ZERSTÖRTE FUNKTION zu reparieren oder gar zu heilen.

Die westliche Medizin hingegen ist bemüht, zerstörte Funktion zu heilen (erfolgreich ist, wie schon erwähnt, die moderne Chirurgie).

Die natürliche Heilkraft des Körpers kann durch asiatische Medizin so weit stimuliert werden, daß er selbst mit einer manifesten Erkrankung fertig wird. Ziel der asiatischen Medizin ist, den Patienten nicht nur von seinen Symptomen zu befreien, sondern auch ein Wiederkehren der Beschwerden vollkommen zu verhindern.

Ein Aspekt der westlichen Medikamenten-Therapie hingegen ist die häufige Wiederkehr der Beschwerden und zuweilen sogar eine Verschlechterung. Die asiatische Medizin sollte deshalb als wichtige Ergänzung zu unserer westlichen Medizin und den Naturwissenschaften gesehen werden. Asiaten waren zu allen Zeiten offen, vorbehaltlos von den Erfahrungen anderer (auch des Westens) in naturwissenschaftlicher Hinsicht zu lernen und die Heilmethoden anderer Völker in die asiatische Medizin zu integrieren. Gleiche Offenheit der Menschen des Westens wäre sicher eine enorme Bereicherung für das Verständnis des Menschen, seiner Funktion, seiner psychischen Verfassung und seines Ganzheitswertes.

In einer Zeit der beständigen Krankenbetreuungskosten-Expansion wird es sicher in der Zukunft notwendig sein, auf Heilmethoden zurückzugreifen, die sich als außerordentlich wirksam erwiesen haben und zudem erheblich preiswerter sind als kostspielige Krankenhausaufenthalte in unserer westlichen Gesellschaft. Letztere wären sicher häufig zu vermeiden, wenn der Mensch rechtzeitig in seiner gestörten Funktion erkannt würde und zu diesem Zeitpunkt bereits zu einem Therapeuten, der asiatische Medizin-Methoden oder Heilmethoden anwendet, gelangen könnte.

Der Patient müßte lernen, daß er selbst aktiv mitarbeiten muß, um wirkliche Stabilität und Gesundheit zu erlangen. Das häufig anzutreffende passive Verhalten der Patienten von heute, die sich ganz und gar auf die sozialen Einrichtungen verlassen, führt letztlich zu einer Abhängigkeit des Patienten, die ein kritisches, bewußtes Mitdenken unmöglich macht.

12 Wann ist Shiatsu kontraindiziert?

GESTÖRTE FUNKTION des Körpers kann mit Shiatsu aufs Beste beeinflußt werden. ZERSTÖRTE FUNKTION entzieht sich der Wirksamkeit asiatischer Heilmethoden.

Karzinome, Sarkome, alle anderen bösartigen Tumorerkrankungen, alle Infektionskrankheiten, ob mit oder ohne Fieber, ansteckende Hautkrankheiten, Knochenbrüche, Knochenmarksentzündungen, klinisch manifeste Herzerkrankungen und klinisch manifeste Erkrankungen anderer Organe gehören nicht in die Hand des Shiatsu-Therapeuten.

Kommt ein Patient zu einem Shiatsu-Therapeuten und dieser erkennt, daß eine Erkrankung solcher Art vorliegt, hat er ihn unmittelbar in ärztliche Behandlung zu überweisen.

Auch aus diesem letztgenannten Grund ist asiatische Medizin und ebenso Shiatsu eine unerläßliche Ergänzung zur westlichen Medizin und Naturwissenschaft.

II DO IN – japanisches Stretching

1 Gesunde Lebensführung

Bevor ein Therapeut einen Patienten mit Shiatsu behandelt, sollte er sich erst um seine eigene Verfassung und Gesundheit kümmern. Um eine gute Shiatsu-Therapie verabreichen zu können, muß man selbst in guter energetischer Verfassung sein. Ein wichtiger Faktor hierfür ist eine vernünftige Ernährung. Achten Sie darauf, jeden Tag eine warme Mahlzeit zu sich zu nehmen. Die Nahrung sollte aus Vollwertkost bestehen. Vermeiden Sie Nahrungsmittel, denen für den Körper unzuträgliche Chemikalien zugesetzt sind. Die fünf Geschmacksrichtungen der Nahrung (sauer, bitter, süß, scharf und salzig) sollten in einem ausgewogenen Verhältnis vertreten sein. Fleisch sollte nicht im Übermaß, sondern nur in kleineren Mengen genossen werden. Essen Sie langsam, und nehmen Sie niemals eisgekühlte Speisen zu sich. Der Genuß von Eisgetränken, scharfen alkoholischen Getränken und starkem Bohnenkaffee im Übermaß ist zu vermeiden.
In unseren Klimazonen sollten so wenig wie möglich tropische Früchte gegessen werden, da sie zu sehr kühlend wirken.

Schützen Sie den Körper rechtzeitig vor kosmischen Einflüssen. Wind, Hitze, Feuchtigkeit, Trockenheit und Kälte können krankheitsfördernd wirken. Durch schützende Kleidung können Schadwirkungen vermieden werden. Naturfasern schützen den Körper besser als Synthetikmaterial. Alle Problemzonen des Körpers (schmerzende Kniegelenke, Knöchel, Handgelenke, Nacken o.ä.) sollten in jedem Fall vor Zugluft und Kälte geschützt werden.

Psychologische Faktoren spielen eine ebensogroße Rolle. Wir alle sind Gemütslagen unterworfen, die von verschiedenen Faktoren abhängig sind. Zorn, Freude, Sorge, Traurigkeit oder gar Angst können unsere Gesundheit gefährlich beeinträchtigen. Jedoch helfen uns diese Empfindungen, unsere Patienten besser zu verstehen. Die asiatische Philosophie empfiehlt, sich diesen Gemütslagen gedanklich zu stellen, sich damit auseinanderzusetzen und sie anzunehmen. Meditation und Sammlung sind hierfür ein geeigneter Weg.

2 Bewegungsübungen

Bewegung ist Leben, hat ein kluger Mensch einmal gesagt. Bewegung, gleich in welcher Form sie stattfindet, erhöht die Lebenskraft und Lebensfreude eines Menschen.

Atmung und Bewegung gehören eng zusammen. Später werden wir mehr über den Zusammenhang zwischen Atmung und Ki erfahren. Im Augenblick soll sich uns ein Satz der asiatischen Philosophie einprägen: Einatmung ist Wehrlosigkeit – Ausatmung ist Kraft. Wenn wir über diesen Satz nachdenken, finden wir ihn bestätigt. Kein Karateschlag kann gezielt ausgeführt werden, wenn nicht zur gleichen Zeit intensive Ausatmung erfolgt. Jeder plötzlich erforderliche Kraftaufwand verlangt nach gleichzeitiger starker Ausatmung, da sonst optimale Kraftkonzentration nicht möglich ist.
Die Bewegungsübungen und Meridiandehnungen, die in der Folge aufgezeigt werden, sollten unter absoluter Berücksichtigung der Ein- und Ausatmungsphase durchgeführt werden.

Die in der Folge aufgeführten Übungen dienen in erster Linie unserer eigenen Gesunderhaltung. Jedoch sind sie beliebig beim Patienten mit in der Therapie einzusetzen, wenn der Patient und sein Zustand dieses erlauben.

Die folgenden acht Kontrollbewegungen sollten in der Diagnostik mit eingesetzt werden, da sie uns deutliche Hinweise auf mögliche Körperblockierungen beim Patienten geben. Die Übungen sind: Vor- und zurückbeugen, seitwärts beugen und aufrichten, zur Seite drehen und zur Mitte zurückkehren, den Körper mit nach oben gereckten Armen dehnen und zusammenkauern. Die Standübungen helfen uns, ein klareres Bild von der Gleichgewichtssituation des Patienten zu gewinnen.

Wenn wir die folgenden Übungen durchführen, arbeiten wir niemals ruckartig oder gewaltsam. Oberstes Prinzip aller Übungen ist die Dehnung. Die Übungen erfolgen im Wechselspiel zwischen Einatmungs- und Spannungsphase sowie Ausatmungs- und Dehnungsphase. Fühlen Sie Schmerzen bei einer Dehnungsübung, so versuchen Sie nicht, gewaltsam den Schmerz zu überwinden, sondern dehnen Sie behutsam in ihn hinein. Finden Sie eine Übung auf einer Körperseite beschwerlicher durchzuführen, auf der anderen Seite haben Sie jedoch weniger Schwierigkeiten mit der gleichen Übung, so führen Sie diese Übung dreimal zur leichter durchführbaren Körperseite durch. Danach werden Sie feststellen, daß sich in der Folge die Übung auf der zuvor als schwieriger wahrgenommenen Seite leichter durchführen läßt.

Verweilen Sie in der größtmöglichen Dehnungsphase, atmen dabei mehrmals tief durch, und versuchen Sie dann behutsam, in dieser Stellung die Dehnung langsam zu verstärken.

Die Übungen helfen Ihnen, sich ein klares Bild vom Zustand Ihres Körpers zu machen, und sie tragen dazu bei, daß Sie selbst Ihr Allgemeinbefinden stabilisieren. Natürlich ist ein regelmäßiges Training unerläßlich, um zu raschem Erfolg zu gelangen.

Das Hauptthema dieses Buches ist Shiatsu. Deshalb ist es in diesem Rahmen nur möglich, eine kleine Auswahl von Körperübungen zu zeigen, die Ihnen helfen, Ihre Geschmeidigkeit, gegebenenfalls auch Ihre Gesundheit, wiederzuerlangen. Es ist die Absicht dieses Übungsablaufes, den ganzen Körper, von Kopf bis zu den Füßen, zu mobilisieren.

II DO IN – japanisches Stretching

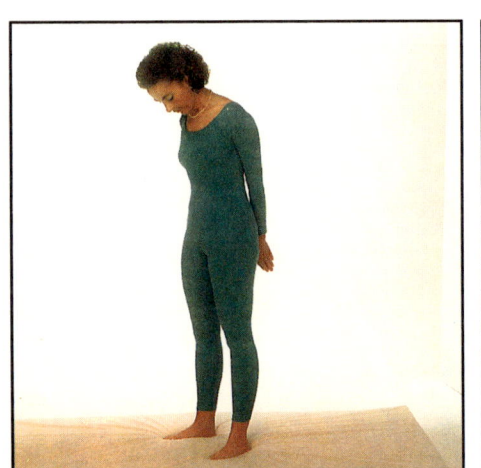

Abb. 1

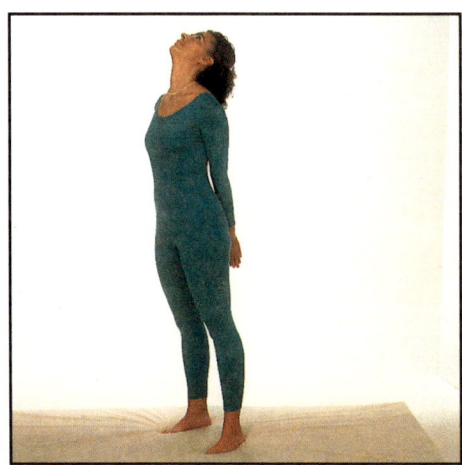

Abb. 2

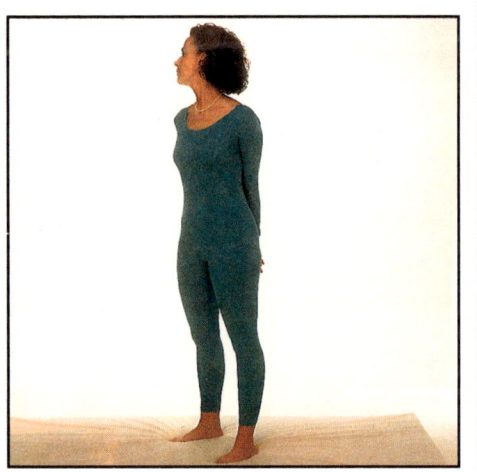

Abb. 3a

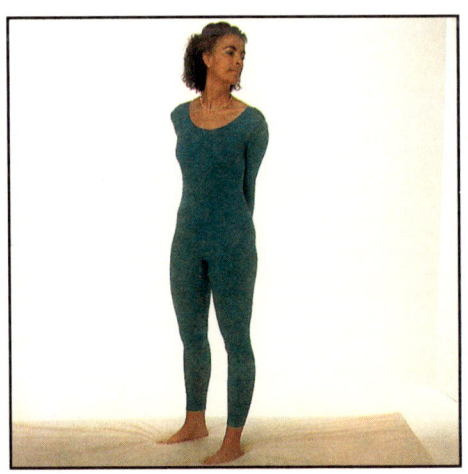

Abb. 3b

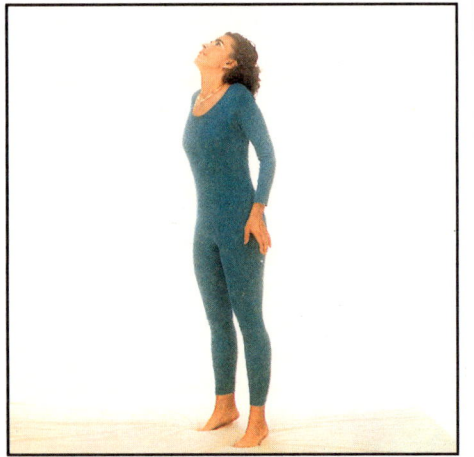

Abb. 4

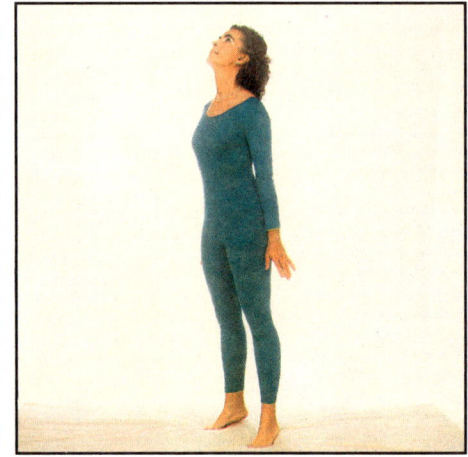

Abb. 5

Zuerst lockern wir uns ein wenig auf, indem wir in leichter Grätschstellung die Arme locker um den Körper schwingen.

In der gleichen Position verschränken wir die Hände hinter dem Gesäß und atmen tief ein. In der Ausatmungsphase dehnen wir die Hände nach unten und ziehen somit die Schultern ebenfalls nach unten. Aus dieser Haltung heraus beugen wir den Kopf so weit wie möglich nach vorne in Richtung Brustbein. Abb. 1.

In der Einatmungsphase richten wir den Kopf wieder auf und strecken dabei leicht die Halswirbelsäule. In der nächsten Ausatmungsphase beugen wir den Kopf soweit wie möglich nach hinten. Abb. 2.

In der gleichen Haltung und im gleichen Atemrhythmus drehen wir den Kopf soweit wie möglich zur Seite. Abb. 3.

Im Anschluß kreisen wir die Schultern locker. Zur Kräftigung der Lungen und des Schultergürtels machen wir folgende Übung: In gleicher Grätschstellung wie oben atmen wir tief ein und ziehen dabei die Schultern soweit wie möglich zu den Ohren hinauf. In der Ausatmungsphase dehnen wir die Schultern langsam und soweit wie möglich nach unten, so daß wir eine leichte Spannung im Nackenbereich spüren. Abb. 4 und 5.

Bei der nächsten Übung verlagern wir das Gewicht auf eine Seite, stellen das andere Bein ganz locker spielend auf den großen Zeh und beugen uns von der Standbeinseite soweit wie möglich seitwärts zu dem locker stehenden Spielbein. Abb. 6.

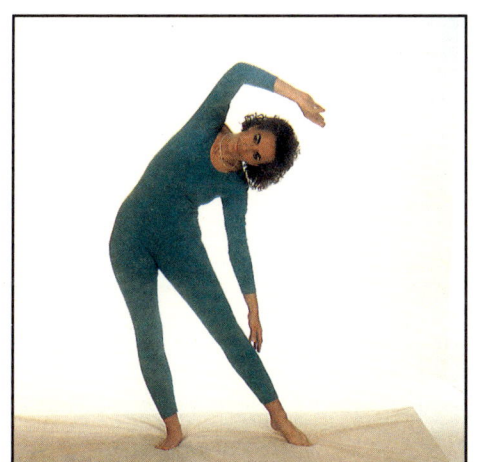

Abb. 6

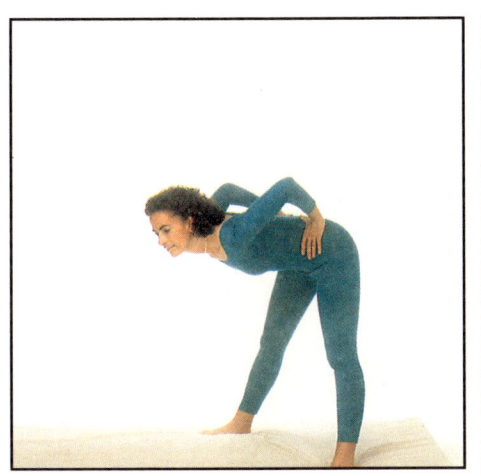

Abb. 7

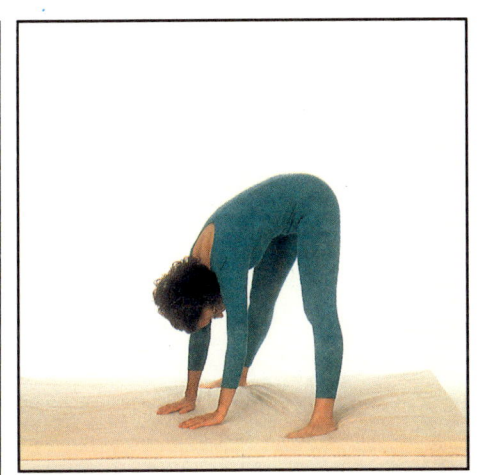

Abb. 10

Um den mittleren Bereich der Wirbelsäule und den Bauchraum zu lockern, stützen wir die Hände in die Taille oder auf die Hüfte und kreisen mit gestrecktem Rücken langsam den Oberkörper um die Achse. Abb. 7, 8 und 9.

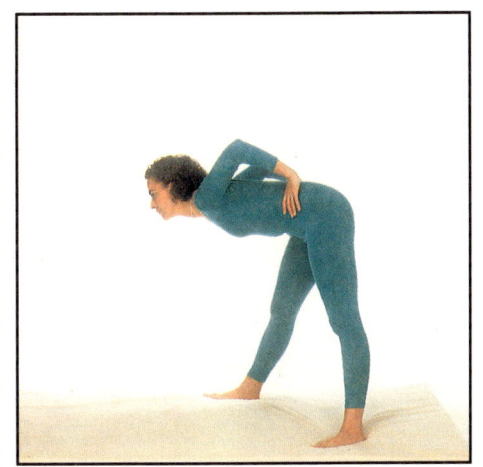

Abb. 8

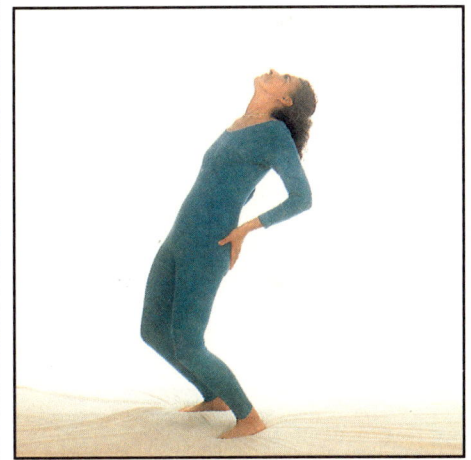

Abb. 11

Nach Beendigung dieses Bewegungsablaufes lassen wir uns mit dem Oberkörper langsam nach vorne sinken und spüren die Dehnung in den gestreckten Beinen. In dieser Haltung entspannen wir uns einige Augenblicke. In der nächsten tiefen Einatmungsphase richten wir uns auf und beugen uns im Anschluß soweit wie möglich rückwärts. Abb. 10 und 11.

Aus der gleichen Grundhaltung heraus führen wir eine Übung zur Stärkung der Beine und des Beckens durch. In leichter Grätschstellung stützen wir die Hände in die Leistenbeuge, dehnen in der Ausatmungsphase langsam die Knie nach außen und gehen dabei in eine halbsitzende Haltung. Dabei sollte der Oberkörper vollkommen aufrecht bleiben. Abb. 12.

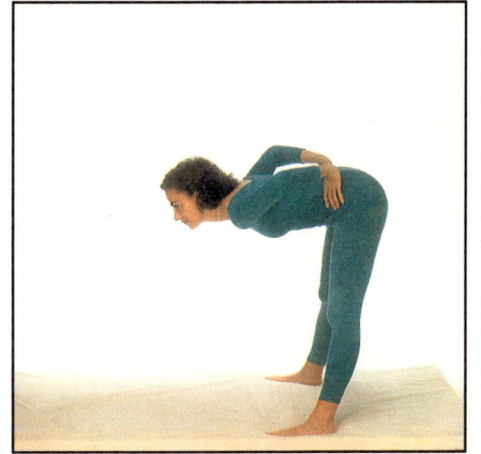

Abb. 9

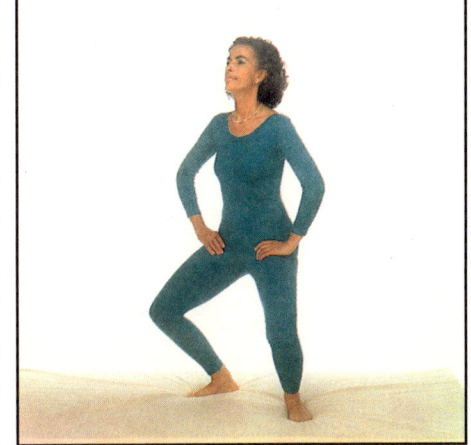

Abb. 12

II DO IN – japanisches Stretching

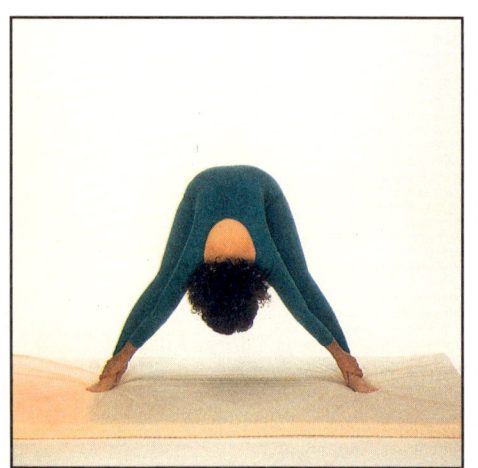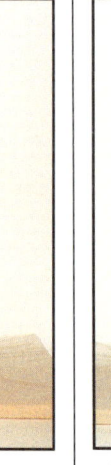

Abb. 13

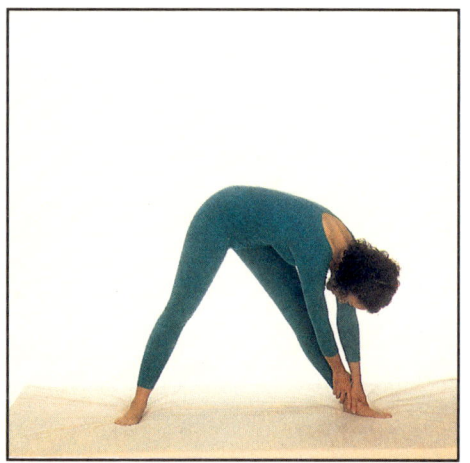

Abb. 14

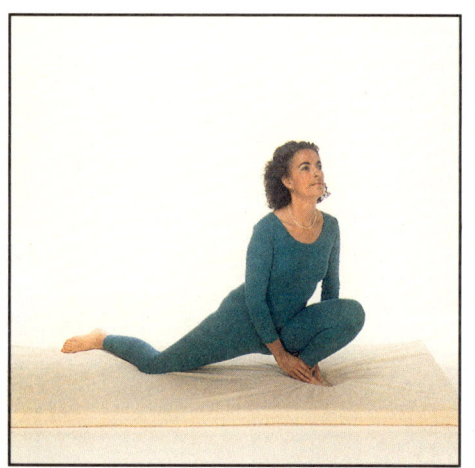

Abb. 15

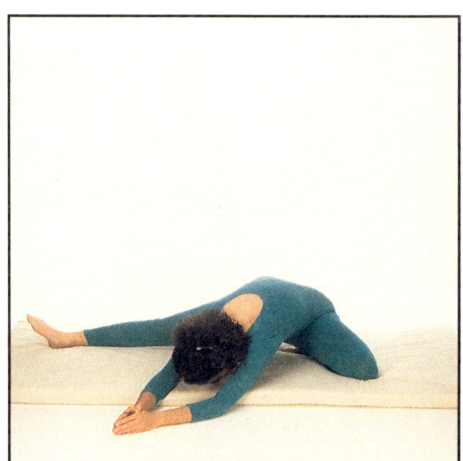

Abb. 16

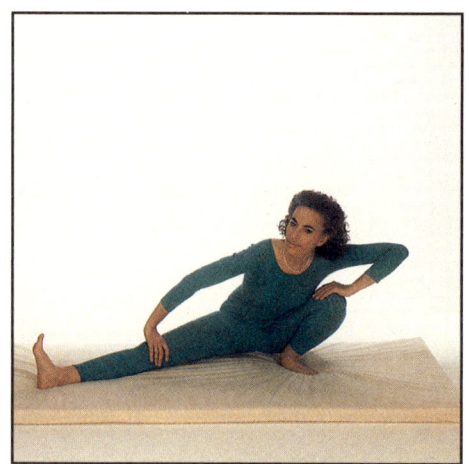

Abb. 17

Abb. 18

Jetzt fühlen Sie sich bereits etwas lockerer und sinken in der Ausatmungsphase langsam nach vorne, wobei Sie mit den Händen jeweils den rechten und linken Knöchel umfassen. Abb. 13. Verharren Sie einen Moment in dieser Haltung und wechseln erst in der nächsten Ausatmungsphase die Haltung, indem Sie die rechte Hand herüber zum linken Fußgelenk holen. Abb. 14. Diese Übung wiederholen Sie bitte ebenfalls zur rechten Seite. Danach halten Sie das Sprunggelenk und beugen das Knie, indem Sie zur gleichen Zeit den Oberkörper soweit wie möglich aufrichten. Abb. 15.

Aus der Grundposition von Abb. 14 heraus entwickeln Sie die folgende Übung: Sie halten das Sprunggelenk und sinken in der Ausatmungsphase langsam mit dem Körper rückwärts, so daß Sie bald mit dem Gesäß den Boden berühren. Dabei bleibt das gebeugte Bein stark angewinkelt. Abb. 16. Diese Übung machen Sie bitte ebenfalls nach beiden Seiten. Aus dieser Ausgangsposition heraus dehnen Sie den Körper mit gestreckten Armen soweit wie möglich nach vorne. Abb. 17. Aus der gleichen Position heraus können Sie die Kniegelenke dehnen, wie Sie Abb. 18 entnehmen können. Nun sind die Beine soweit gelockert, daß Sie bequem im Fersensitz auf den Füßen sitzen können. Diese Haltung ist für die Shiatsu-Therapie außerordentlich wichtig. Aus der Ausgangsposition im Fersensitz heraus heben Sie ganz langsam ein Bein an und legen es nach einer Spannungsphase wieder ab. Das gleiche wird mit dem anderen Bein wiederholt. Danach ziehen Sie beide Knie zugleich in Richtung Oberkörper und verharren im maximalen Spannungszustand. Danach entspannen Sie langsam und atmen mehrmals tief durch. Abb. 19.

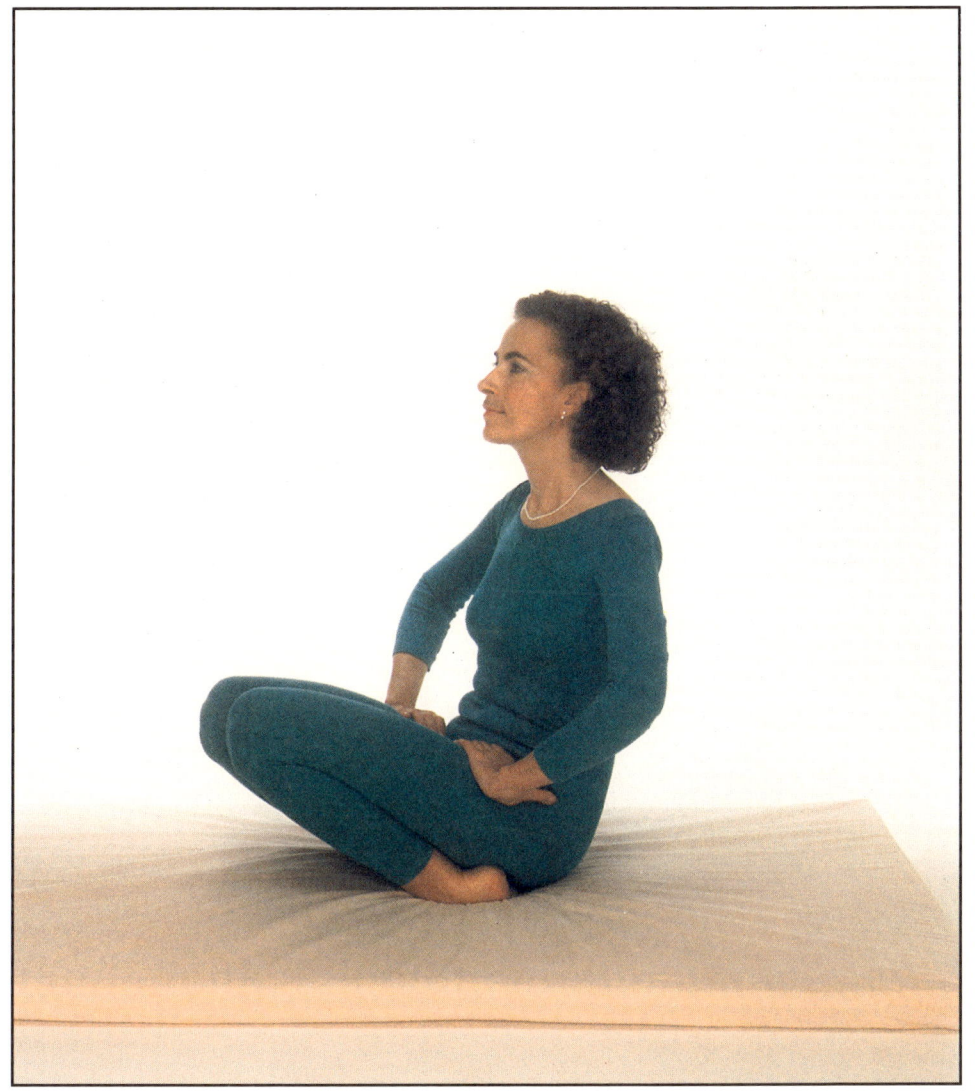

Abb. 19

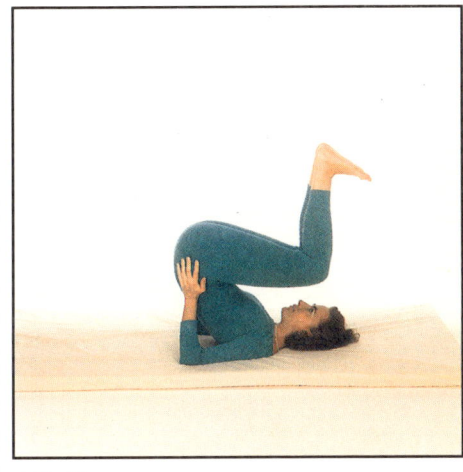

Abb. 20

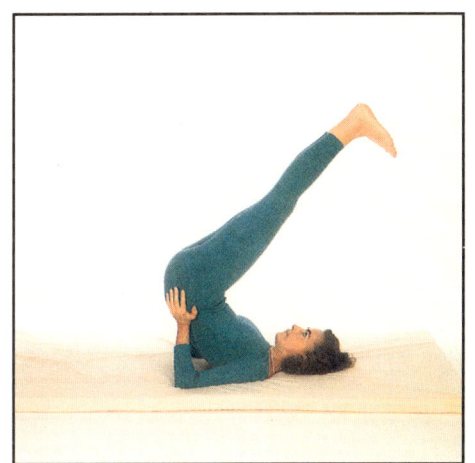

Abb. 21

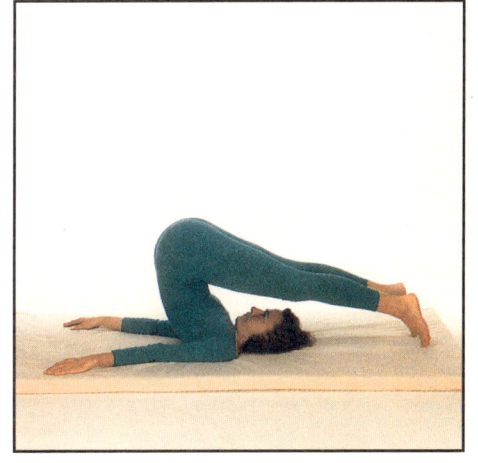

Abb. 22

Jetzt haben Sie eine kleine Entspannung verdient; Sie legen sich locker auf den Rücken. Aus dieser Haltung heraus nehmen Sie das Gesäß und die Beine in der Einatmungsphase hoch und ziehen die Knie bis dicht über das Gesicht. Dabei sollten die Achillessehnen maximal gedehnt sein. Abb. 20. Aus dieser Haltung heraus strecken Sie die Beine langsam in der Ausatmungspha- se nach oben. Abb. 21. In dieser Haltung verharren Sie über mehrere Atmungsphasen hinweg. Zur Entspannung legen Sie danach die Beine gestreckt über den Kopf nach hinten und atmen tief und gleichmäßig. Abb. 22. Nach diesem Übungsablauf legen Sie die Beine ganz langsam wieder in die entspannte Ruhehaltung zurück.

II DO IN – japanisches Stretching

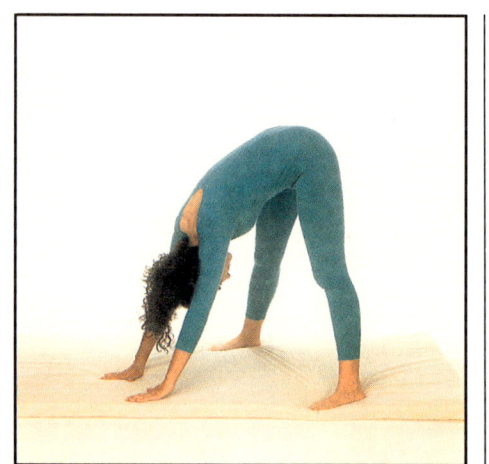

Abb. 23

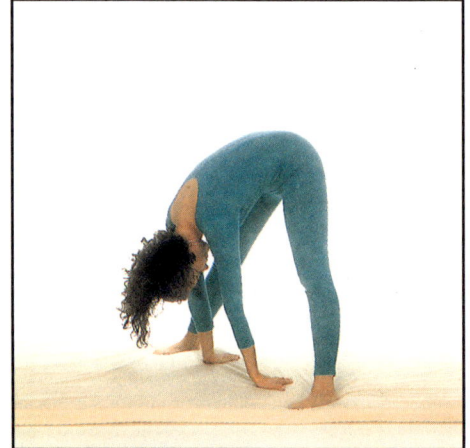

Abb. 24

Nach einer kurzen Ruhephase bewegen Sie sich mit flach aufgelegten Handflächen und gespreizten, gestreckten Beinen langsam nach vorne. Abb. 23. Diese Übung wiederholen Sie, indem Sie die Hände umdrehen und die Fingerspitzen zum Körper zeigen lassen, die Handgelenksinnenseite also nach vorne weisen lassen. Diese Übung kräftigt Ihre Handgelenke und verbessert die Verfassung Ihrer Arme, die für die Shiatsu-Therapie sehr wichtig ist. Abb. 24 und 25.

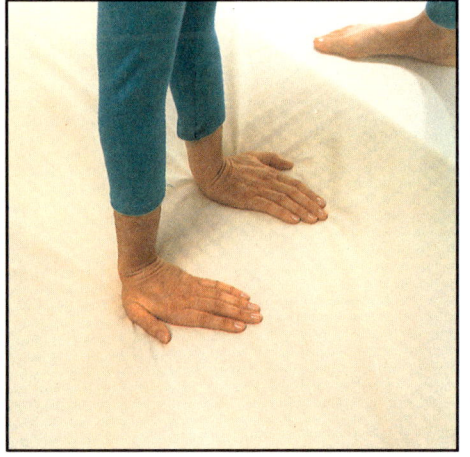

Abb. 25

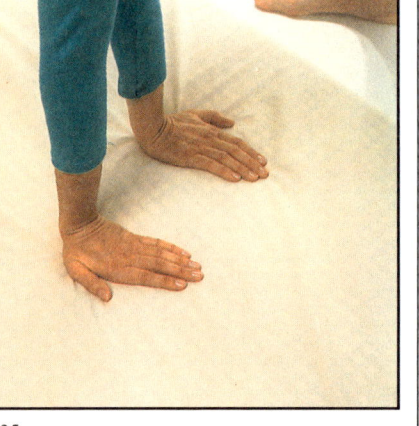

Abb. 26

Aus dieser Haltung heraus spazieren Sie mit den Händen, die nach wie vor flach auf dem Boden liegen, zwischen den Beinen hindurch nach hinten, so daß die Handflächen hinter dem Gesäß liegen. Abb. 26. Nach dieser Übung sollten Sie Arme und Beine ausschütteln.

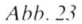

Abb. 27

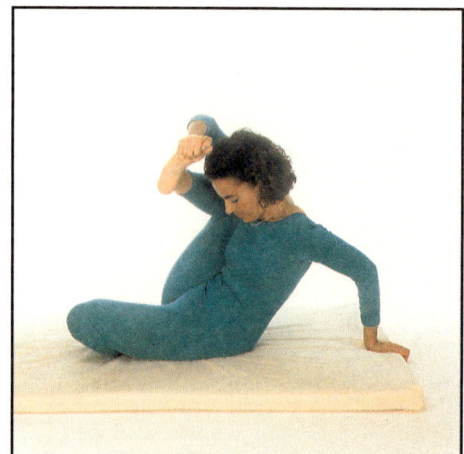

Abb. 28

Bei der nächsten Übung ziehen Sie den linken Fuß unter die rechte Gesäßhälfte, fassen mit der rechten Hand die rechte Fußsohle und strecken ganz langsam in der Ausatmungsphase das rechte Bein. Abb. 27. Die gleiche Übung wiederholen Sie auf der anderen Seite. Aus dieser Haltung heraus führen Sie den Fuß zum Scheitel. Abb. 28.

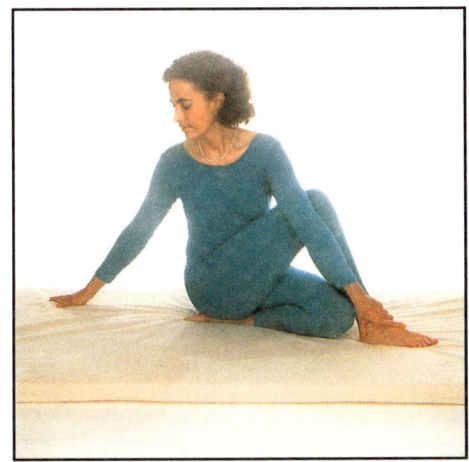

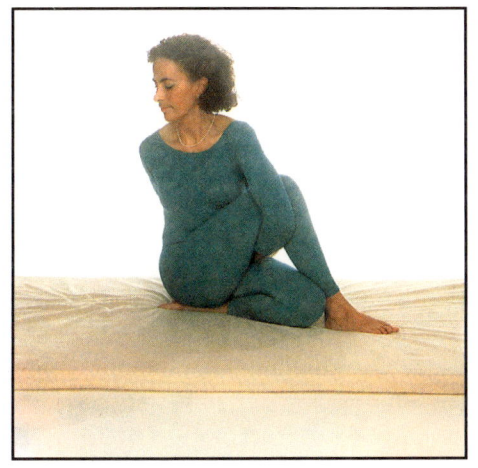

Abb. 29 (oben) und 30 (unten)

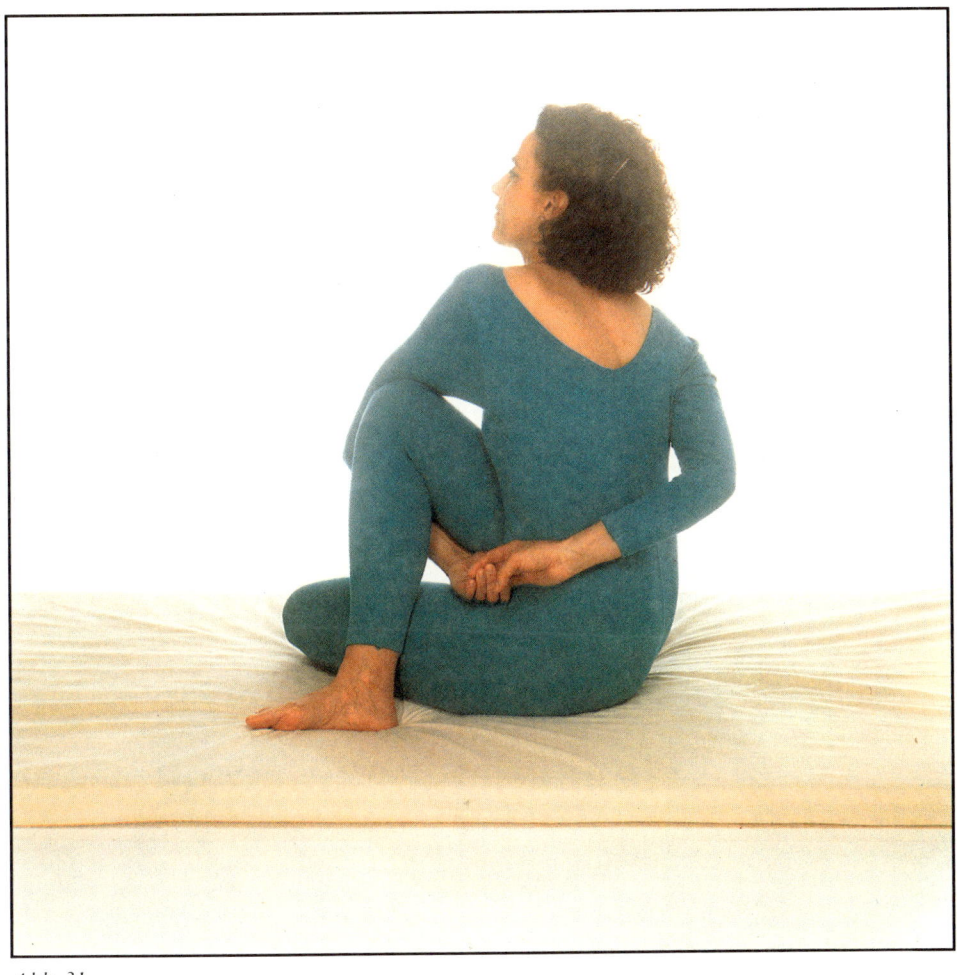

Abb. 31

Die folgende Übung, die ich ‚gordischen Knoten' nenne, ist schon ein wenig schwieriger. Wieder legen Sie einen Fuß unter die Gesäßhälfte der gegenüberliegenden Seite. Danach heben Sie den Fuß des freien Beines über das Knie, das abgewinkelt ist. Die Hand des gegenüberliegenden Armes faßt über das Bein und umspannt das Sprunggelenk. Abb. 29. Daraufhin drehen Sie sich sanft in der Wirbelsäule, der Kopf folgt der Drehrichtung und der freie Arm faßt nach hinten, zum Rücken. Die Hand, die bisher das Sprunggelenk hielt, wird durch den

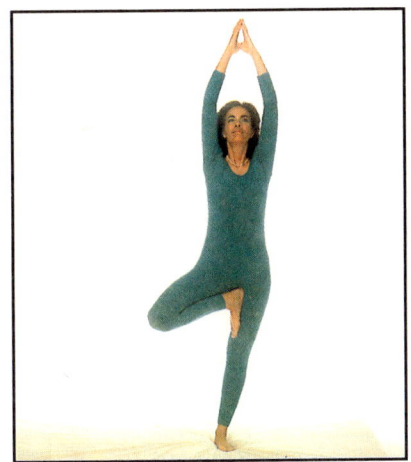

Abb. 32

Winkel zwischen aufgestelltem Knie und abgewinkeltem Bein hindurchgeführt und trifft dort die hinter dem Rücken befindliche Hand. Abb. 30 und 31. Diese Übung soll wieder nach beiden Seiten durchgeführt werden.

Um zu sehen, wie gut unsere Tagesverfassung ist, machen wir folgende Balanceübung: Wir stehen auf einem Bein, der Fuß des anderen Beines stützt sich auf der Innenseite des Oberschenkels. Die Arme heben wir in der Einatmungsphase hoch über den Kopf, strecken uns in Verlängerung der Achse und verharren in Ruhe. Abb. 32.

II DO IN – japanisches Stretching

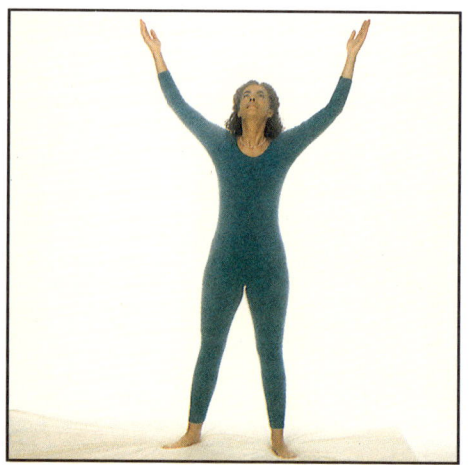

Abb. 33

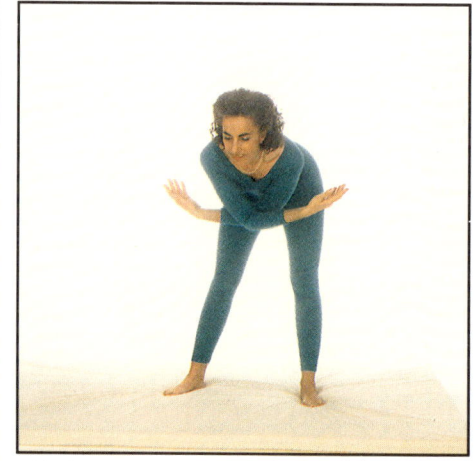

Abb. 34

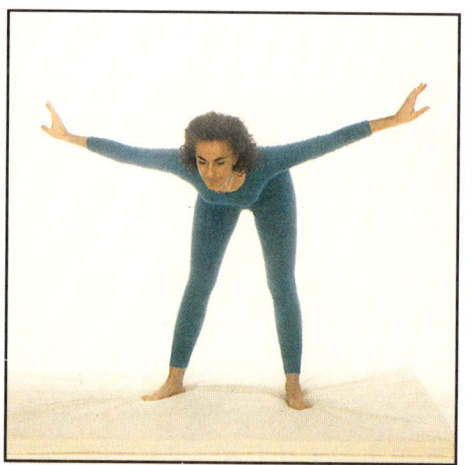

Abb. 35

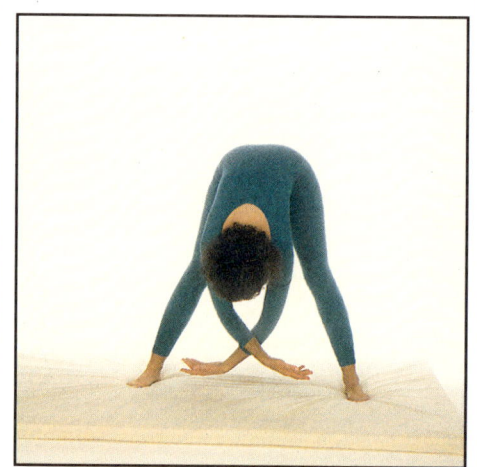

Abb. 36

Wir machen im Anschluß eine Lockerungsübung. Mit leicht gegrätschten Beinen stehend, schwingen wir die Arme gestreckt, geöffnet nach oben, danach überkreuzt zur Mitte, danach öffnen wir die Arme zur Seite. Aus dieser Haltung schwingen wir über Kreuz nach unten und öffnen die Arme aus dieser Haltung mit Schwung zur Strekkung nach oben. Abb. 33, 34, 35, 36.

3 Meridian-Dehnungs-übungen

Die folgenden Meridian-Dehnungs-übungen stehen in unmittelbarem Bezug zu den Organen und zur Oganfunktion. Ihnen selbst ermöglichen sie Aufschluß über Ihre Tagesverfassung und Ihre momentane Gesamtverfassung.

Wir beginnen mit der Übung für Herz-Dünndarm. Sitzend legen wir die Fußsohlen aneinander und führen die Fersen soweit wie möglich an den Schritt heran. Die Hände umfassen die Füße. Wir atmen tief ein. In der Ausatmungsphase sammeln wir Kraft in den Armen und ziehen ausschließlich mit der Kraft der Arme den Oberkörper soweit wie möglich nach vorne. Abb. 37, 38 und 39.

Dehnung der Meridiane Niere und Blase.
Sie sitzen mit gestreckten Beinen auf dem Boden, atmen tief ein, heben dabei die Arme über den Kopf. In der Ausatmungsphase beugen Sie den Oberkörper soweit wie möglich nach vorne und versuchen dabei, die Zehen mit den Händen zu fassen. Abb. 40 und 41. Falls es Ihnen nicht gleich auf Anhieb gelingt, die Zehen mit den Händen zu erreichen, so fassen Sie mit den Händen, je nachdem, wie es Ihnen möglich ist, entweder die Unterschenkel oder die Sprunggelenke an. In der maximalen Dehnung, die Ihnen möglich ist, verharren Sie über mehrere Atmungsphasen hinweg.

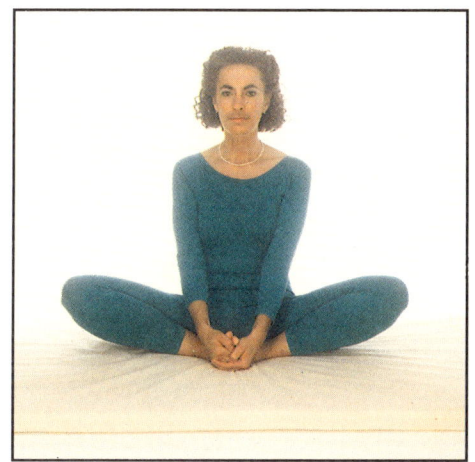

Abb. 37

Herz – Dünndarm △

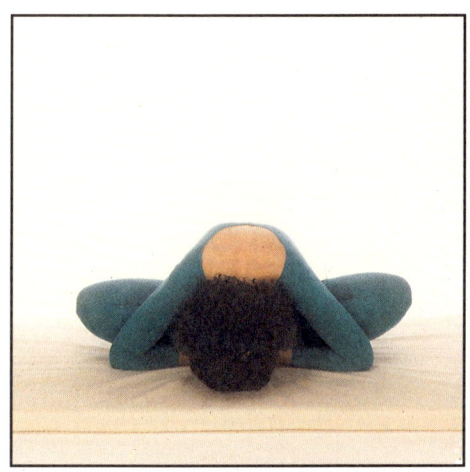

Abb. 38

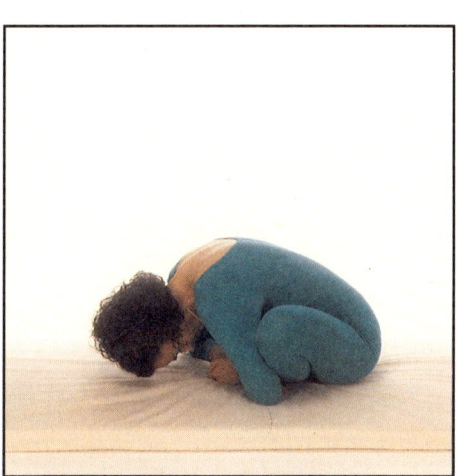

Abb. 39

Niere – Blase ▷

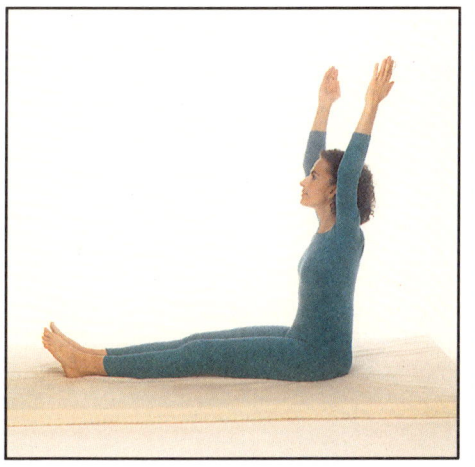

Abb. 40

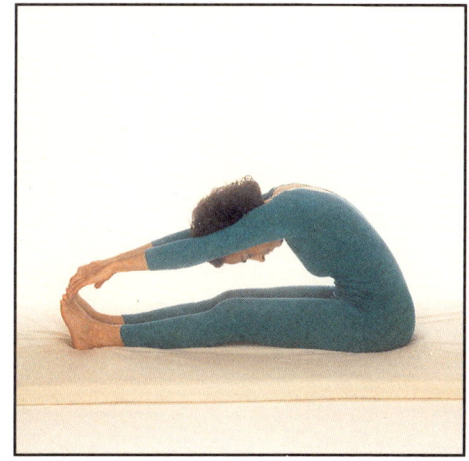

Abb. 41

II DO IN – japanisches Stretching

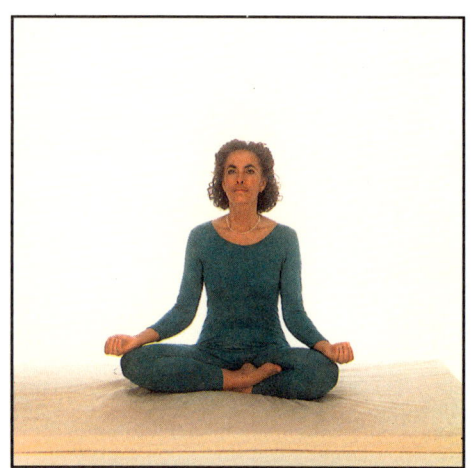

Abb. 42

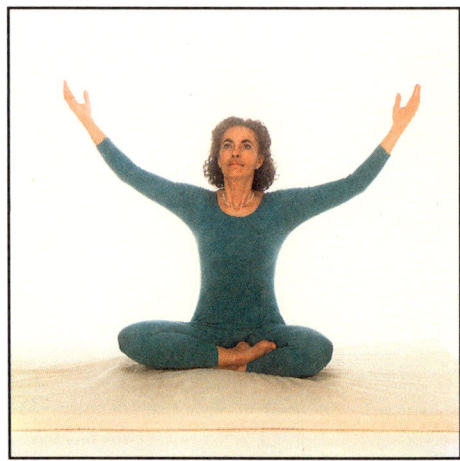

Abb. 43

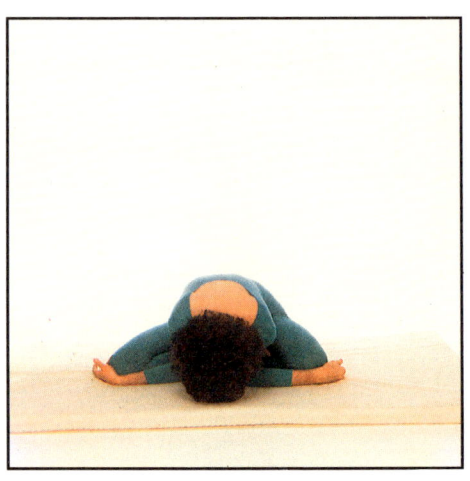

Abb. 44

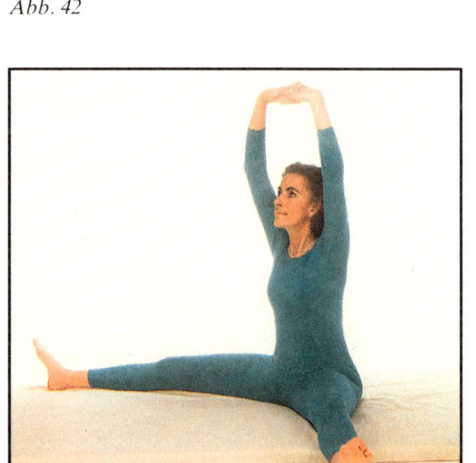

Abb. 45

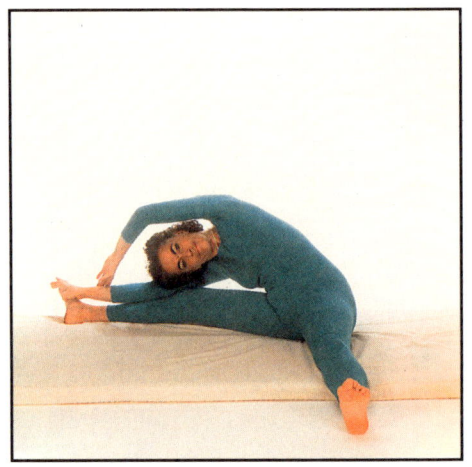

Abb. 46

Dehnung der Meridiane Kreislauf-Dreierwärmer.
Sie setzen sich in den Schneidersitz, oder, wenn es Ihnen möglich ist, in den Lotossitz. Abb. 42. Sie atmen tief ein, heben dabei die Arme an, so daß sich der Brustkorb tief mit Luft füllen kann. Abb. 43. Beim Ausatmen überkreuzen sich die Arme und umfassen die Knie in der Ihnen höchstmöglichen Dehnung. Abb. 44. In dieser Haltung atmen Sie mehrmals tief und ruhig durch.

Dehnung der Meridiane Leber und Gallenblase.
Sie sitzen mit weit gegrätschten Beinen auf dem Boden. Während des Einatmens heben Sie die Arme über den Kopf und verschränken die Hände ineinander. Dann drehen Sie die Handflächen nach oben, atmen aus, indem Sie sich weit zu einer Beinseite herunterbeugen. Abb. 45 und 46. Diese Übung führen Sie bitte ebenfalls beidseitig durch.

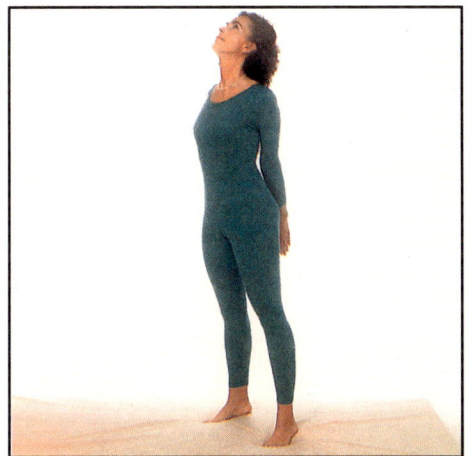

Abb. 47

Lunge – Dickdarm △

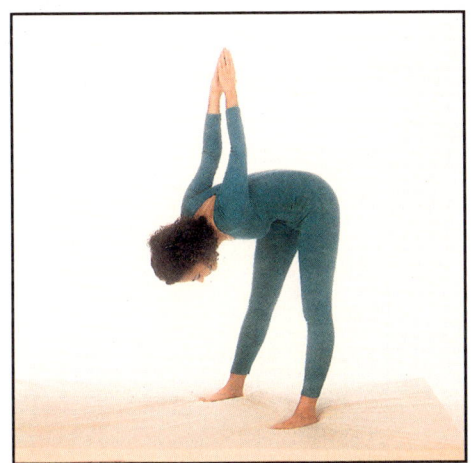

Abb. 48

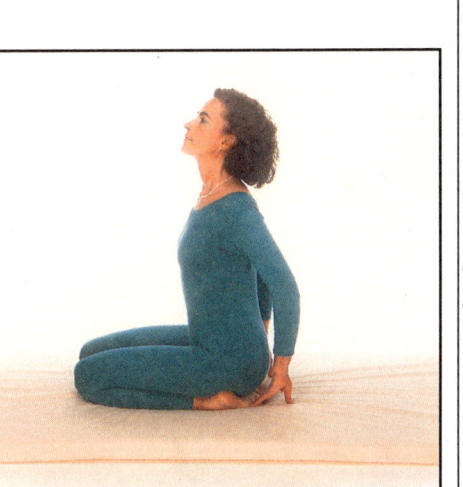

Milzpankreas – Magen ▷

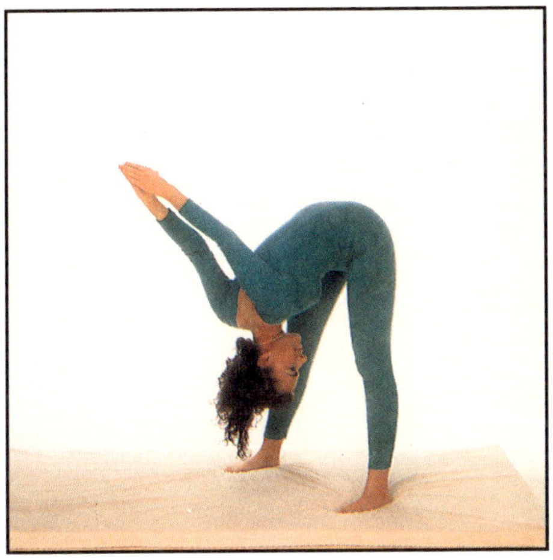

Abb. 50

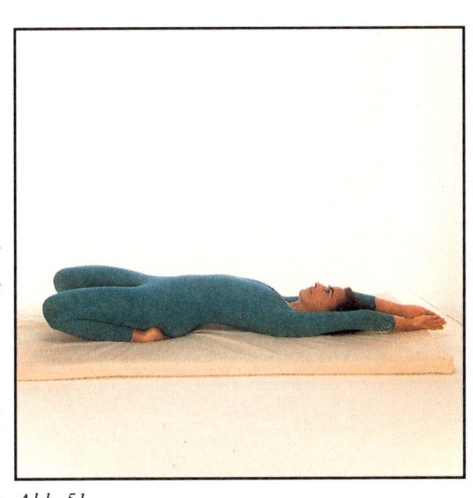

Abb. 49

Abb. 51

Dehnung der Meridiane Lunge-Dick-darm.
Sie stehen mit leicht gegrätschten Bei-nen in aufrechter Haltung und ver-schränken die Hände hinter dem Ge-säß. Dabei atmen Sie tief ein, so tief, wie es Ihnen möglich ist. Beim Ausat-men beugen Sie den Oberkörper nach vorne unten und heben dabei die Arme rückwärts nach oben an, ebenfalls so-weit, wie Ihnen dieses möglich ist. Dehnen Sie nicht mit Gewalt in diese Beugehaltung, sondern verharren Sie in Ihrer Position, wenn Sie Spannung verspüren. Erst beim nächsten Ausat-men versuchen Sie, ein wenig weiter nach vorne zu dehnen. Abb. 47, 48, 49.

Dehnung der Meridiane Milzpankreas-Magen.
Sie sitzen im entspannten Fersensitz und nehmen die Hände nach hinten. Abb. 50. Sie atmen tief ein und beugen jetzt den Oberkörper rückwärts, bis Sie lang auf dem Rücken liegen. Dabei strecken Sie die Arme hoch über den Kopf. In dieser Haltung, mit abgewin-kelten Beinen flach auf dem Boden hingestreckt, fühlen Sie eine starke Dehnung durch den ganzen Körper ziehen. Abb. 51.

II DO IN – japanisches Stretching

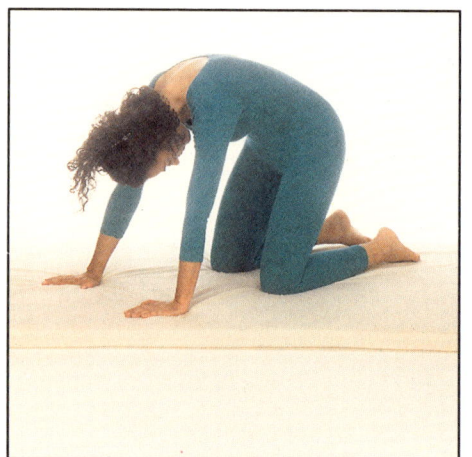

Abb. 52

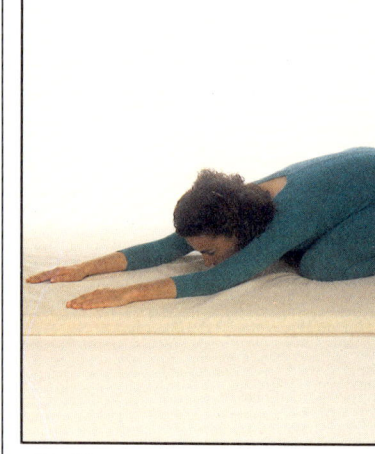

Abb. 53

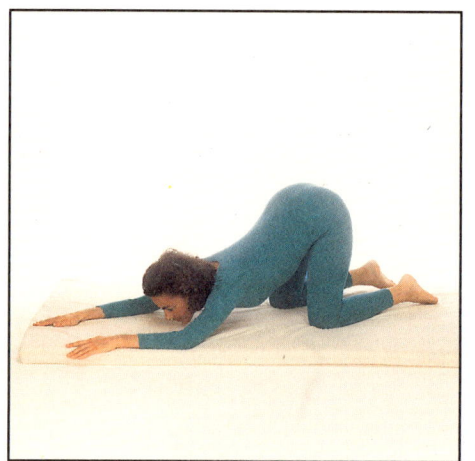

Abb. 54

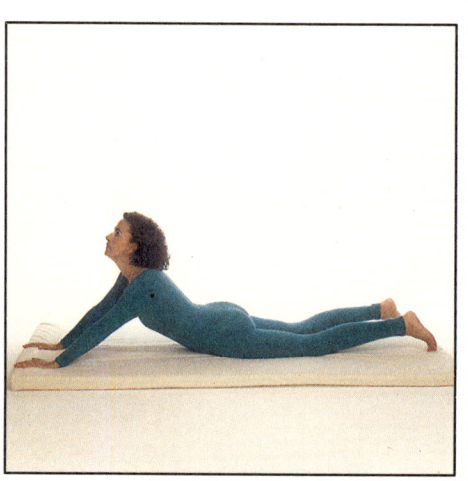

Abb. 55

Lenkergefäß – Konzeptionsgefäß

Dehnung der Meridiane Lenker- und Konzeptionsgefäß.

Sie knien mit aufgestützten Händen auf dem Boden und atmen dabei tief ein, wobei Sie den Rücken zum Katzenbuckel wölben. Abb. 52. Beim Ausatmen dehnen Sie sich so weit wie möglich rückwärts, wobei die Arme nach vorne gestreckt liegenbleiben. Abb. 53. Während des Einatmens schieben Sie den Körper langsam nach vorne, indem Sie mit dem Kopf und Brustkorb so dicht wie möglich über dem Boden bleiben. Abb. 54. Die volle Einatmung haben Sie erreicht, wenn Sie in Bauchlage mit aufgestützten Armen den Oberkörper aufgerichtet haben. Abb. 55. Diese Übung sollte fließend und ohne abzusetzen mehrmals wiederholt werden.

4 Partnerübungen

Wir stellen uns mit dem Rücken zum Rücken des Partners und hängen unsere Arme ineinander. In dieser Haltung gehen wir zugleich mit dem Partner so tief wie möglich in die Knie und richten uns langsam wieder auf. Abb. 56.

Aus der gleichen Grundhaltung heraus entwickeln wir folgende Übung: Ein Partner zieht in der Ausatmungsphase langsam den eingehängten Partner über den Rücken, wobei dieser vollkommen entspannt auf dem Rücken des tragenden Partners liegt. Die Übung wird im Wechsel durchgeführt. Abb. 57.

Mit gegrätschten Beinen stehen wir dem Partner gegenüber und legen ihm die Hände auf die Schultern. In dieser Haltung wippen wir sanft nach unten durch, wobei wir uns ins Gesicht schauen. Abb. 58.

Aus dieser Übungshaltung heraus drehen wir anschließend den Körper nach rechts und nach links. so daß es zu einer Rotationsbewegung in der Wirbelsäule kommt. Abb. 59.

Wir setzen uns mit weit gegrätschten Beinen gegenüber und fassen uns an den Händen. Jeweils während der Ausatmung legt ein Partner den Körper soweit wie möglich nach rückwärts, während der andere Partner sich soweit wie möglich vorwärts beugt. Abb. 60.

Aus der gleichen Grundhaltung heraus gehen wir in eine Kreisbewegung über, die sich im Radius zunehmend vergrößert. Abb. 61. Diese Übung wird nach beiden Seiten kreisend durchgeführt.

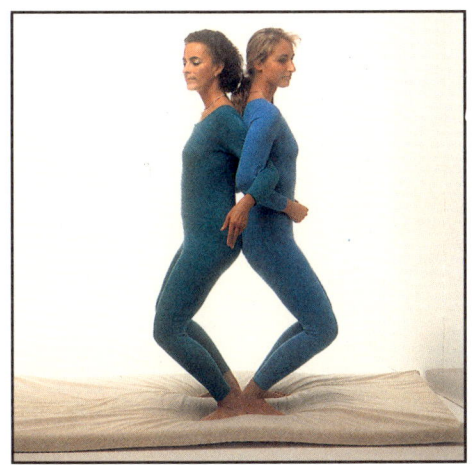

Abb. 56

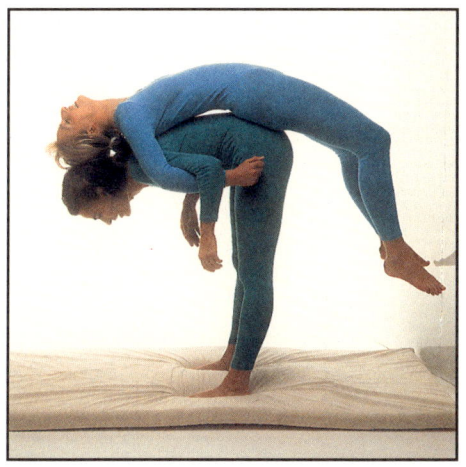

Abb. 57

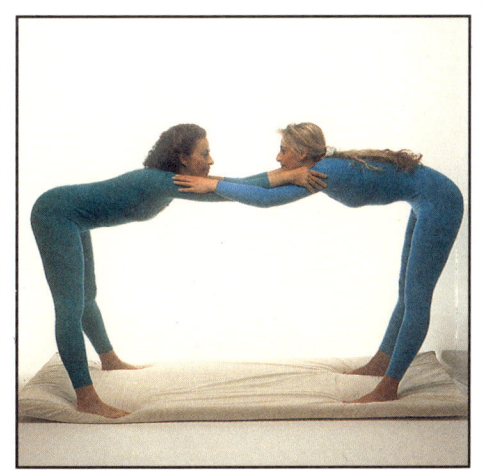

Abb. 58

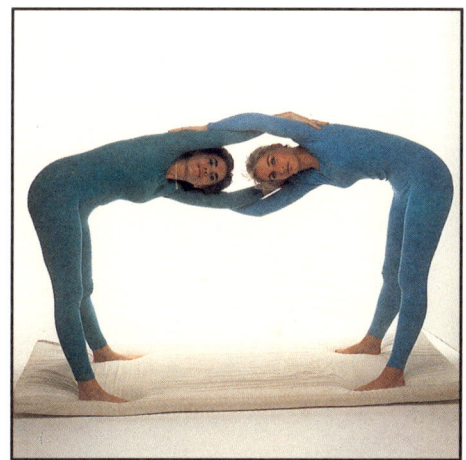

Abb. 59

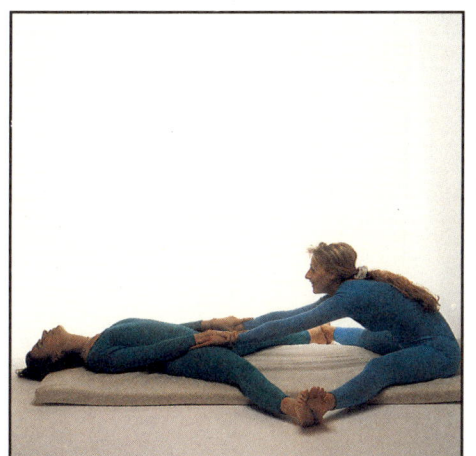

Abb. 60

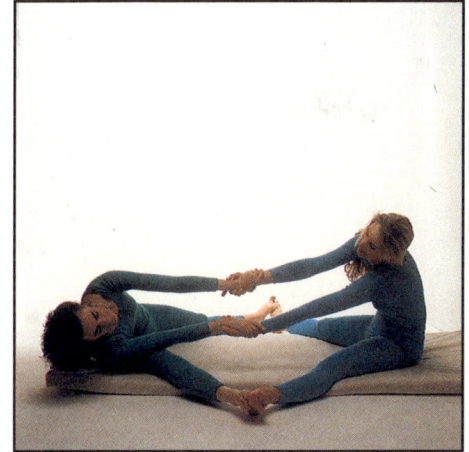

Abb. 61

II DO IN – japanisches Stretching

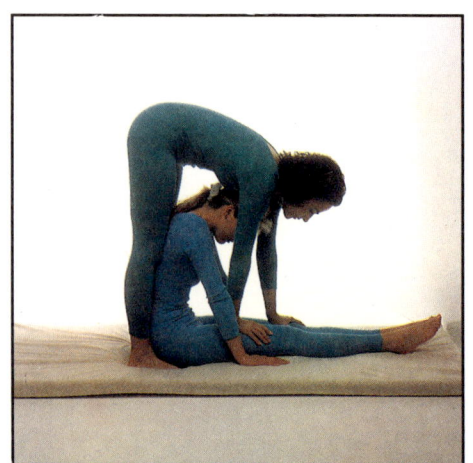

Abb. 62

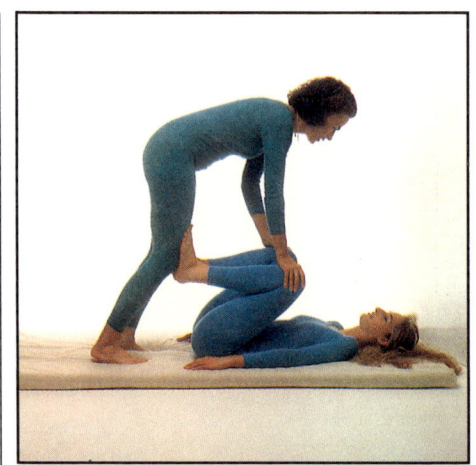

Abb. 64

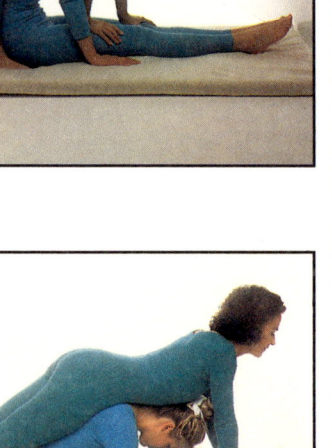
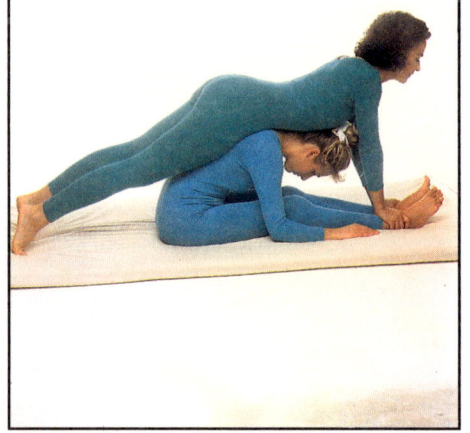

Abb. 63

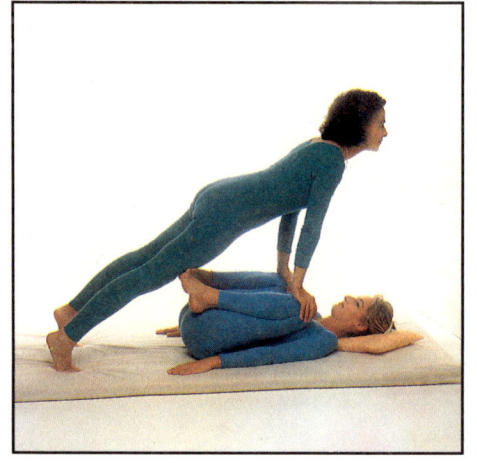

Abb. 65

Bei der nächsten Partnerübung sitzt ein Partner mit gestreckten Beinen auf dem Boden, der andere Partner steht mit den Beinen dicht hinter dem Rükken des sitzenden Partners. Aus dieser Stellung heraus beugt der stehende Partner sich nach vorne und läuft mit den Händen langsam vom Oberschenkel bis zu den Knöcheln des sitzenden Partners. Hierbei kommt es zu einer sanften Dehnung des Rückens und der Beine beider Partner. Abb. 62 und 63.

Ein Partner liegt auf dem Rücken und stellt die leicht abgewinkelten Beine mit voll aufgelegten Fußsohlen auf die Kniescheiben des stehenden Partners. Dieser stützt sich mit den Händen auf den angewinkelten Knien des liegenden Partners ab. Man läßt den liegenden Partner tief einatmen, und während er gleichermaßen tief ausatmet, lehnt der stehende Partner sein gesamtes Gewicht auf die Beine des liegenden Partners, wobei die Oberschenkel eng an den Brustkorb gedrückt werden. Abb. 64 und 65.

Diese Übungsfolge stellt nur einen kleinen Auszug dar aus den vielseitigen Möglichkeiten, die japanisches DO IN bietet.

1 Prinzip und Techniken von Shiatsu

Das **Grundprinzip** von Shiatsu ist: **Druck, Zeit** und **Konzentration.** In diesen drei Begriffen finden wir den Schlüssel zu Shiatsu schlechthin.

Der **Druck** sollte immer zentrumsorientiert plaziert werden. Nur so ist eine wirklich tiefe Stimulation und Umstimmung möglich. Arbeiten wir am Kopf, so soll der Druck in allen Rundungen schädelzentrumsorientiert verabreicht werden. Auch bei allen anderen Körperteilen muß der Druck der Rundung des betreffenden Körperteils folgen. Arbeiten wir z. B. im Bereich des Oberschenkels, darf der Druck nicht zur Seite abgleiten und dabei eine Gewebeverschiebung zur Folge haben. Der Druck muß vielmehr in Richtung des Oberschenkelknochens erfolgen, um wirklich wirksam zu sein.

Die **Handflächentechnik** ist durch ihre sanfte Tiefenwirkung die am häufigsten gebräuchliche bei Shiatsu. Der Therapeut setzt hierbei häufig sein gesamtes Körpergewicht ein. Die Hände liegen satt auf dem Körper des Patienten auf. Die Hände sollten in entspannter Haltung sich dem jeweiligen Körperteil anschmiegen. Niemals sollte man spitz, hart oder in nicht körperangepaßter Weise den Patienten berühren. Richtige Handhaltung: Abb. 66, 67, 68, 69, 70, 71 und 72. Falsche Handhaltung: Abb. 73, 74, 75 und 76.

Handflächentechnik mit zwei Händen: Dem Yin- und Yang-Prinzip folgend benötigen wir, um gutes Shiatsu zu geben, den Einsatz beider Hände. Meist wird es so sein, daß eine Hand in einer Ruheposition verweilt, während die andere Hand aktiv tätig ist. Die ruhende Hand wirkt tonisierend, während die bewegte oder sich bewegende Hand sediert. Wünscht man stärkeren Druck zu verabreichen, ist es manchmal notwendig, mit über Kreuz gelegten Händen unter Einsatz des eigenen Gewichtes den Druck zu verstärken.

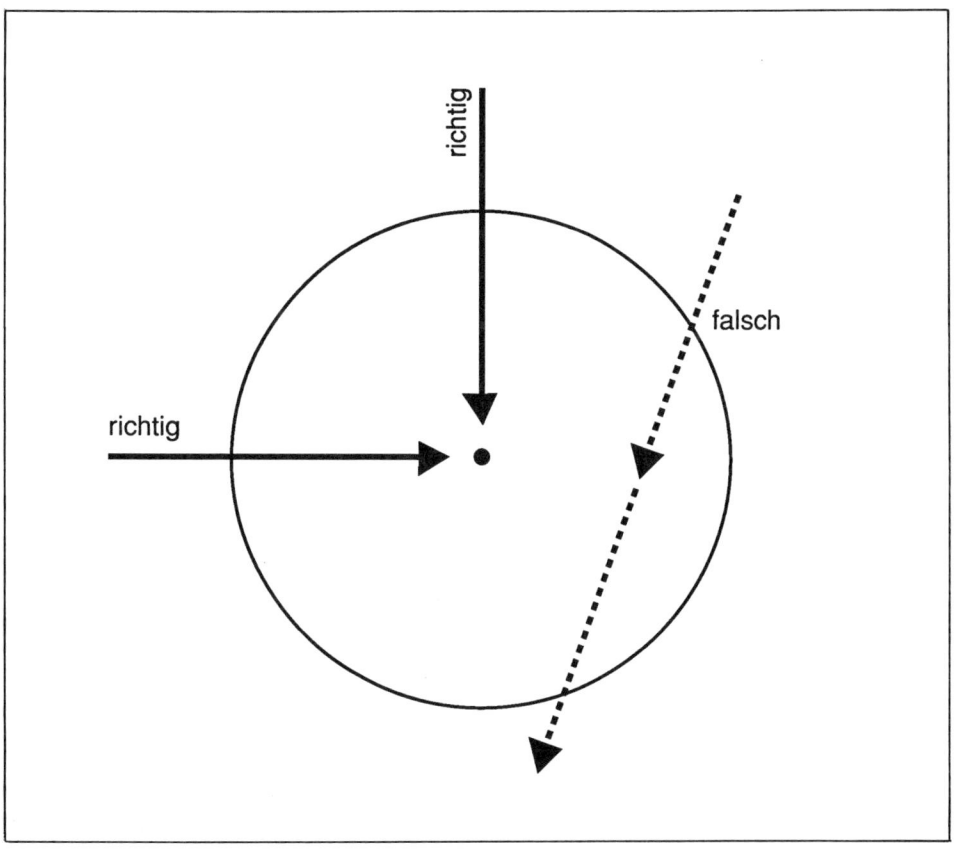

Graphik 22: Druckrichtung – richtig – falsch.

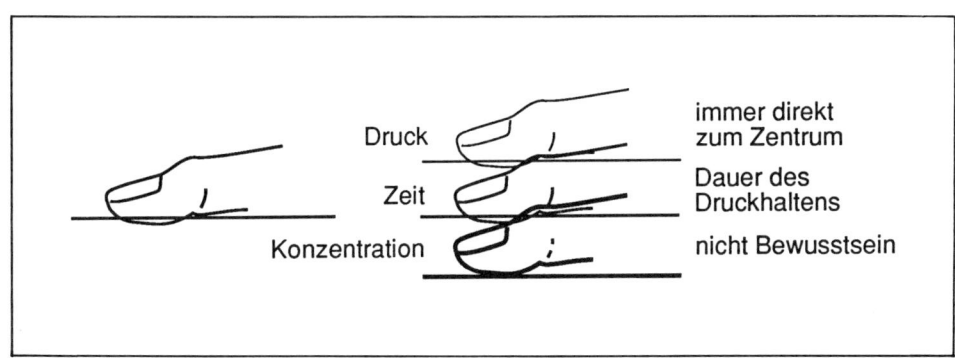

Graphik 23: Druck-Zeit-Konzentration – Daumen.

Fingertechniken: Bei der Shiatsu-Therapie setzt man, um gezielten Druck anzuwenden, in den meisten Fällen den Daumen ein. Gleichermaßen therapeutisch wirksam sind auch die anderen Finger. Wenn wir geschult sind, werden wir Handflächen, Ballen, Finger und Daumen im Wechsel einsetzen, um nicht selbst vorzeitig zu ermüden.

Niemals sollen die Fingerspitzen oder –kuppen eingesetzt werden. Immer muß für sensiblen Druck die Daumen- bzw. Fingerbeere benützt werden.

Der Einsatz von **Ellenbogen, Knie** und **Fuß** sollte dem erfahrenen Shiatsu-Therapeuten überlassen werden.

III Die Arbeitsweise bei Shiatsu

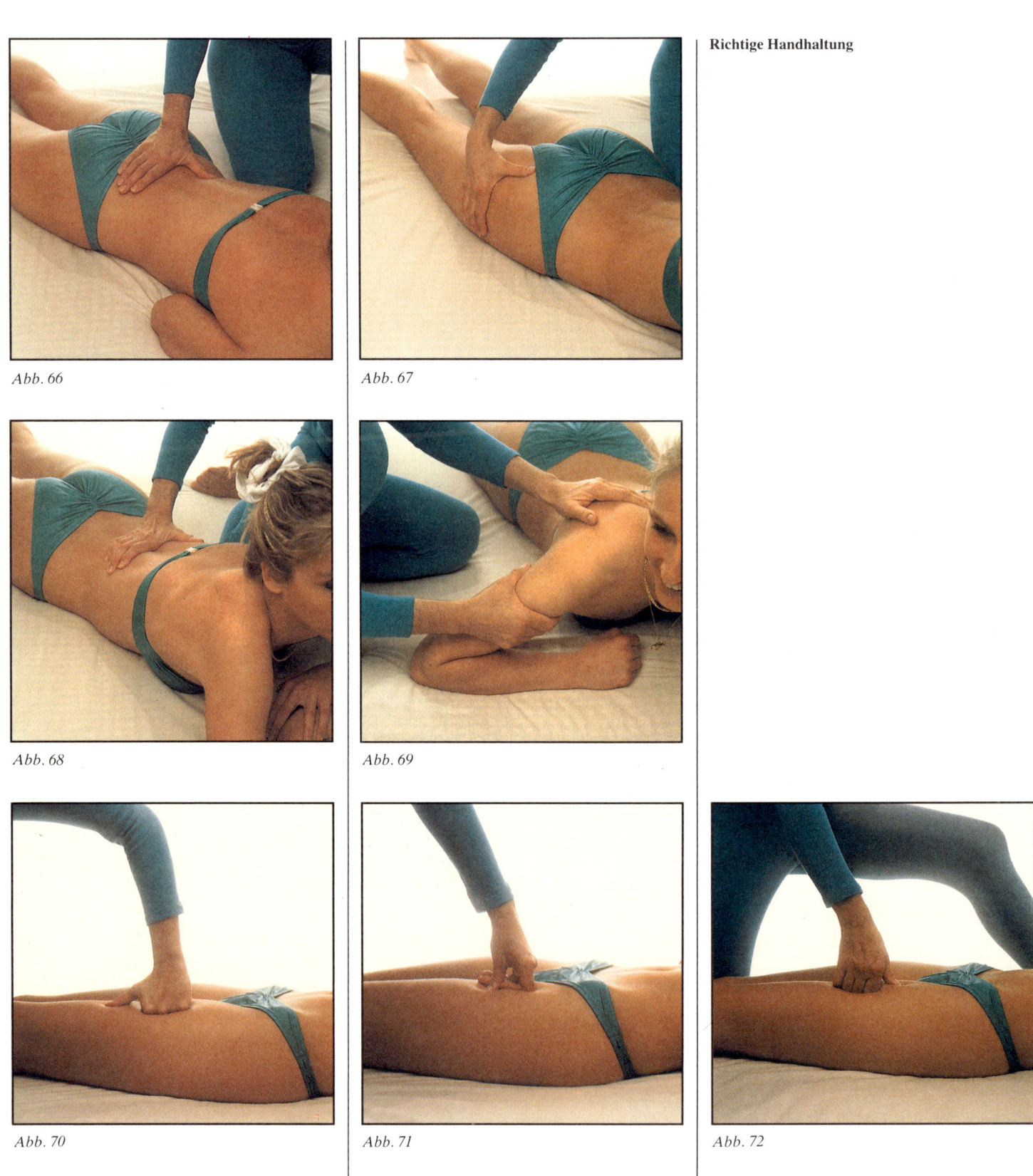

Abb. 66

Abb. 67

Abb. 68

Abb. 69

Abb. 70

Abb. 71

Abb. 72

Falsche Handhaltung

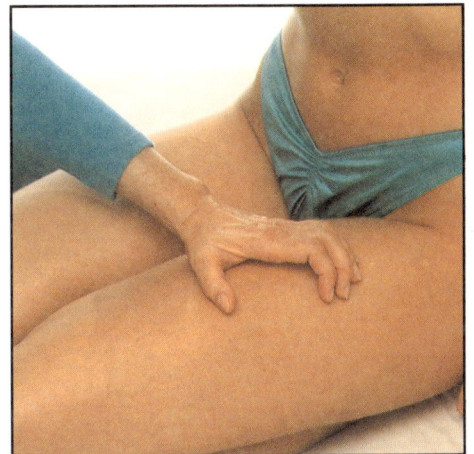

Abb. 73

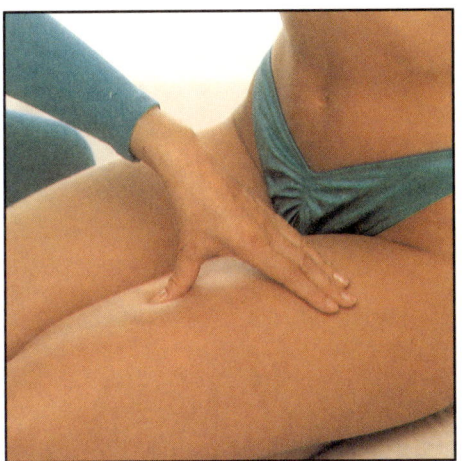

Abb. 74

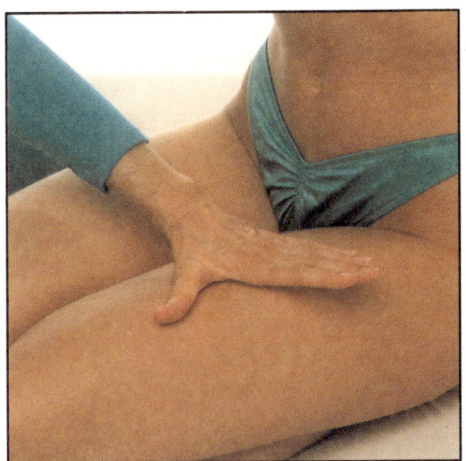

Abb. 75

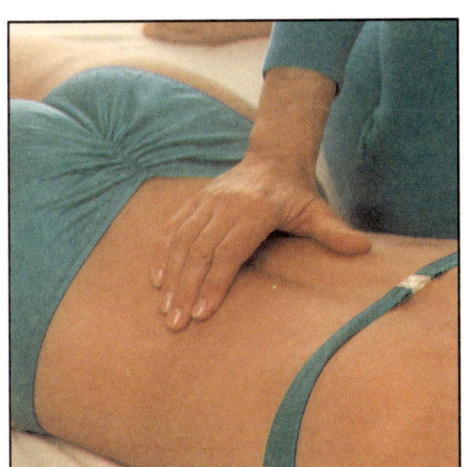

Abb. 76

Immer wieder wird die Frage gestellt: „Wie stark muß der jeweils angewandte Druck bei einem Patienten sein?" Die Antwort ist: „Immer muß der Druck persönlichkeitsbezogen sein." Das heißt, habe ich einen alten gebrechlichen Menschen vor mir oder ein zartes Kind, so muß der Druck naturbedingt sanfter, mitfühlender, weicher sein als z. B. bei einem hart durchtrainierten Sportler. Grundsätzlich hat zu gelten, daß der Druck nie stärker als unbedingt erforderlich sein soll. Ist die Druck-Intensität zu stark, so daß der Patient den Druck nicht mehr annehmen kann, reagiert er bewußt oder unbewußt mit Abwehr. Dies äußert sich in Verspannung von Muskulatur oder unwilligen Körperbewegungen oder Unmutsäußerungen. Das sollte vom Anfänger immer als Signal verstanden werden, den Druck zurückzunehmen, um Schadwirkung durch Shiatsu zu vermeiden.

Gleichgültig, ob Sie Handflächen, Daumen, Finger, Knöchel, Ellbogen oder Knie bei der Shiatsu-Therapie einsetzen, immer ist folgendes Prinzip der **Druckanwendung** zu beachten:

Der Druck darf niemals hart oder aggressiv oder plötzlich eingesetzt werden. Er muß von Mitgefühl und Feingefühl für den Mitmenschen bestimmt sein.

Sie nehmen Kontakt zur Oberfläche (Haut des Patienten), auf, warten, bis er ausatmet. Dabei gleiten Sie in der Druckanwendung langsam tiefer bis auf den möglichen Grund des Punktes.

Beobachten Sie, was in drei Ebenen geschieht. Die drei Ebenen sind: Oberfläche – Mitte – Grund.

III Die Arbeitsweise bei Shiatsu

Wird der Grund oder Boden eines Punktes nicht erreicht, entfaltet der Druck nicht seine volle Wirksamkeit.

Die **Zeit** spielt bei der Anwendung von Shiatsu eine große Rolle. Grundsätzlich sollte der Druck auf den einzelnen Akupunktur-Punkt oder Tsubo zwischen zwei und sieben Sekunden gehalten werden. In speziellen Fällen kann der Druck entschieden länger gehalten werden. Er kann bis auf 30 oder 40 Sekunden ausgedehnt werden. Hierbei ist jedoch zu beachten, wie der Patient auf die Druckanwendung reagiert. Im gegebenen Fall muß die Druckintensität ein wenig zurückgenommen werden.

Vollkommene **Konzentration** ist bei Shiatsu unbedingt notwendig, um den Patienten in seinem ganzen Sein zu verstehen und zu erfassen. Ohne Konzentration wird diese wertvolle manuelle Therapie zur rein mechanischen Behandlung von Punkten degradiert.

Grundsätzlich kann Shiatsu überall ausgeübt werden. Bevorzugt werden Sie jedoch in einem Raum therapieren. Der Raum, in dem Ihr Patient behandelt werden soll, soll stets warm und frei von Zugluft sein. Freundliche Atmosphäre und angenehme Umgebung sind ein nicht zu unterschätzender Faktor in der Shiatsu-Therapie. Da die Behandlungsdauer einer guten Shiatsu-Therapie ca. eine Stunde beträgt, sollten Sie eine warme Decke bereithalten, um den Patienten in der kühleren Jahreszeit zusätzlich zu schützen. Kommt der Patient abgehetzt zu Ihnen, so lassen Sie ihn vor der Therapie ein wenig ruhen und decken ihn warm zu.

2 Die vier Grundformen der asiatischen Diagnose

Bevor wir mit der Shiatsu-Therapie beginnen, setzen wir uns mit den vier Grundformen asiatischer Diagnose auseinander. Diese vier Grundformen sind: Bo-shin, Bun-shin, Mon-shin und Setsu-shin.

Bo-shin ist die Beobachtung des Patienten, um einen Gesamteindruck zu gewinnen. Der Gesamteindruck wird geprägt von Gesichtsausdruck, Hautfarbe, Augenausdruck, Gang und Haltung, Aktivität oder Passivitätsausstrahlung des Patienten und vielem mehr.

Bun-shin umfaßt Hören bzw. Abhören von Ton, Stimme und Geräuschen, die ein Patient verursacht. Beobachtung der Atmung gehört ebenfalls zu Bun-shin.

Mon-shin ist die Befragung des Patienten. Sie umfaßt die Fragen nach seinen vordergründigen, augenblicklichen Beschwerden, Erkrankungen und Beschwerden vergangener Zeit sowie Familien- und Berufsumständen; auch die Gesamtlebensumstände müssen in Mon-shin mit einbezogen werden.

Setsu-shin ist Berührungsdiagnose im asiatischen Sinn. Setsu-shin bedeutet das Erkennen von energetischen Störungen im Meridian-Bereich oder in Akupunktur-Punkten. Berührungsdiagnose beinhaltet Puls-Diagnose, Rücken-Diagnose, Bauch-Diagnose und Meridian-Diagnose. Bei Setsu-shin ist die Diagnose bereits Behandlung, die Behandlung auch Diagnose.

Auf die einzelnen eben genannten Diagnose-Formen kommen wir später noch genauer zurück.

1 Praktische Einführung in Technik, Arbeitsweise und Arbeitshaltung

Unter Einbeziehung der vier Grundformen asiatischer Diagnose haben wir bereits einen Eindruck von unserem Patienten in seiner Gesamtverfassung gewonnen. Nun beginnen wir mit dem Basis-Shiatsu.

Der Patient liegt in bequemer Bauchlage, die Großzehen sollten nach innen weisen und die Fersen locker nach außen fallen. In dieser Lagerung arbeitet der Therapeut mit Handflächen-Shiatsu langsam von unten nach oben bis zum Gesäß die Beine durch. Die Hände umschließen dabei satt die Beine und fühlen zugleich, welcher Zustand sich unter ihnen vorfindet. Diese Technik ist vergleichbar der einfühlsamen, weichen und doch starken Gangart eines Panthers über den Dschungelboden. Vom Gesäß arbeiten wir die Beine wieder zurück nach unten durch, wobei häufig schon eine leichte Entspannung des Patienten zu registrieren ist. Abb. 77.

Bei dieser ersten Übung fühlen Sie bewußt die Sympathie des Lebens für das andere Leben oder Sein.

Nun sitzen wir neben dem Patienten und legen die eine Hand mit der Außenkante auf den siebten Halswirbel, wobei die Fingergrundgelenke genau über den Dornfortsätzen liegen. Die andere Hand arbeitet von dieser Hand ausgehend langsam den Rücken abwärts durch. Bei dieser Form der Anwendung können Sie bereits wahrnehmen, wo sich übermäßige Spannung befindet oder ob sich in einem Teil des Rückens eine Schwächezone zeigt. Abb. 78, 79 und 80.

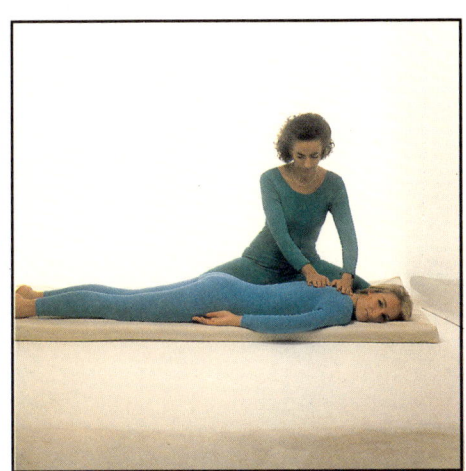

Abb. 78

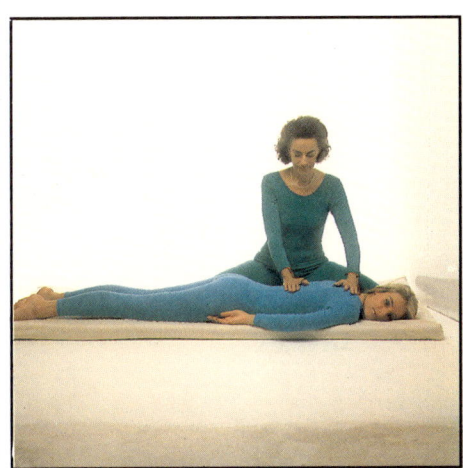

Abb. 79

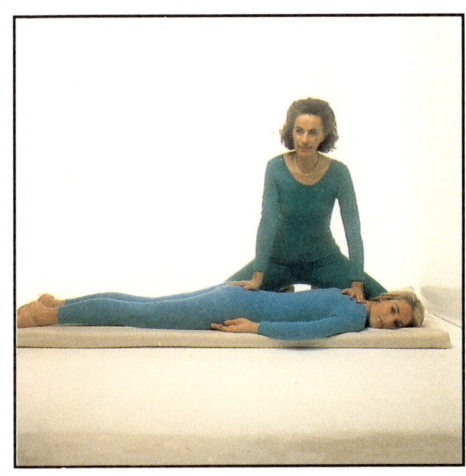

Abb. 80

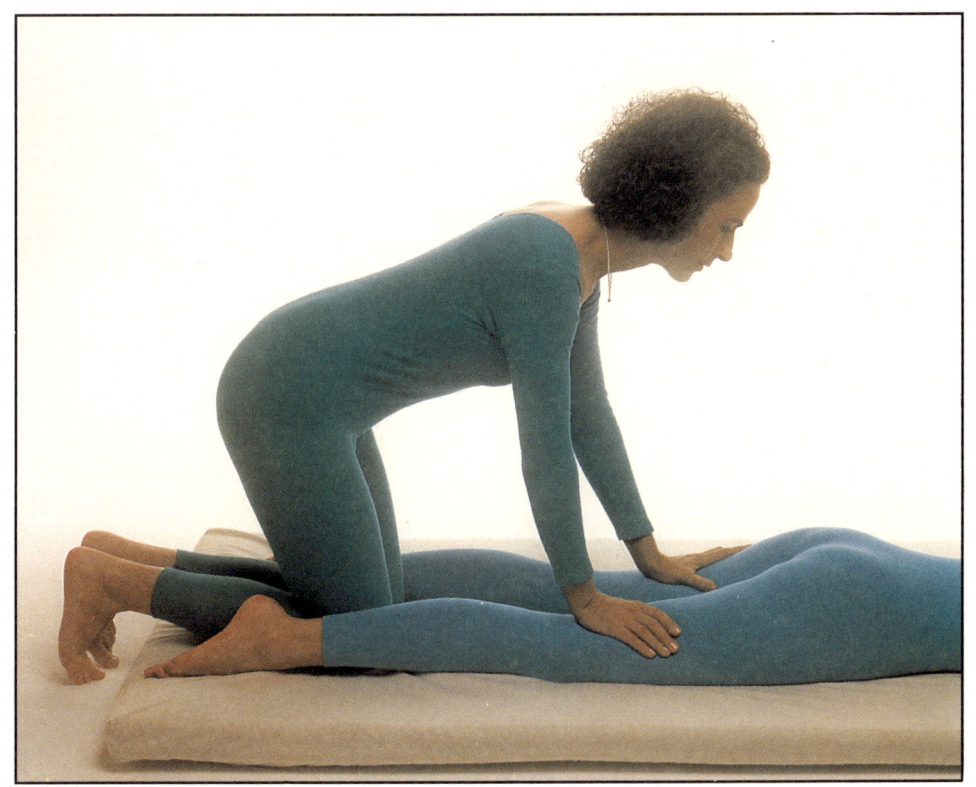

Abb. 77

IV Basis-Shiatsu

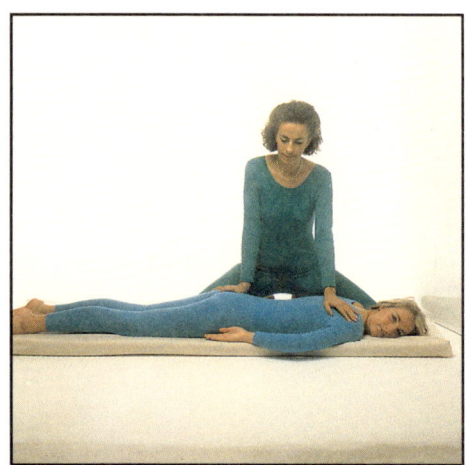

Abb. 81

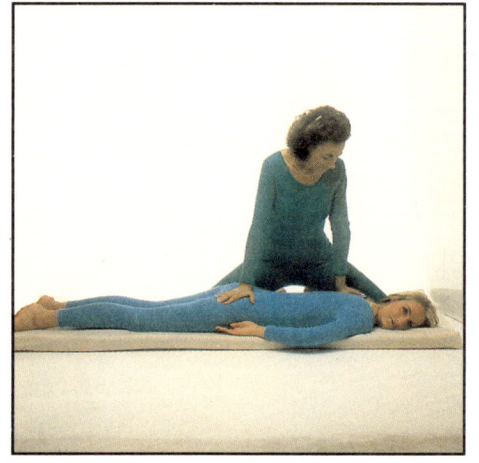

Abb. 82

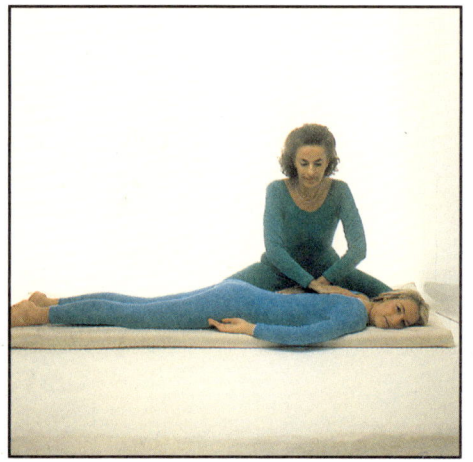

Abb. 83

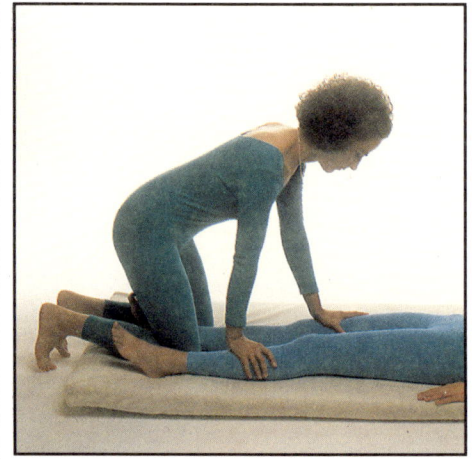

Abb. 84

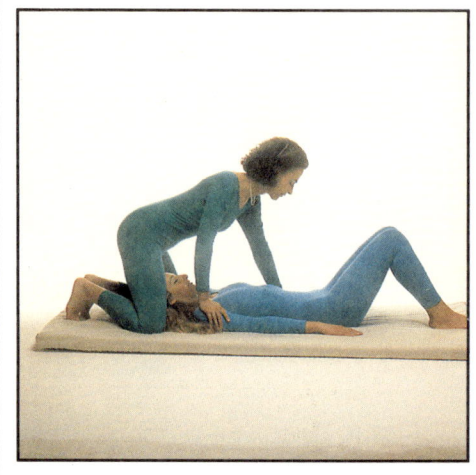

Abb. 85

Im Anschluß führen wir eine Diagonaldehnung durch, wobei die eine Hand das Schulterblatt fixiert und die andere Hand das gegenüberliegende Darmbein-Kreuzbeingelenk fixiert. Abb. 81 und 82. Danach dehnen wir sanft die Wirbelsäule mit gegenübergestellten Händen. Abb. 83.

Der Patient soll sich nun auf den Rücken drehen, damit Sie in gleicher Weise wie oben auch die Vorderseite der Beine von unten nach oben und von oben wieder abwärts durcharbeiten. Abb. 84. Anschließend knien Sie sich an die Kopfseite des Patienten und arbeiten in gleicher Weise mit Handflächen-Shiatsu die Arme von den Schultergelenken zu den Handgelenken und zurück zur Schulter durch. Abb. 85.

Bei der bisherigen Anwendung von Handflächen-Shiatsu haben Sie bereits eine Menge Körperinformation erhalten, die Sie in der weiteren Therapie berücksichtigen.

2 Basis-Shiatsu in Seiten-position

In einer leichten Winkelstellung legen Sie die Hände auf die Seite des **Kopfes,** daß das Ohr zwischen beiden Daumenballen liegt. Abb. 86. Im Schädelbereich setzen Sie bevorzugt Daumenshiatsu ein. Sie arbeiten vom Ohr über die Schläfe zum Augenwinkel. Abb. 87. Danach umranden Sie das Ohr unmittelbar bis zum höchsten Punkt über dem Ohr. Als nächste Linie arbeiten Sie zwei Finger von der ersten entfernt im gleichen Bogen von der Schläfe nach oben zum höchsten Punkt über dem Ohr. Abb. 88. Sie legen die arbeitende Hand wieder satt auf die Schläfen und arbeiten mit der anderen Hand zwei Linien hinter dem Ohr vom höchsten Punkt des Ohres ausgehend nach unten zur Hinterhauptkante. Abb. 89a und 89b. An der Hinterhauptkante muß der Daumen eine Kipphaltung einnehmen und diese Kante sorgfältig vom Ohr bis zur Mitte des Hinterhauptes durcharbeiten. Abb. 90 und 91.

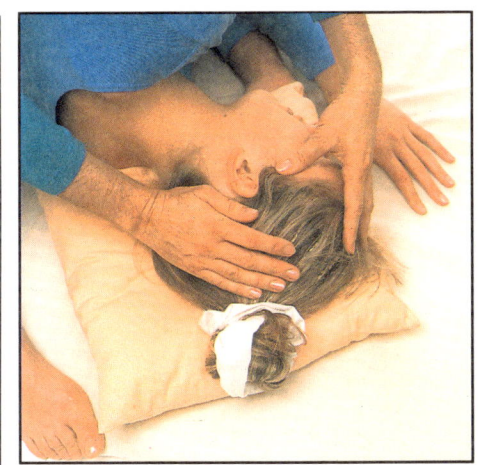
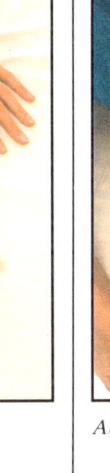

Abb. 87

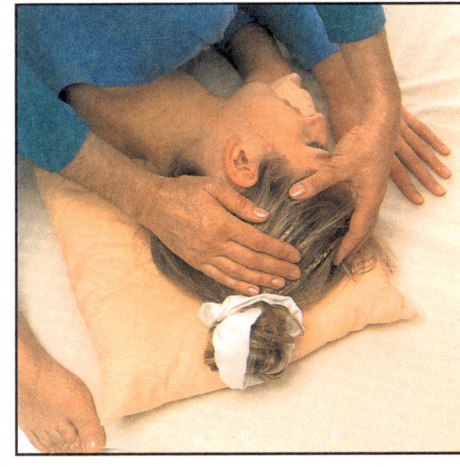

Abb. 88

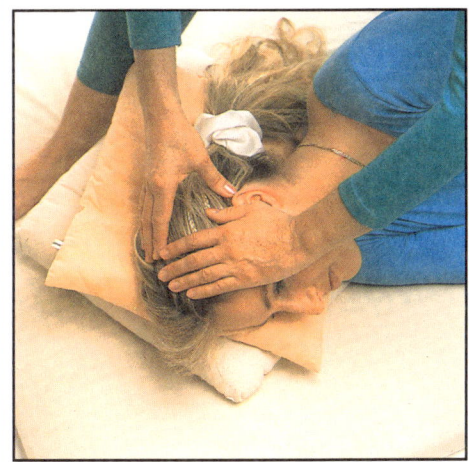

Abb. 89a

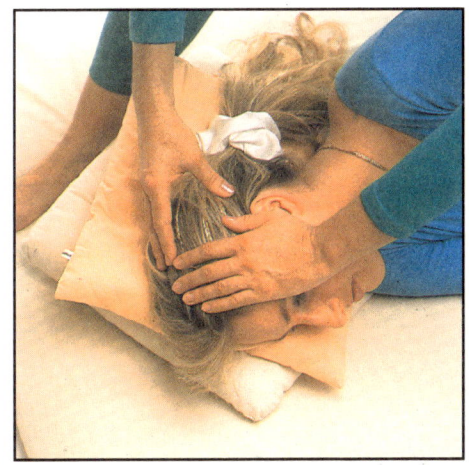

Abb. 89b

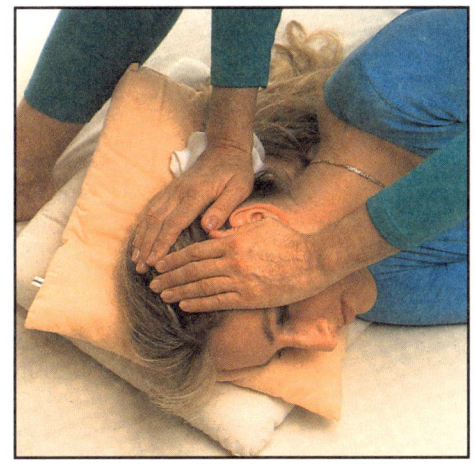

Abb. 86

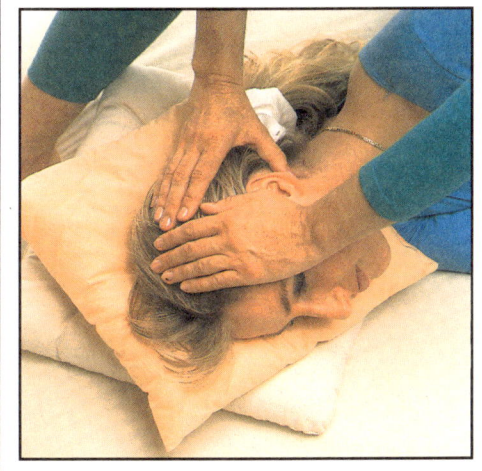

Abb. 90

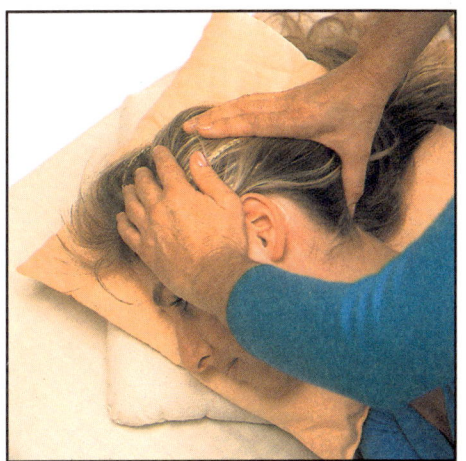

Abb. 91

IV Basis-Shiatsu

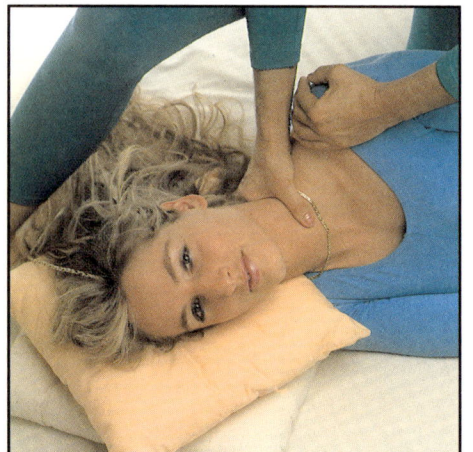

Abb. 92

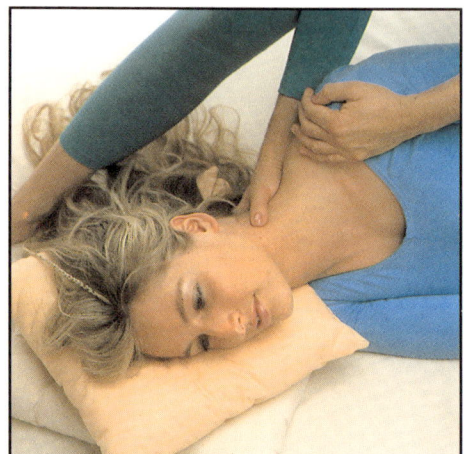

Abb. 93

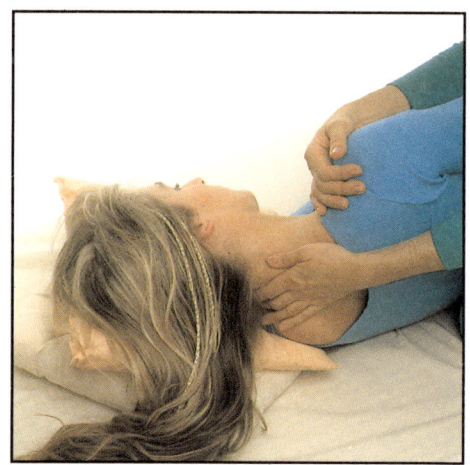

Abb. 94

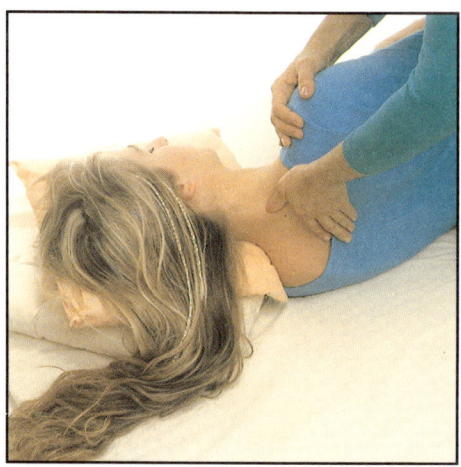

Abb. 95

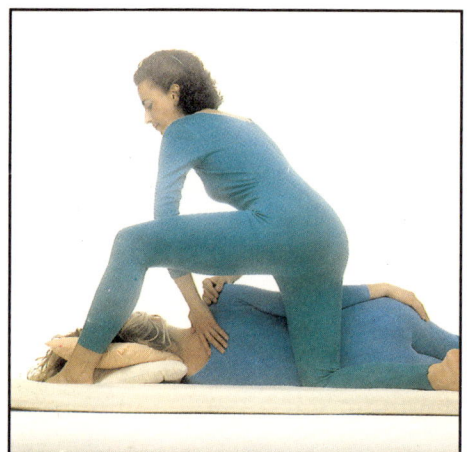

Abb. 96

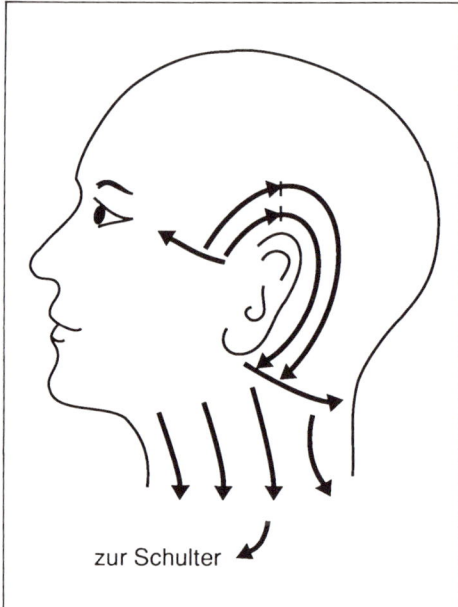

zur Schulter

Graphik 24: Schädelseitenbehandlung.

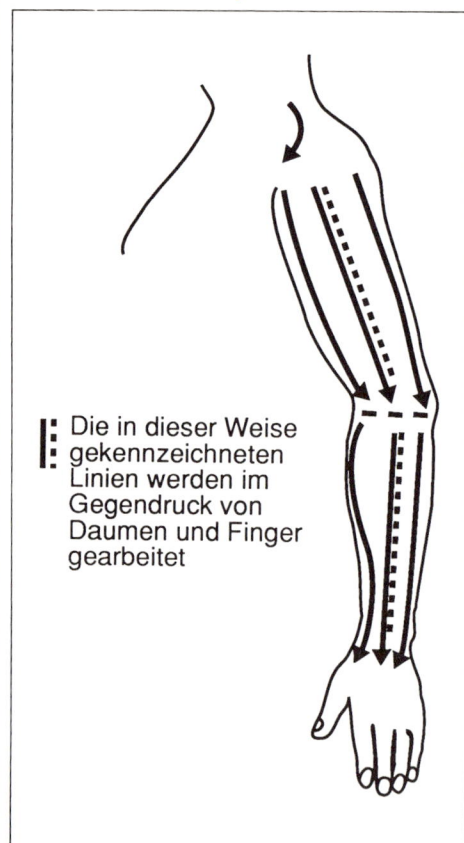

Die in dieser Weise gekennzeichneten Linien werden im Gegendruck von Daumen und Finger gearbeitet

Graphik 25: Armbehandlung in Seitenposition.

Im nächsten Arbeitsabschnitt umfaßt die patientennahe Hand die Schulter, um sie zu fixieren. Die andere Hand umschließt satt und sanft den **Nacken,** während der Daumen die Linie seitlich der Luft- und Spreiseröhre vom Kinn in Richtung Schlüsselbein durcharbeitet. Abb. 92. Im Abstand von zwei Daumenbreiten arbeiten Sie parallel zur ersten Linie mindestens zwei weiterer vertikale Linien durch. Abb. 93 und 94. Gelangen Sie mit dem Daumen in die Nähe des siebten Halswirbels, muß die Handhaltung geändert werden. Abb. 95. Als Fortsetzung der letzten

Nackenlinie, die neben dem Nacken-streckermuskel gearbeitet wurde, führen wir eine Arbeitslinie mit dem Daumenshiatsudruck von der Nähe des siebten Halswirbels über den Trapezmuskelrand hinaus zur Schulter. Abb. 96.

Beide Hände umfassen die Schulter sanft und dehnen Sie in der Ausatmungsphase des Patienten nach unten. Abb. 97. Von der Schulter zum Ellbogen arbeitet die kopfferne Hand des Therapeuten den **Oberarm** in der Greiftechnik, d. h. unter Anwendung des Druckes von Daumen- und Fingerkuppen durch. Die Linie des Daumendruckes verläuft von der Schulterhöhe über den Deltamuskel an der Außenseite des Oberarmes bis zum Ellbogengelenk. Abb. 98. Die kopfnahe Hand folgt nun ebenfalls in Greiftechnik der ersten Hand. Jedoch arbeitet diese Hand die Vorderseite und Rückseite des Oberarmes bis zum Ellbogen durch. Abb. 99.

Nun fixiert die kopfnahe Hand den Ellbogen und die kopfferne Hand wird zur Therapie frei. Wie beim ersten Verlauf arbeitet die kopfferne Hand die Außen- und Innenlinie des **Unterarmes** in Greiftechnik bis zum Handgelenk durch. Abb. 100. Im Anschluß folgt wieder die ellbogenfixierende Hand mit der Durcharbeitung der Vorder- und Rückseite des Unterarmes. Abb. 101. Danach wird die Hand unter Fixierung des Handgelenks behutsam, wenn möglich um 90° abgewinkelt, gedehnt. Abb. 102.

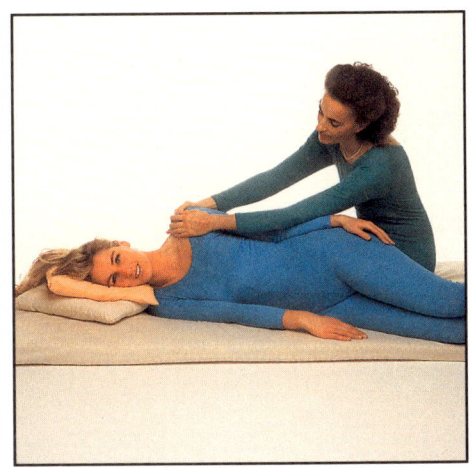

Abb. 97

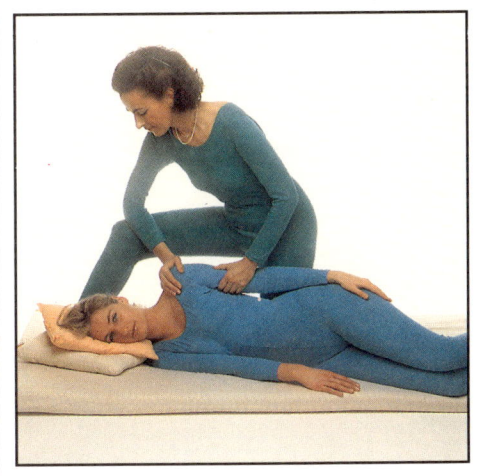

Abb. 98

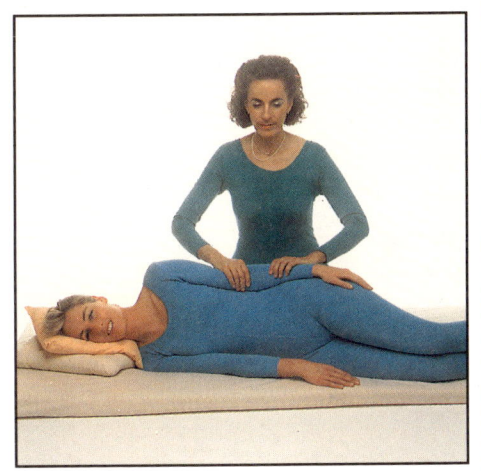

Abb. 99

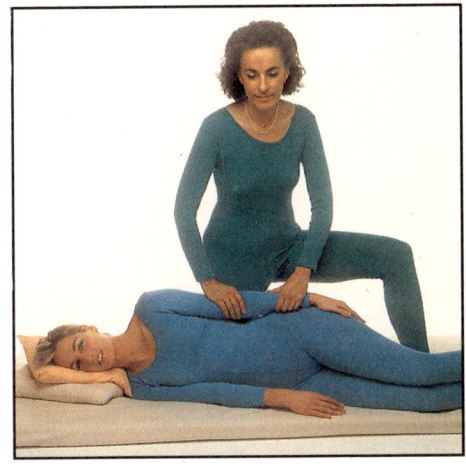

Abb. 100

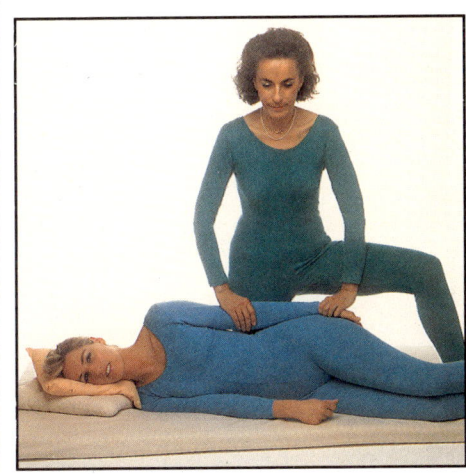

Abb. 101

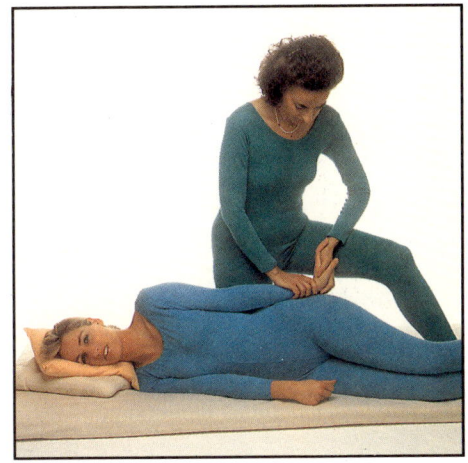

Abb. 102

IV Basis-Shiatsu

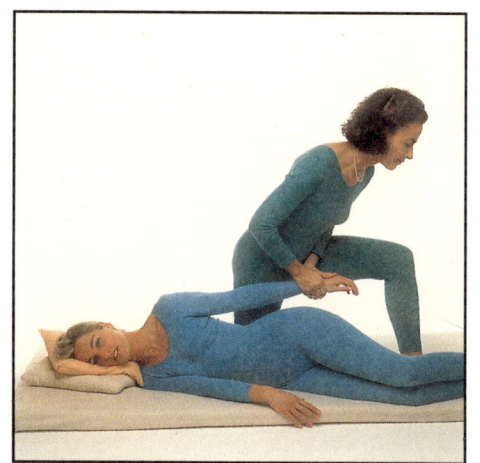

Abb. 103

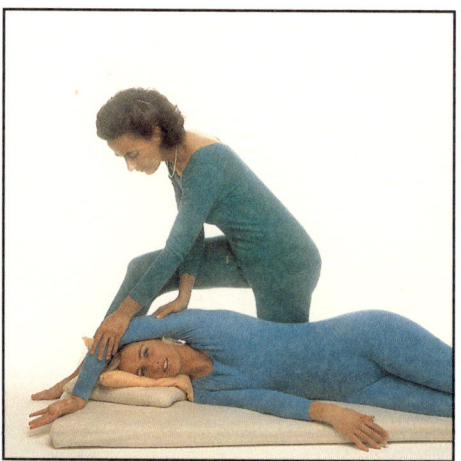

Abb. 104

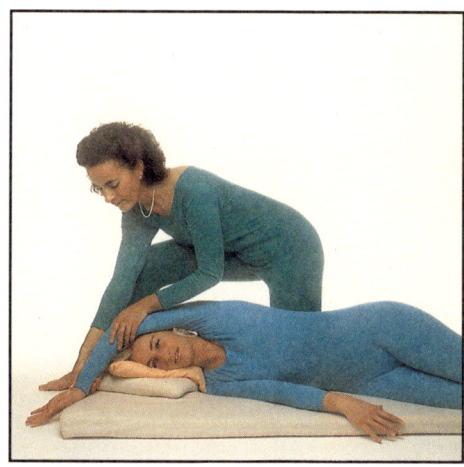

Abb. 105

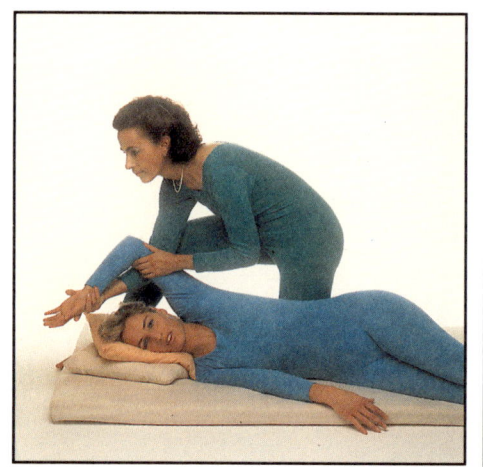

Abb. 106

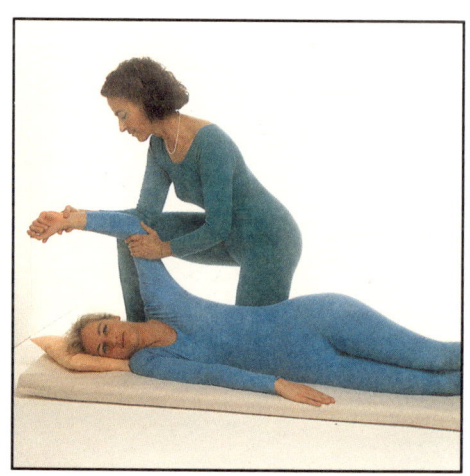

Abb. 107

Nun wird das Handgelenk sorgfältig fixiert und in dieser Haltung unter Berücksichtigung der Ausatmung des Patienten sanft der ganze Arm nach unten gedehnt. Abb. 103. Aus dieser Fixierung heraus legt der Therapeut den Arm des Patienten über dessen Kopf und arbeitet die Außenseite des Armes von der Schulter zum Ellbogen und vom Ellbogen zum Handgelenk durch. Abb. 104 und 105. Sollte ein Patient nicht in der Lage sein, den Arm gestreckt über seinen Kopf zu legen, unterstützen wir den Arm des Patienten mit unserem Unterarm und arbeiten mit der freien Hand den Arm des Patienten bis zum Handgelenk durch. Abb. 106, 107, 108 und 109.

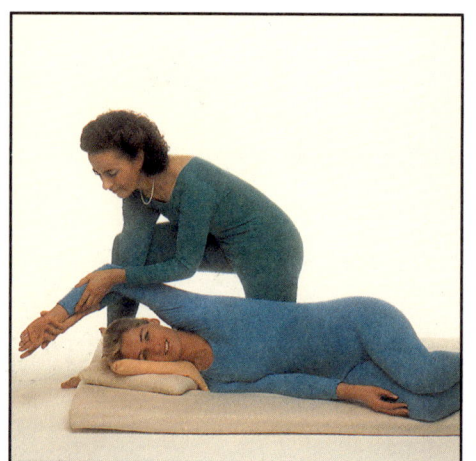

Abb. 108

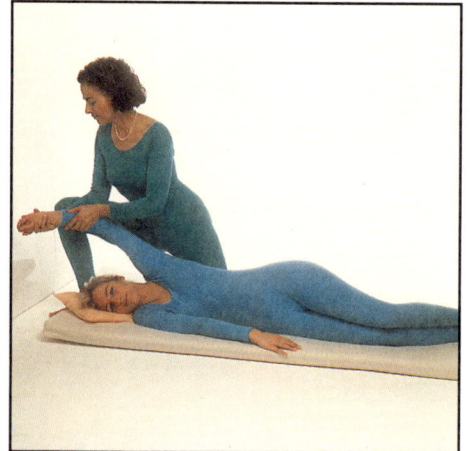

Abb. 109

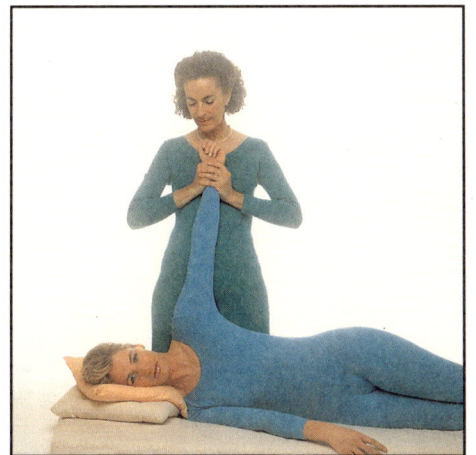

Abb. 110

Hat die arbeitende Hand ebenfalls das Handgelenk erreicht, fixieren wir das Handgelenk wieder in der o.e. Weise und dehnen den gestreckten Arm des Patienten in der Ausatmung sanft nach rückwärts. Abb. 110. Danach faßt die kopfferne Hand mit dem Daumen in die Mitte der Achselhöhle, wobei die Finger die Schulter sanft umschließen. Abb. 111. Aus dieser Haltung heraus kreisen Sie den Arm unter sanfter Dehnung mehrmals und legen ihn anschließend nach vorne ab. Abb. 112 und 113.

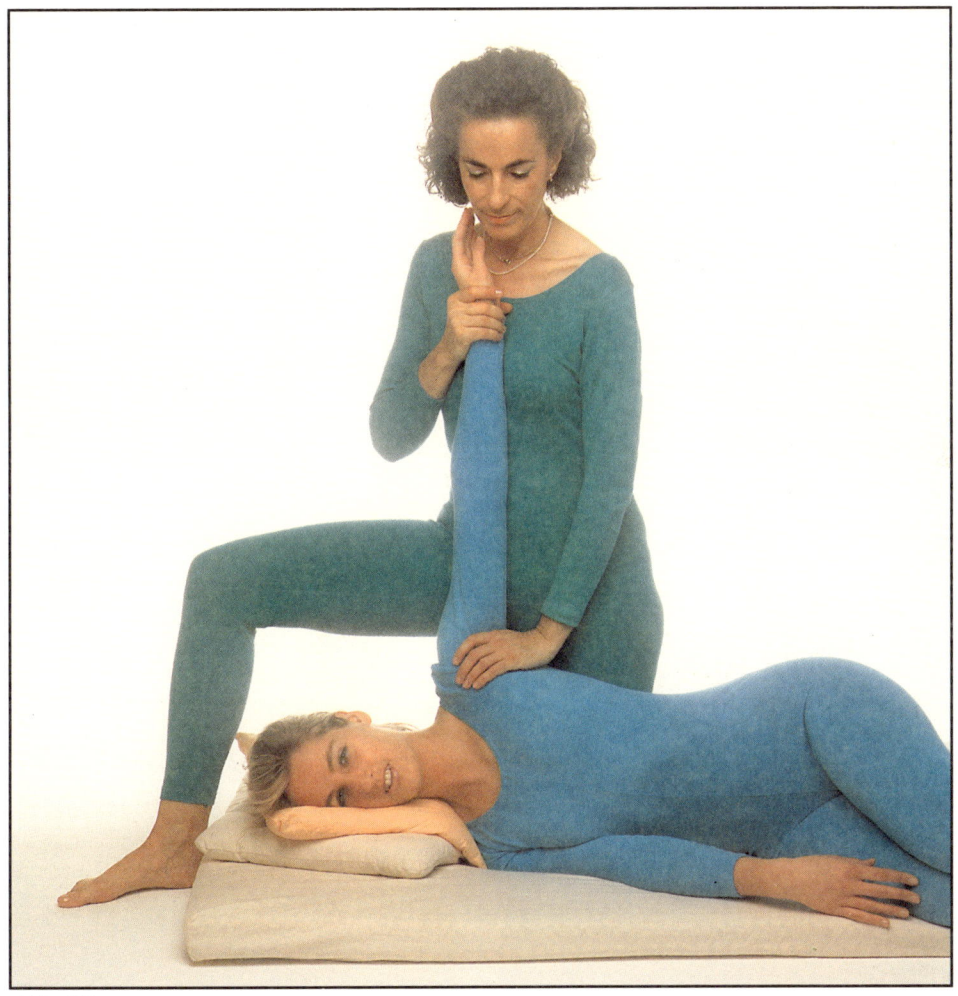

Abb. 111

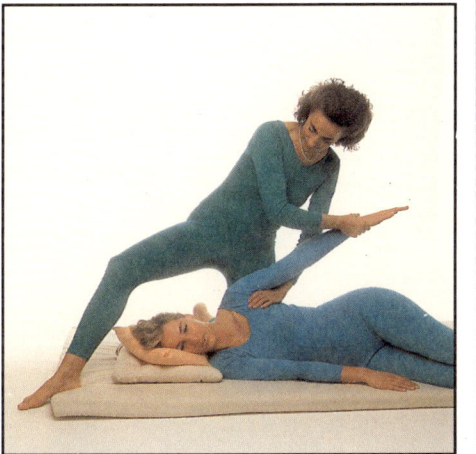

Abb. 112

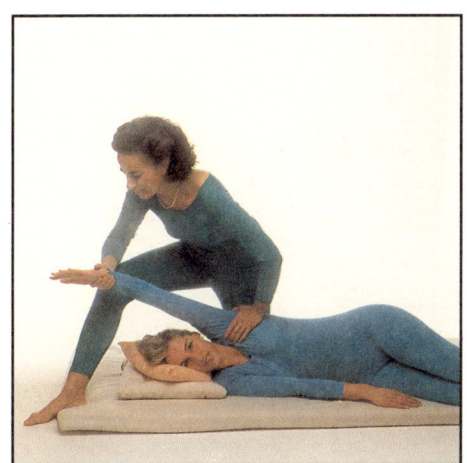

Abb. 113

IV Basis-Shiatsu

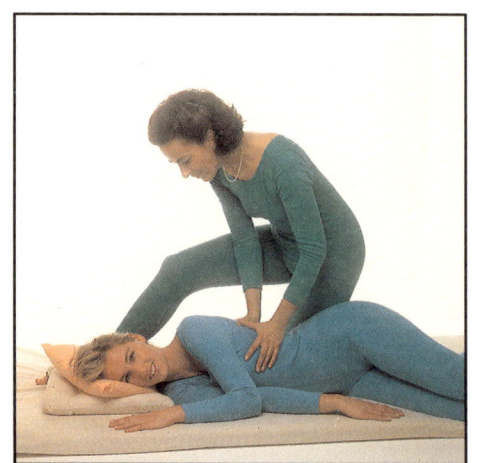

Abb. 114

Von der Achselhöhle ausgehend arbeiten Sie nun mit übereinandergelegten Daumen die Seite des **Brustkorbes** bis zur Taille durch. Abb. 114. Achten Sie hierbei darauf, nur im Zwischenrippenraum zu arbeiten.

Haben Sie den Zwischenraum zwischen Brustkorb und Darmbeinkamm erreicht, führen Sie die Hände zum Bauch und Rücken des Patienten, lassen ihn einatmen und führen die Hände nach oben zusammen, um bei der Ausatmung des Patienten die übereinandergelegten Daumen weich in die Taille zu drücken. Abb. 115 und 116.

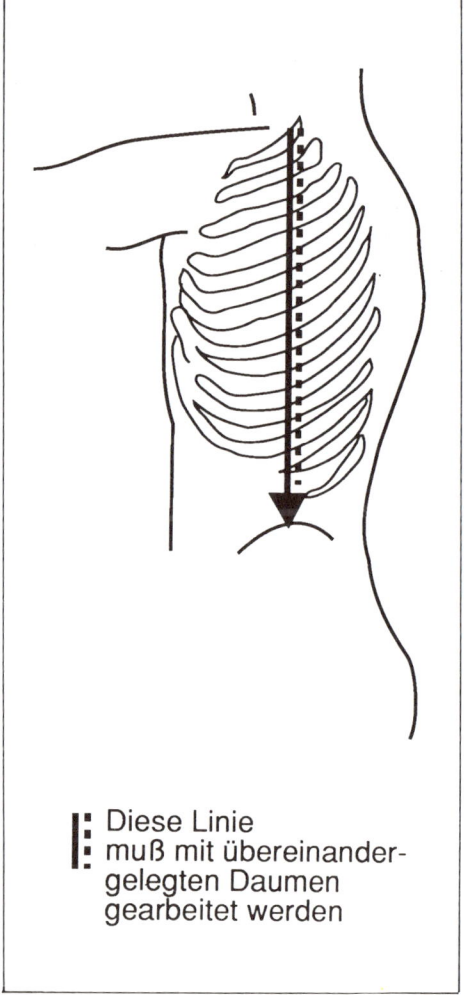

I: Diese Linie
muß mit übereinander-
gelegten Daumen
gearbeitet werden

Graphik 26: Thoraxseitenbehandlung.

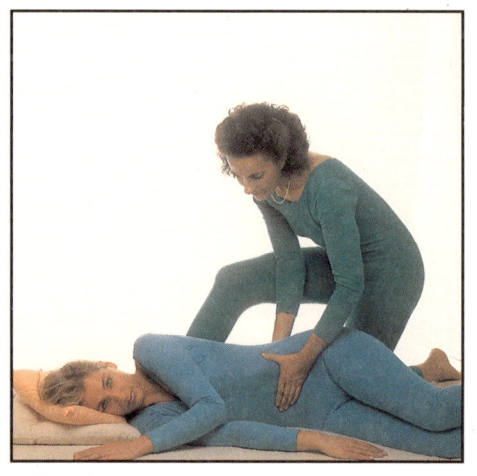

Abb. 115

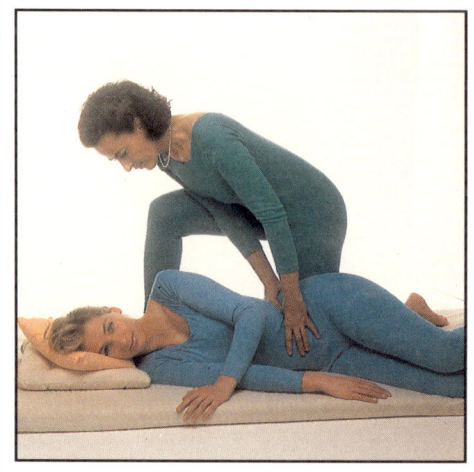

Abb. 116

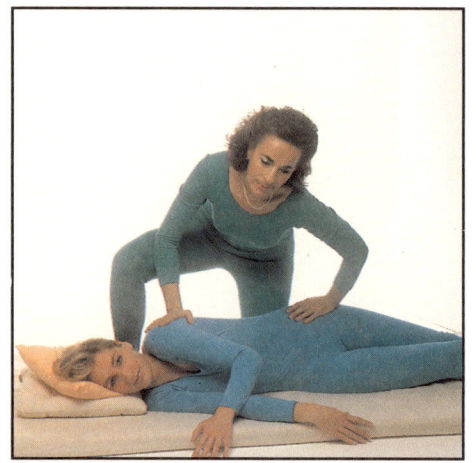

Abb. 117

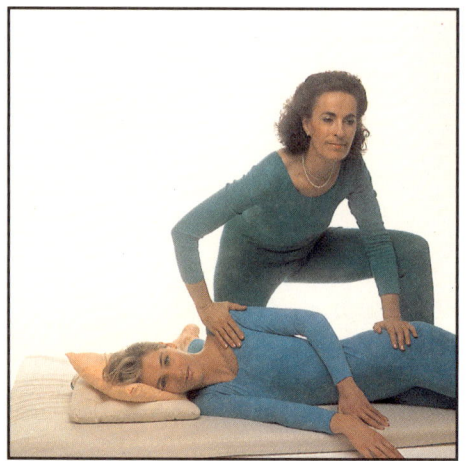

Abb. 118

Zur Entspannung des Patienten fügen Sie eine Diagonaldehnung in Seitenlage ein. Die kopfferne Hand fixiert die Hüfte, während die kopfnahe Hand das Schulterblatt hält. In einer Gegenbewegung ziehen Sie die Hüfte zu sich heran und drücken die Schulter sanft von sich fort. Abb. 117. Den gleichen Gegenzug wenden wir an, indem wir jetzt die Schulter des Patienten zu uns heranziehen und die Hüfte nach vorne dehnen. Abb. 118.

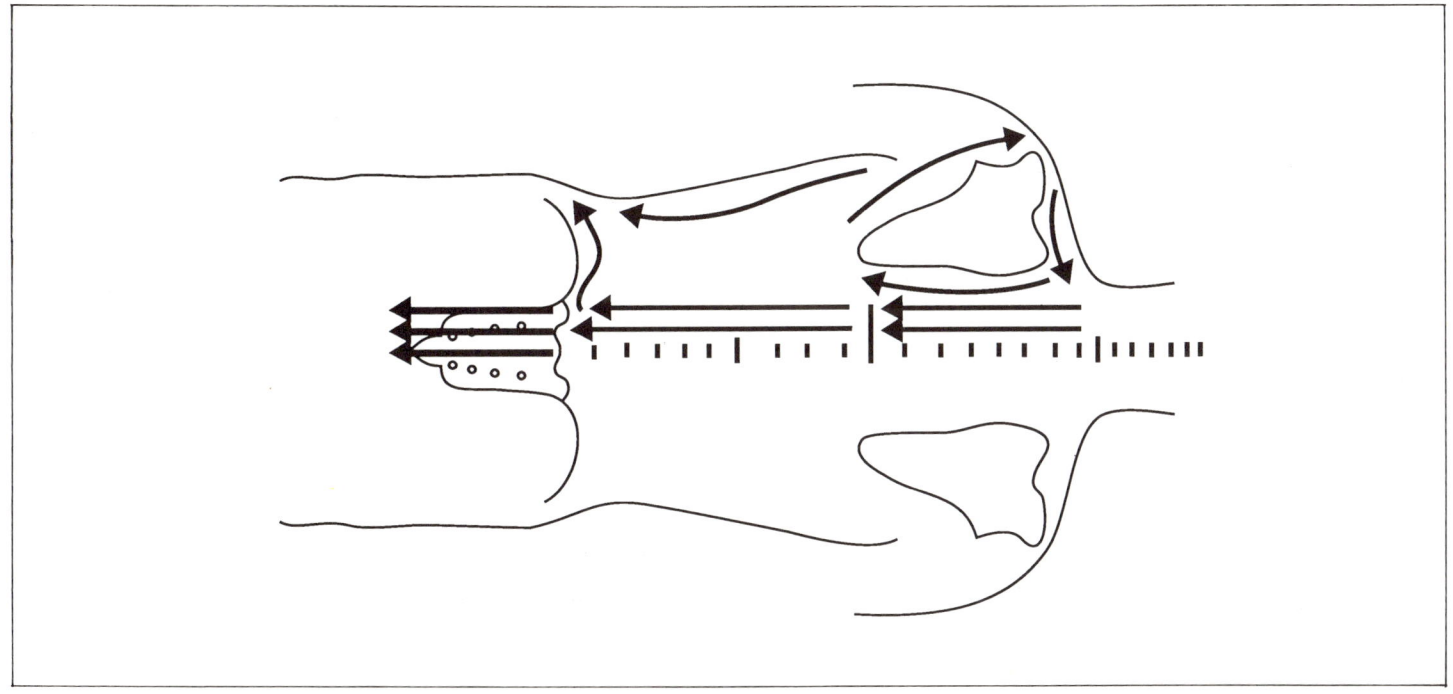

Graphik 27: Rückenseitenbehandlung.

Wenn wir den **Rücken in Seitenposition** behandeln, sitzen wir mit geöffneten Knien hinter dem Patienten.

Die Behandlung des Rückens beginnen wir an der Oberkante des Schulterblattes. Die Hände umschließen das Schulterblatt, während die gegenübergestellten Daumen die Oberkante des Schulterblattes von der Schulterhöhe in Richtung zum siebten Halswirbel durcharbeiten. Abb. 119. Vom inneren oberen Schulterblattwinkel ausgehend, arbeiten die gegenübergestellten Daumen die Innenkante des Schulterblattes bis zur Schulterblattspitze durch.

Abb. 120. Nun liegen die Hände in einer Position, in der das Schulterblatt völlig umschlossen wird. Aus dieser Haltung heraus arbeiten die Finger des Therapeuten, die in einer Linie nebeneinander liegen, die Außenkante des Schulterblattes in Richtung Schultergelenk durch. Abb. 121.

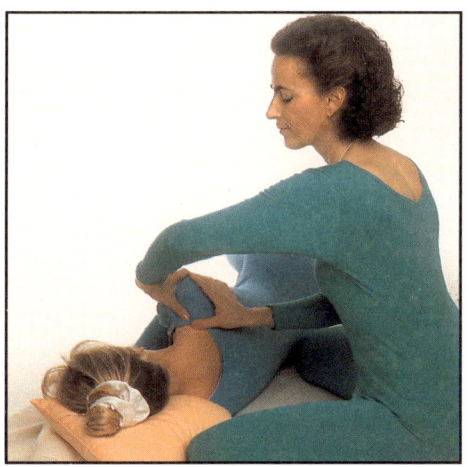

Abb. 119

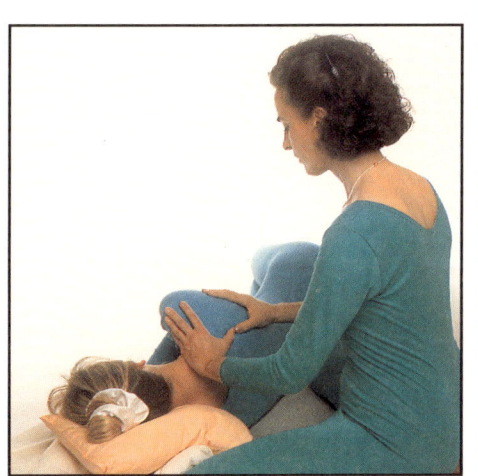

Abb. 120

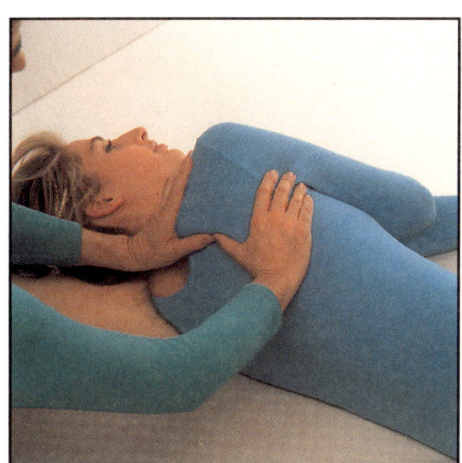

Abb. 121

IV Basis-Shiatsu

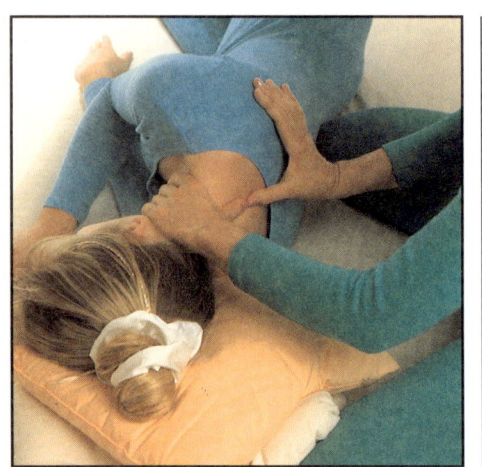

Abb. 122

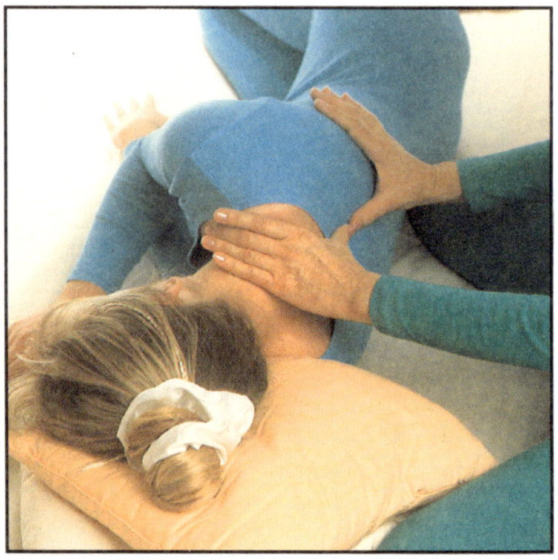

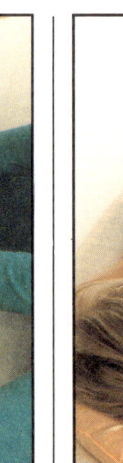

Abb. 123

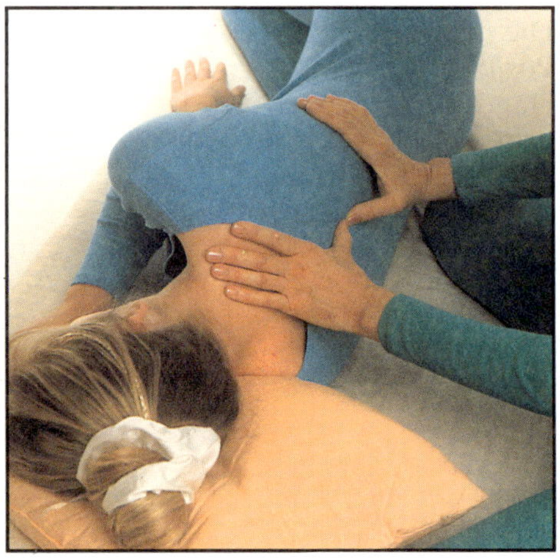

Abb. 124

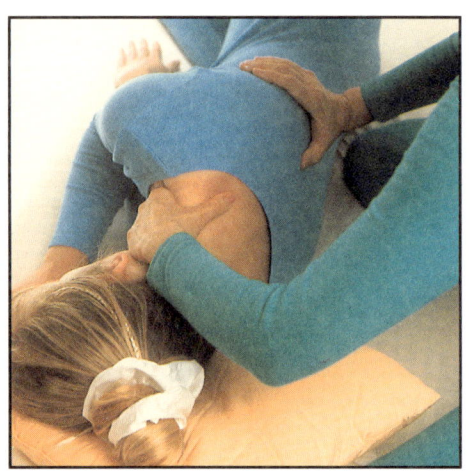

Abb. 125

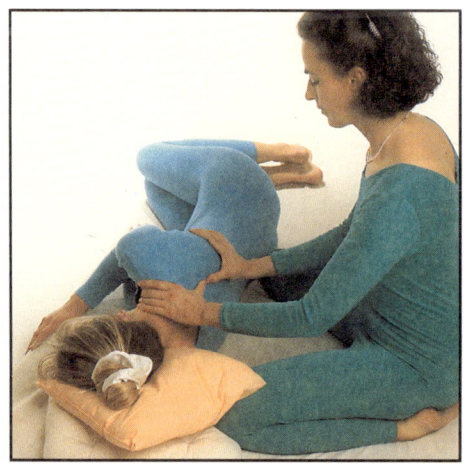

Abb. 126

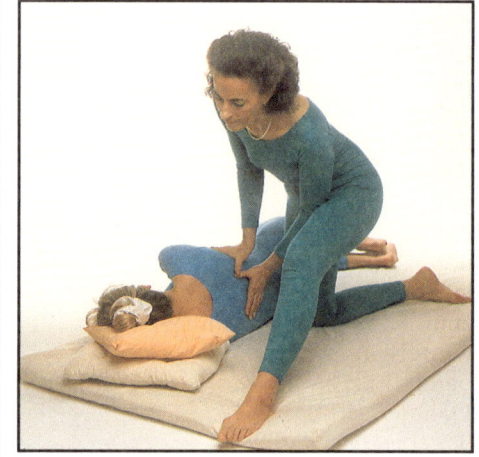

Abb. 127

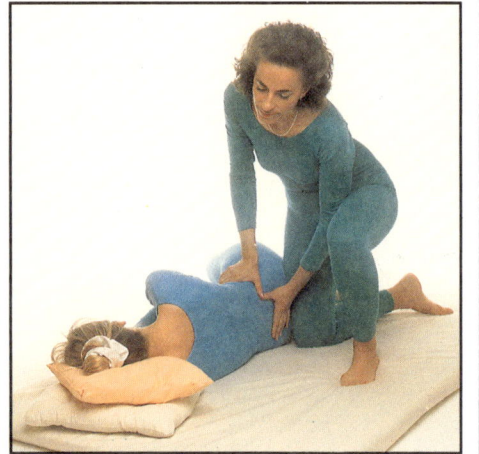

Abb. 128

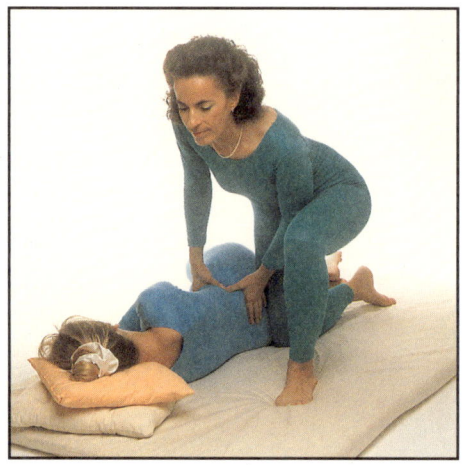

Abb. 129

Die kopfseitige Hand des Therapeuten faßt mit Fingern und Handfläche weich in die Grube zwischen Hals und Schlüsselbein, während der Daumen den Punkt neben dem siebten Halswirbel sucht. Die Entfernung vom Halswirbel sollte zwei Finger seitlich von der Mittellinie sein. Abb. 122. Von diesem Punkt aus arbeiten wiederum die gegenübergestellten Daumen in der Druckkonzentration vom siebten Halswirbel bis zum achten Brustwirbel die Linie parallel zur Wirbelsäule durch. Abb. 123 und 124.

Die kopfferne Hand bleibt in dieser Position liegen, während die kopfnahe Hand zurück zum siebten Halswirbel geht, um nunmehr die Linie vier Finger von der Mittellinie entfernt zu erfassen. Abb. 125. Die ruhende Hand folgt nun der kopfnahen Hand und arbeitet mit ihr in gegenübergestellter Daumenposition die Linie parallel zur ersten Behandlungslinie durch. Abb. 126. Hat der Therapeut den Punkt des achten Brustwirbels auf der äußeren Therapielinie erreicht, ändert er die Arbeitshaltung. Nunmehr werden die Daumen übereinander gelegt, wobei der untere Daumen der fühlende ist und der obere Daumen den Druck ausübt. Die Hände umfassen dabei voll den Brustkorb des Patienten. Abb. 127. Von dieser Ausgangsposition aus arbeitet der Therapeut die äußere Linie, vier Finger von der Mitte der Wirbelsäule entfernt, in Richtung des Beckens durch. Abb. 128. Im Anschluß an die äußere Linie kehrt er in Höhe des achten Brustwirbels zur inneren Linie zurück und arbeitet parallel zur Wirbelsäule die innere Linie bis zum Kreuzbein durch. Vom Lendenwirbel-Kreuzbeinwinkel ausgehend arbeitet man mit übereinandergelegten Daumen die Darmbeinkante nach außen bis zur Mitte des Darmbeinkammes durch. Abb. 129.

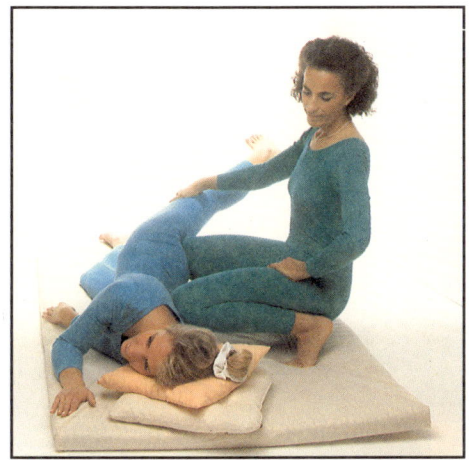

Abb. 130

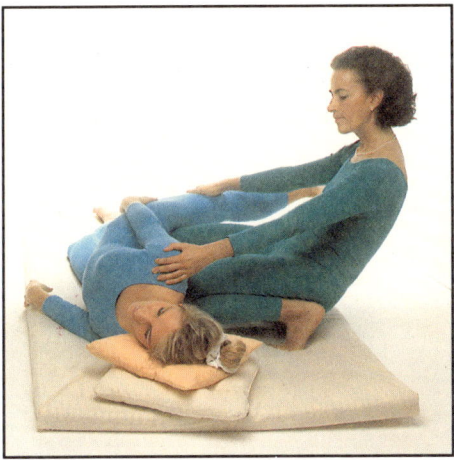

Abb. 131

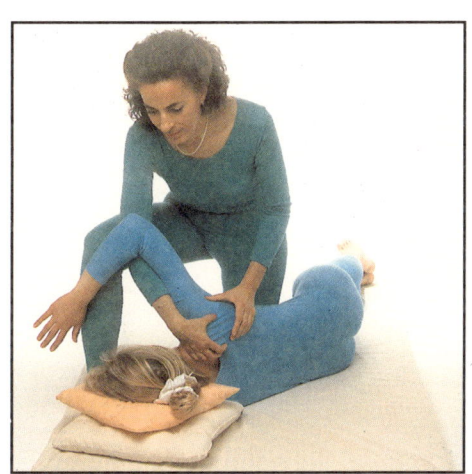

Abb. 132

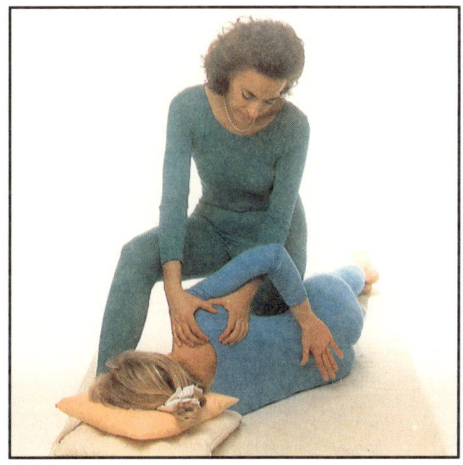

Abb. 133

Haben wir die Wirbelsäule in der Seitenlage in der eben erfahrenen Weise behandelt, schließen wir folgende **Rükkendehnung** an: Die kopfnahe Hand umfaßt weich das Schultergelenk des Patienten, während die kopfferne Hand den Oberschenkel des Patienten von vorne umfaßt. Zur gleichen Zeit stützen sich die Kniescheiben des Therapeuten unter das Schulterblatt und unter die Gesäßmuskulatur des Patienten. Hierbei ist darauf zu achten, daß die Kniescheibe mit der breitesten Seite sich an den Patienten legt. Wenn Sie dieses nicht beachten, fügen Sie dem

Patienten Schmerz zu. Hierauf lassen Sie den Patienten tief einatmen und wieder ausatmen. Während der Ausatmung schieben Sie die Knie nach vorne, während Sie Arme, Schulter und Oberschenkel des Patienten nach rückwärts dehnen. Die Übung muß sanft und fließend durchgeführt werden. Abb. 130 und 131.

Hat Ihr Patient hartnäckige Schulterbeschwerden wie Tennisarm, Zerrungen, Prellungen oder chronische Schmerzsituationen, so können Sie die

Schulter in folgender Weise **mobilisieren:** Sie knien an der Vorderseite des Patienten und umfassen voll das Schulterblatt, während die Fingerkuppen sich unter den inneren Schulterblattrand hängen. Die Hände umfassen dabei das Schulterblatt, so sind Sie in der Lage, das Schulterblatt kreisend zu bewegen. Abb. 132 und 133.

Jetzt ändert der Therapeut die Arbeitsposition wiederum, indem er hinter dem Patienten kniet und den Rücken der Kopfseite des Patienten zuwendet. Die Hände umfassen voll das Becken,

IV Basis-Shiatsu

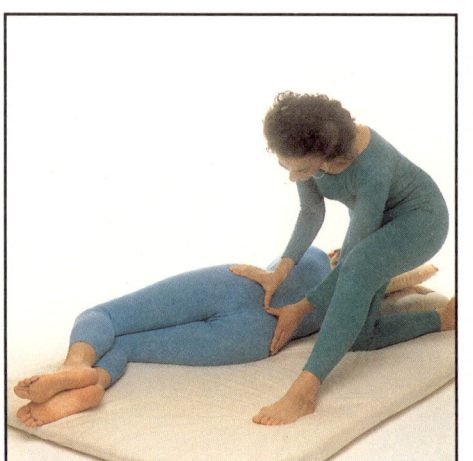

Abb. 134

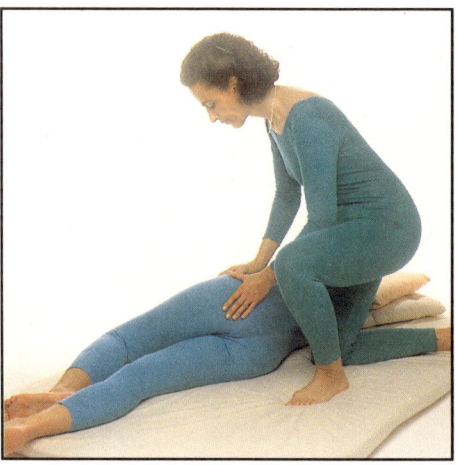

Abb. 135

und die Daumen arbeiten in übereinandergelegter Haltung die Mitte des Kreuzbeins vom fünften Lendenwirbel bis zur Kreuzbeinspitze durch. Abb. 134.

Parallel zur Mittellinie arbeiten Sie einmal zwei Finger von der Mitte entfernt und dann vier Finger von der Mitte entfernt das Kreuzbein durch. Vom oberen Darmbeinkreuzbeinpunkt ausgehend umfassen Sie voll die Hüfte. Mit tiefem Druck behandeln Sie die Linie vom oberen Darmbeinkreuzbeingelenkspunkt zum großen Rollhügel. Abb. 135.

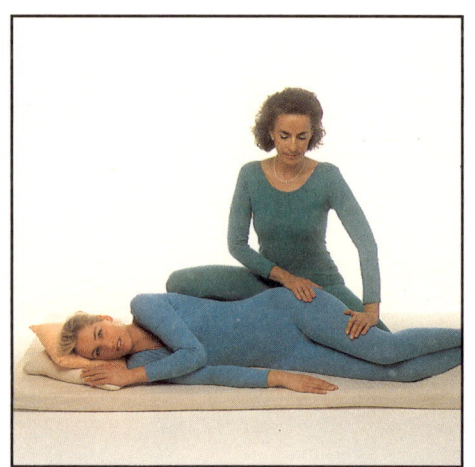

Abb. 136

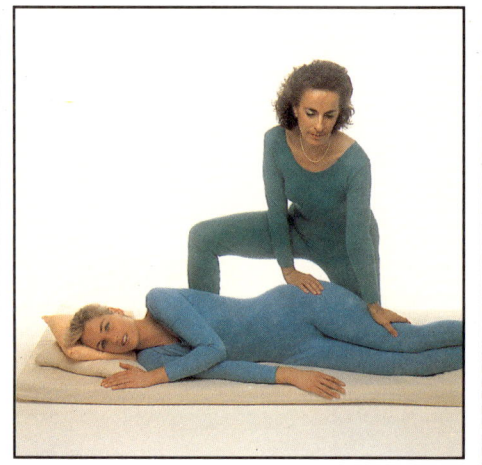

Abb. 137

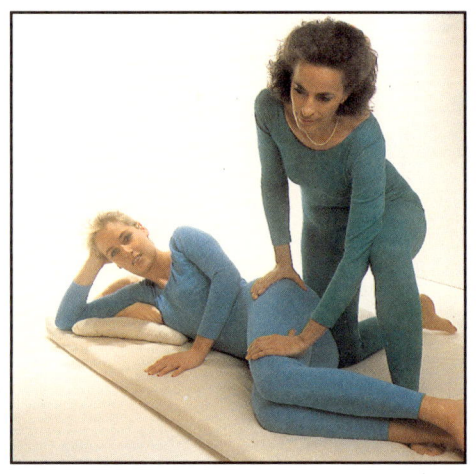

Abb. 138

Wenn wir mit der **Behandlung der Beine in Seitenposition** beginnen, liegt die kopfnahe Hand über der Hüfte, den großen Rollhügel umfassend. Die kopfferne Hand behandelt die Außenlinie des Oberschenkels in Richtung äußerer Kniegelenksspalt, indem der Druck sich auf den Fingergrundgelenken konzentriert. Abb. 136. Bei der nächsten Therapielinie dreht sich die Hand mit der Daumenseite zur Vorderseite des Körpers. Vor dem großen Rollhügel beginnend, behandelt der Therapeut den Oberschenkel mit Druckkonzentration auf der Daumen-

beere in Richtung äußerer Kniescheibenrand. Abb. 137. Jetzt wird die Hand wiederum gedreht, so daß die Hand des Therapeuten den Oberschenkel umfaßt und der Daumen mit der Therapie hinter dem großen Rollhügel beginnt, um von hier bis zur äußeren Kniegelenkssehne des Patienten den Oberschenkel zu behandeln. Abb. 138. Bei der Behandlung des Unterschenkels verweilt die kopfnahe Hand nach wie vor auf der Hüfte liegend. In gleicher Weise wie im Oberschenkelbehandlungsverlauf wird der Unterschenkel an der Außenlinie mit Druckkonzentration auf den Fin-

gergrundgelenken, der Schienbeinmuskel in gedrehter Handhaltung mit der Daumendruckkonzentration und, von der äußeren Kniegelenkssehne ausgehend, im geraden Verlauf mit Daumendruckkonzentration bis zum Außenknöchel behandelt. Abb. 139, 140 und 141.

Da das obere Bein des Patienten leicht abgewinkelt gelagert ist, können wir mit der gleichen Arbeitshaltung die Innenseite des unten liegenden Beines behandeln. Immer noch bleibt die kopfnahe Hand auf der Hüfte liegen,

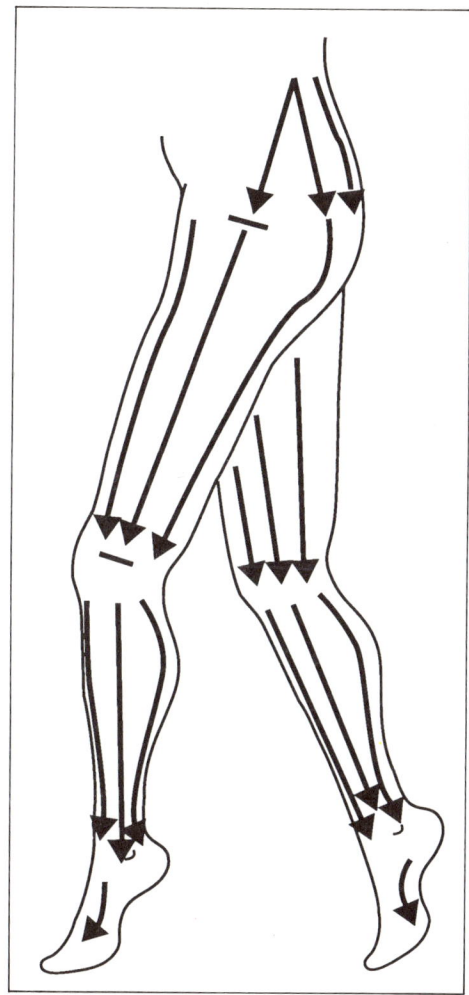

Graphik 28: Beinseitenbehandlung.

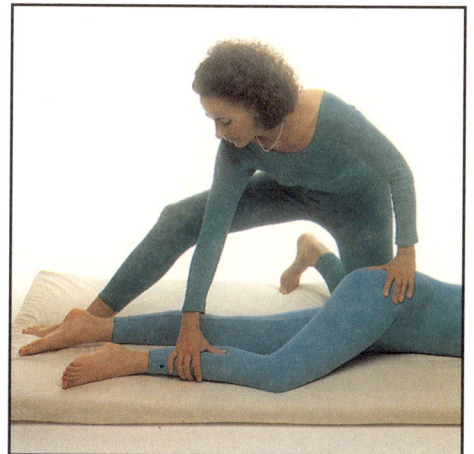

Abb. 139

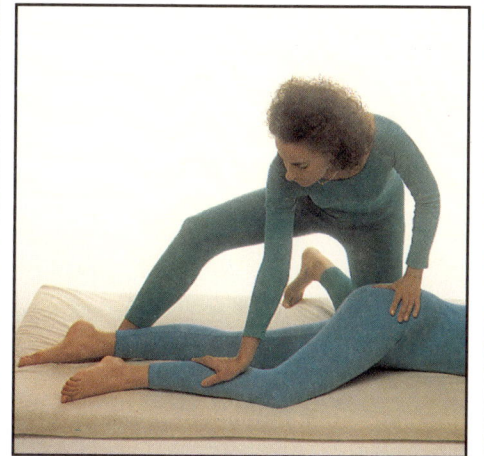

Abb. 140

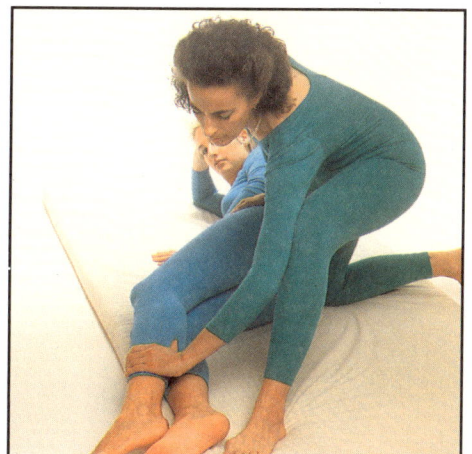

Abb. 141

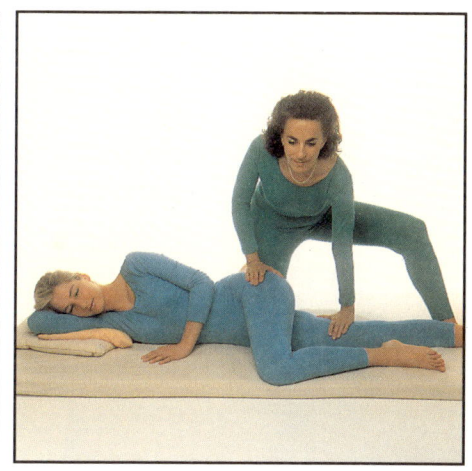

Abb. 142

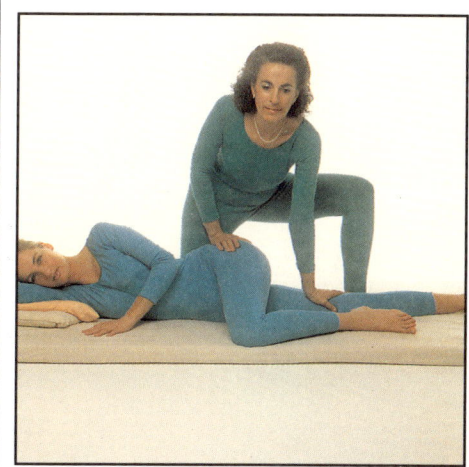

Abb. 143

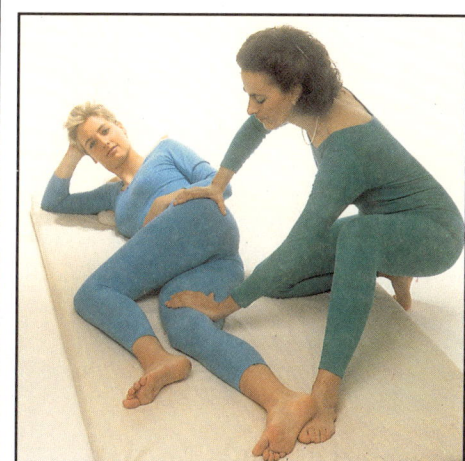

Abb. 144

während die kopfferne Hand wieder mit Druckkonzentration der Fingergrundgelenke die Innenlinie des Oberschenkels bis zum inneren Kniegelenksspalt durcharbeitet. Abb. 142. In schon gewohnter Weise wird die Hand wiederum gedreht, während mit Druckkonzentration der Daumenkuppe die Linie bis zum inneren Kniescheibenrand erfaßt wird. Abb. 143. In gleicher Weise wie schon zuvor beschrieben wird die Rückseite des Oberschenkels bis zur inneren Kniegelenkssehne behandelt. Abb. 144.

IV Basis-Shiatsu

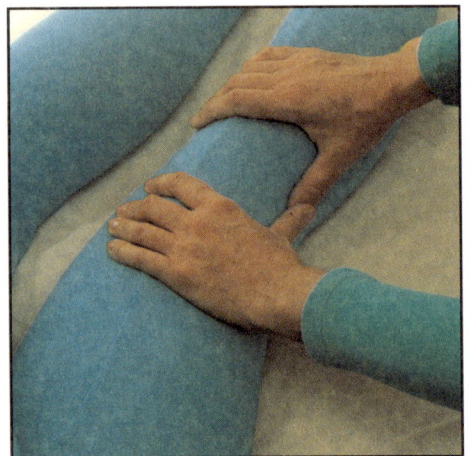

Abb. 145

Jetzt erst verläßt die ruhende Hand die Hüfte und umfaßt das Kniegelenk mit Daumendruckkonzentration auf den Mittelpunkt der Kniekehle. Abb. 145. Der Punkt in der Mitte der Kniekehle ist sehr wichtig, um Störungen im LWS-Bereich oder im unteren Bewegungsapparat zu erfassen. Deshalb bleibt der Daumendruck während der Behandlung des Unterschenkels in den Linienverläufen von Wade, Mittellinie und Schienbeininnenkante bis zum Fuß voll bestehen. Abb. 146, 147, und 148. Zum Abschluß wird die Ferse unter Fixierung des Kniegelenkes gedehnt. Abb. 149.

Der Fuß des unten liegenden Beines wendet uns die Sohle ein wenig zu. So können wir mit der kopfnahen Hand das Sprunggelenk voll stützend umfassen, während die kopfferne Hand mit den Knöcheln die Fußsohle kräftig durcharbeitet. Abb. 150 und 151.

Wenn Sie die Gegenseite des Patienten in gleicher Weise behandelt haben, wurde der Patient in seiner Ganzheit erfaßt. Ohne bisher spezielle Meridian-Kenntnisse zu haben, haben Sie eine Reihe von Akupunkturpunkten erreicht, die nunmehr ihre Wirkung entfalten können.

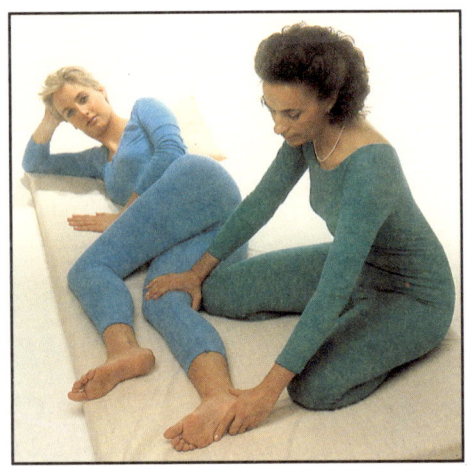

Abb. 146

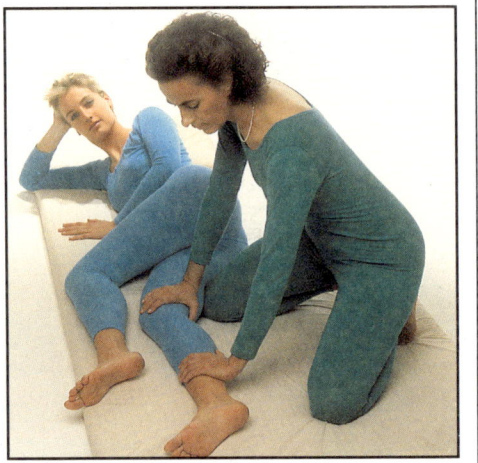

Abb. 147

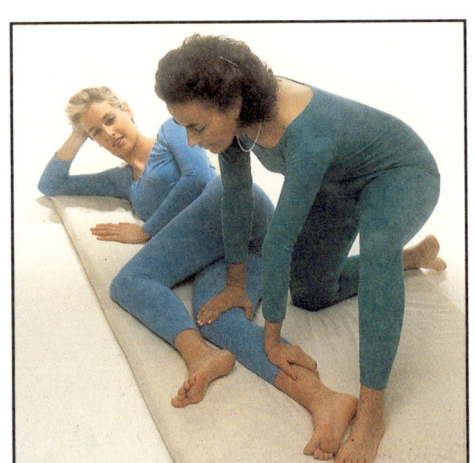

Abb. 148

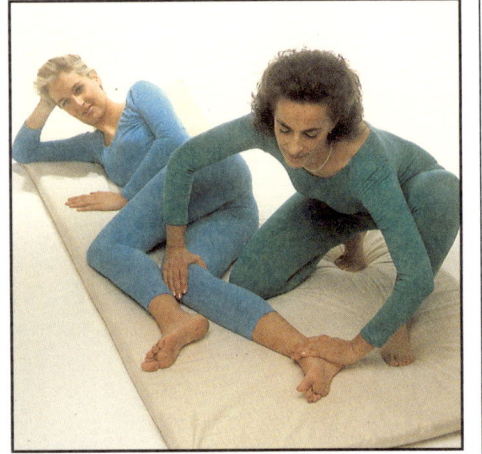

Abb. 149

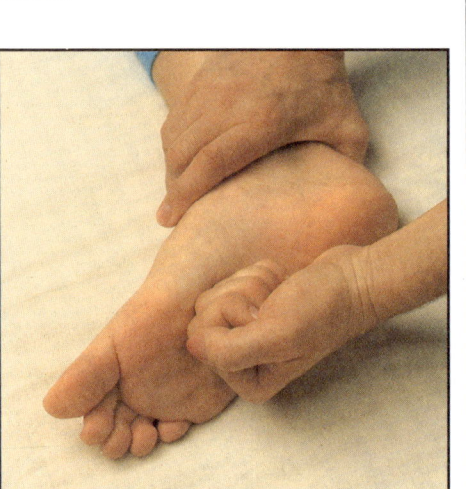

Abb. 150

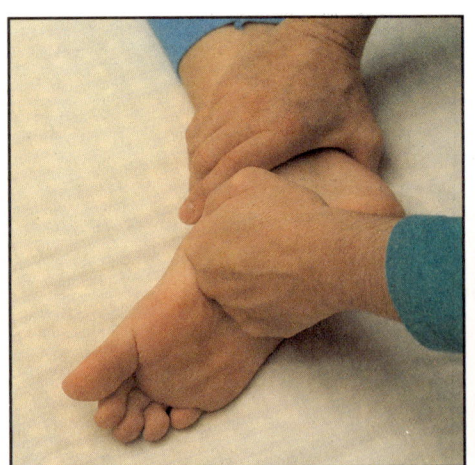

Abb. 151

3 Basis-Shiatsu der Körpervorderseite in Rückenlage

Wie schon bei der Behandlung in Seitenposition, beginnen Sie mit der **Behandlung des Kopfes.** Sie umfassen mit beiden Händen den Schädel und legen die Daumen in der Mittellinie übereinander. Wie immer, wenn Sie mit übereinandergelegten Daumen arbeiten, ist der untere Daumen der fühlende, der obere Daumen der druckverabreichende. Sie behandeln die Mittellinie (Scheitellinie) vom Haaransatz bis zum letztmöglichen Scheitelpunkt. Abb. 152 und 153. Danach unterstützt die Ruhehand eine Schädelseite, wobei der Daumen genau auf der Scheitellinie liegt. Die behandelnde Hand arbeitet mit dem Daumen zwei Finger von der Mittellinie entfernt parallel zu dieser die Linie vom Haaransatz bis zum letztmöglichen Scheitelpunkt durch. Das gleiche geschieht mit der gegenüberliegenden Seite.

Im 90°-Winkel von der Scheitellinie ausgehend, behandeln Sie nun in vier Linien jeweils in Ohrrichtung beide Schädelhälften. Abb. 154.

Achten Sie immer darauf, welche Situation Sie unter den Händen vorfinden.

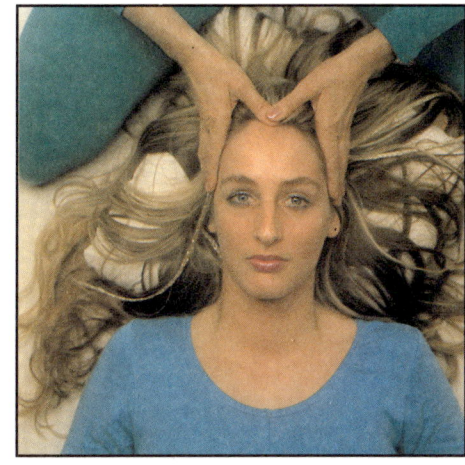

Abb. 152

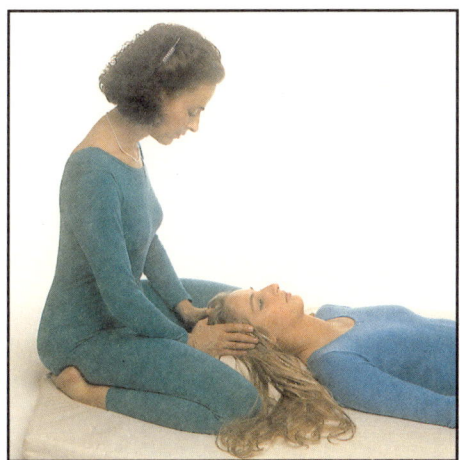

Abb. 153

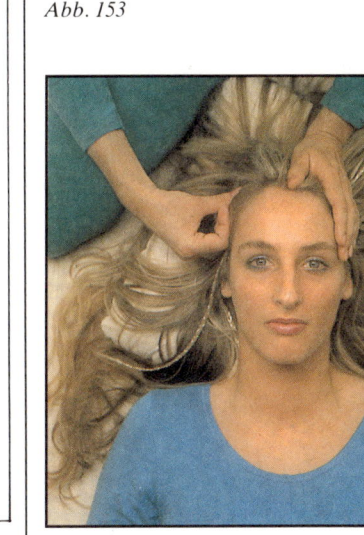

Abb. 154

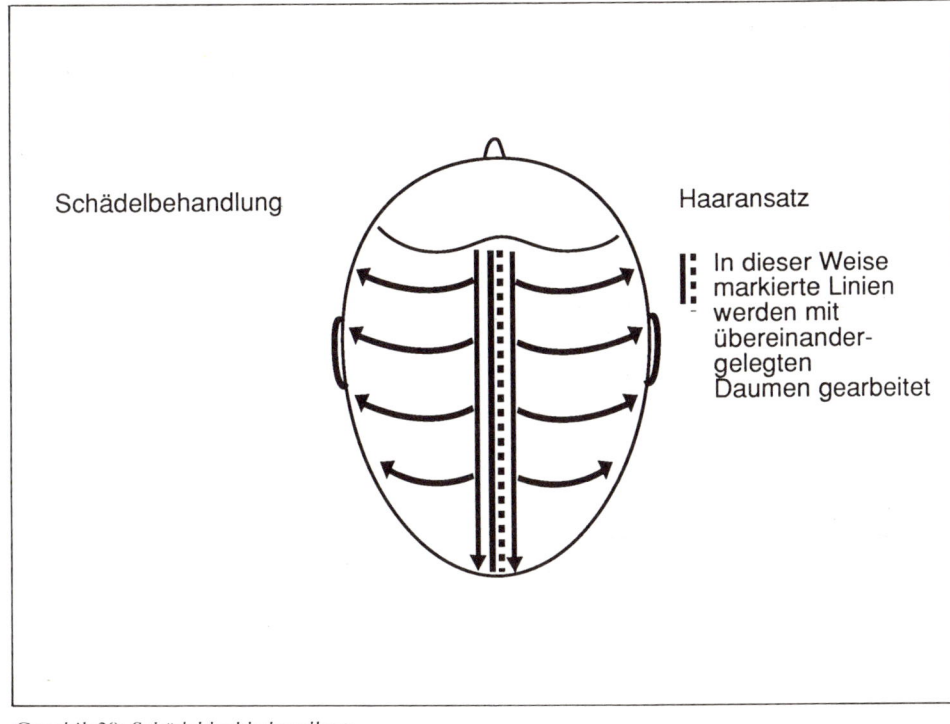

Schädelbehandlung

Haaransatz

In dieser Weise markierte Linien werden mit übereinandergelegten Daumen gearbeitet

Graphik 29: Schädeldachbehandlung.

IV Basis-Shiatsu

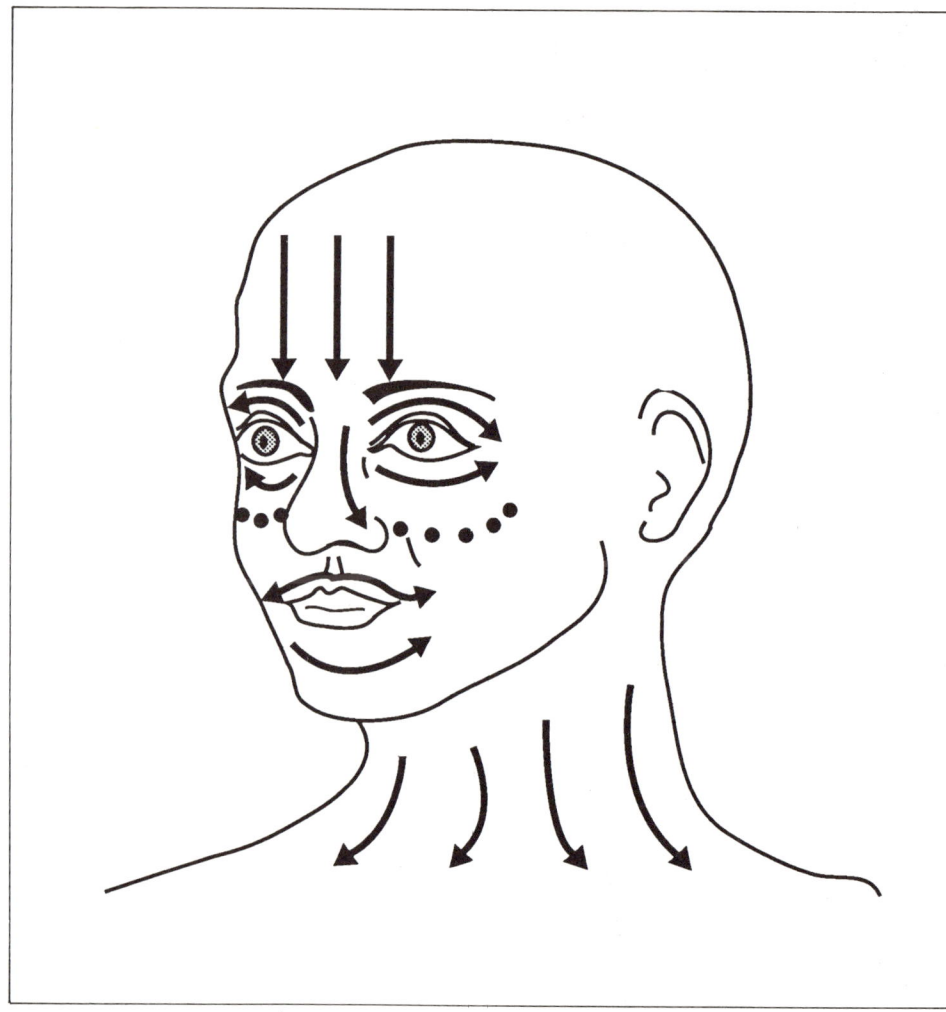

Graphik 30: Gesichtsbehandlung.

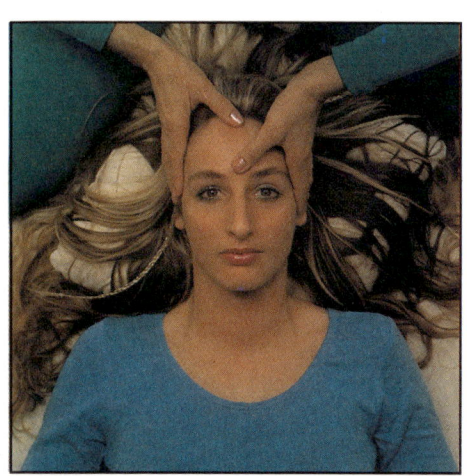

Abb. 155

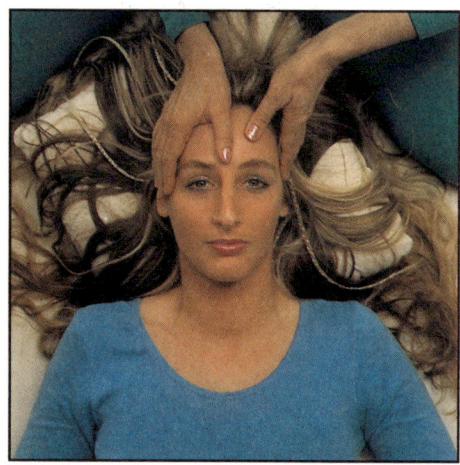

Abb. 156

Gesichts-Shiatsu:

Mit dem Daumen arbeiten Sie nun vom Haaransatz bis zur Nasenwurzel. Abb. 155. Wieder legen Sie eine Hand satt am Schädel an, während der Daumen der anderen Hand zwei Finger entfernt vom Haaransatz zum inneren oberen Augenwinkel behandelt. Abb. 156.

Alle folgenden Griffe werden auf beiden Gesichtshälften durchgeführt. Nach der Stirnbehandlung legt man eine Hand quer über die Stirn, während die andere Hand in gekippter Daumenstellung den oberen Augenhöhlenrand von innen nach außen unter sanfter Druckanwendung behandelt. Abb. 157 und 158.
Nach dem oberen Augenhöhlenrand wird der untere Augenhöhlenrand in ebenfalls gekippter Daumenstellung von innen nach außen behandelt. Abb. 159. Im Augenbereich darf niemals Druck auf den Augapfel erfolgen. Es muß streng darauf geachtet werden, lediglich auf den Augenhöhlenrand Druck auszuüben.

Nun legen Sie die Mittelfinger auf Ihre Zeigefinger und üben parallel zum Nasenrücken sanften Druck von der Nasenwurzel bis zu den Nasenflügeln aus. Abb. 160 und 161. Liegen bei Ihrem Patienten Nasenprobleme vor, können Sie unter Einsatz der Kleinfingerkuppe kräftigen Druck auf die Nasenflügellinie ausüben. Abb. 162.

Von den Nasenflügeln ausgehend arbeiten Sie in einer fließenden Bewegung, einer Perlenkette gleich, im Halbkreis unter den Jochbeinen, bis das Gesicht des Patienten in Ihren Händen wie in einer geöffneten Schale liegt. Abb. 163, 164 und 165.

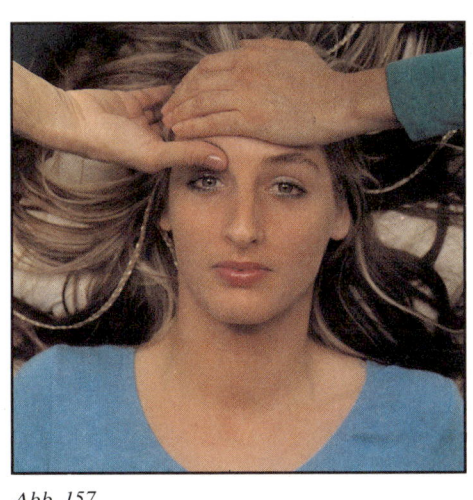

Abb. 157

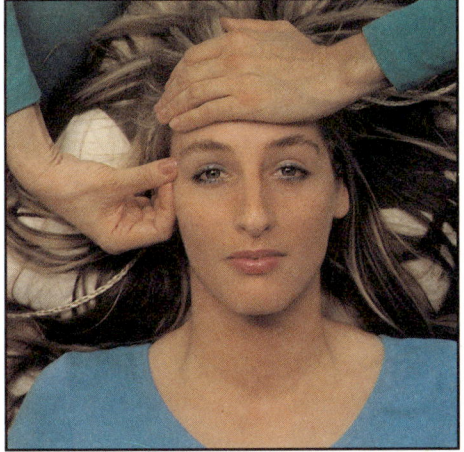

Abb. 158

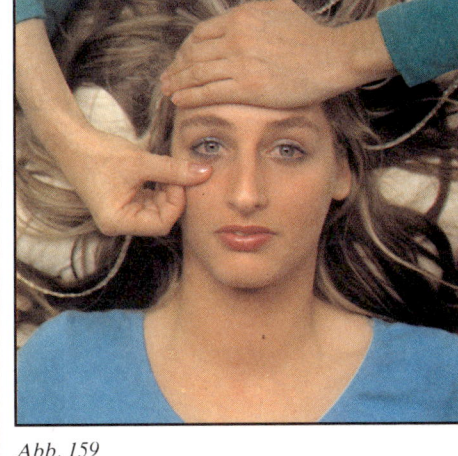

Abb. 159

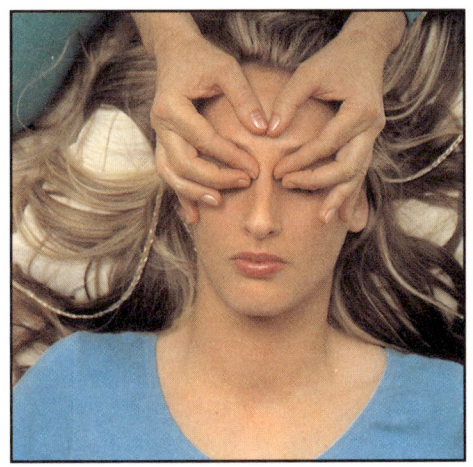

Abb. 160

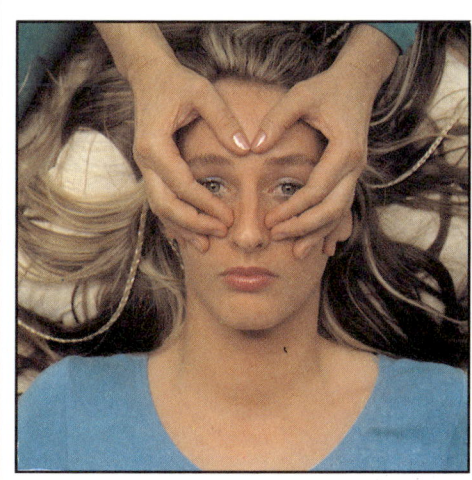

Abb. 161

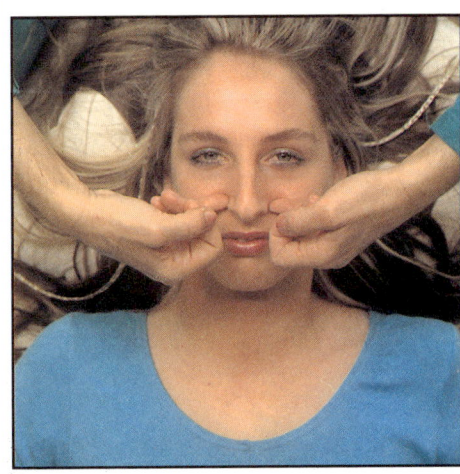

Abb. 162

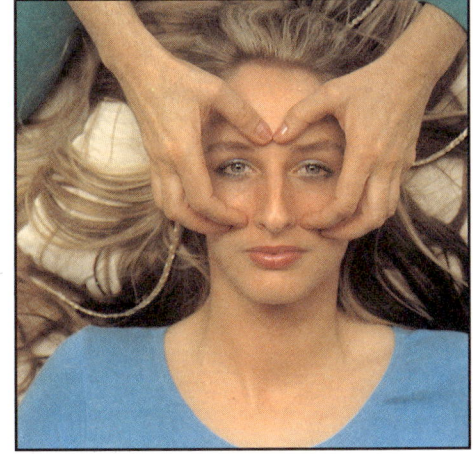

Abb. 163

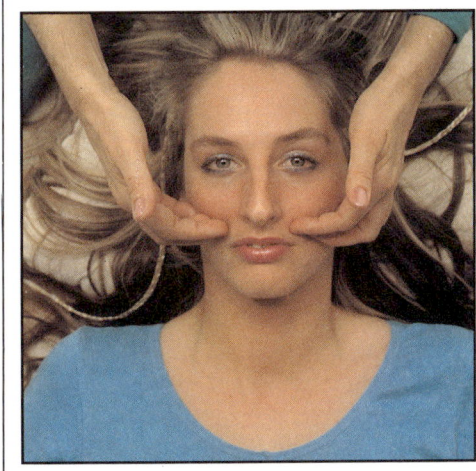

Abb. 164

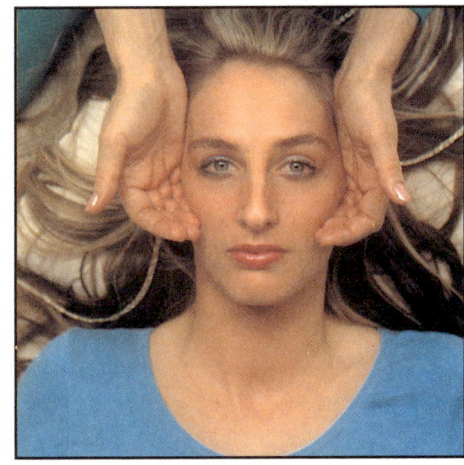

Abb. 165

IV Basis-Shiatsu

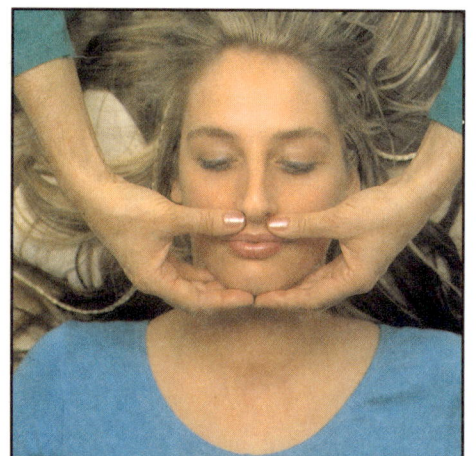

Abb. 166a

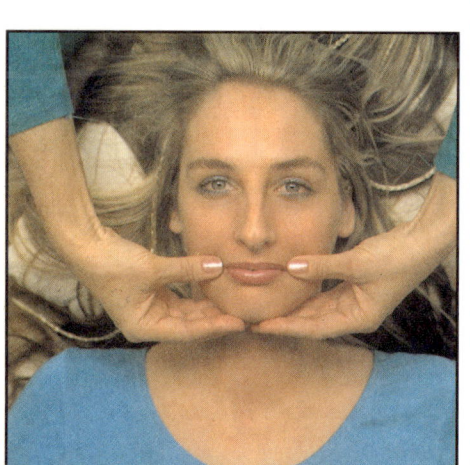

Abb. 166b

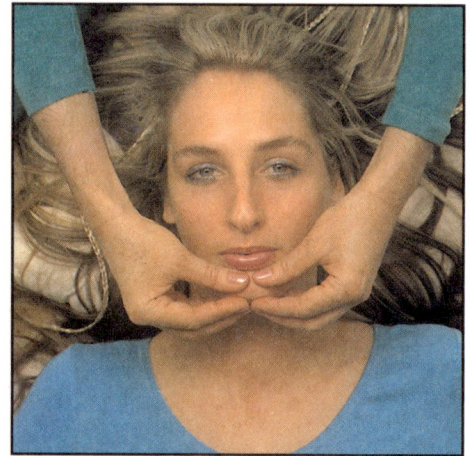

Abb. 167

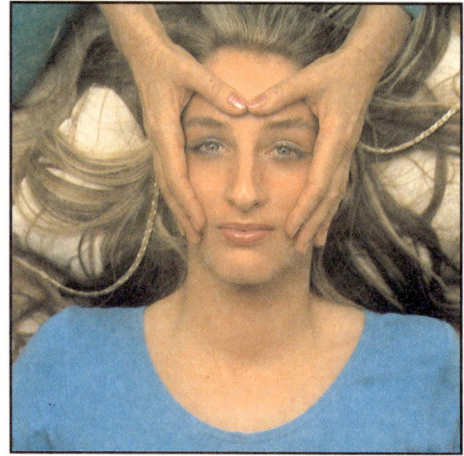

Abb. 168

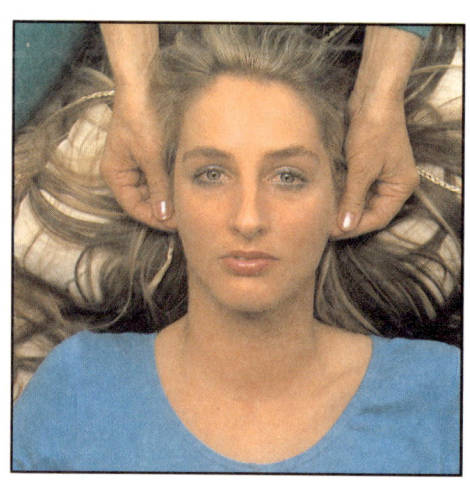

Abb. 169

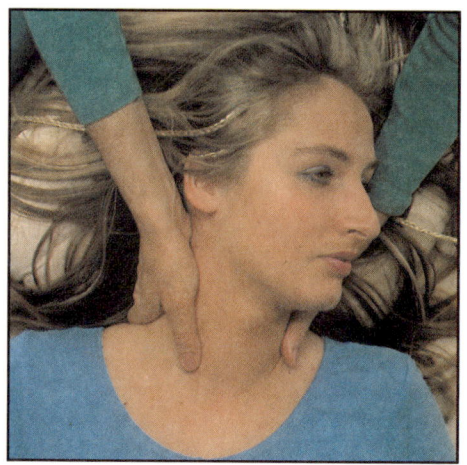

Abb. 170

Aus dieser Position heraus führen Sie die Daumenkuppe zu den Nasenflügeln zurück, während die Fingerkuppen sanft den Kieferrand unterstützen. Vom Nasenflügel arbeiten Sie im Nasenfaltenverlauf nach unten zu den Mundwinkeln. Abb. 166a und 166b. Danach führen Sie die Daumen zur Mitte des Kinns, während die Fingerkuppen wiederum das Kinn von unten stützen. In sanfter Kreistechnik arbeiten Sie vom Kinn ausgehend den gesamten Unterkieferbereich durch. Abb. 167.

Im Anschluß schmiegen Sie die Ballen sanft an die Stirn, während die Hände die Gesichtshälften umschließen. In einer satten Kreisbewegung entspannen Sie das ganze Gesicht, bis Sie mit den Händen zu den Ohrläppchen abgleiten. Abb. 168 und 169. Die Ohrläppchen werden jetzt in einer sanften Kreisbewegung behandelt. Immer empfindet dies der Patient als außerordentlich angenehm.

Nach Gesichts-Shiatsu behandeln wir den Patienten mit **Hals-Shiatsu** in Rückenlage. Wie bei der Seitenposition wird jeweils eine Halsseite vom Kinn bis zum Schlüsselbein behandelt, während die andere Hand die Halsgegenseite unterstützt. Abb. 170.

Dehnungen des Nackens: Die Hände des Therapeuten liegen, diagonal unter dem Nacken des Patienten verschränkt, auf der jeweils gegenüberliegenden Schulterseite. Der Patient soll tief einatmen; während der Ausatmung dehnen Sie mit den überkreuzten Armen den Kopf sanft nach vorne auf die Brust. Diese Übung soll mehrmals wiederholt werden. Abb. 171 und 172.

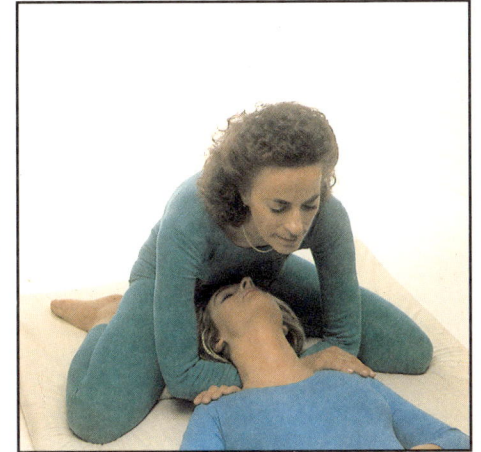

Abb. 171

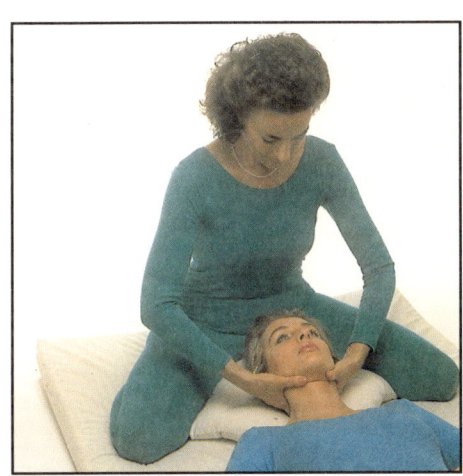

Abb. 174

Aus der gleichen Position heraus dehnen wir in der Ausatmungsphase den Kopf des Patienten zur Seite. Abb. 173.

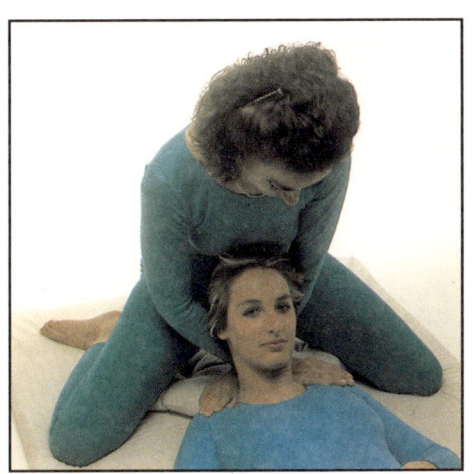

Abb. 172

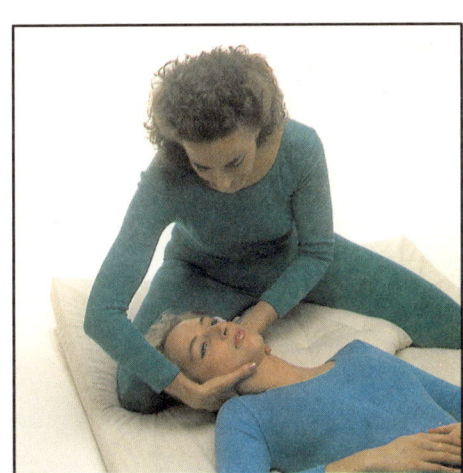

Abb. 175

Im Anschluß fassen wir mit übereinandergelegten Mittelfingern, die genau unter der Hinterhauptkante liegen, den Unterkiefer des Patienten an und führen den Kopf unter sanfter Streckung in der Ausatmungsphase zur rechten und zur linken Körperseite. Abb. 174 und 175. Aus der gleichen Position heraus führen wir den Kopf mit sanften großen Kreisen um die Halsachse, um die Nackenmuskulatur zu entspannen. Abb. 176.

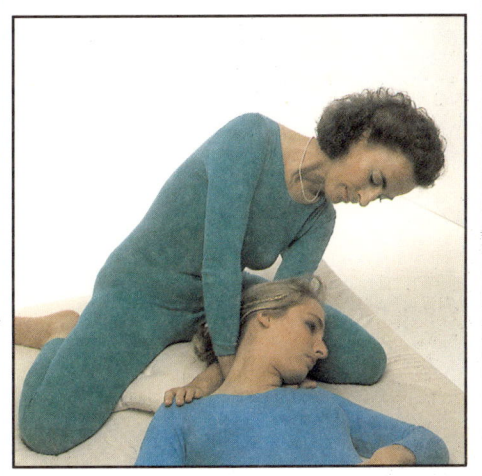

Abb. 173

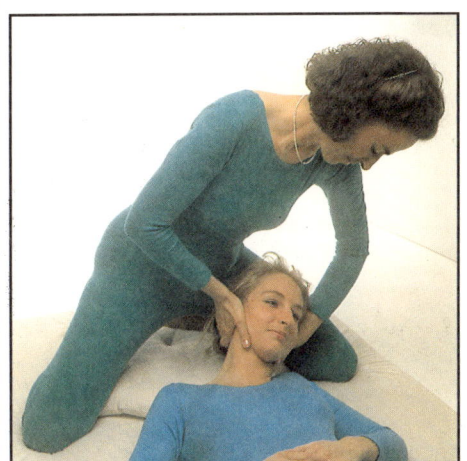

Abb. 176

IV Basis-Shiatsu

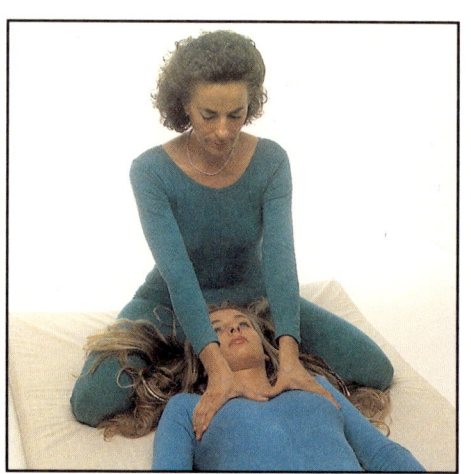

Abb. 177

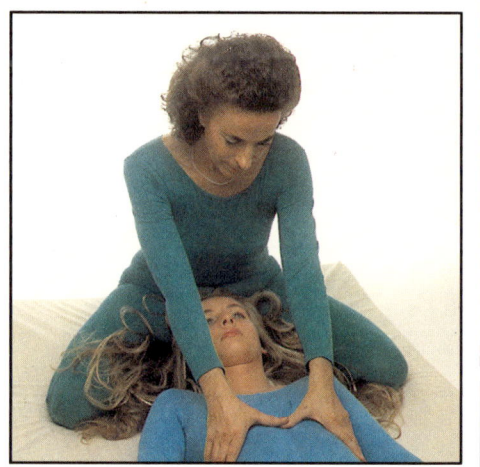

Abb. 178

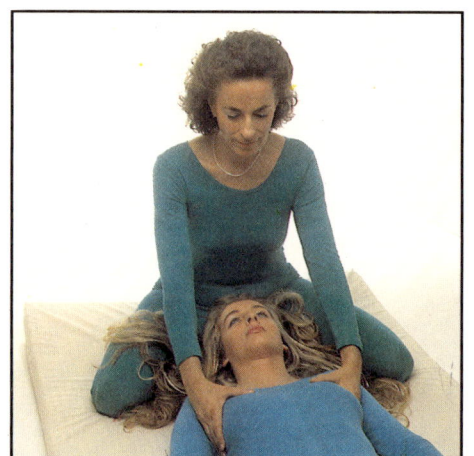

Abb. 179

Shiatsu am Brustkorb:

Wieder mit übereinandergelegten Daumen am oberen Rand des Brustbeins beginnend, behandeln Sie auf der Mitte des Brustbeins bis zur Brustbeinspitze. Die Hände dürfen hierbei keinesfalls spitz oder hart greifen. Sie sollten vielmehr weich und sanft den Oberkörper umfassen. Abb. 177 und 178.

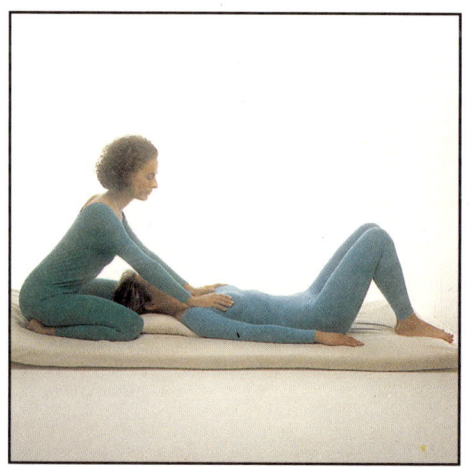

Abb. 180

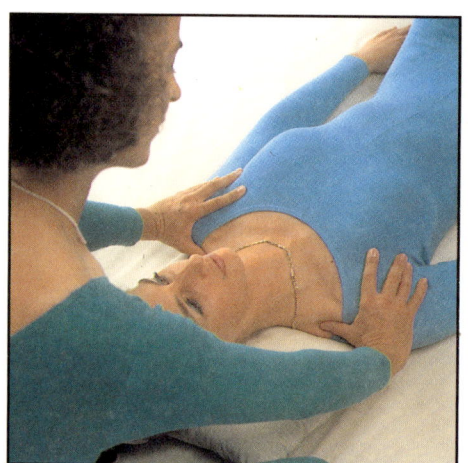

Abb. 181

Nach dem Brustbein behandeln Sie vom Brustbeinrand ausgehend im Verlauf des Zwischenrippenbereichs von der Mitte nach außen. In dieser Weise erfassen Sie jeden Zwischenrippenraum. Achten Sie darauf, im Bereich der Rippengelenke den Druck nicht zu hart anzuwenden. Abb. 179. Nach der Brustkorbbehandlung legen Sie die Hände über die Brust und kreisen mehrmals weich. Danach legen Sie die Hände unter dem Schlüsselbein fest angeschmiegt auf den Brustkorb und lassen den Patienten tief einatmen. Während der gleichermaßen tiefen Ausatmung drücken Sie sanft mit den Händen nach unten. Am letzten Punkt der Ausatmung lassen Sie die Hände plötzlich los; so entsteht im Brustkorb ein sanfter Sog, der sehr entspannend wirkt. Abb. 180.

Sie legen zum Abschluß der Brustkorbbehandlung die Daumenkuppen auf den Oberrand des Kapuzenmuskels. Die Hände umschließen dabei die Schultern und den oberen Bereich des Brustkorbes. Sie lassen den Patienten tief einatmen und danach tief ausatmen. Während der Ausatmung drükken Sie auf den Rand des Kapuzenmuskels und dehnen mit den Händen zugleich die Schultern sanft nach unten. Im letzten Moment der Ausatmung des Patienten lassen Sie die Hände wieder plötzlich los, so daß es zu einem leichten Soggeräusch der Atmung kommt. Abb. 181.

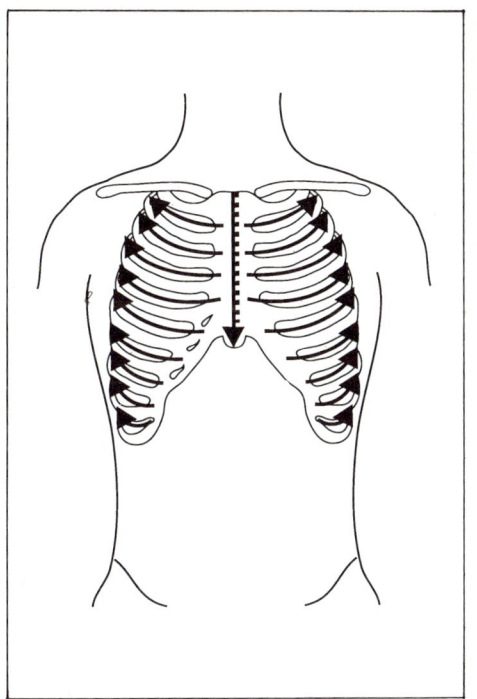

Graphik 31: Brustkorbvorderseite.

wichtig, um Zerrungen zu vermeiden. In dieser Haltung dehnen Sie sich selbst langsam nach rückwärts in sitzende Position. Abb. 185. Allmählich lassen Sie sich ganz entspannt nach rückwärts sinken, wobei Sie einen Zug auf den Patienten ausüben. Hierbei kommt es zu einer entspannten Streckung der Wirbelsäule Ihres Patienten. Abb. 186. Nach dieser Entspannungsübung richten wir uns auf, ohne die Hände unseres Patienten loszulassen. Wir schütteln die Arme des Patienten in kleinen Kreisen und legen sie im Anschluß ab.

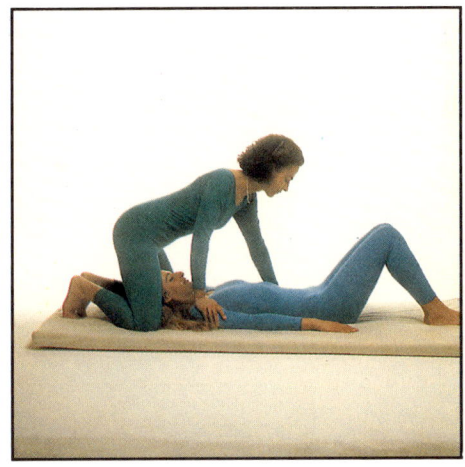

Abb. 182

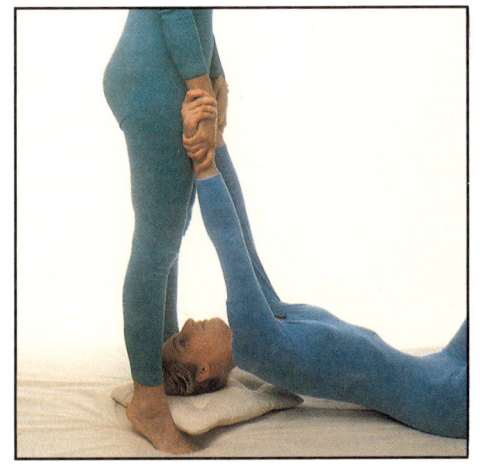

Abb. 183

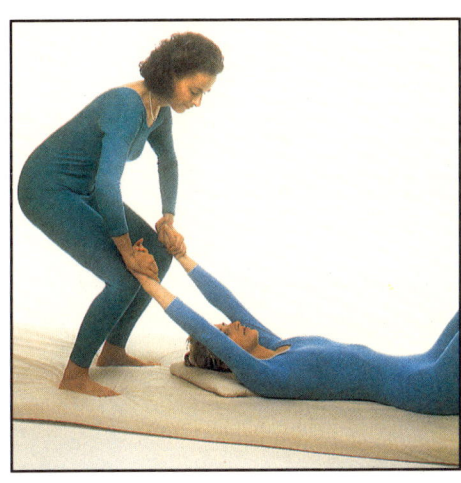

Abb. 184

Brustkorbdehnung: Immer noch hinter dem Patienten kniend arbeiten Sie in Greiftechnik von den Schultergelenken bis zu den Handgelenken. Abb. 182. Danach umfassen Sie diese mit fixierendem Griff und richten sich auf. Sie lassen den Patienten tief einatmen, während Sie seine Hände vertikal nach oben ziehen. Abb. 183. Während der Patient ausatmet, lassen Sie ihn sanft in die entspannte Ausgangsstellung zurückgleiten. Danach legen Sie seine Handgelenke auf Ihre Kniescheibe. Abb. 184. Die Fixierung der Handgelenke auf Ihren Kniescheiben ist sehr

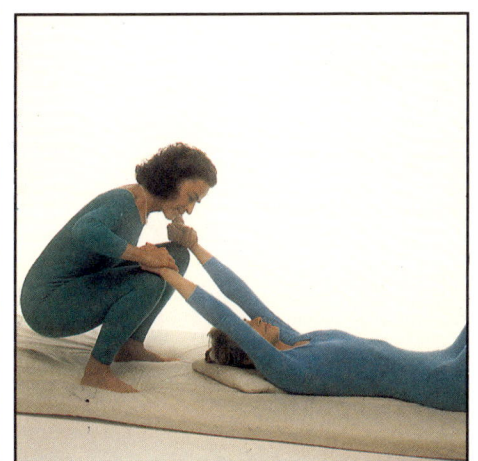

Abb. 185

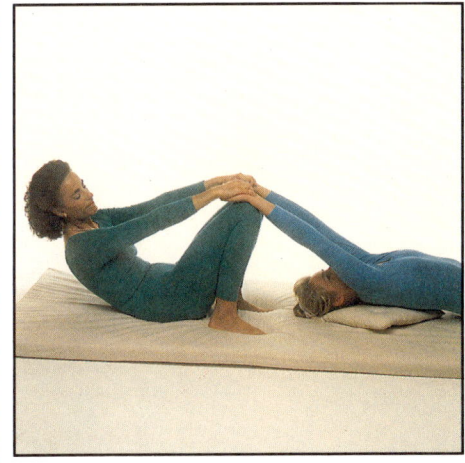

Abb. 186

IV Basis-Shiatsu

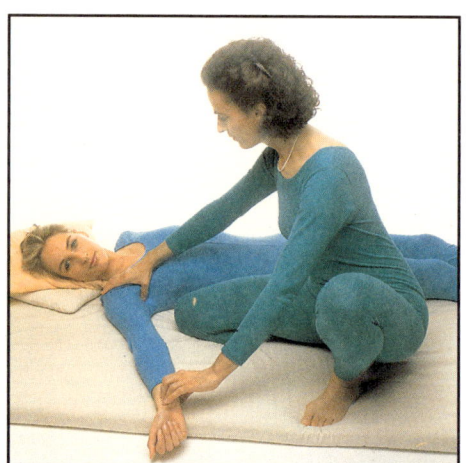

Abb. 187

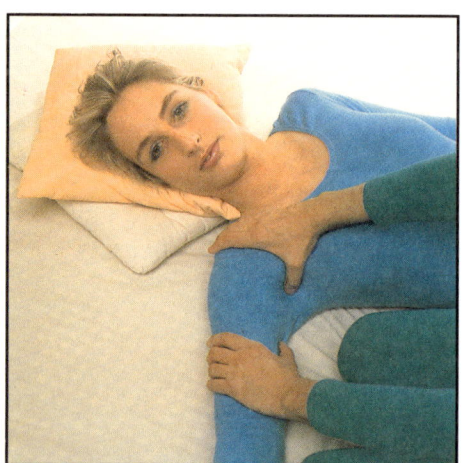

Abb. 189

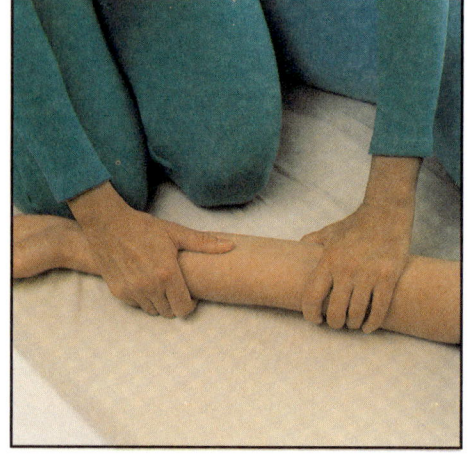

Abb. 191

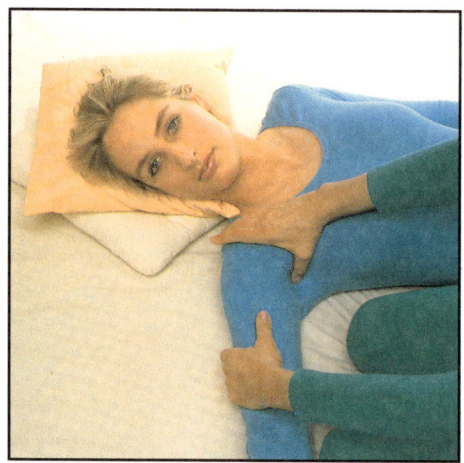

Abb. 188

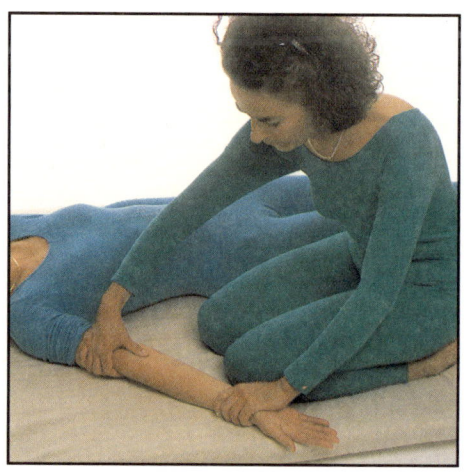

Abb. 190

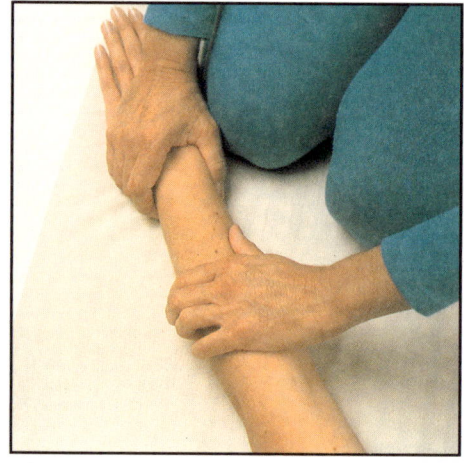

Abb. 192

Arm-Shiatsu in Rückenlage:

Nun verändern wir unsere Arbeitshaltung. Wir setzen uns in den Winkel zwischen Brustkorb und Arm des Patienten. Der Daumen der kopfnahen Hand faßt tief in die Achselhöhle, während die körperferne Hand prüft, ob der Puls noch tastbar ist. Abb. 187. Sie haben mit dem Achselhöhlendruck nur den richtigen Ausgangspunkt erreicht, wenn unter Druckeinwirkung des Daumens der Puls nicht mehr fühlbar ist. Jetzt lockern Sie den Daumendruck auf die Achselhöhle, daß die Blutzirkulation nicht mehr unterbunden ist. Mit der körperfernen Hand arbeiten Sie in Greiftechnik, unter gleichzeitiger Druckanwendung von Fingerkuppen und Daumen, die Innen- und Außenseite des Oberarms von der Schulter zum Ellbogen durch. Abb. 188. Die linke Hand fixiert nun den Ellbogen, während die kopfnahe Hand nun die Rück- und Vorderseite des Oberarmes in gegenübergestelltem Druck behandelt. Diese Linien können auch mit der distalen Hand gearbeitet werden. Abb. 189. Die körpernahe Hand drückt jetzt mehrmals sanft die drei Ellbogenbeugepunkte. Abb. 190.

In gleicher Weise wie den Oberarm behandelt man den Unterarm. Abb. 191 und 192.

Eine weiche Dehnung des Schultergelenkes erreichen Sie, indem Sie die Fußsohle in die Achselhöhle stellen und den Arm unter sanfter Vibration dehnen. Abb. 193.

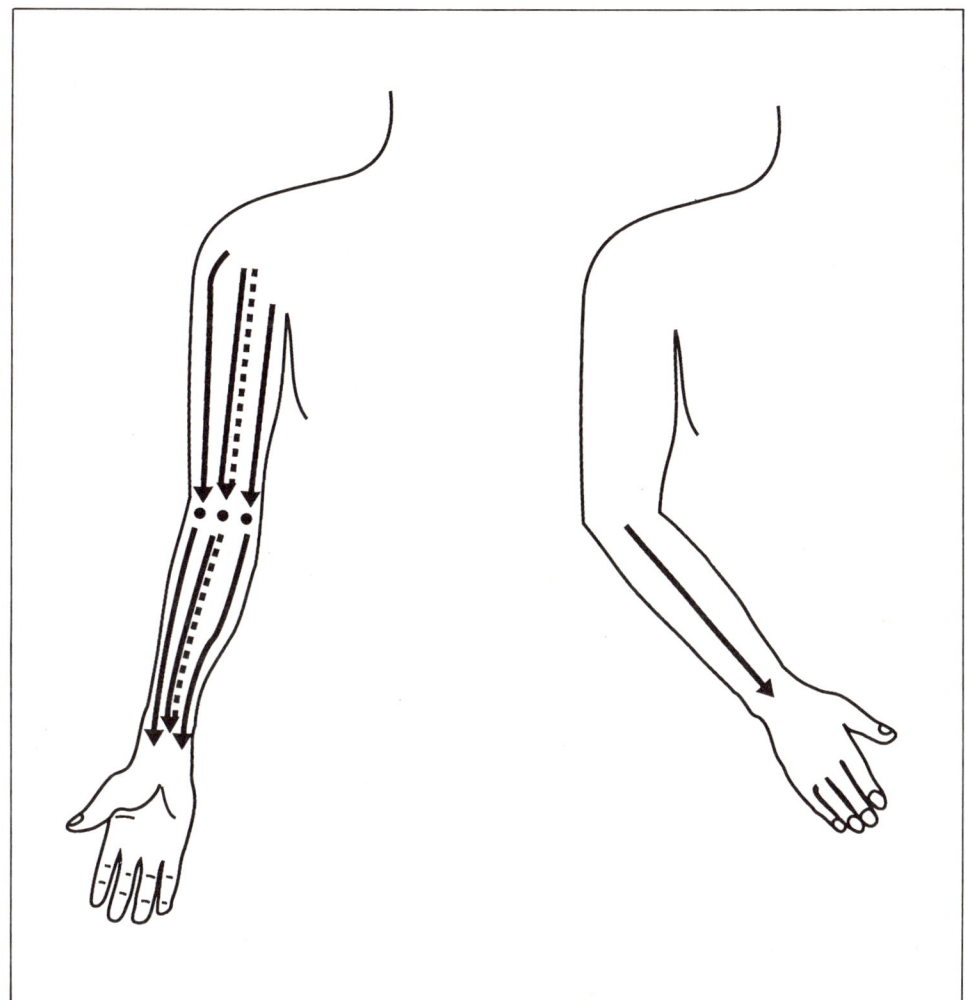

Graphik 32: Armbehandlung in Rückenlage.

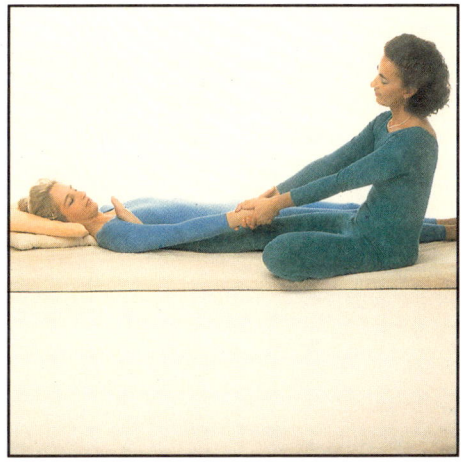

Abb. 193

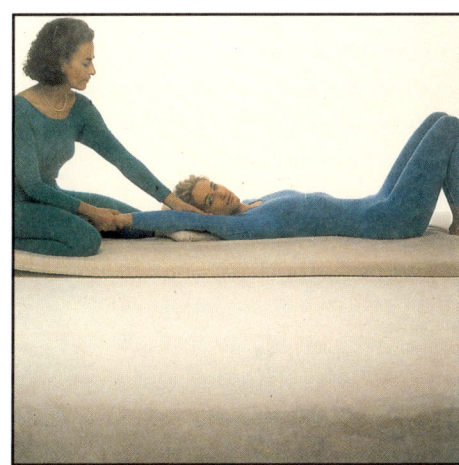

Abb. 194

Eine weitere Dehnung hilft Beschwerden im Schulter-Arm-Bereich zu lindern: Sie legen den Arm des Patienten vertikal nach oben und arbeiten mit der Hand behutsam die Außen- und Innenseite des Armes in dieser Dehnung durch. Abb. 194.

Hat der Patient Beschwerden im Muskelbereich um den Ellbogen, halten Sie die Mitte des Oberarmes mit weichem Druck und beugen und strecken unter Druckanwendung den Arm des Patienten. Abb. 195 und 196.

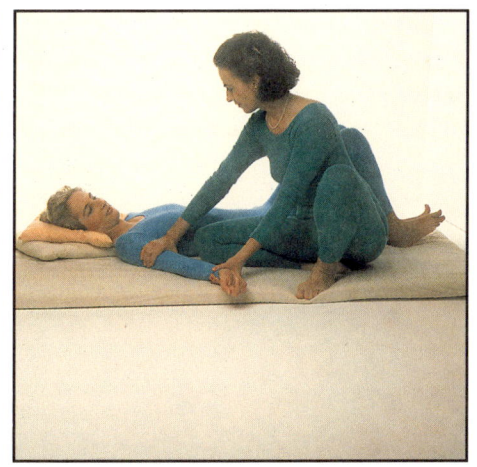

Abb. 195

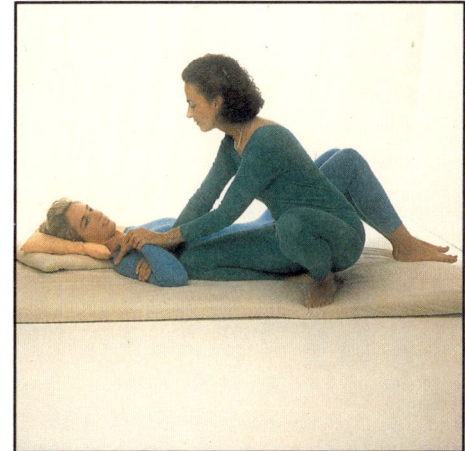

Abb. 196

IV Basis-Shiatsu

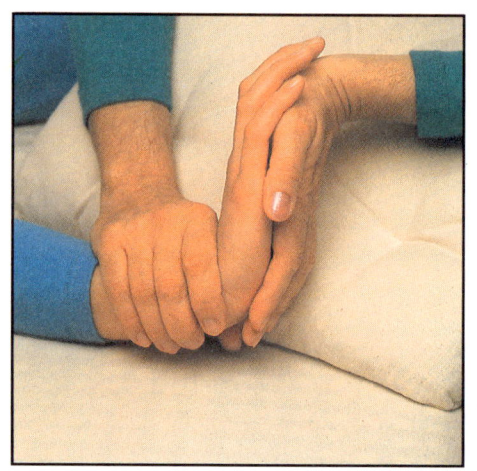

Abb. 197

Bevor mit **Hand-Shiatsu** begonnen wird, dehnt man die Hand des Patienten unter Fixierung im 90°-Winkel nach oben. Abb. 197.

Im Gegendruck von Daumen und Fingern behandeln Sie die Knochenzwischenräume der Mittelhand in Richtung der Fingergrundgelenke. Abb. 198. Nach der Mittelhand werden die Fingergelenke von oben und unten und von den Seiten sanft gedrückt. Abb. 199

und 200. Nun drehen Sie die Hand des Patienten mit der Innenseite nach oben und fädeln Ihre kleinen Finger in den Zwischenraum zwischen Daumen und Zeigefinger und Ringfinger und kleinen Finger. Die übrigen Finger umschließen die Patientenhand derart, daß eine leichte Dehnung der Handfläche entsteht. Abb. 201. Mit wiederum übereinandergelegten Daumen behandeln Sie die Handfläche von der Handgelenksfalte zum Mittelfinger. Die übrigen Mittelhandsehnen und die Ballenlinien werden parallel durchgearbeitet.

Abb. 202 und 203.

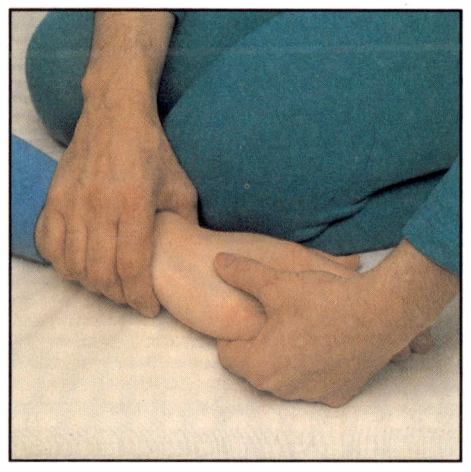

Abb. 198

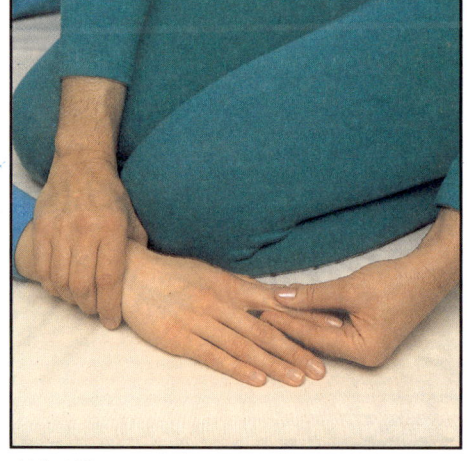

Abb. 199

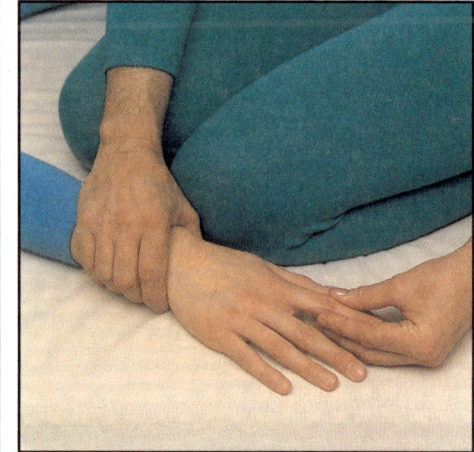

Abb. 200

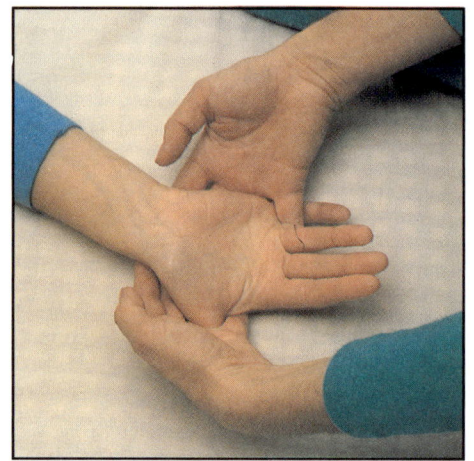

Abb. 201

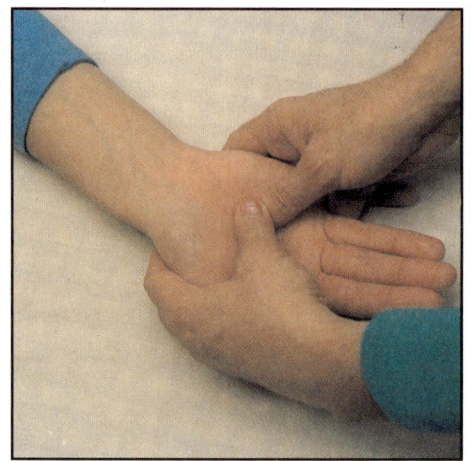

Abb. 202

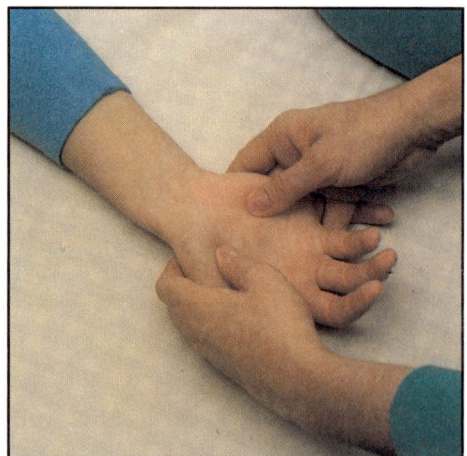

Abb. 203

Nun fassen Sie mit zwei bis drei Fingern behutsam das Handgelenk des Patienten und stellen seinen Arm leicht auf den Ellbogen. Behutsam mit den Fingern spielend mobilisieren Sie das Handgelenk. Abb. 204, 205 und 206.

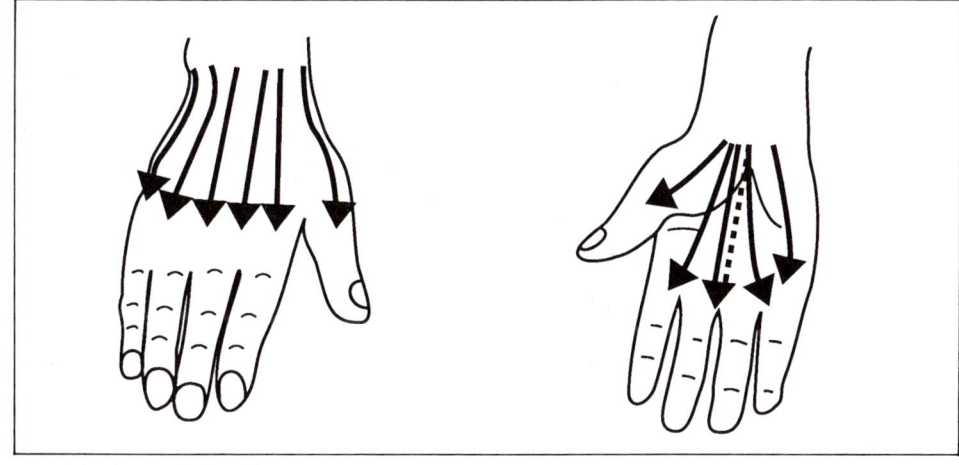

Graphik 33: Handbehandlung.

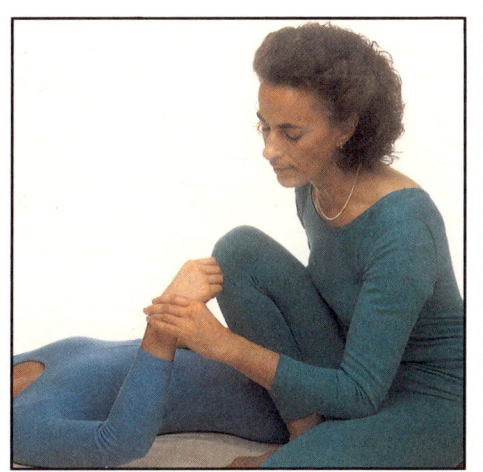

Abb. 204

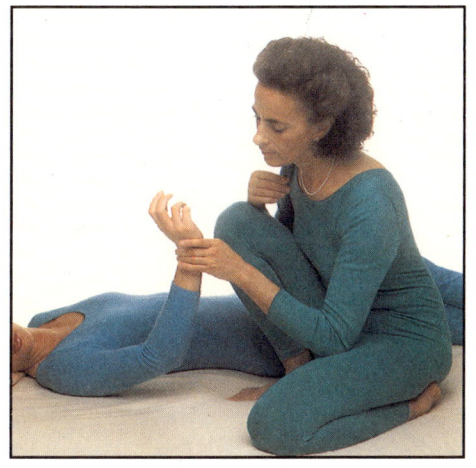

Abb. 205

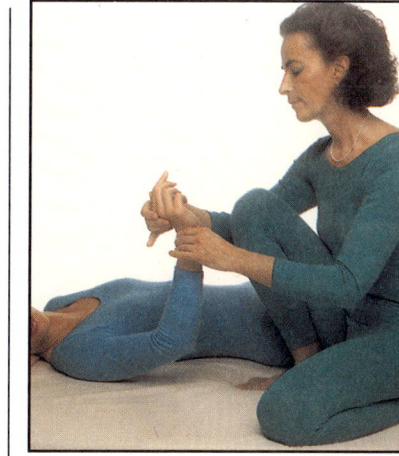

Abb. 206

Danach fassen Sie mit der kopfnahen Hand die Schulter des Patienten, um sie sorgsam zu fixieren. Das Handgelenk haltend führen Sie den Arm in einer liegenden Acht an der Körperseite nach oben und unten. Abb. 207, 208.

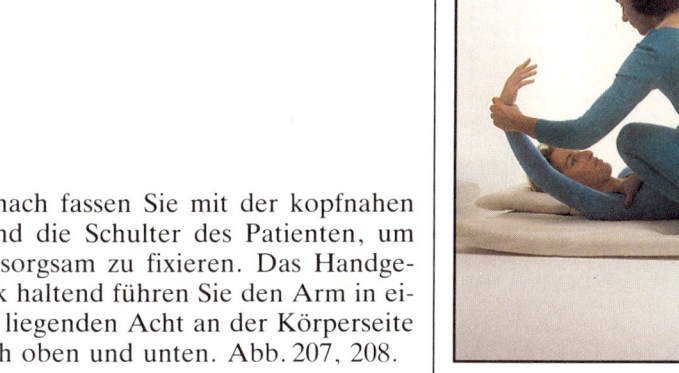

Abb. 207

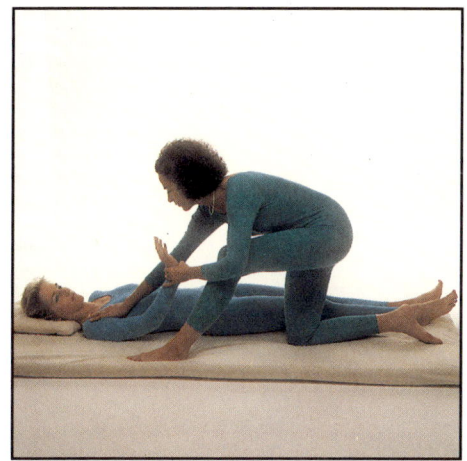

Abb. 208

IV Basis-Shiatsu

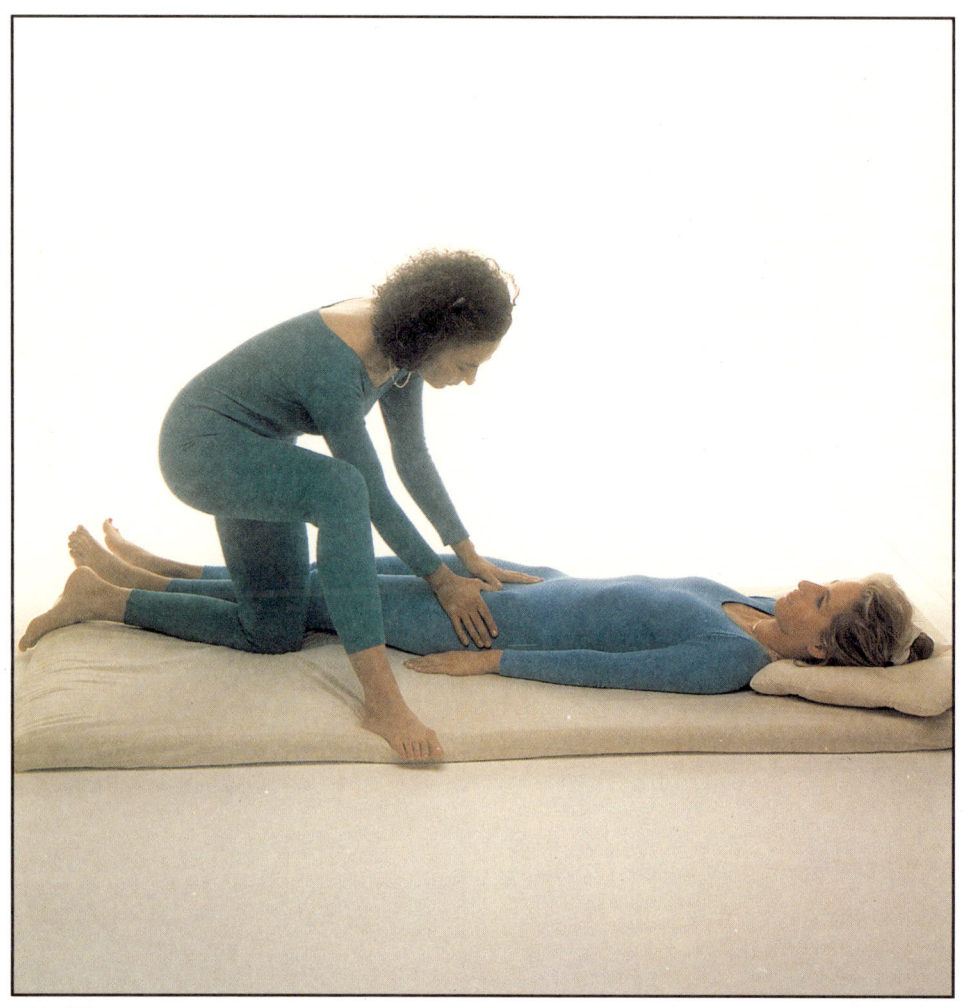

Abb. 209

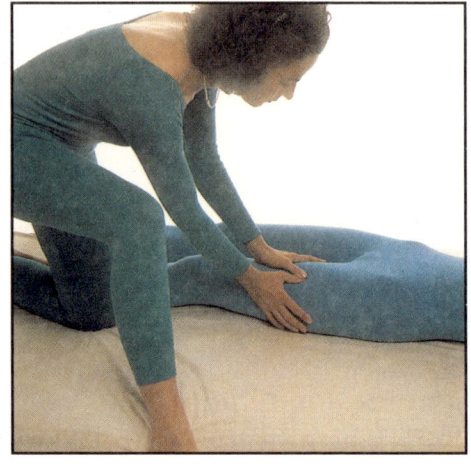

Abb. 210

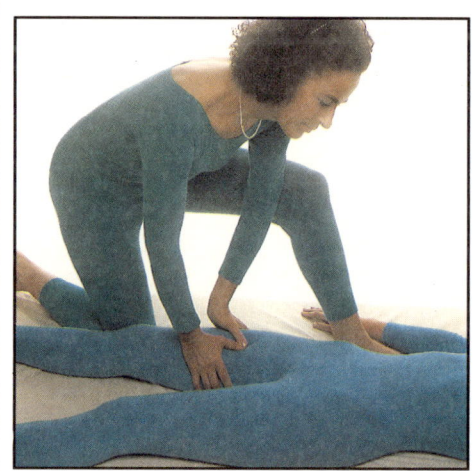

Abb. 211

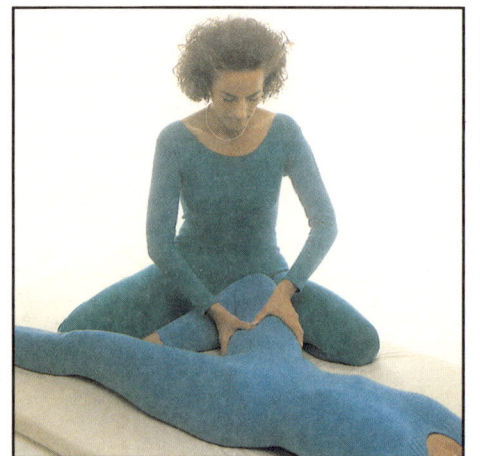

Abb. 212

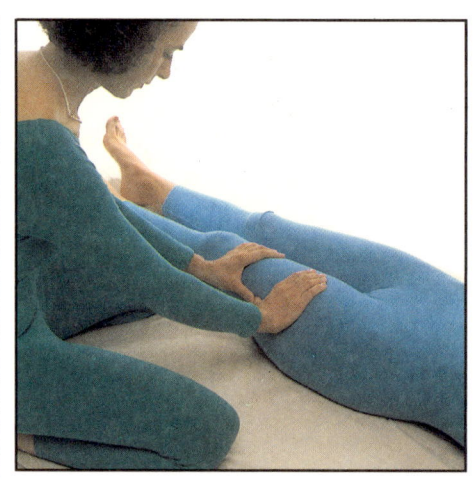

Abb. 213

Bein-Shiatsu in Rückenlage:

Im gesamten Oberschenkelbereich arbeiten Sie wiederum mit übereinandergelegten Daumenkuppen. Achten Sie darauf, die Hände voll um den Oberschenkel zu schmiegen. Sie beginnen mit dem weichen Druck auf die Mitte der Leistenbeuge, wo Sie den Puls fühlen. Von diesem Ausgangspunkt überqueren Sie den Schneidermuskel und folgen dem Verlauf des Schenkelstreckers bis zum äußeren Rand der Kniescheibe. Hierauf kehren Sie mit den Daumenkuppen zum Ausgangspunkt der Leistenbeuge zurück, um von hier gerade am Innenrand des Schenkelstreckers bis zum Innenrand der Kniescheibe zu behandeln. Abb. 209, 210 und 211. Winkeln Sie das Bein des Patienten ein wenig an, um nun die Innenseite des Oberschenkels bis zum inneren Kniegelenksspalt zu erfassen. Abb. 212. Der Patient kann nun sein Bein wieder strecken. Mit gegenübergestellten Daumen behandeln Sie die Linie an der Außenseite des Oberschenkels vom großen Rollhügel bis zum äußeren Kniegelenksspalt. Abb. 213.

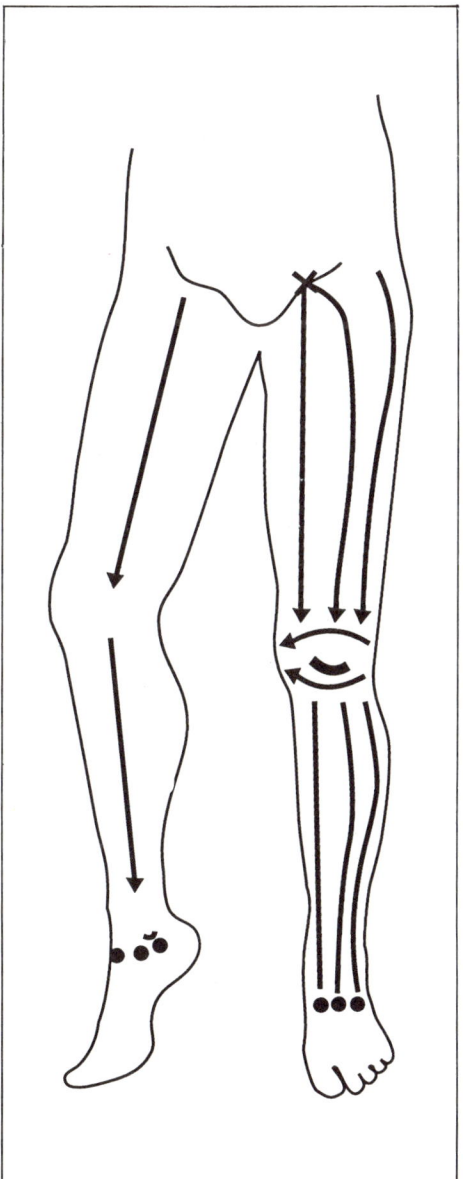

Graphik 34: Beinbehandlung in Rückenlage.

Fast automatisch umschließt die kopfferne Hand des Therapeuten das Kniegelenk des Patienten. Die kopfnahe Hand umkreist Punkt für Punkt den Oberrand der Kniescheibe. Nun fixiert die kopfnahe Hand das Gelenk oberhalb der Kniescheibe und die kopfferne Hand umkreist den unteren Bereich der Kniescheibe. Abb. 214, 215, 216.

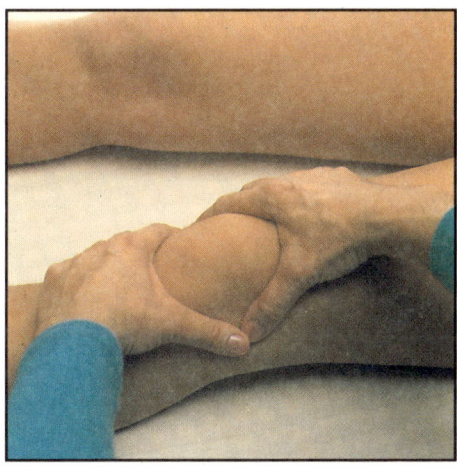

Abb. 214

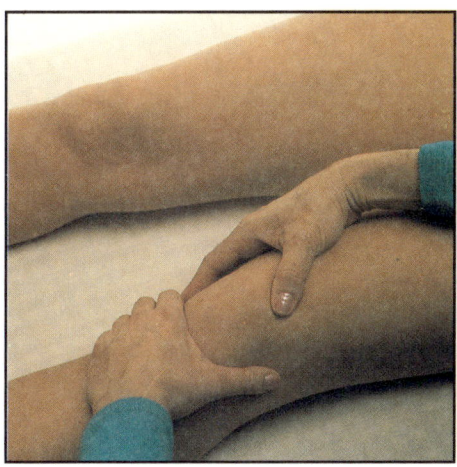

Abb. 215

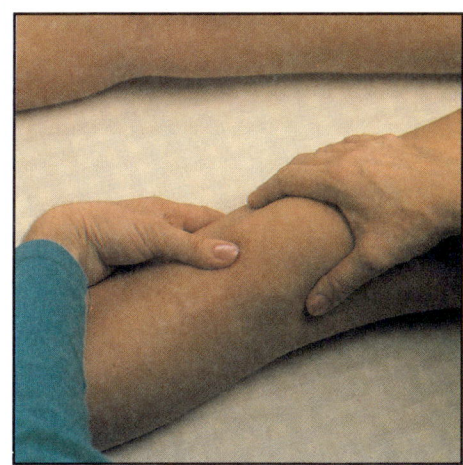

Abb. 216

IV Basis-Shiatsu

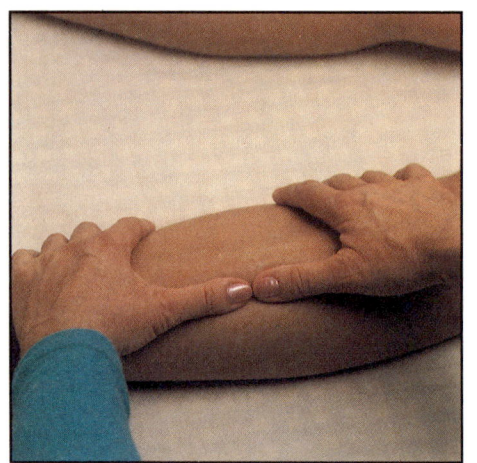

Abb. 217

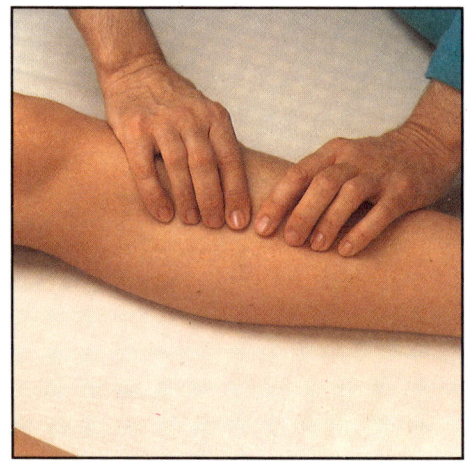

Abb. 218

Mit gegenübergestellten Daumen behandelt man den Schienbeinmuskel im Verlauf vom Außenrand der Kniescheibe bis zum Sprunggelenk. Abb. 217. Die Fingerkuppen schließen sich zu einer Linie und arbeiten mit den Daumen in Greiftechnik die Innenkante des Schienbeines und die Außenseite des Unterschenkels bis zum Knöchel durch. Abb. 218.

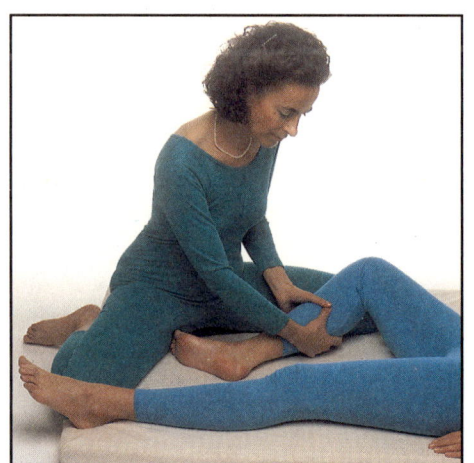

Abb. 219

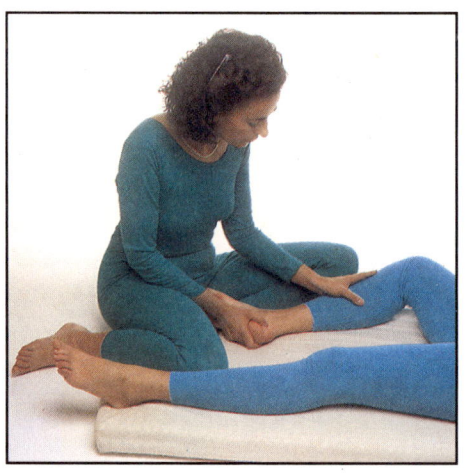

Abb. 220

Wieder läßt man das Knie des Patienten ein wenig nach außen legen. Von der inneren Kniegelenkssehne ausgehend arbeitet man die Innenseite der Wade ohne zu große Druckhärte bis zum Hinterrand des Innenknöchels durch. Abb. 219 und 220.

Man hebt das Bein des Patienten auf den eigenen Oberschenkel und fixiert das Sprunggelenk. Mit der anderen Hand umfaßt man den Fuß und kreist ihn um die Achse. Mobilisieren Sie das Grundgelenk mit Ausdauer, denn es steht in Bezüglichkeit zum Nacken. Abb. 221.

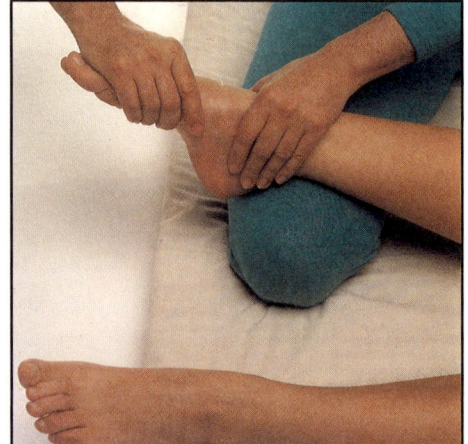

Abb. 221

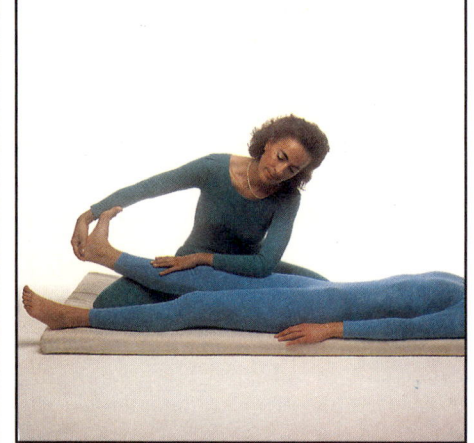

Abb. 222

Der Arm des Therapeuten ruht auf dem Oberschenkel des Patienten, das Handgelenk des Therapeuten auf der Kniescheibe des Patienten und die Hand des Therapeuten auf dem Schienbein des Patienten. Die Ferse des Patienten ruht in der anderen Hand des Therapeuten. Sie bitten den Patienten, tief einzuatmen, und während des Ausatmens dehnen Sie den Fuß mit Ihrem Unterarm zum Körper. Abb. 222.

Fuß-Shiatsu:

Sie sitzen seitlich vom Patienten und legen seinen Fuß auf Ihren Oberschenkel. Eine Hand unterstützt den Fuß, während die andere die Linie vom Großzehnagel bis zum Sprunggelenk behandelt. Abb. 223 und 224. Die zweite Linie beginnt im inneren Nagelbettwinkel des Großzehs und verläuft über die Innenseite des Großzehgrundgelenkes und den Knochenzwischenraum des Mittelfußes bis zum Sprunggelenk. Abb. 225 und 226. Von nun an behandeln Sie jeweils die Außenseite der Zehen im weiteren Verlauf des Mittelfußknochenzwischenraumes in Richtung Sprunggelenk. Abb. 227, 228.

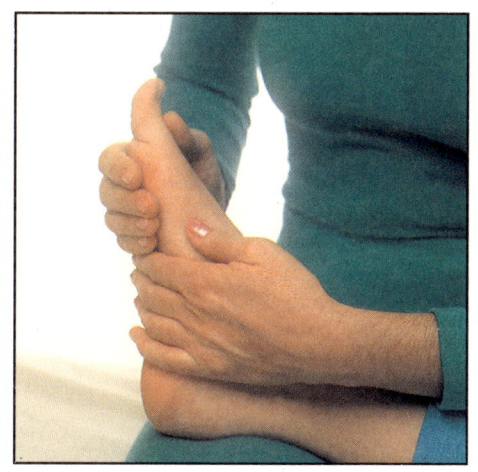

Abb. 223

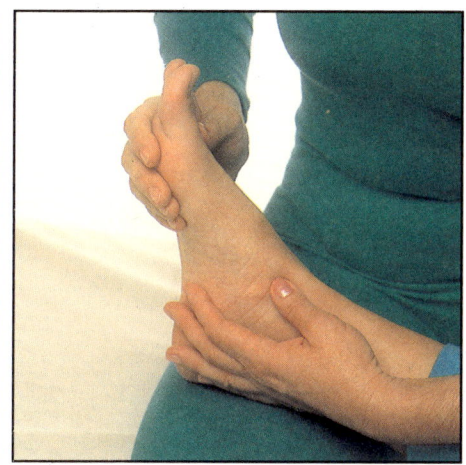

Abb. 224

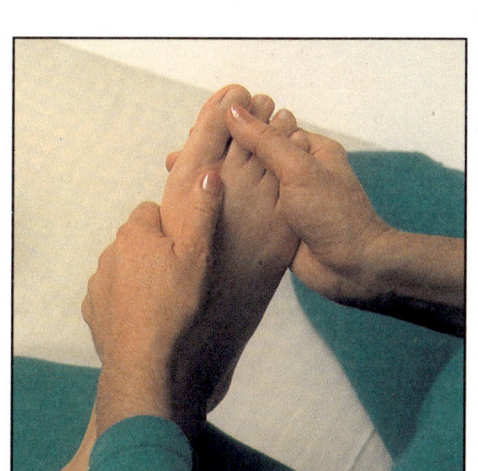

Abb. 225

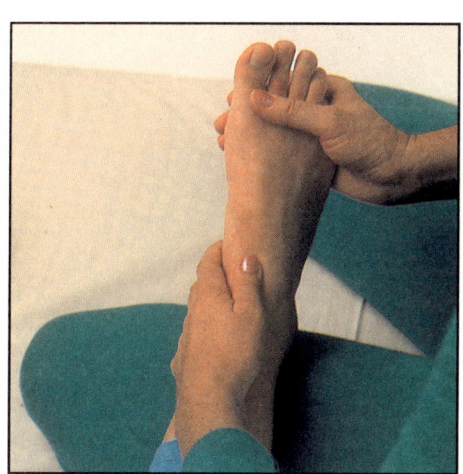

Abb. 226

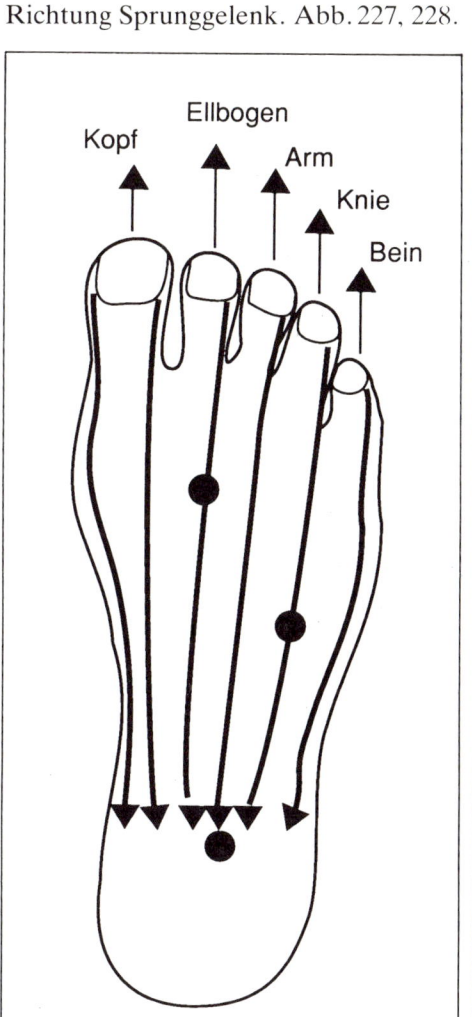

Graphik 35: Fußbehandlung; Punkte beziehen sich auf die Fußsohle.

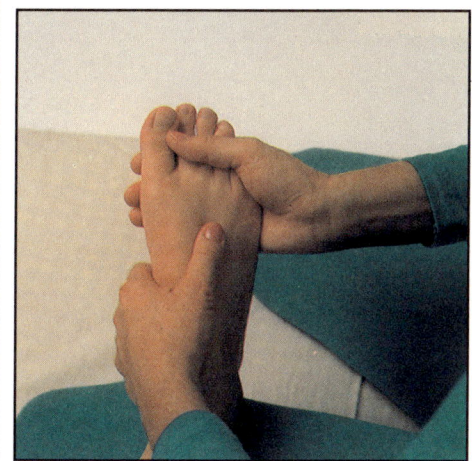

Abb. 227

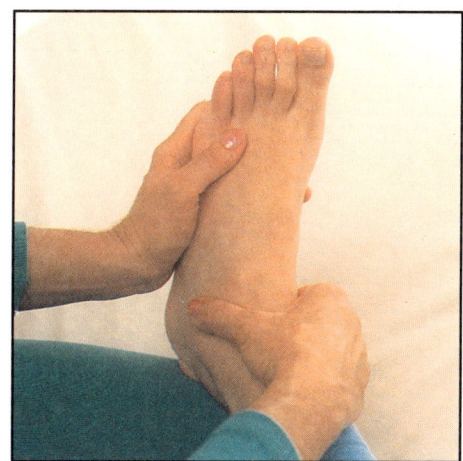

Abb. 228

IV Basis-Shiatsu

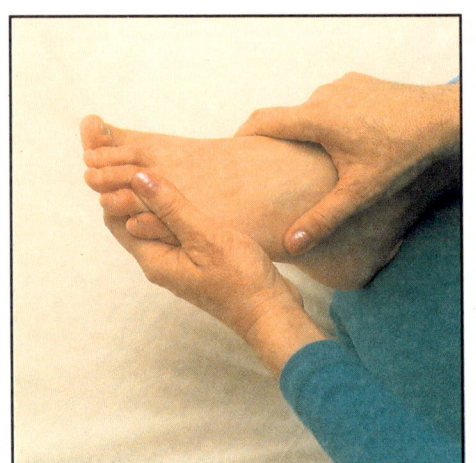

Abb. 229

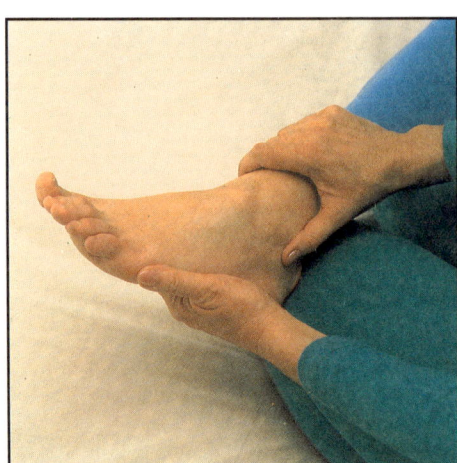

Abb. 230

An der Fußaußenseite beginnen Sie beim äußeren Nagelbettwinkel des kleinen Zehs und arbeiten bis zum Außenknöchel. Abb. 229 und 230. In dieser Weise werden beide Füße behandelt.

Mobilisationstechniken von Fuß und Bein in Rückenlage: Wenn wir den Mittelfußbereich sorgfältig behandelt haben, gehen wir zur Zehenmobilisation über. Jeder Zeh wird einzeln kreisend bewegt. Danach legen Sie Ihre Handinnenseite mit leichter Berührung über die Zehenkuppen. Mit einer leichten Schwingung in Ihrer Hand bewegen Sie die Zehen. Abb. 231.
Wenden Sie der Behandlung der Zehen und der Zehengrundgelenke große Aufmerksamkeit zu. Blockierungen, Verkrampfungen und chronische Schmerzzustände des gesamten Körpers manifestieren sich häufig in Blockierungen im Zehenbereich.

Nun ändern Sie die Arbeitshaltung. Sie sitzen am Fußende des Patienten und halten mit einer Hand seine Ferse. Die andere Hand umfaßt mit festem Griff das Großzehgrundgelenk, um den Fuß unter Streckung kreisen zu können. Abb. 232a und b. Danach formen Sie den Zeigefinger zu einem spitzen Haken. Unter festem Druckeinsatz behandeln Sie einen Punkt im oberen Drittel der Fußsohle, der zwischen dem zweiten und dritten Zeh liegt. In gleicher Weise behandeln Sie in der Mitte der Fußsohle einen Punkt, der zwischen dem vierten und fünften Zeh liegt und einen Punkt in der Mitte der oberen Fersenlinie der Fußsohle. Diese drei Punkte nennt man Hormonpunkte, da man ihnen hormonstimulierende Funktion zuschreibt. Abb. 233, 234 und 235.

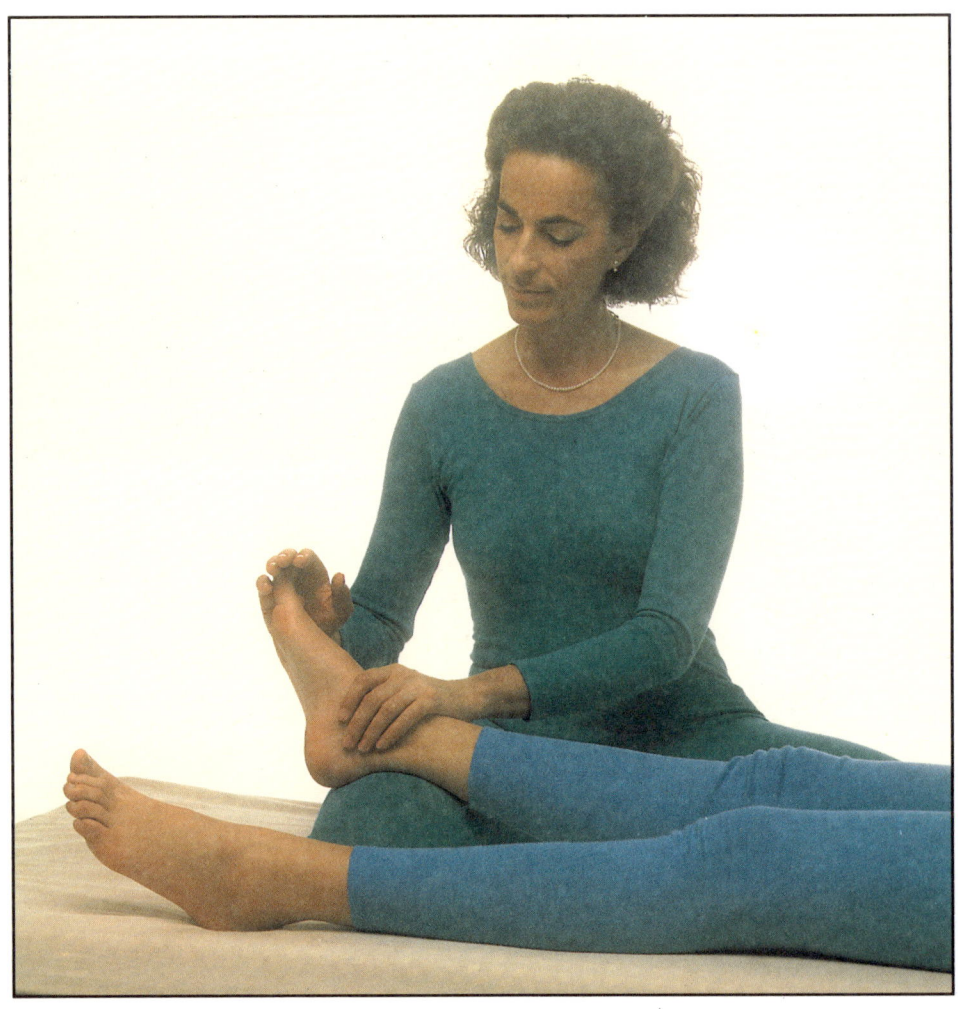

Abb. 231

Bei der nächsten Übung liegt die Ferse des Patienten in der Handfläche Ihrer körperfernen Hand, während Ihre körpernahe Hand das Knie des Patienten fixiert. In dieser Haltung bewegen Sie das Bein des Patienten in einer leichten Innenrotation und in einer Außenrotation. Hierbei können Sie feststellen, ob im Hüftgelenksbereich Blockierungen oder Störungen vorliegen. Abb. 236 und 237.

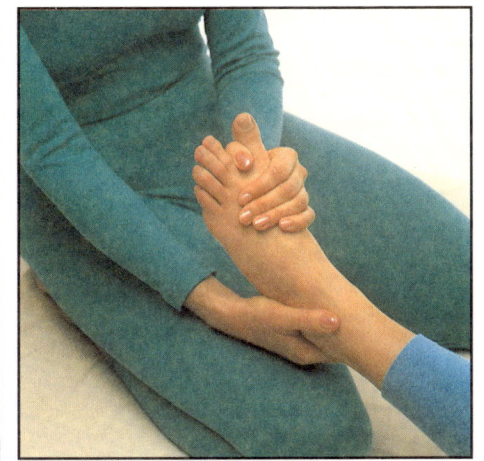

Abb. 232a

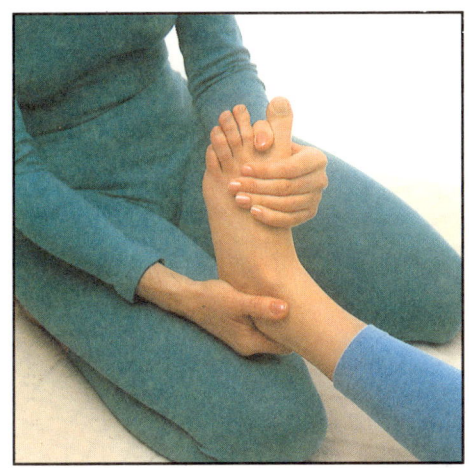

Abb. 232b

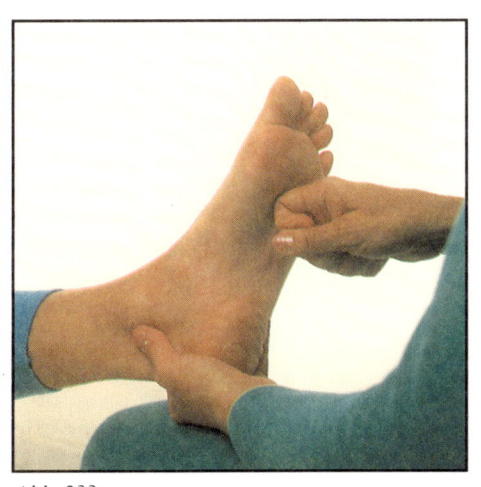

Abb. 233

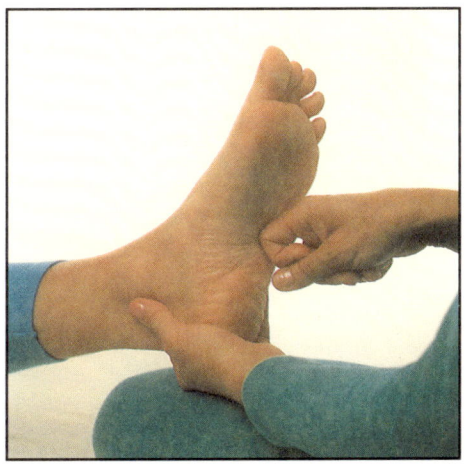

Abb. 234

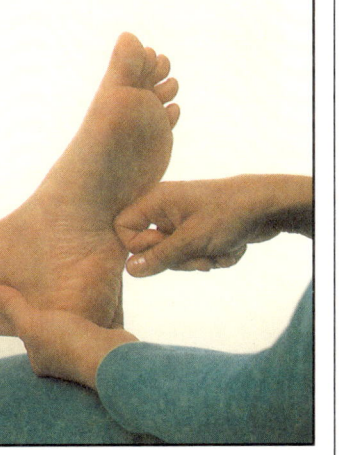

Abb. 235

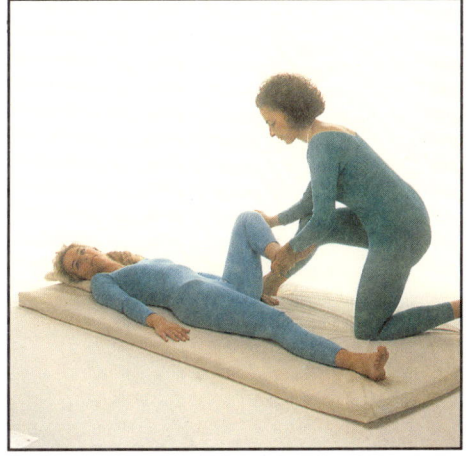

Abb. 236

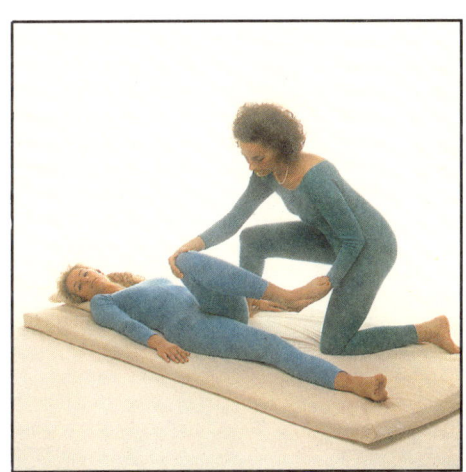

Abb. 237

IV Basis-Shiatsu

4 Basis-Shiatsu der Körperrückseite in Bauchlage

Sie sitzen am Kopfende des Patienten. Mit übereinandergelegten Daumen arbeiten Sie die Mittellinie vom höchstmöglichen Scheitelpunkt in Richtung Hinterhauptkante durch. Abb. 238. Parallel zur Mittellinie behandeln Sie rechts und links im Abstand von zwei Fingern von der Mittellinie das **Hinterhaupt.**

Die Hinterhauptkante muß in einer starken Kipphaltung des Daumens von der Mitte zum Ohr verlaufend behandelt werden. Abb. 239.

Nackenbehandlung: Sie ändern die Arbeitshaltung, indem Sie an der Seite des Patienten sitzen. Im Zangengriff, also gegenübergestelltem Druck von Fingern und Daumen, behandeln Sie die Halswirbelsäule. Abb. 240, 241 und 242.

Graphik 36: Hinterkopfbehandlung in Bauchlage. ▷

Die **Rückenbehandlung** beginnen Sie mit Handflächen-Shiatsu, wie schon am Anfang von Basis-Shiatsu dargestellt. Hierbei erfahren Sie die Verfassung Ihres Patienten in seiner Ganzheit. Sie nehmen Normalverfassung, übergroße Spannung oder Schwächegebiete wahr. (Siehe Abb. 78-83).

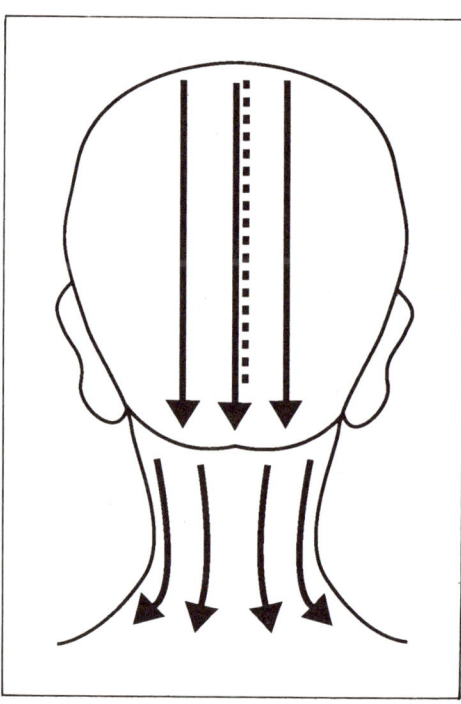

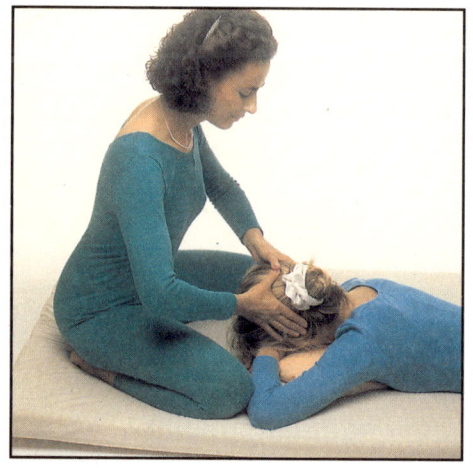

Abb. 238

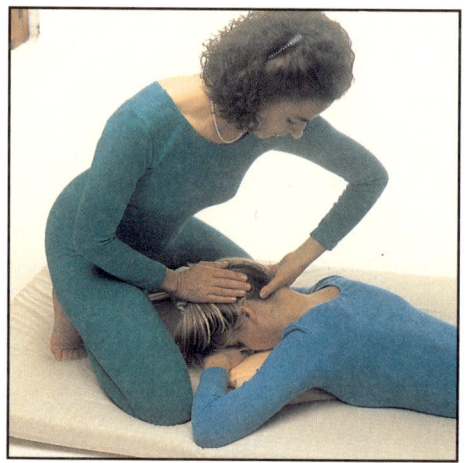

Abb. 239

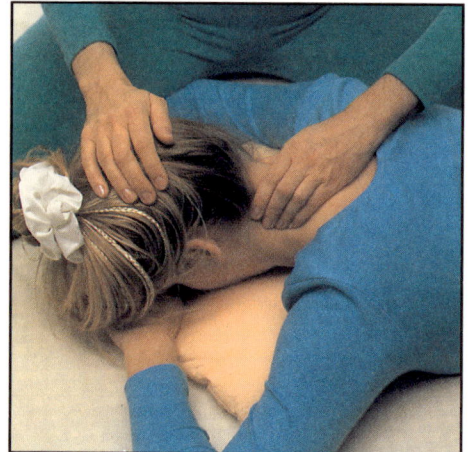

Abb. 240

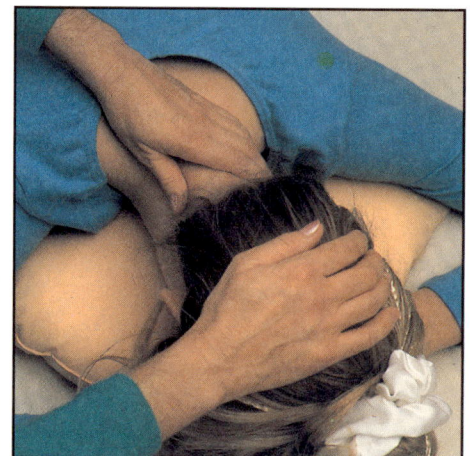

Abb. 241

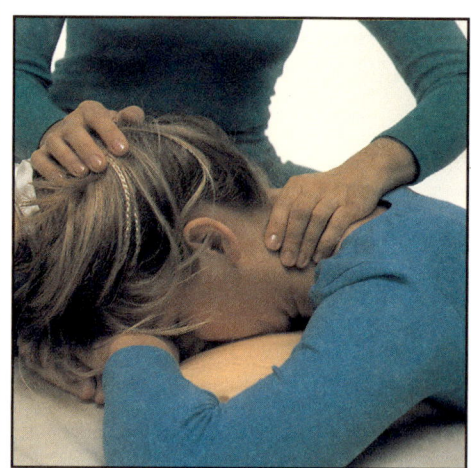

Abb. 242

Nach Handflächen-Shiatsu im Rückenbereich prüfen wir zur genaueren Beurteilung des Patientenbefundes mit
Zwei-Finger-Shiatsu die Wirbelsäule.
Zeigefinger und Mittelfinger liegen ein
wenig gespreizt rechts und links von
den Dornfortsätzen. Eine Hand des
Therapeuten unterstützt dabei die arbeitende Hand. In dieser Weise tasten
Sie vorsichtig die Wirbelsäule vom
siebten Halswirbel bis zum fünften
Lendenwirbel durch. So werden Sie ein
noch genaueres Bild von der Verfassung des Patienten gewinnen.
Abb. 243. Nun wenden Sie sich der Behandlung des Schulterblattrandes zu.
Die Arbeitshaltung der Hände ersehen
Sie aus Abb. 244. Den inneren Schulterblattrand behandeln Sie in Kippstellung der gegenübergestellten Daumen.
Hierbei ist darauf zu achten, daß Sie
unter den Schulterblattrand fassen, um
Verspannungen besser zu lösen.
Abb. 245. Danach arbeiten Sie von der
Schulterblattspitze mit dem Druck der
gegenübergestellten Daumen die Außenkante des Schulterblattes in Rich-
tung zum Schultergelenk durch.
Abb. 246.

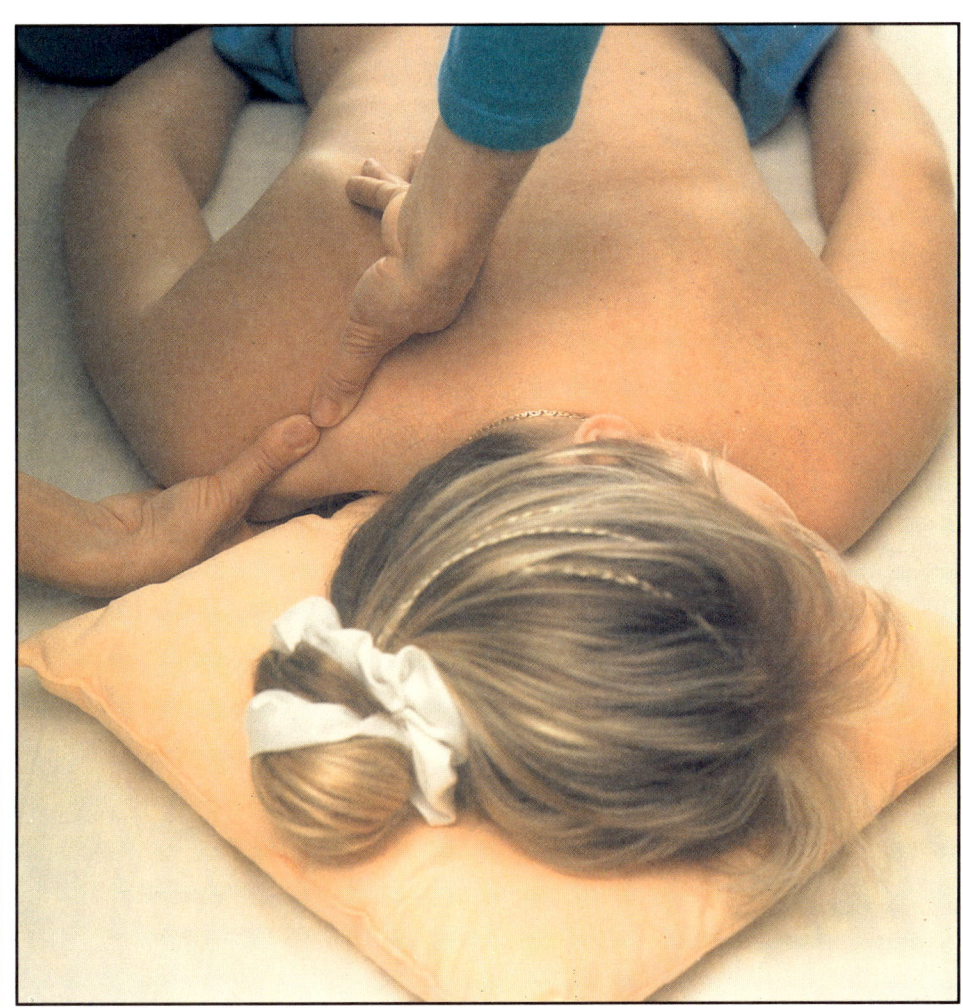

Abb. 244

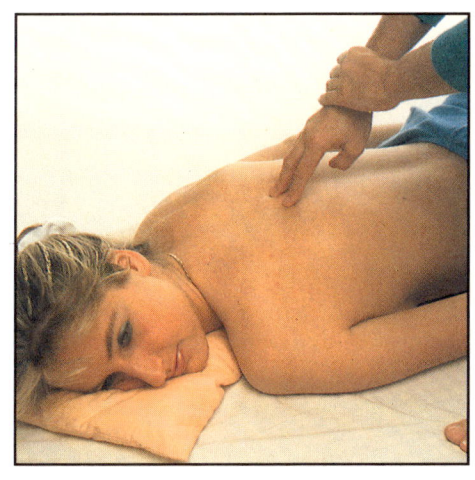

Abb. 243

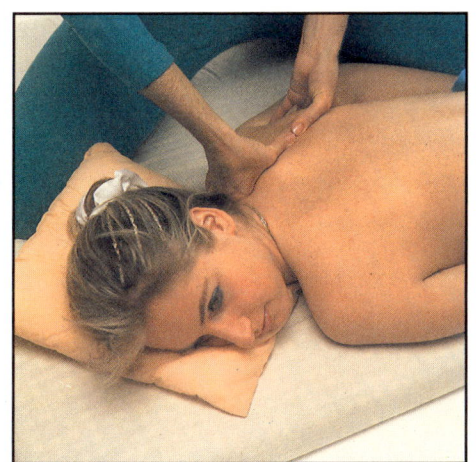

Abb. 245

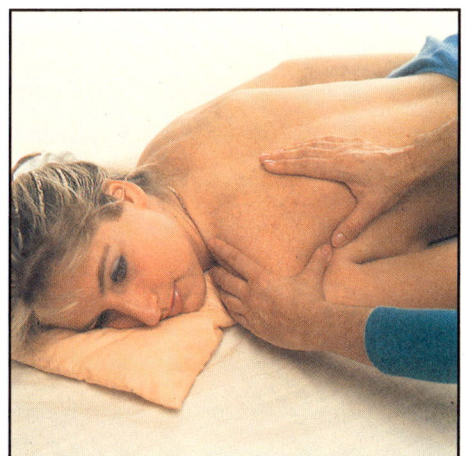

Abb. 246

IV Basis-Shiatsu

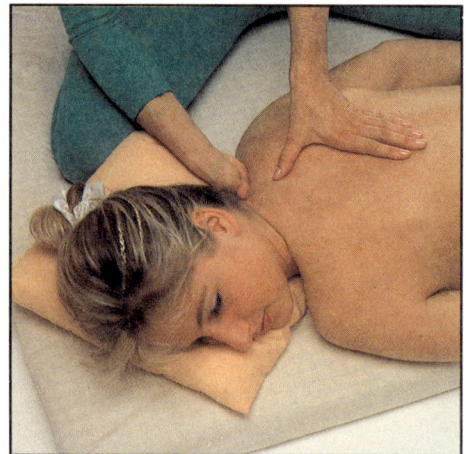

Abb. 247

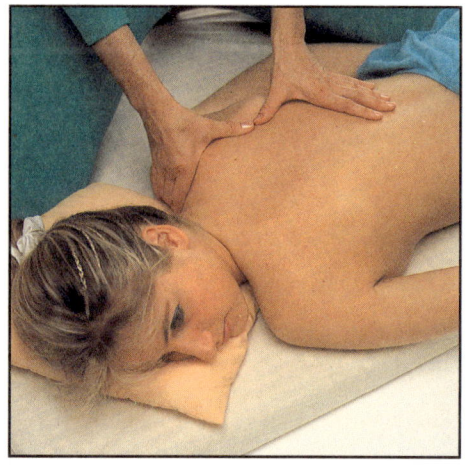

Abb. 248

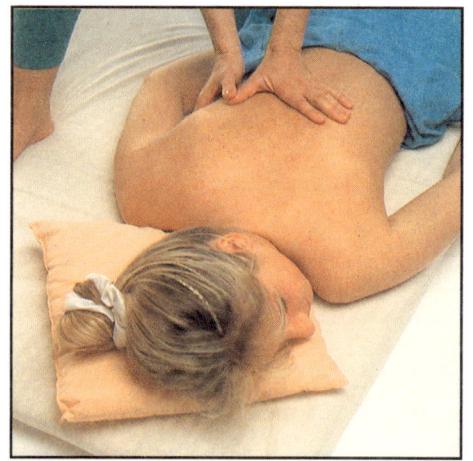

Abb. 249

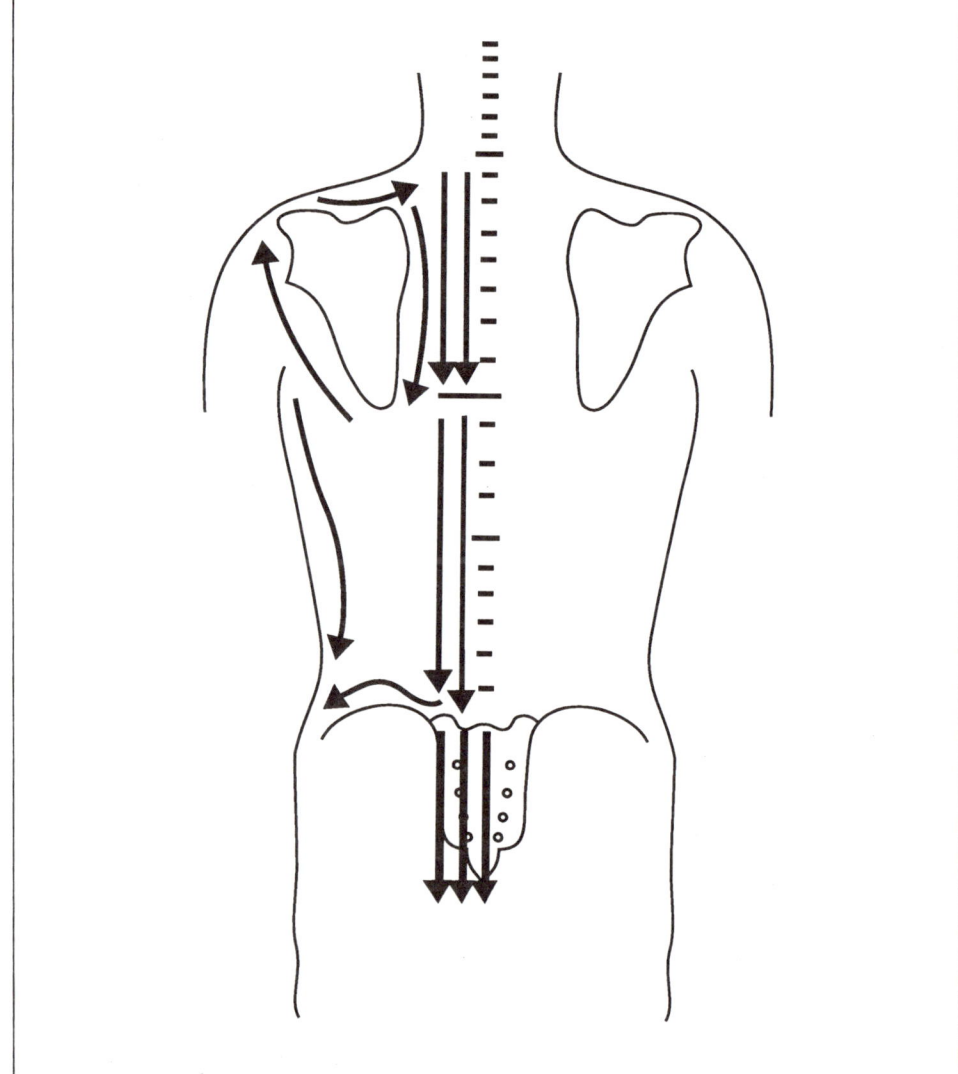

Graphik 37: Rückenbehandlung in Bauchlage.

Nun fassen Sie weich in die Halsgrube, um mit dem Daumen den Ausgangspunkt der wirbelsäulennahen Linie zu finden. Er liegt schräg unter dem siebten Halswirbel, zwei Finger von der Mitte der Wirbelsäule entfernt. Abb. 247. Mit gegenübergestellten Daumen und dem Körper angepaßten Händen arbeiten Sie im Verlauf dieser Linie bis zum achten Brustwirbel.

Abb. 248. In gleicher Weise arbeiten Sie die Linie vier Finger von der Mittellinie entfernt durch. In der Höhe des achten Brustwirbels ändern Sie wiederum die Arbeitshaltung und behandeln mit übereinandergelegten Daumen die äußere Linie in Richtung zum Beckenkamm. Abb. 249. Die zwei Finger von der Mitte der Wirbelsäule entfernte Linie wird in gleicher Weise behandelt.

Zusätzlich arbeiten Sie im Zwischenrippenraum die Linie vom äußeren Schulterblattrand bis zum Beckenkamm. Abb. 250.

Vom fünften Lendenwirbel ausgehend nehmen Ihre Hände in Kippstellung der Daumen die Behandlung des Beckenkammes bis zum höchsten Punkt vor. Abb. 251.

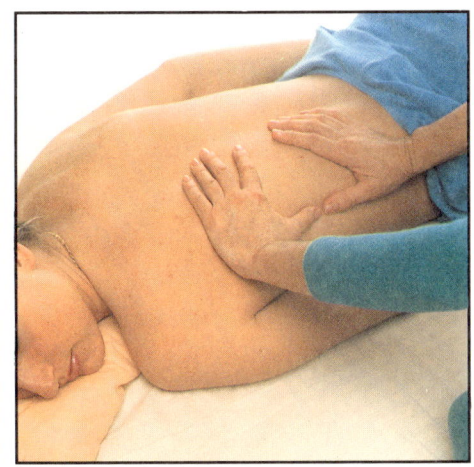

Abb. 250

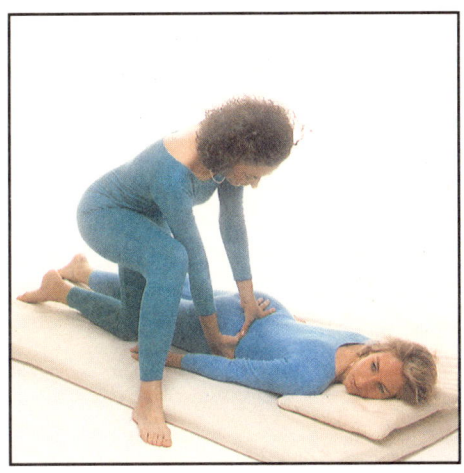

Abb. 251

Das Kreuzbein ist bei vielen Menschen Ursache mannigfacher Schmerzzustände. Hier finden sich häufig Kältegefühl, Empfindungslosigkeit, Verkrampfungen, bis hin zum akutesten Schmerz. Da das Kreuzbein in enger Bezüglichkeit zum Unterleib steht, wenden Sie diesem besondere Beachtung zu.

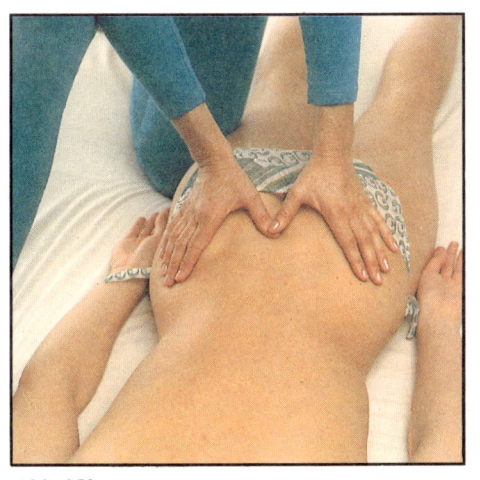

Abb. 252

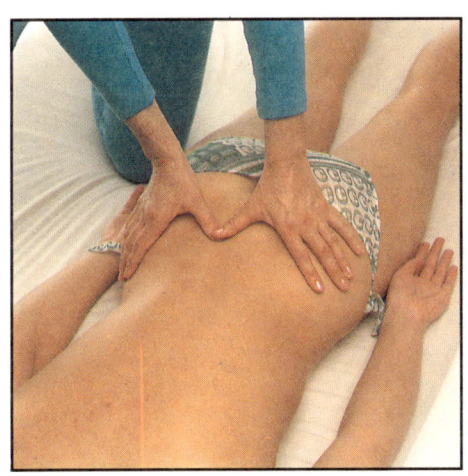

Abb. 253

Sie arbeiten mit übereinandergelegten Daumen die Mittellinie des Kreuzbeines vom fünften Lendenwirbel bis zum Steißbein durch. In gleicher Weise behandeln Sie die beiden Linien parallel zur ersten, die zwei und vier Finger von der Mittellinie entfernt sind. Abb. 252, 253 und 254. In gleicher Haltung wie bei der Behandlung in Seitenlage verfolgen Sie die Linie vom oberen Punkt des Darmbeinkreuzbeingelenkes zum großen Rollhügel. Abb. 255.

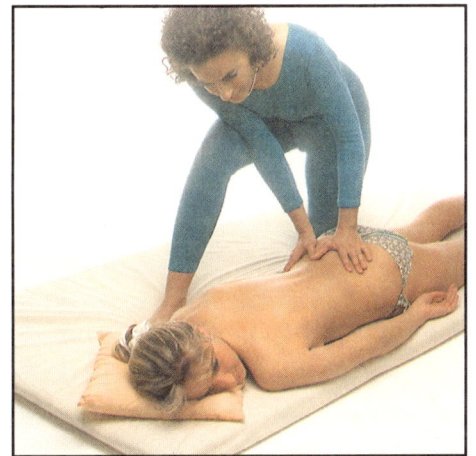

Abb. 254

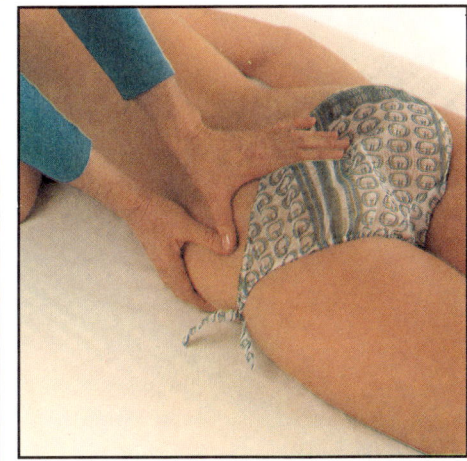

Abb. 255

IV Basis-Shiatsu

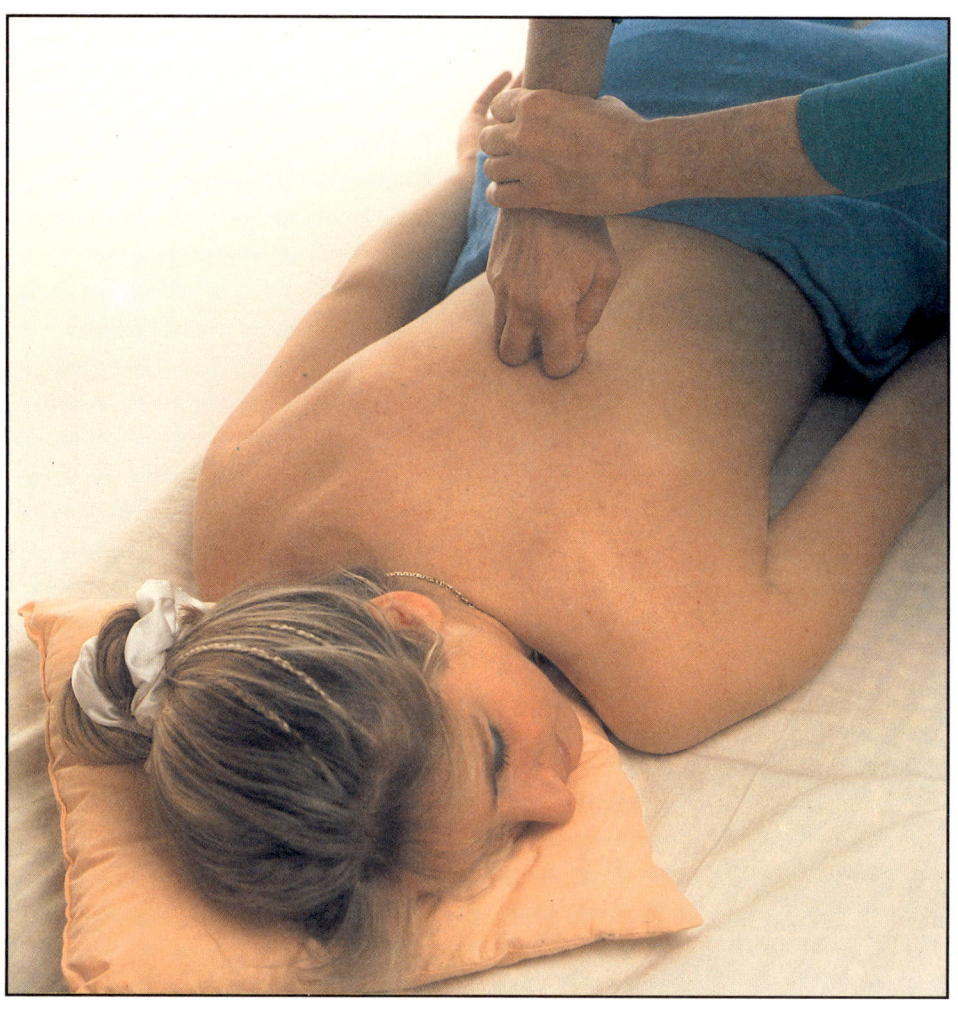

Abb. 256

Beinbehandlung:

Vom Sitzbeinknorren ausgehend arbeiten Sie mit übereinandergelegten Daumen die Mittellinie des Oberschenkels in Richtung der Mitte der Kniegelenksfalte. Abb. 257 und 258. Jeweils zwei Finger außerhalb und innerhalb dieser Mittellinie behandeln Sie parallel zu dieser in Richtung zur äußeren und inneren Kniegelenkssehne.

Wieder legen Sie das angewinkelte Knie des Patienten ein wenig nach außen. Eine Hand stützt die Hüfte, während die andere Hand mit Druckkonzentration auf die Fingergrundgelenke die Außenseite des Oberschenkels behandelt. Abb. 259. Im Anschluß konzentriert sich der Daumendruck auf die Mitte der Kniekehle. Abb. 260. Von hier aus arbeitet die Hand in der Mitte des Wadenmuskelverlaufes in Richtung zum äußeren Achillessehnenrand. Abb. 261. Wiederum mit Druckkonzentration auf die Fingergrundgelenke arbeitet der Therapeut vom äußeren Kniegelenksspalt die Außenseite des Unterschenkels in Richtung zum äußeren Knöchel durch. Abb. 262.

Für Entspannung verkrampfter Beinmuskulatur faßt man die Wadenmuskeln an, um das Bein leicht anzuheben. Danach läßt man das Bein weich fallen. Abb. 263.

Haben Sie den gesamten Rücken in der eben beschriebenen Weise behandelt und finden immer noch eine extrem harte Stelle vor, können Sie in folgender Weise behandeln: Sie winkeln Zeige- und Mittelfinger zu stumpfen Haken und legen sie rechts und links der Dornfortsätze auf die steifste Stelle des Rückens. Die andere Hand umfaßt das Handgelenk, um es zu unterstützen.

Sie lassen den Patienten tief einatmen und wiederum tief ausatmen. Während des Ausatmens drücken Sie die Wirbelsäule sanft nach unten. Am tiefsten Punkt der Ausatmung lassen Sie die Hand plötzlich los. Der Patient empfindet diese Übung stets als außerordentlich entspannend. Jedoch sollte dieser Griff nur dem geübten Therapeuten vorbehalten bleiben. Abb. 256.

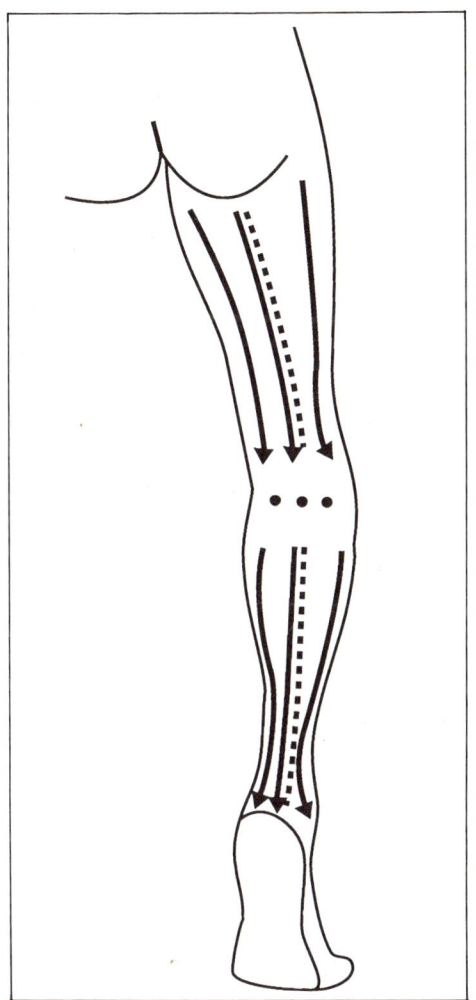

Graphik 38: Beinbehandlung in Bauchlage.

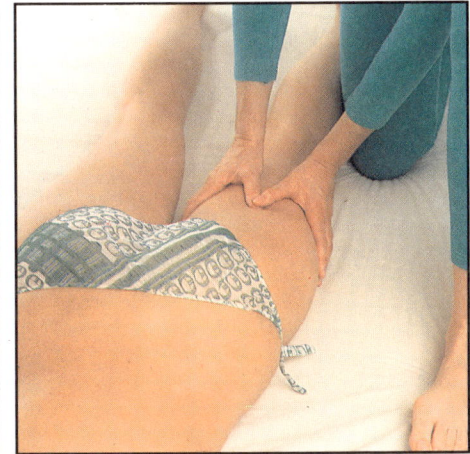

Abb. 257

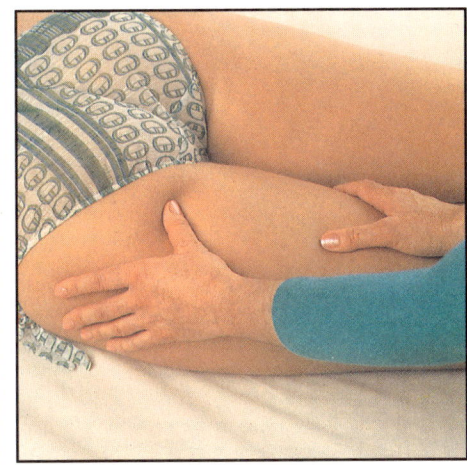

Abb. 258

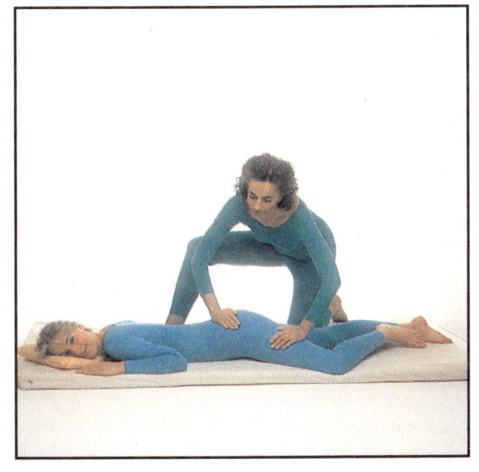

Abb. 259

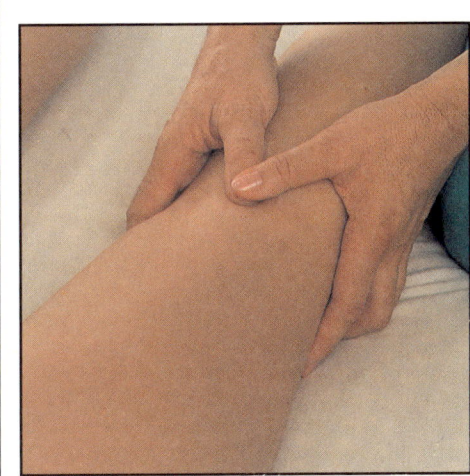

Abb. 260

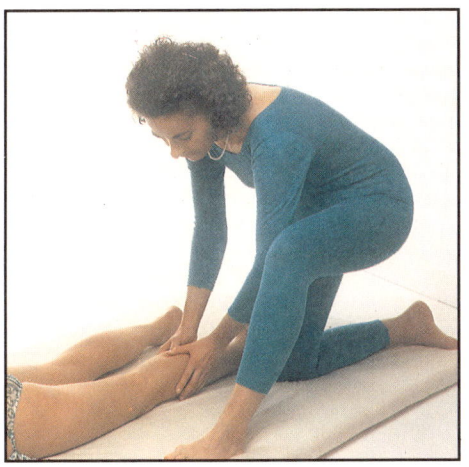

Abb. 261

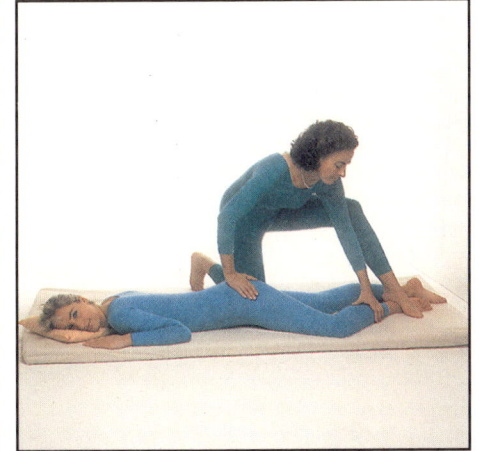

Abb. 262

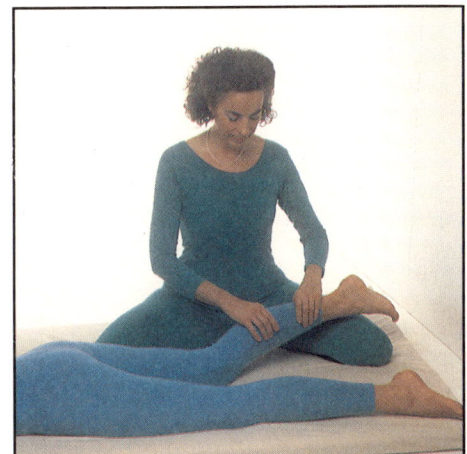

Abb. 263

IV Basis-Shiatsu

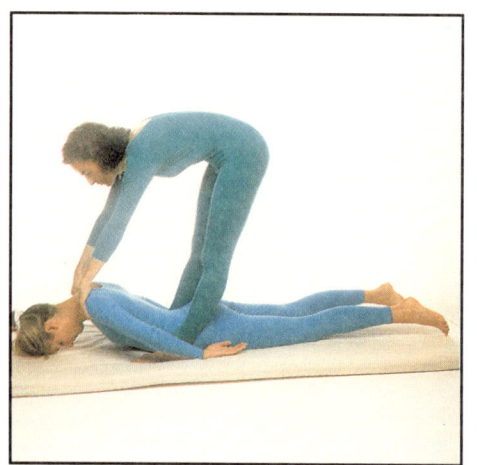

Abb. 264

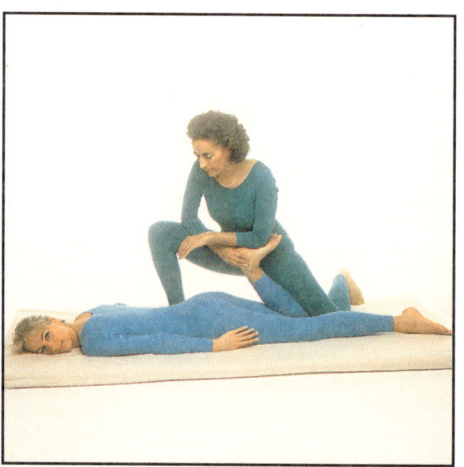

Abb. 265

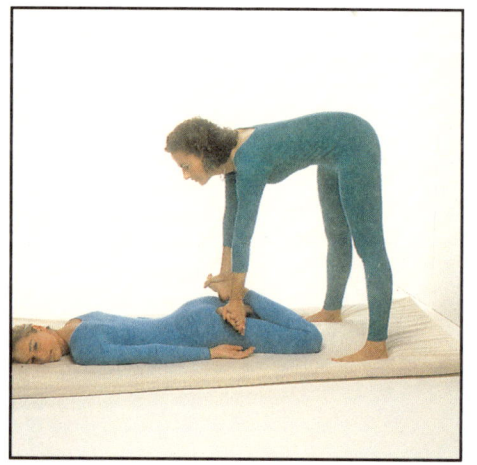

Abb. 266

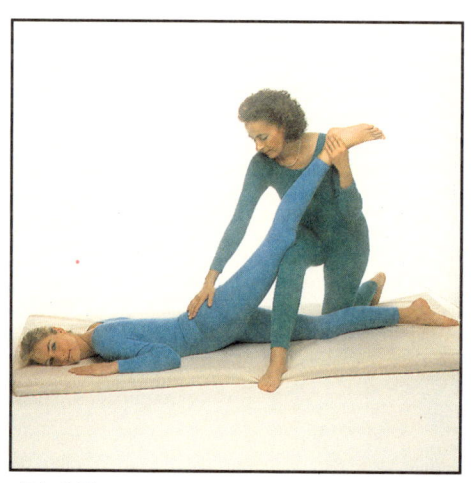

Abb. 267

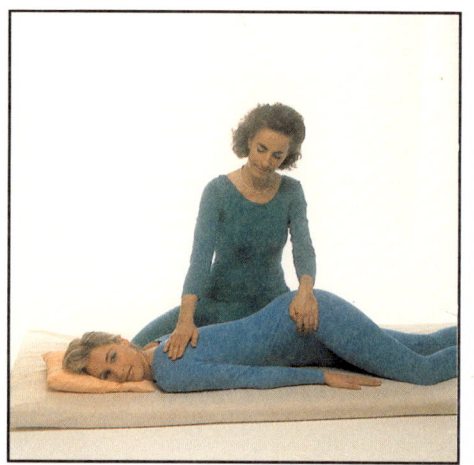

Abb. 268

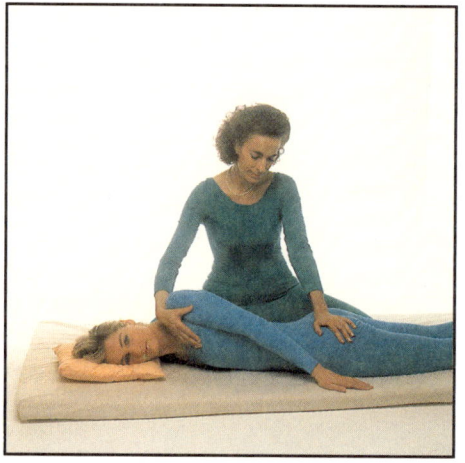

Abb. 269

Dehnungsübungen in Bauchlage:

Dehnung des Schulter- und Nackenbereiches: Der Behandelnde steht mit den Füßen rechts und links vom Patienten und umfaßt mit den Händen weich dessen Schultern. Er läßt den Patienten tief einatmen und wieder ausatmen. Während der Ausatmung dehnt der Behandelnde die Schultern des auf dem Bauch liegenden Patienten vorsichtig nach rückwärts. Abb. 264.

Dehnung der Achillessehne: Der Behandelnde stützt den Ellbogen auf die Fußsohle des Patienten, während die andere Hand die Ferse fixiert. Während der Ausatmung des Patienten dehnt der Therapeut den Fuß in Richtung zum Gesäß des Patienten. Abb. 265.

Dehnung der Beinmuskulatur: Die Knie des Patienten werden ein wenig nach außen gelagert, während der Therapeut die Füße des Patienten verschränkt. Während der Ausatmung dehnt der Behandelnde die überkreuzten Unterschenkel sanft in Richtung zum Gesäß des Patienten. Abb. 266.

Dehnung des Beckenbereiches und der Beinmuskulatur: Die Hand des Therapeuten liegt auf der Hüfte des Patienten, während die andere Hand das Sprunggelenk des Patienten umfaßt. Während der Ausatmung des Patienten dehnt der Therapeut das Bein nach rückwärts, soweit dieses ohne Schmerz möglich ist. Abb. 267.

Dehnung der Wirbelsäule: Die kopfnahe Hand liegt auf dem Schulterblatt, die kopfferne Hand greift unter die Kante der Darmbeinschaufel. In der Ausatmungsphase wird in einer Gegenbewegung diagonal die Wirbelsäule gedehnt. Abb. 268 und 269.

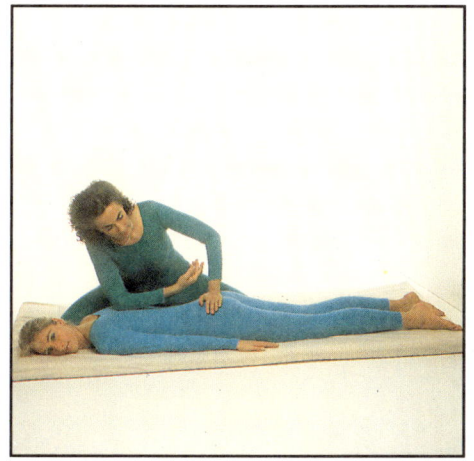

Abb. 270

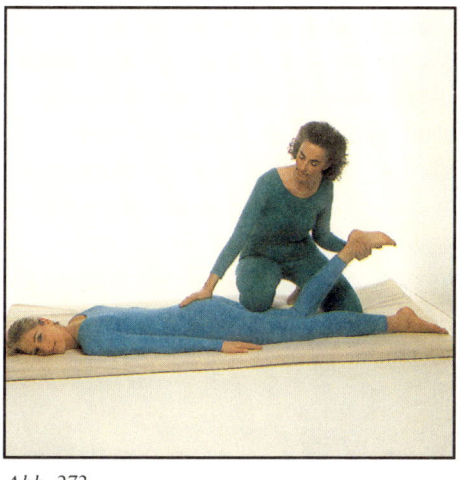

Abb. 272

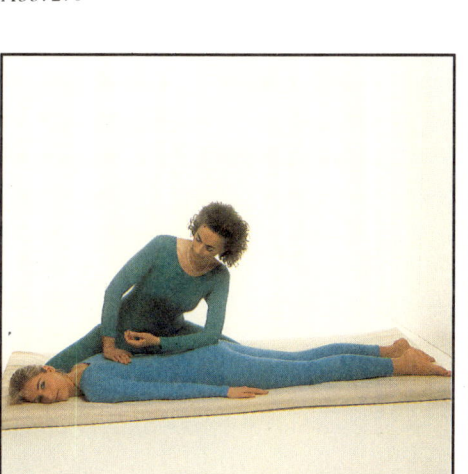

Abb. 271

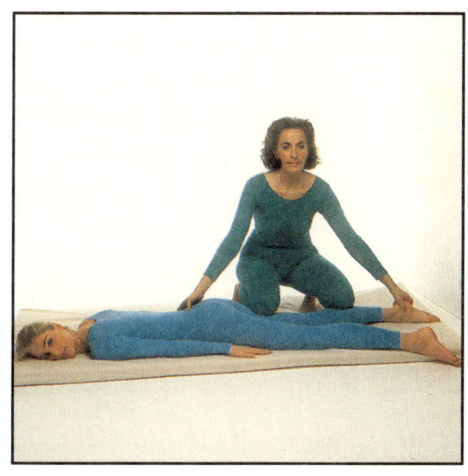

Abb. 273

Beispiele für Ellbogen- und Knie-Shiatsu:

Finden Sie bei einem Patienten eine extreme Jitsu-Situation vor, so reicht bisweilen der Daumendruck nicht aus, um die Blockierung im Schmerzpunkt zu lösen. Hier kann man den Ellbogen einsetzen. Die andere Hand sollte dabei den schwächsten Punkt des Rükkens unterstützen. Je nach Winkelstellung des Unterarms zum Oberarm verschärft sich der Druck des Ellbogens oder wird stumpfer. Setzen Sie Ellbogen-Shiatsu nur mit größter Vorsicht und Behutsamkeit ein. Abb. 270, 271.

Manchmal ist es notwendig, zugleich im Rücken- oder Bauchbereich, im Beinbereich und im Fußbereich zu arbeiten. Um das zu erreichen, setzen Sie zusätzlich zu den Händen die Knie mit ein. Achten Sie darauf, daß dies besonders weich und vorsichtig geschieht. Der Patient sollte den Druck des Knies nicht als schmerzhaft empfinden. Abb. 272 und 273.

IV Basis-Shiatsu

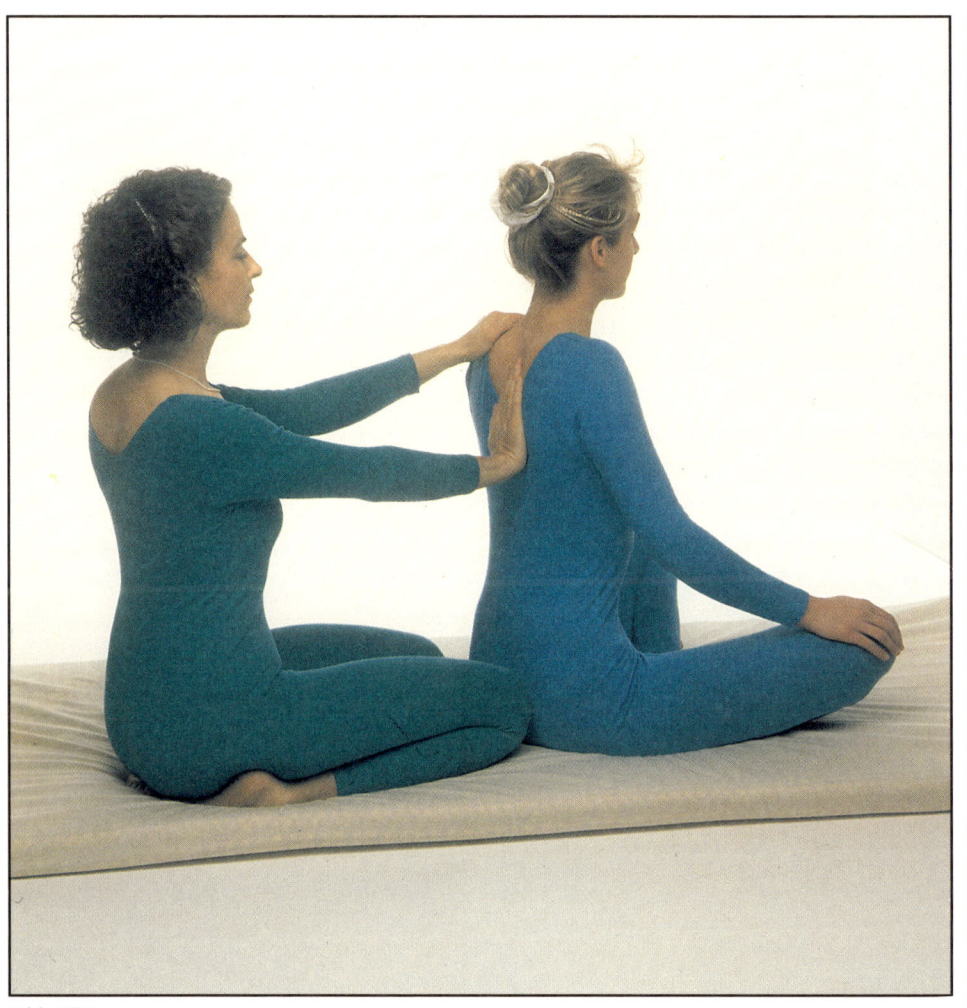

Abb. 274

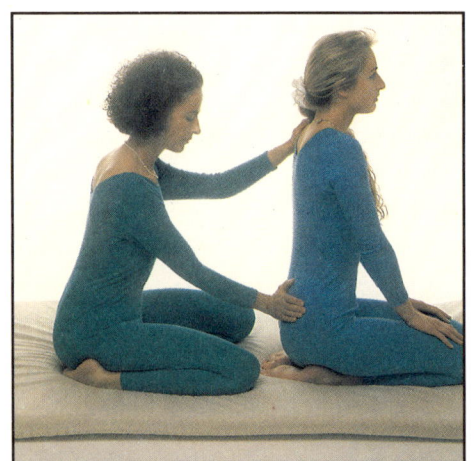

Abb. 275

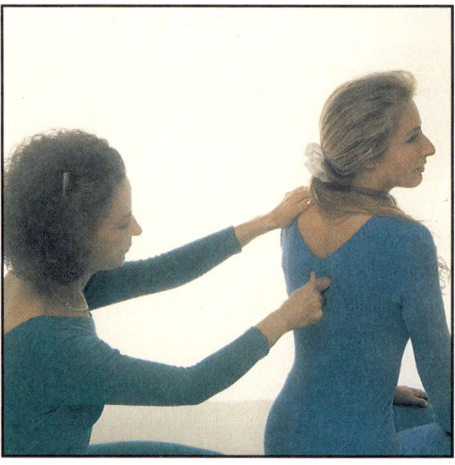

Abb. 276

5 Basis-Shiatsu in sitzender Position

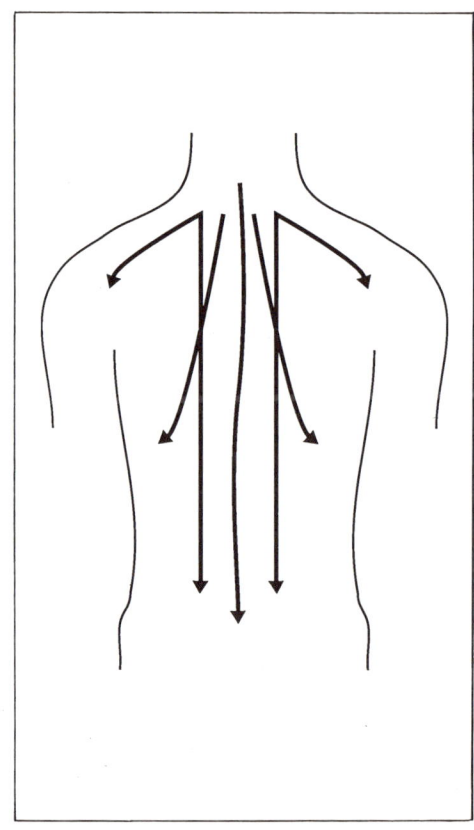

Graphik 39: Rückenbehandlung in sitzender Position.

Rückendiagnose und Behandlung:
Der Shiatsu-Therapeut sitzt hinter dem Patienten und legt eine Hand zur Fixierung auf dessen Schulter. Die andere Hand fühlt mit Handflächenshiatsu in sanftem Druck den Zustand des Patienten. Dies geschieht, indem die Hand flach auf der Mitte der Wirbelsäule vom siebten Halswirbel bis zur

Lendenwirbelsäule hinunter tastet. Danach erfühlt die arbeitende Hand vom Zentrum der Wirbelsäule ausgehend den Zustand des Schultergürtels bis zum Schultergelenk. Als dritte Linie erfaßt die arbeitende Hand die Si-

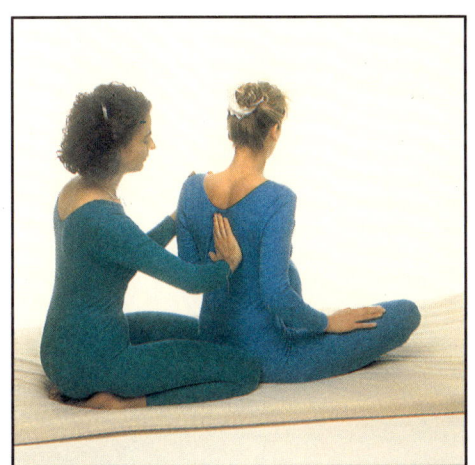

Abb. 277

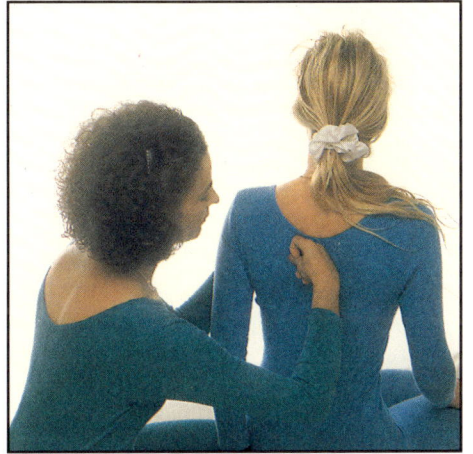

Abb. 278

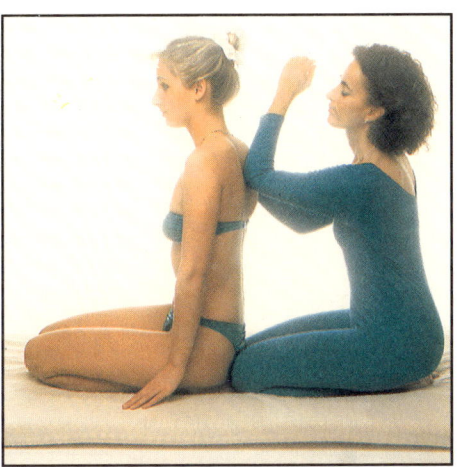

Abb. 279

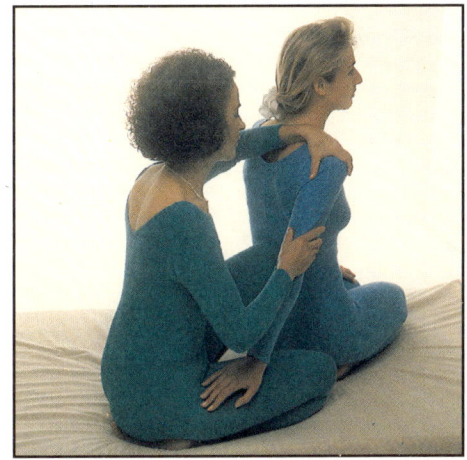

Abb. 280

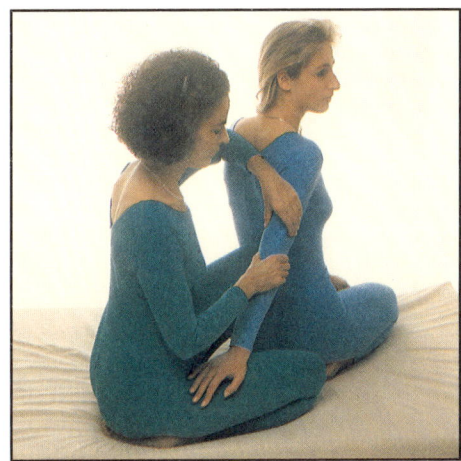

Abb. 281

tuation ausgehend vom siebten Halswirbel rechts und links von der Wirbelsäule bis hinunter zum Kreuzbein. Die vierte Arbeitslinie beginnt in der Höhe des siebten Halswirbels und verläuft schräg nach unten zum äußeren Brustkorbbereich. Der Druck sollte jeweils zwei Atemzüge lang gehalten werden. Abb. 274.

Der Kreuzbein- und Darmbeinbereich wird mit quergestellter Hand ertastet. Abb. 275.

Haben Sie mit der ganzen Hand die Rückensituation erfühlt, prüfen Sie mit Zeige- und Mittelfinger den Zustand rechts und links der Wirbelsäule. Hierbei liegen die Dornfortsätze zwischen Zeige- und Mittelfinger. Zur Lösung von Verspannungen behandeln Sie die Problemzonen des Patienten mit Daumen und Zeigefingerknöchel der rechten und linken Hand. Hierbei wird der stark abgewinkelte Zeigefinger zusammen mit der Daumenkuppe eine intensive Druckfläche bilden. Abb. 276.

Nun halten Sie eine Schulterseite des Patienten und arbeiten mit den Fingerkuppen sanft unter das Schulterblatt der gleichen Seite. Abb. 277. Sollte der Schulterblattrand zu stark verkrampft

und blockiert sein, drehen Sie den Arm der gleichen Seite ein wenig nach rückwärts. So hebt sich das Schulterblatt ein wenig vom Brustkorb ab. Nun können Sie mit Knöchel- und Daumen-Shiatsu behutsam unter dem Schulterblattrand arbeiten. Abb. 278. Bei grober Verspannung können Sie Ellbogen-Shiatsu einsetzen. Abb. 279.

Arm-Shiatsu in sitzender Position: Der Fersensitz ist die Ausgangsposition für diese Arbeitshaltung. Jedoch ist ein Bein des Therapeuten aufgestellt, damit Knie und Schienbein des Therapeuten den Rücken des Patienten stützen. Eine Hand hält die Schulter, während die andere den Arm des Patienten schräg rückwärts führt. Mit Gegendrucktechnik wird der leicht gedehnte Arm in der Vorder- und Rückenlinie bis zum Ellbogen behandelt. Nun unterstützt die körperferne Hand das Ellbogengelenk, während die körpernahe Hand die Innen- und Außenlinie des Oberarmes durcharbeitet. Abb. 280 und 281.

Nun fixiert die körpernahe Hand den Ellbogen, während die körperferne Hand die Vorder- und Rückenseite des

IV Basis-Shiatsu

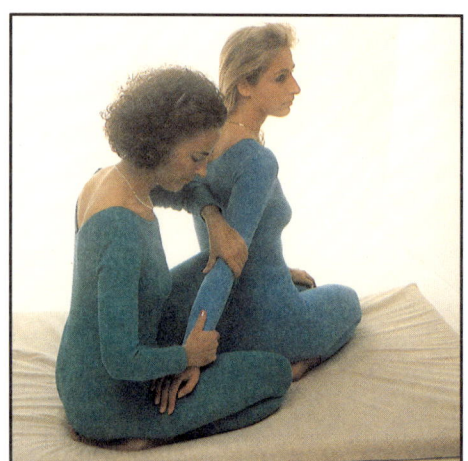

Abb. 282

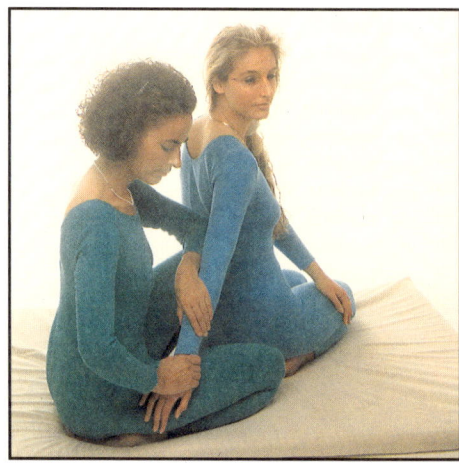

Abb. 283

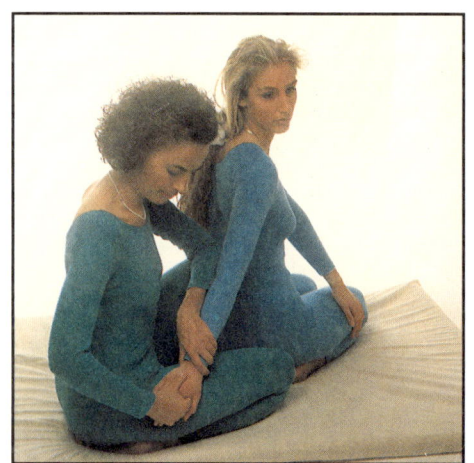

Abb. 284

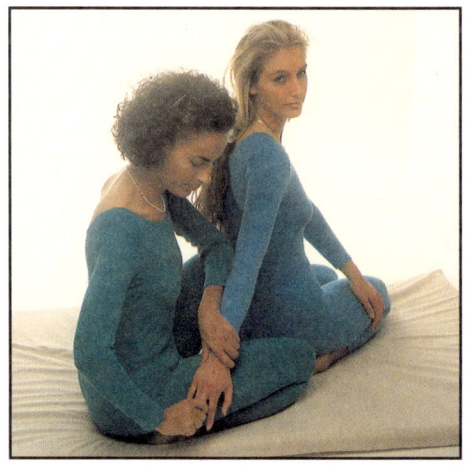

Abb. 285

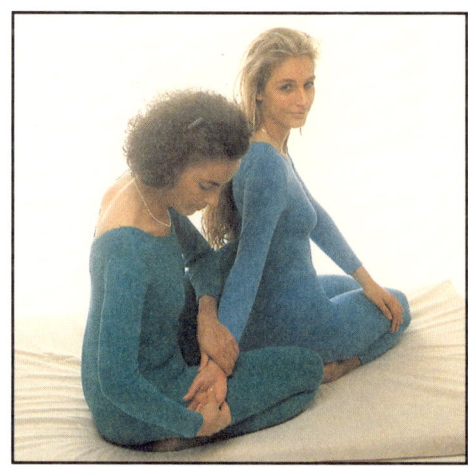

Abb. 286

ken Arm des Patienten über dessen Kopf. Man läßt den Patienten tief einatmen, und während der Ausatmung dehnt man den abgewinkelten Arm so weit wie möglich zur rechten Seite. Diese Übung bitte mit größter Sorgfalt durchführen. Abb. 288.
Gleichzeitig ist diese Übung eine Dehnung des Herzmeridians.

Behandlung und Mobilisation des Nakkens: Die linke Hand fixiert die linke Schulter des Patienten, die rechte Hand arbeitet den Nacken vom Hinterhaupt bis zum Schultergürtel durch.

Unterarmes bis zum Handgelenk erfaßt. Abb. 282. Nun mit der körperfernen Hand das Handgelenk haltend, folgt die körpernahe Hand mit der Behandlung der Innen- und Außenlinie des Unterarmes. Abb. 283.

Handbehandlung: Mit leichtem Druck werden Mittelhand und die Finger des nach rückwärts gedehnten Armes durchgearbeitet. Abb. 284 und 285. Die Hand wird gedreht und die Handinnenfläche in gleicher Weise wie schon beschrieben behandelt. Abb. 286. (Siehe auch S. 74 f.)

Schultermobilisationen: Nun mobilisieren wir passiv die Schulter. Dabei stützt die rechte Hand die linke Schulter. Die linke Hand führt den Arm in großen Kreisbewegungen nach vorne und rückwärts. Bei dieser Bewegung darf die linke Hand einen leichten Zug ausüben. Die gleiche Übung wird auf der anderen Körperseite wiederholt. Abb. 287.

Wir setzen die Dehnung des Schultergelenkes in folgender Weise fort: Die rechte Hand des Therapeuten liegt auf der Schulter des Patienten. Die linke Hand des Therapeuten führt den lin-

Die gleiche Therapie wird mit der anderen Hand durchgeführt. Abb. 289.

Die rechte Hand fixiert die Hinterhauptkante, während die linke Hand die Stirn des Patienten stützt. In dieser Position kreisen Sie den Kopf weich in beiden Richtungen. Danach führen Sie den Kopf nach rückwärts in den Nakken, um ihn anschließend gerade zu stellen, während Sie langsamen Zug anwenden. So langsam wie Sie den Zug auf den Kopf gesteigert haben, lassen Sie in der Spannung auch wieder nach. Abb. 290 und 291.

Nun legen Sie die linke Faust in den Nacken des Patienten, fassen mit der rechten Hand die Stirn und beugen den Kopf mit leichtem Druck nach rückwärts gegen Ihre Faust. Diese Technik können Sie auch seitlich der Wirbelsäule anwenden. Abb. 292. Anschließend umfassen Sie den Kopf mit beiden Händen, während die Daumen unter der Hinterhauptkante liegen. In dieser Haltung heben Sie den Kopf unter sanfter Streckung an. Abb. 293. Danach dehnen Sie den Kopf des Patienten behutsam zur Seite. Abb. 294.

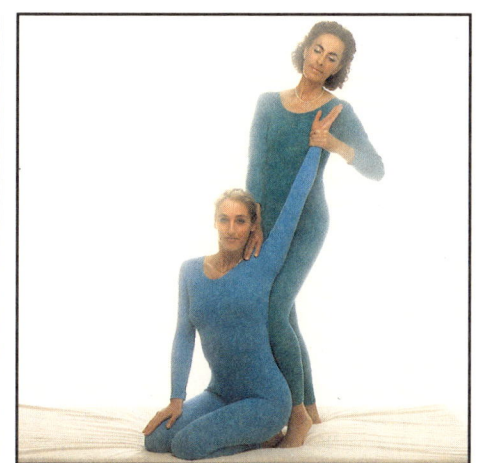

Abb. 287

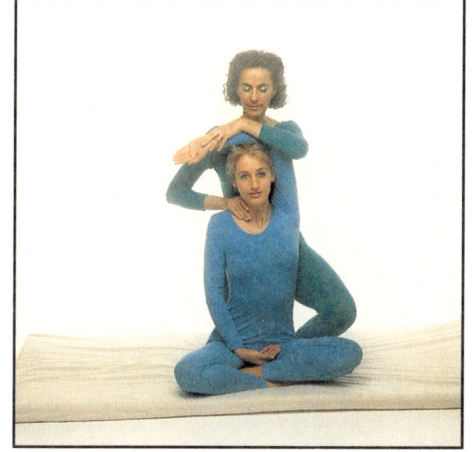

Abb. 288

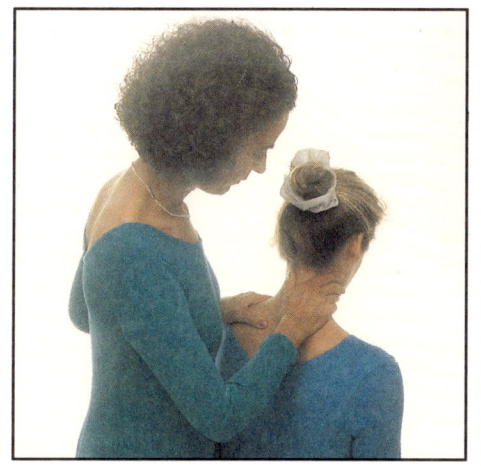

Abb. 289

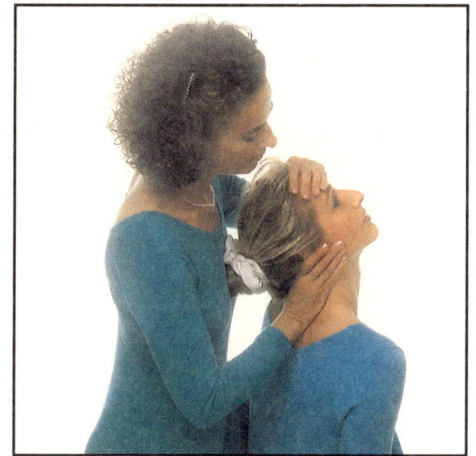

Abb. 290

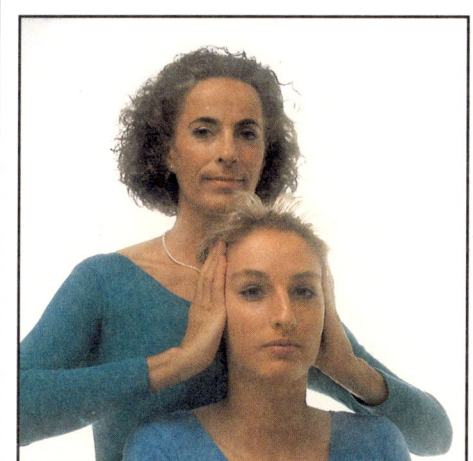

Abb. 291

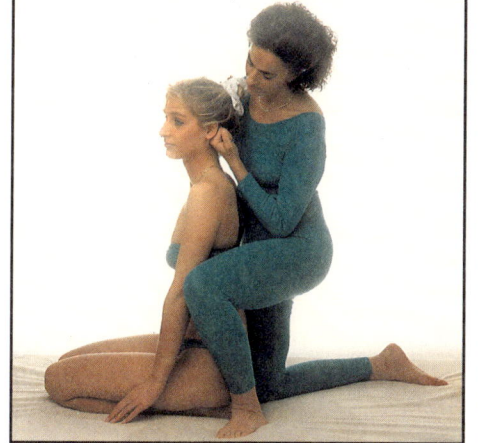

Abb. 292

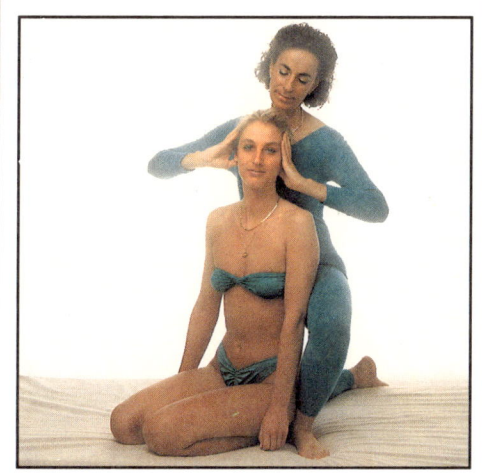

Abb. 293

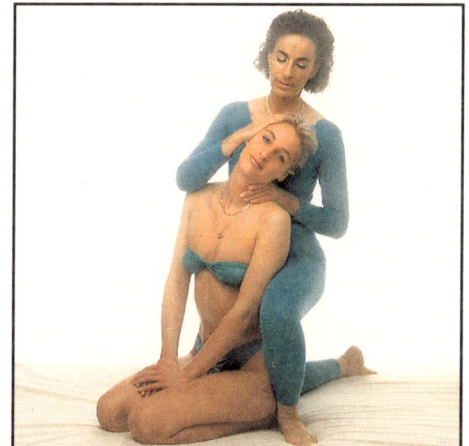

Abb. 294

IV Basis-Shiatsu

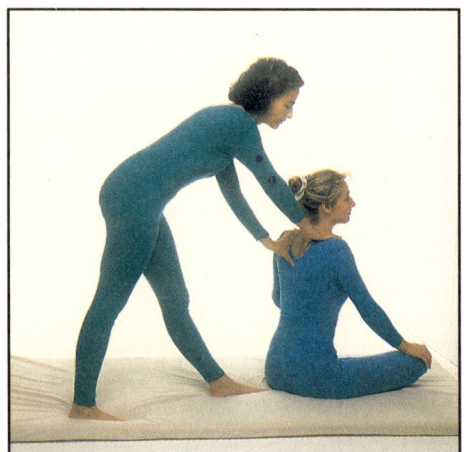

Abb. 295

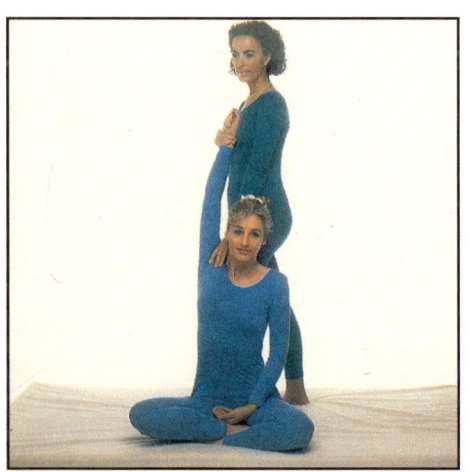

Abb. 296

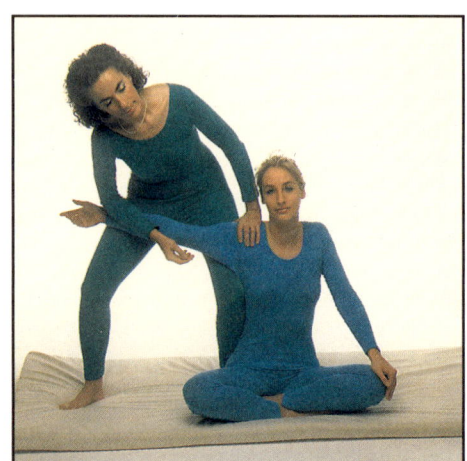

Abb. 297

Nun steht der Therapeut hinter dem Patienten und arbeitet schrittweise mit Daumendruckkonzentration das Gebiet vom siebten Halswirbel an rechts und links der Wirbelsäule nach unten bis zur Höhe des achten Brustwirbels. Abb. 295. In Höhe der Schulterblattspitze angekommen, läßt der Therapeut den Druck der Hände plötzlich los. So kommt es wiederum zu einer deutlichen Entspannung des Patienten.

Nach der vertikalen Linie vom siebten Halswirbel bis zum achten Brustwirbel arbeiten wir in gleicher Weise mit wechselndem Daumendruck vom siebten Halswirbel horizontal über den Rand des Kapuzen-Muskels bis zur Schulterhöhe.

Dehnungsübungen:
Wir dehnen den Arm des Patienten folgendermaßen: Die linke Hand liegt auf der rechten Schulter des Patienten, die rechte Hand umfaßt das rechte Handgelenk und dehnt den Arm des Patienten vertikal nach oben. Auf der Gegenseite wiederholen Sie die gleiche Dehnung. Abb. 296.

Aus dieser Haltung heraus legen Sie den rechten Arm des Patienten auf Ihr Knie und fixieren mit der anderen Hand dessen Schulter. Unter Anwendung von Ellbogen-Shiatsu arbeiten Sie den Arm des Patienten von der Schulter zum Handgelenk durch. Abb. 297.

Nun umfassen Sie die Schultern des Patienten und arbeiten seine Arme bis zu den Ellbogen und dann bis zu den Handgelenken durch, um sie fixierend zu umfassen. Sie dehnen seine Arme vertikal nach oben und stützen dabei den Rücken des Patienten mit Ihrem Bein. Abb. 298. Langsam führen Sie die Arme unter Dehnung des Rückens

seitlich am Körper herunter, um sie anschließend nach rückwärts zu dehnen. Abb. 299 und 300. Aus dieser Haltung führen Sie die Arme wieder nach vorne und legen sie ab. Sie greifen mit den Fäusten unter die Achsel des Patienten und stützen hierbei die Kniescheiben unter seine Schulterblattspitze. Abb. 301. Mit einer leichten Hebelwirkung ziehen Sie den Patienten über Ihre Knie und dehnen ihn über Ihren Körper. Hierbei strecken Sie die Beine langsam, denn die Dehnung sollte nicht zu extrem durchgeführt werden. Abb. 302 und 303. Die eben beschriebene Dehnung und Entspannungsübung erfordert viel Erfahrung und Gefühl vom Therapeuten. Sie sollte vom Anfänger nicht durchgeführt werden.

Sie richten den Patienten wieder in sitzende Position auf und legen seine Arme überkreuzt auf den Brustkorb. Dicht hinter dem Patienten sitzend umfassen Sie seine Arme und schwingen seinen Körper in leichten Kreisen. Abb. 304.

Nun stehen Sie noch einmal hinter den Patienten und laufen mit den Händen über seine Beine bis zum Knöchel. Abb. 305. In dieser Haltung legen Sie behutsam Ihren Körper auf den Rücken des Patienten und führen so eine Dehnung des gesamten Körpers durch. Abb. 306.

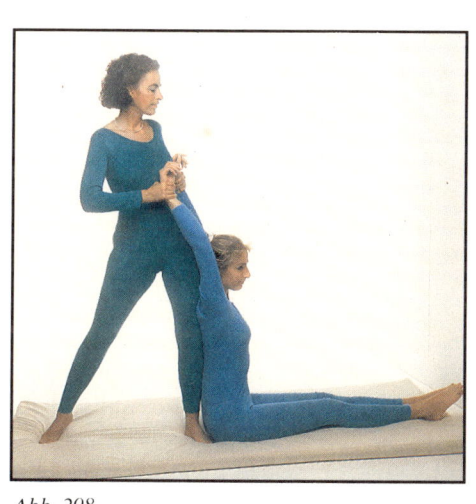

Abb. 298

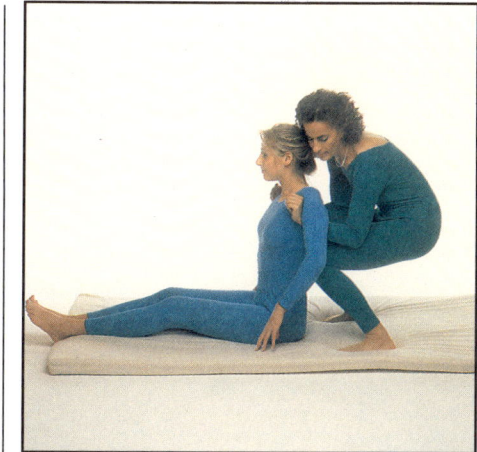

Abb. 301

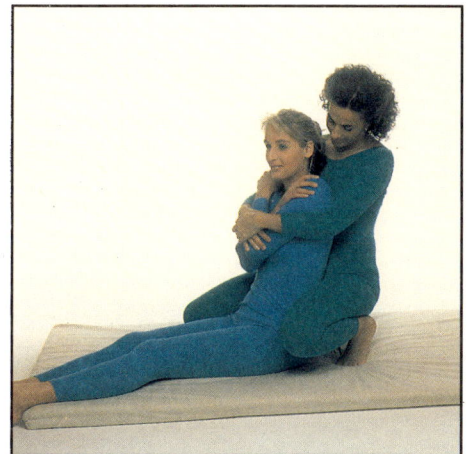

Abb. 304

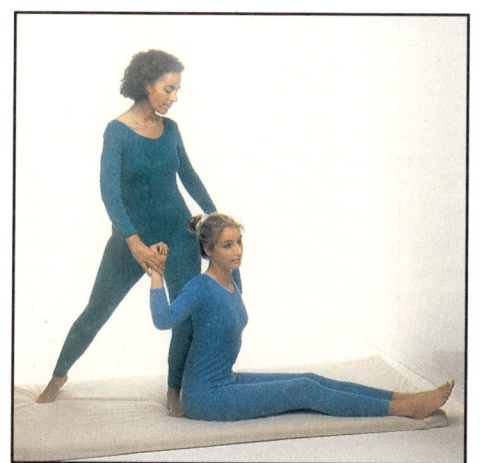

Abb. 299

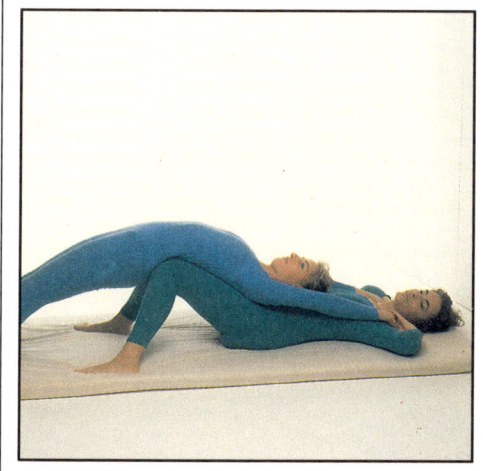

Abb. 302

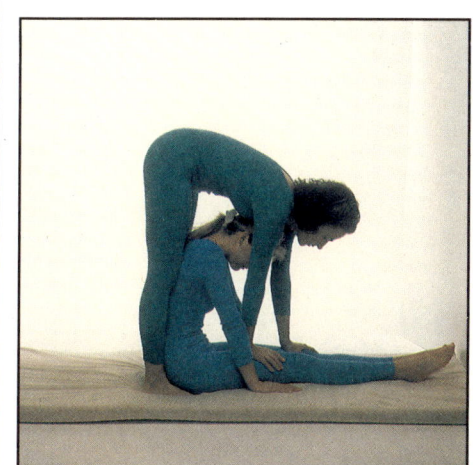

Abb. 305

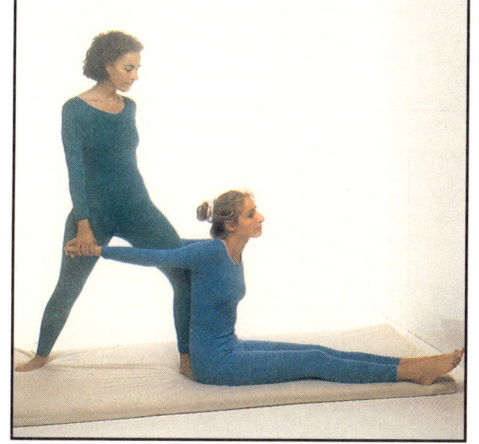

Abb. 300

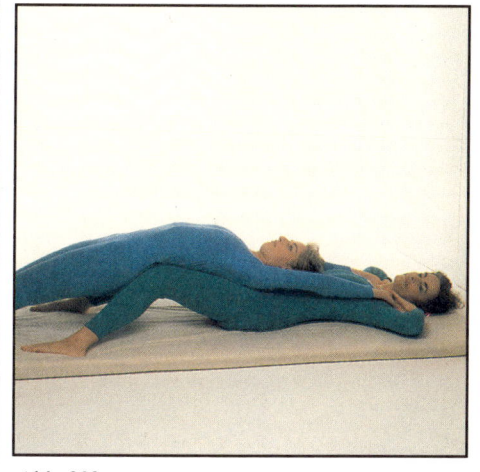

Abb. 303

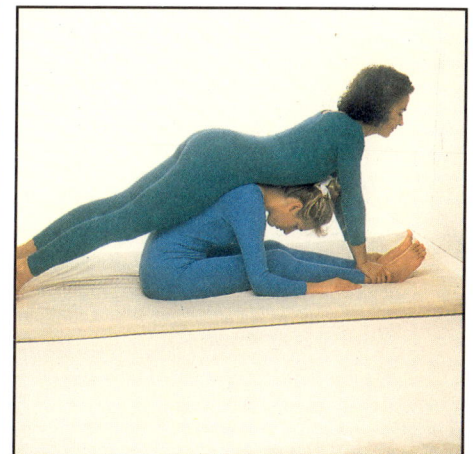

Abb. 306

IV Basis-Shiatsu

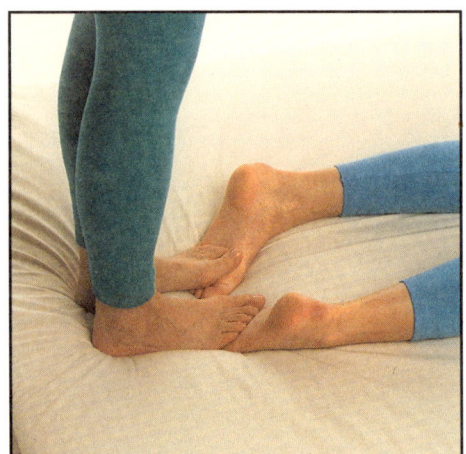

Abb. 307

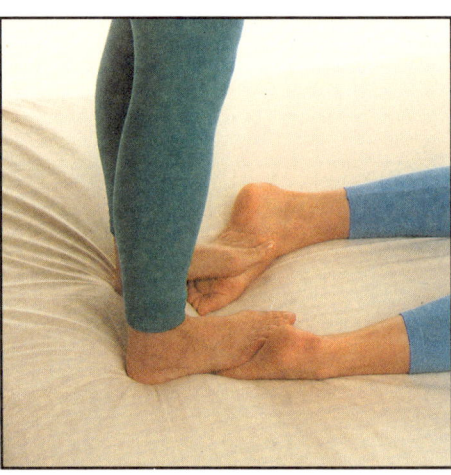

Abb. 308

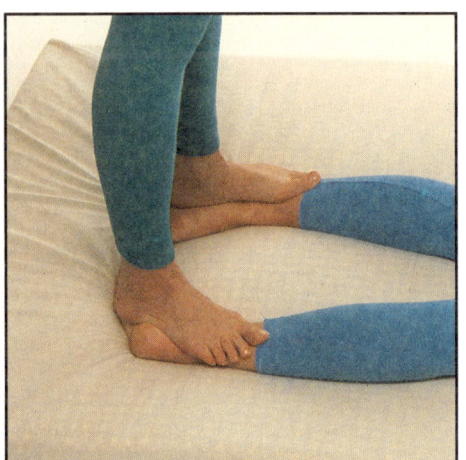

Abb. 309

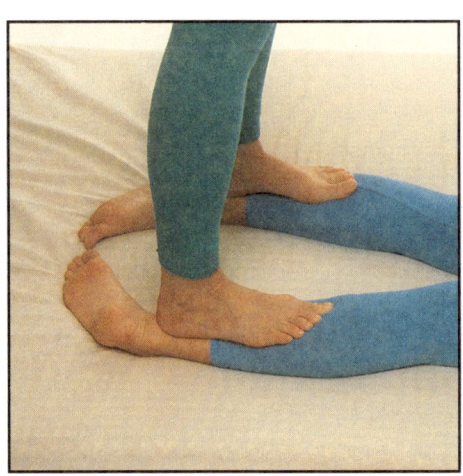

Abb. 310

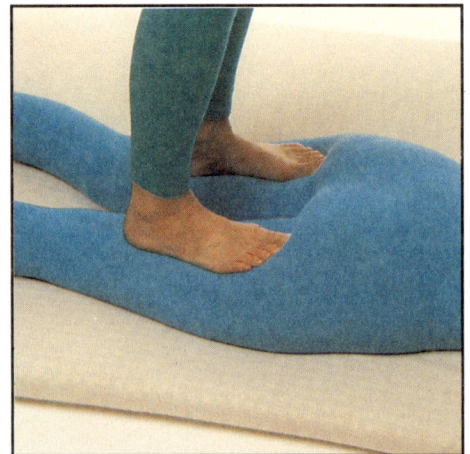

Abb. 311

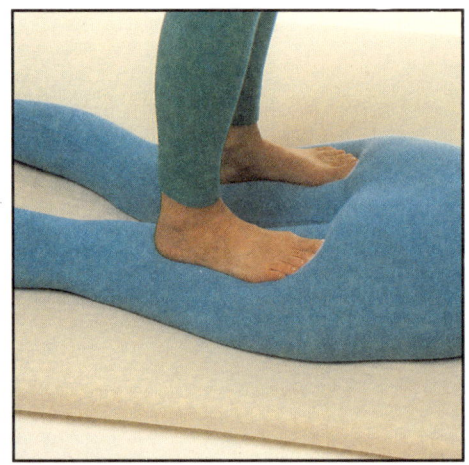

Abb. 312

6 Fuß-Shiatsu in Bauch- und Rückenlage

Haben Sie nicht viel Zeit und Ihr Partner ist müde oder erschöpft, so steht Ihnen hier eine nützliche Therapieform zur Verfügung. Ihr Partner liegt entspannt auf dem Bauch und hat die Großzehen einander zugewandt. Mit ihren Zehen und dem vorderen Quergewölbe arbeiten Sie sanft seine Fußsohlen durch. Abb. 307. Danach treten Sie weich mit Ihrem Längsgewölbe diagonal in das Längsgewölbe der Fußsohlen Ihres Partners. Abb. 308. Vorsichtig versuchen Sie mit einem Ihrer Füße, die Ferse und den Knöchel Ihres Partners nach außen zu drehen. Ist er nicht zu steif und kann diese Dehnung annehmen, so können Sie einige Minuten in dieser Weise auf beiden Füßen stehen. Abb. 309. Läßt die Spannung im Gesäß und Rücken Ihres Partners nach, treten Sie von hier weichfühlend auf den Unterschenkel Ihres Partners. Abb. 310

Bei einem Partner mit Krampfadern sollten Sie Fuß-Shiatsu im Wadenbereich unterlassen. Ebenso dürfen die Kniekehlen nicht mit Fuß-Shiatsu behandelt werden.

Stehen Sie einige Zeit ruhig auf den Unterschenkeln, spüren Sie deutlich die nachlassende Spannung beim Partner. Mit einem großen Schritt übersteigen Sie die Kniekehlen und treten auf den Oberschenkel des Partners. Der Oberschenkelbereich ist wenig empfindlich. So ist es hier erlaubt, ein wenig mit den Füßen zu schwingen oder mit tretender Bewegung die Oberschenkelmuskulatur zu massieren. Abb. 311 und 312.

Nun lassen Sie den Partner die Beine anwinkeln und setzen sich darauf. Sie bitten den Partner, tief einzuatmen und wieder auszuatmen. Während des Ausatmens dehnen Sie Ihr Becken und die Fersen des Partners zu seinem Rücken. Abb. 313.

Sie richten sich wieder auf und lassen den Partner die Beine ablegen. Nun schmiegen Sie Ihre Fußsohlen exakt auf die Darmbeinkreuzbeingelenke Ihres Partners. Diese Übung erfordert wieder Feingefühl in Ihren Füßen. Abb. 314. Sie bitten den Partner, einzuatmen und wieder tief auszuatmen. Während der Ausatmung verlagern Sie Ihr Gewicht ein wenig in Richtung zur Lendenwirbelsäule Ihres Partners. Abb. 315. Aus dieser Position springen Sie mit beiden Füßen zugleich vom Rücken Ihres Partners.

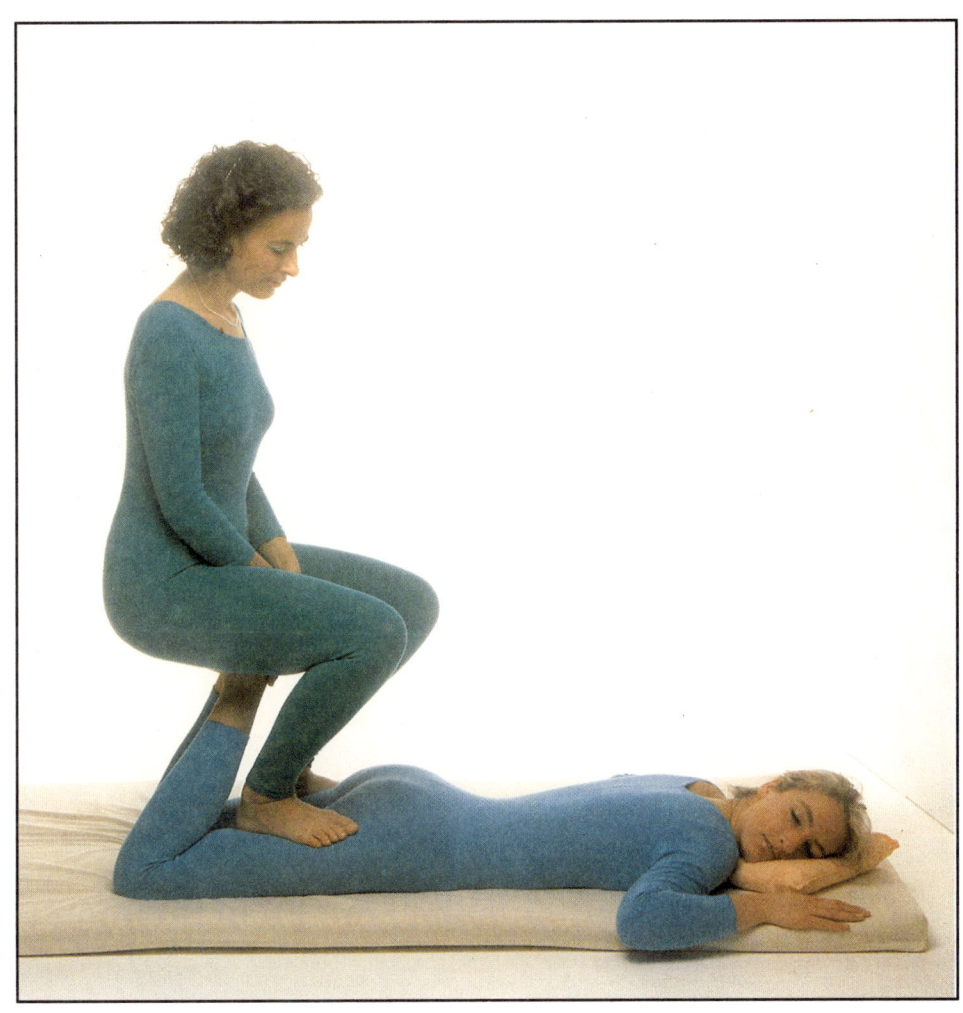

Abb. 313

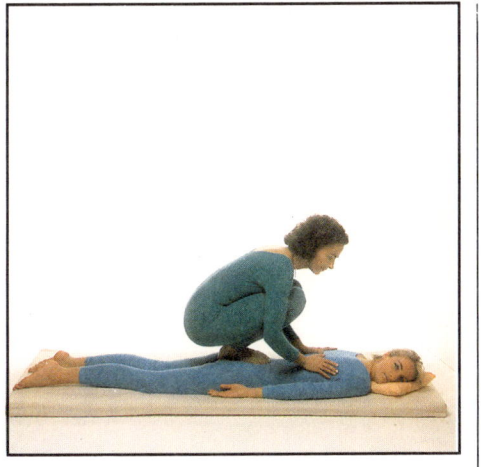

Abb. 314

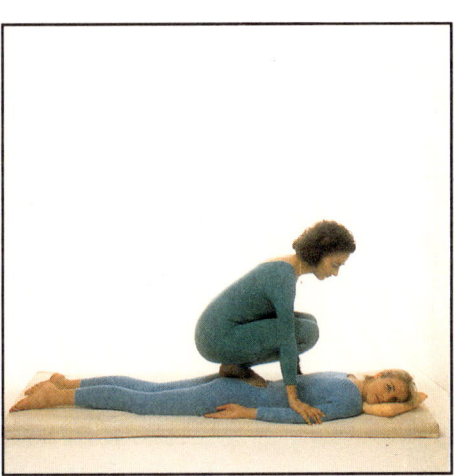

Abb. 315

IV Basis-Shiatsu

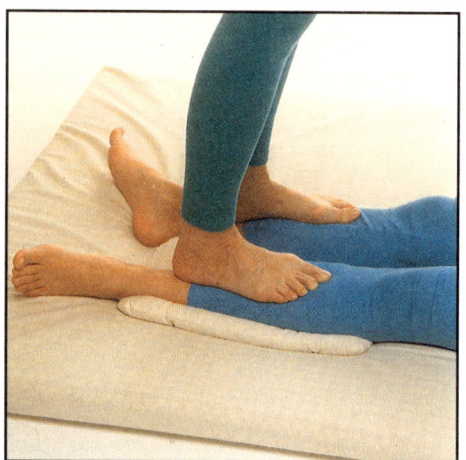

Abb. 316

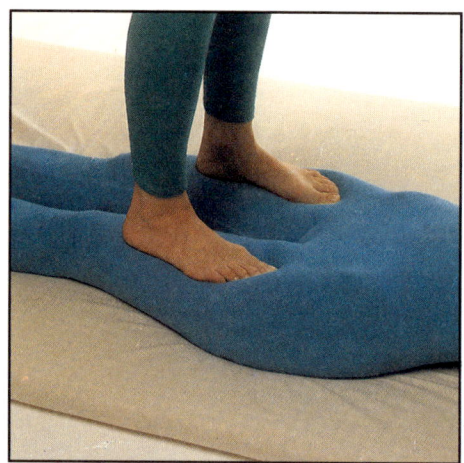

Abb. 317

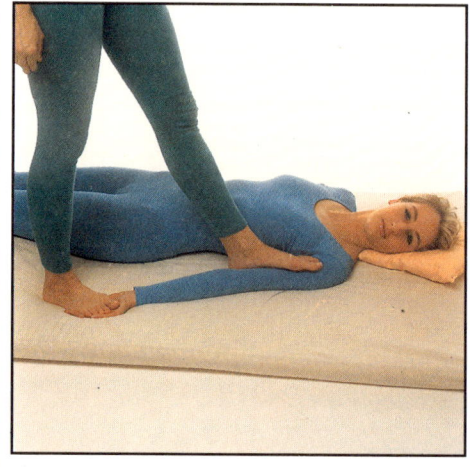

Abb. 318

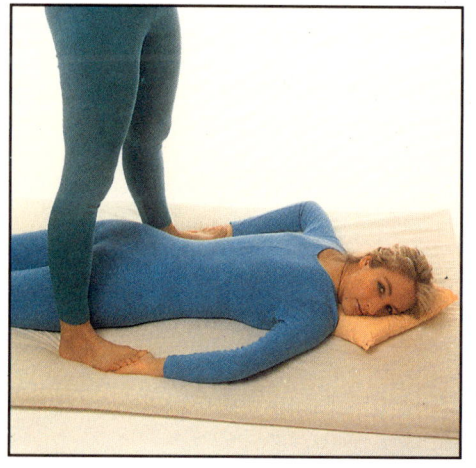

Abb. 319

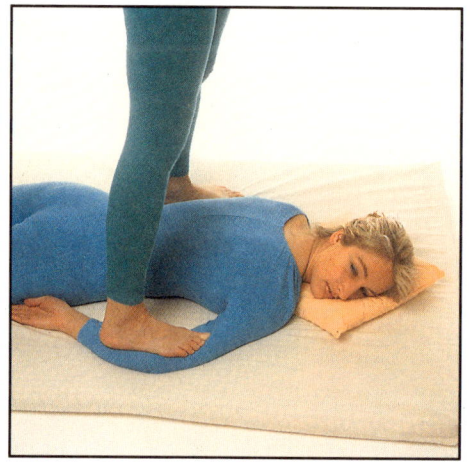

Abb. 320

In Rückenlage bearbeiten Sie sanft die Arme Ihres Partners. Ein Fuß tritt weich auf die Hand des Partners, während der andere Fuß behutsam den Armverlauf durcharbeitet. Abb. 318.

Das gleiche wiederholen Sie in Bauchlage mit den Armen Ihres Partners. Nur stehen Sie jetzt gleichzeitig mit dem rechten und linken Fuß auf seine Handflächen. Abb. 319.

Nach einer kurzen Weile schmiegen Sie Ihre Füße über die Ellbogengelenke Ihres Partners und verharren so für eine kurze Zeit. Auch aus dieser Position springen Sie mit beiden Füßen zugleich von den Armen. Abb. 320.

Sie lassen den Partner nun auf den Rücken liegen. Dabei sollten seine Füße leicht nach außen fallen. Mit weich greifenden Füßen stellen Sie sich auf die Schienbeine Ihres Partners. Abb. 316. In ruhiger Haltung verharren Sie hier einige Minuten. Die Kniegelenkszone mit der Kniescheibe darf mit den Füßen nicht berührt werden.

In einem großen Schritt überschreiten Sie das Kniegelenk und treten weich, das Gewicht über die ganze Fußsohle verteilend, auf den Oberschenkel. Abb. 317. Nun spüren Sie deutlich, wie sich Ihr Partner zusehends entspannt. Wiederum springen Sie mit beiden Füßen zugleich von Ihrem Partner, damit es nicht zu einer Zerrung kommt.

Diese Therapie ist weniger geeignet, um sie am Patienten durchzuführen. Sie ist dagegen hervorragend geeignet, mit geringem Zeitaufwand eine größtmögliche Entspannung beim Partner zu erzielen.

Basis-Shiatsu in der Form, wie Sie es bisher erfahren haben, kann Ihnen als wertvolles Hausmittel bei leichten Störungen dienen. Ohne Meridian-Kenntnisse erfassen Sie unbewußt eine Reihe wichtiger Tsubos. So können Sie bei leichten Disbalancen durchaus eine verbesserte Situation beim Patienten erreichen. Gleichzeitig beginnen Sie Erfahrung zu sammeln, wie Shiatsu wirkt und welche Änderungen sich bei Ihrem Patienten zeigen.

Unterschätzen Sie die Bedeutung von Basis-Shiatsu nicht. Die genaue Kenntnis und Erfahrung der vorab geschilderten Methoden ist unbedingt notwendig, um in der zweiten Stufe mit Meridian-Shiatsu zu beginnen. Versäumen Sie, sich gründlich mit Basis-Shiatsu und seinen philosophischen Grundlagen auseinanderzusetzen, so ist dies vergleichbar mit einem Haus, dessen Mauern auf einem schwachen Fundament ruhen.

Basis-Shiatsu in der eben erfahrenen Weise geht auf die Schule Masunagas zurück.

Ernste Störungen Ihres Patienten erfordern genaue Kenntnis der erweiterten Philosophie und der Meridianlehre. Gleichermaßen wichtig ist die Kenntnis der Tsubos auf den Meridianlinien.

Chinesische Medizin und auch Bo-Meridian-Shiatsu legt der Therapie die Überlegung von Ursache und Wirkung einer Erkrankung zugrunde und wie man sie beseitigt. Die Bestrebung des Shiatsu-Therapeuten ist, die Erkrankung eines Patienten in Verbindung mit seinem Sein voll zu verstehen, sie mit den Gesetzen der asiatischen Philosophie in Verbindung zu bringen und ihn in dieser Weise zu behandeln, damit die Erkrankung nach Möglichkeit nicht wiederkehrt.

1 Erweiterte Philosophie und Meridian-Definition

Der Einfluß des Kosmos auf die Erde und unser Sein ist gegeben durch den Erdumlauf um die Sonne. Ebenso großen Einfluß haben die anderen Planeten und das Universum. Zum Beispiel: Sonneneruptionen oder, sichtbar für uns, Ebbe und Flut, die mit dem Mond in Zusammenhang stehen.

Aus diesen unterschiedlichen kosmischen Einflüssen entsteht die Beeinflussung unserer Jahreszeit.

Die kosmische Energie trifft auf die Erde. Die Erde nimmt sie auf und reflektiert die kosmische Energie. Nur im Zusammenwirken beider Kräfte entsteht Leben.

Die Realität ist also: Die Sonne ist ein Fixgestirn und bewegt sich nicht. Dagegen bewegt sich die Erde um die Sonne. Unsere Wahrnehmung zeigt uns etwas anderes: Wir sehen die Sonne im Osten aufgehen. Sie bewegt sich um die Erde und geht im Westen unter. So machen wir eine wichtige Erfahrung: Sichtbares und Unsichtbares ist nicht immer identisch. So ist es auch unsere Aufgabe, das Unsichtbare wahrzunehmen, das sich hinter den Beschwerden eines Menschen verbirgt.

Die Sonne hat für alles Leben größte Bedeutung. In Japan ist die Sonne das Symbol der Nationalfahne. Sonne bedeutet *Shin to*. *Shin to* bedeutet auch Gott. Ohne Sonne gibt es kein Leben. Da *Shin to* auch Gott bedeutet, heißt das: Ohne Gott gibt es kein Leben. Gott ist zu verstehen als Schöpfungskraft. Das Herz hat die Qualität von Sonne oder Gott. Wir werden später mehr darauf eingehen.

Für unseren Planeten und unser Sein hat demzufolge die Sonne größte Bedeutung. Sie beeinflußt in letzter Konsequenz die Fruchtbarkeit der Jahreszeiten mit ihren unterschiedlichen Qualitäten.

Ähnlich ist der Ablauf im Meridiansystem oder in der Meridianenergie. Wie Jahreszeiten Schwankungen unterworfen sind, so ist auch Meridianenergie inneren und äußeren Einflüssen unterworfen.

Was ist ein Meridian? Er wird verstanden als gedachte Linie zwischen den Akupunkturpunkten. Diese Definition ist aus der Handhabung der Akupunktur entstanden. In der Realität handelt es sich jedoch um Energiebahnen. Diese sind vergleichbar einer Pipeline oder einer Stromleitung, um den Energiefluß zu gewährleisten. Der Beweis hierfür ist die Stagnation von Energie bei sichtbarer oder fühlbarer Blockierung im Meridian, die sowohl Jitsu- als auch Kyo-Charakter haben kann.

Anatomisch nachvollziehbar ist die Existenz der Meridiane nicht. Wollen wir die feinstoffliche Funktion des Meridiansystems verstehen, müssen wir

Graphik 40: Kreislauf der Erde um die Sonne.

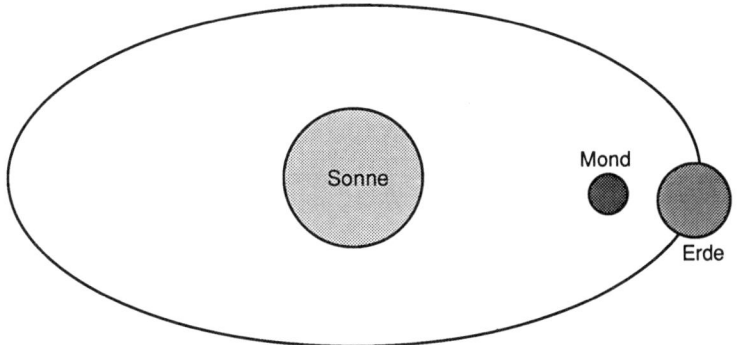

Einfluß des Kosmos auf die Erde und unser Sein.

Sonne

Mond

Erde

Entsteht durch Erdumlauf um die Sonne und die Beeinflussung durch andere Planeten und das Universum. Daraus ergibt sich Beeinflussung unserer Jahreszeiten auf unser Sein.

V Meridian-Shiatsu

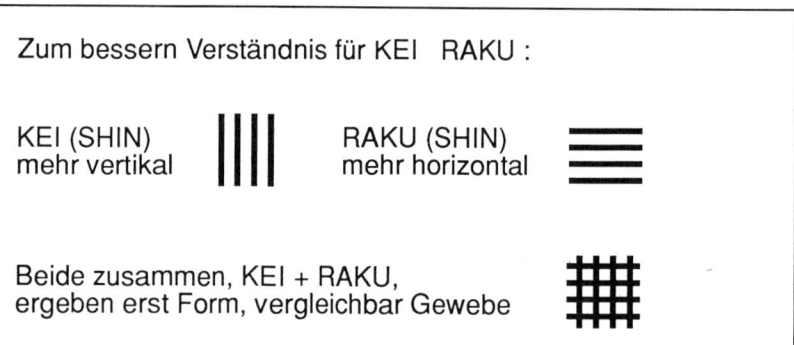

Zum bessern Verständnis für KEI   RAKU :

KEI (SHIN)
mehr vertikal

RAKU (SHIN)
mehr horizontal

Beide zusammen, KEI + RAKU,
ergeben erst Form, vergleichbar Gewebe

Graphik 41: Kei – Raku.

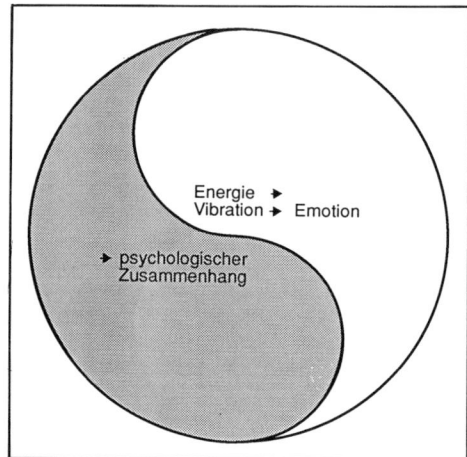

Graphik 42: Energievibration – psychologischer Zusammenhang?

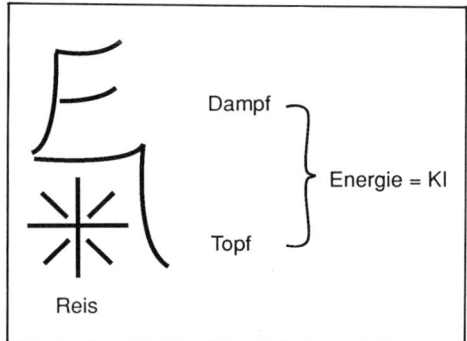

Dampf

Energie = KI

Topf

Reis

Graphik 43: Reis-Topf-Dampf-Energie.

folgéndes erklären: *Shin* bedeutet Körper, *Shin* bedeutet auch Geist. Diese beiden Begriffe unterscheiden sich nur durch die Form ihrer Schriftzeichen. Aus dem Verständnis dieser Begriffe entstand der Gedanke: ,Körper ohne Geist ist tot'. Energie von Körper und Geist, materiellem und spirituellem Teil, liefern die Energie für Harmonie innerhalb der Organe. Die Verbindung zwischen Sichtbarem und Unsichtbarem, zwischen Materie und Geist bietet auch die Verbindungsmöglichkeit von außen nach innen und umgekehrt, wie sie für das Leben notwendig ist.

Die Kenntnis der Seidenherstellung ist bekanntermaßen sehr alt. Bis zum heutigen Tag ist die Seidengewinnung immer noch außerordentlich mühsam. Der Seidenkokon wird auf einen Stock gesteckt, damit der Faden behutsam abgehaspelt werden kann. Vertikale Linienführung wird in Japan *Kei* genannt und horizontale Linienführung *Raku*. *Kei* und *Raku* zusammen erst ergeben eine Form (Gewebe).

Im Meridiansystem dachte man sich ebenfalls mehr vertikale Linien, die *Kei shin* genannt wurden und horizontale Linien, die *Raku shin* genannt wurden. Die Verflechtung von *Kei shin* und *Raku shin* ergibt das Funktionieren des Meridiansystems.

Diese Gedanken in Meridianbezüglichkeit und in Bezüglichkeit zu Textilien entstanden zur gleichen Zeit.

Diese Erklärung mag dem Verständnis dienen, daß körperliche Störung zwangsläufig seelische Störung nach sich ziehen muß und umgekehrt. Diese Erkenntnis ist in der orientalischen Medizin keinesfalls aus dem Verständnis moderner Psychologie entstanden, sondern mindestens so alt wie das Nei King, das älteste Medizinbuch der Welt.

2 Die Quellen der Energie im Meridiansystem

Es wurde schon anfangs gesagt, daß in der asiatischen Philosophie allen Dingen des Seins eine absolute Polarität zugrunde liegt. Aktiv wird diese Polarität von Yin und Yang erst durch eine Art Spannungsvibration. Vergleichbar der Spannung zwischen plus und minus, die erst die Entstehung von Elektrizität möglich macht. Was ist Elektrizität? Energie.

In der asiatischen Philosophie ist man davon überzeugt, daß Leben ohne Energie nicht möglich ist. Energie wird in Japan mit Ki bezeichnet, in China mit Chi. Der Schlüsselbegriff Ki entsteht aus drei Begriffen (Schriftzeichen): Reis, Topf, Dampf.

Nun gibt es verschiedene Formen von Ki. Erstens die Primitiv-Energie: Sie ist die Energie, die das Neugeborene von seinen Eltern mit auf den Weg bekommt. Man kann diese Primitiv-Energie auch als Basisenergie oder genetische Energie bezeichnen. Zweitens gibt es addierte Energie: Hierbei handelt es sich um hinzugefügte Energie. Das heißt, beim ersten Schrei des Kindes füllen sich seine Lungen mit Luft. Es atmet. So wird es sein, bis sein Leben zu Ende ist. Atmung ist somit eine Form addierter Energie. Mit der Nahrungsaufnahme erhält der Mensch die zweite Form addierter Energie. Der Nahrungsaufnahme messen die Asiaten besondere Bedeutung bei. Die Nahrungsmittel besitzen nicht nur Nährwert, sondern auch therapeutischen Wert. Auch sie werden in Yin- und Yang-Nahrung getrennt. In der Analogtafel kommen wir darauf zurück. Eine weitere Form addierter Energie ist der äußere Einfluß. Äußerer Einfluß setzt sich zusammen aus Umfeld, Lebensbedingungen, Klima und kosmischen Einflüssen. Als kosmische Einflüsse werden verstanden: Wind, Hitze, Feuchtigkeit, Trockenheit und Kälte.

Bei der Atmung *(Shu ki)* wird Luft *(Ku ki)* über die Nase oder den Mund aufgenommen und über die Lungen an den Körper weitergegeben.

Nahrung *(Ei ki)* wird über den Mund aufgenommen, gelangt in den Verdauungtrakt und von dort über das Blut in den Körper.

Mit der Transformation von Yin- und Yang-Energie durch den Stoffwechsel verbinden sich Atmung und Nahrung, gehen durch den Körper und verbinden sich mit *E ki* (Abwehr). So ist *Ei ki, Shu ki* und *E ki* gleich addierte Energie. In dieser Weise beleben Energien den Körper.

Nur diese drei in Verbindung ergeben gutes *Gen ki* = natürliche Heilkraft. Dieses Verständnis ist außerordentlich wichtig für die Shiatsu-Therapie.

Betrachten wir den Bau eines Menschen, so bildet der Nabel das Zentrum. Das Gebiet um den Nabel bildet zugleich das Zentrum des Hara. Als Hara bezeichnet man in Asien den gesamten Bauchraum. Das Zentrum, also das Gebiet um den Nabel, macht Balance. Das Gebiet unterhalb des Nabels repräsentiert Basis- oder genetische oder Primitiv-Energie. Sie heißt *Sen ten no ki* und wird hauptsächlich von den Nieren erzeugt.

Das Gebiet oberhalb des Nabels repräsentiert schwerpunktmäßig addierte, hinzugefügte oder wachsende Energie. Sie entspricht mehr der Nahrungsenergie, wird von Milzpankreas erzeugt und heißt *Ko ten no ki.*

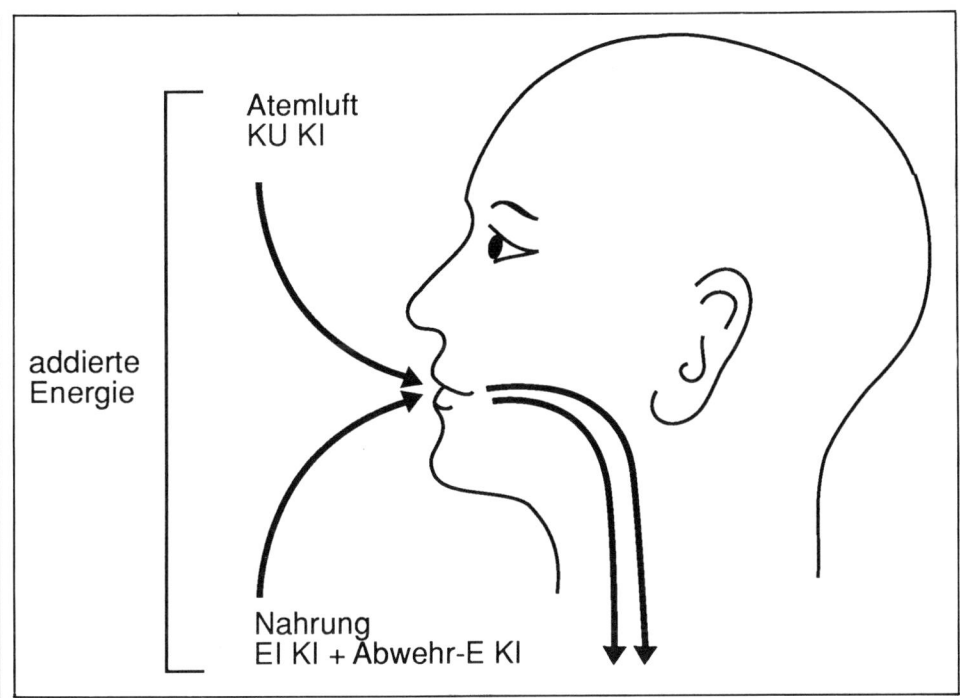

Graphik 44 (oben): Addierte Energie – Abwehr E Ki.

Graphik 45 (rechts): Wie Energien den Körper beleben.

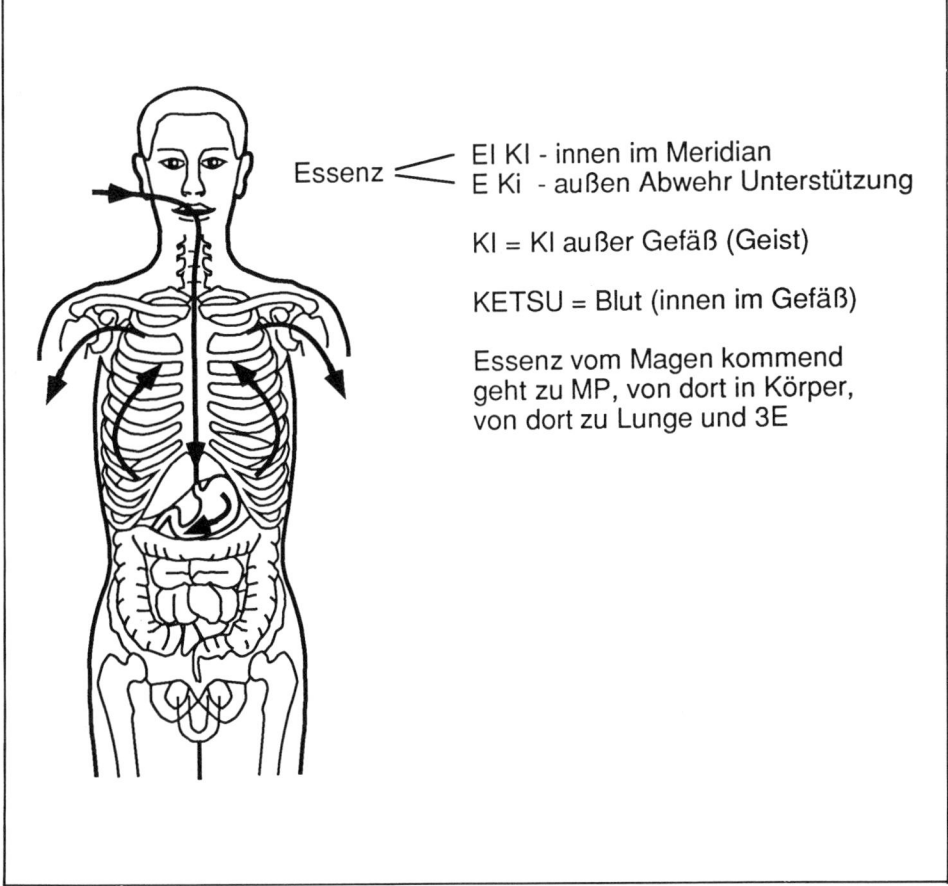

Essenz < EI KI - innen im Meridian / E Ki - außen Abwehr Unterstützung

KI = KI außer Gefäß (Geist)

KETSU = Blut (innen im Gefäß)

Essenz vom Magen kommend geht zu MP, von dort in Körper, von dort zu Lunge und 3E

V Meridian-Shiatsu

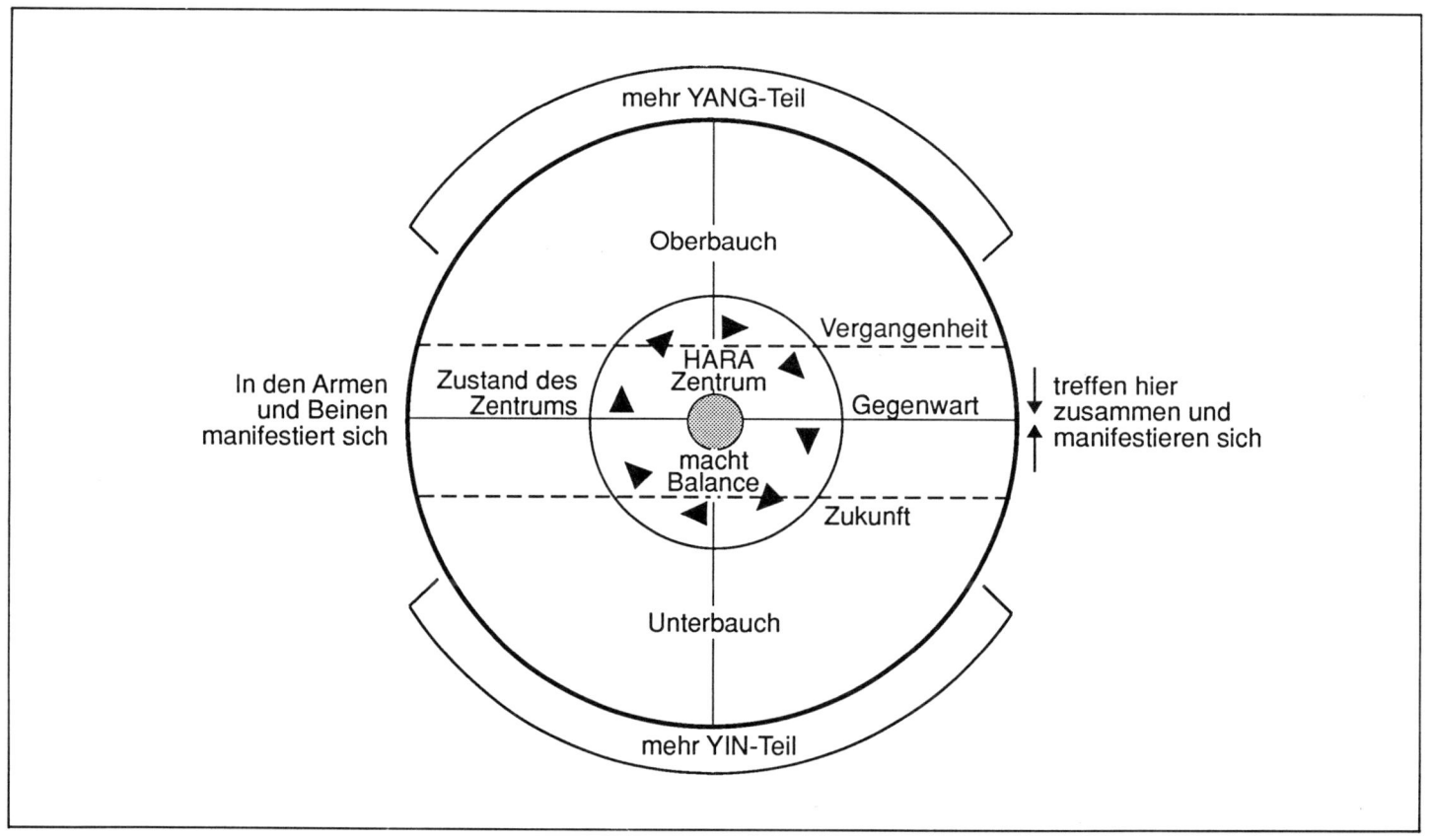

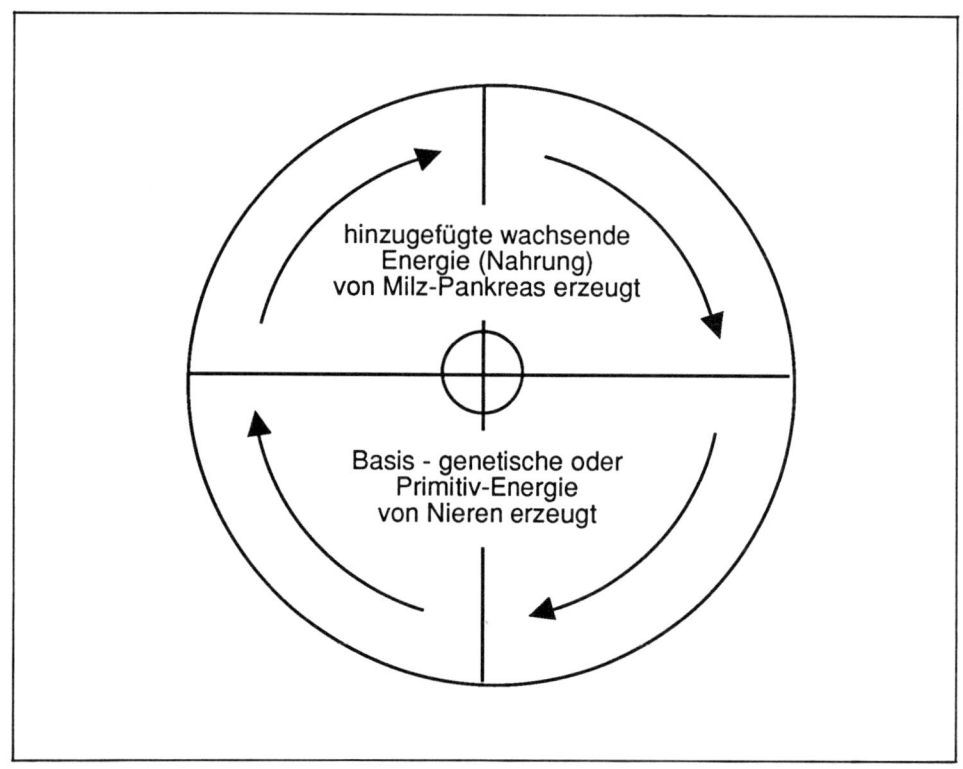

Ist die Primitiv-Energie (Nierenbezüglichkeit) schwach, jedoch die hinzugefügte Energie (Milzpankreasbezüglichkeit) stark, so erhalten wir eine gute Beeinflussung von *Sen ten no ki* (Basisenergie).

Sind *Sen ten no ki* und *Ko ten no ki* schwach, so ist die natürliche Heilkraft des Patienten nicht gut.

Die natürliche Heilkraft ist gleich *Gen ki*. Sie zeigt sich am besten im Gebiet unter dem Nabel. Sieht jemand gesund aus, *Gen ki* ist jedoch schwach, besitzt der Patient ebenfalls keine gute natürliche Heilkraft.
Sieht der Patient schlecht aus, *Gen ki* hingegen ist in guter Verfassung, so sind die gesundheitlichen Probleme des Patienten nicht so groß.

Graphik 46 (oben): Hara: Vergangenheit-Gegenwart-Zukunft; Hara macht Balance.

Graphik 47: Basis- und wachsende Energie.

Ki selbst wird ebenfalls von der Polarität von Yin und Yang bestimmt. So wird Ki in zwei Begriffen definiert: Ki = mehr unsichtbare Energie, geistige Energie; Ketsu = mehr sichtbare Energie, Blutenergie. In der asiatischen Philosophie geht man davon aus, daß sich die Aktivität des Lebens im Blut konzentriert.

Ki ist die unsichtbare, dem Kosmos zugeordnete Energie, die als Yang definiert wird. Ketsu ist die mehr sichtbare, der Erde zugeordnete Energie, die als Yin definiert wird.

Diese Begriffe, Ki und Ketsu, müssen wir uns merken, da sie noch häufig benützt werden.

Da Yin und Yang alle Dinge des Seins bestimmen, werden auch Erkrankungen in Yin- und Yang-Krankheiten eingeteilt. Das Zusammenspiel von Yin und Yang, Ketsu und Ki ist für das Verständnis einer Störung von größter Wichtigkeit. Ist die Ki-Ketsu-Zirkulation gut, so ist der betreffende Mensch bei guter Gesundheit.

Entsteht eine Veränderung, Verdrehung im Yin-Yang-, Ketsu-Ki-Verhältnis, kommt es zur Störung im Organismus.
Der Körper ist wie das Wetter in Bewegung. Ki und Ketsu sind ebenfalls in Bewegung und müssen in Balance kommen.

Ki und Ketsu sind auch von Bedeutung für die Organe. Yin-Organe müssen voll sein, gleichbedeutend mit Ketsu. Yang-Organe müssen leer bzw. hohl sein, gleichbedeutend mit Ki.

Energie (also Ki und Ketsu) erzeugt Wärme. Wie wir wissen, ist Leben ohne Wärme nicht möglich. So verstehen wir, welche Bedeutung das Verständnis von Ki und Ketsu in der asiatischen Philosophie hat. Gleichermaßen spielt

Graphik 48: Yang-Yin-Erkrankungen des Menschen.

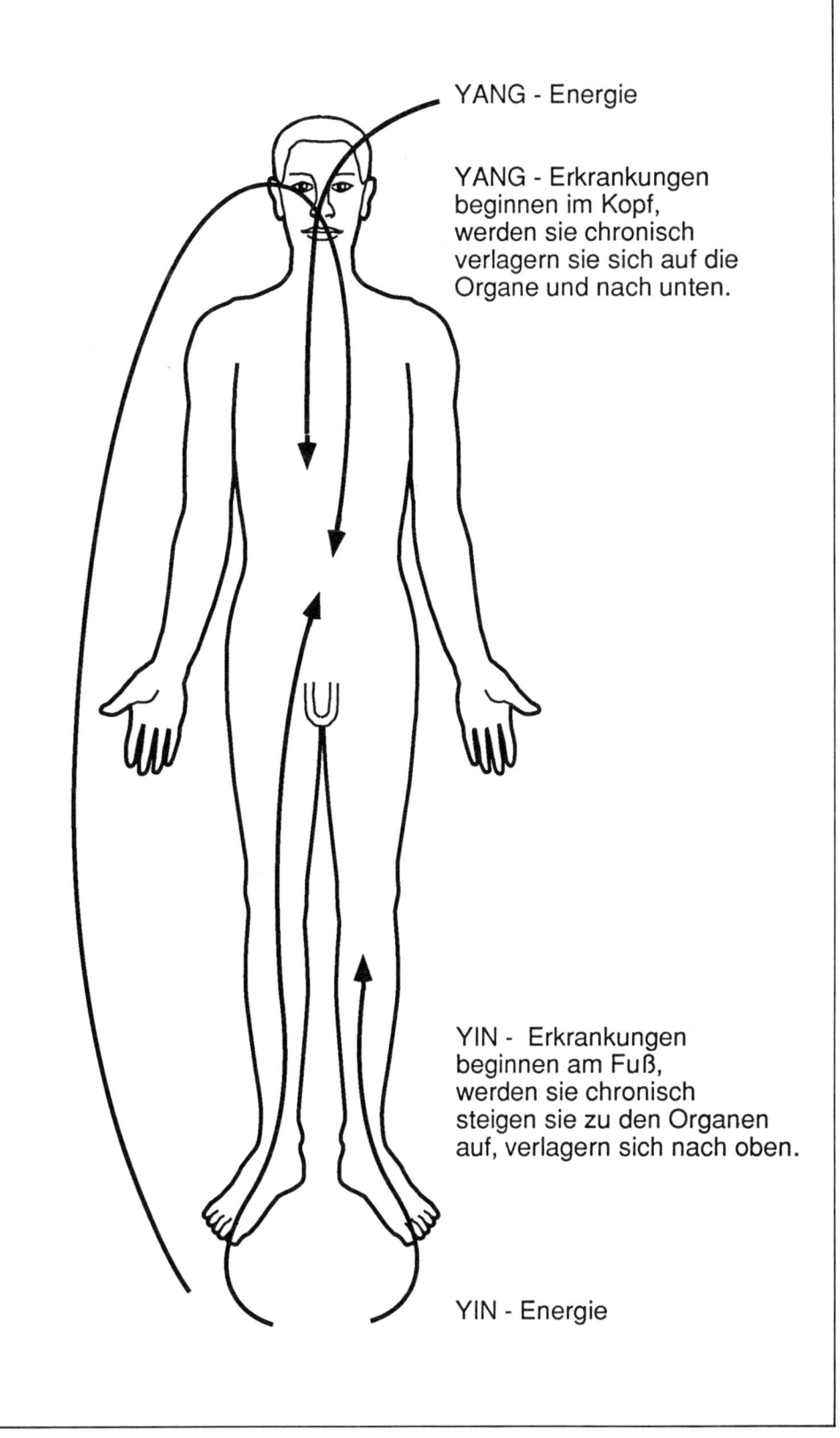

YANG - Energie

YANG - Erkrankungen beginnen im Kopf, werden sie chronisch verlagern sie sich auf die Organe und nach unten.

YIN - Erkrankungen beginnen am Fuß, werden sie chronisch steigen sie zu den Organen auf, verlagern sich nach oben.

YIN - Energie

V Meridian-Shiatsu

die Balance zwischen Ki und Ketsu eine wichtige Rolle in der Therapie.

Im Bauchraum, dem Hara, zeigt sich am deutlichsten der Zustand eines Menschen. Der Zustand dieses betreffenden Menschen manifestiert sich jedoch in den Armen und Beinen sowie in den Meridianen.

Die Asiaten sagen: „Energie macht Form'. Das heißt nicht mehr und nicht weniger, als daß ein gesunder Körper auch über eine gesunde vitale Form verfügt, wohingegen sich ein kranker Körper zwangsläufig in der Form verändert. Die Veränderung ist jeweils abhängig von der Art der Erkrankung. Wir werden später mehr darauf eingehen.

Die Meridiane durchziehen den Körper des Menschen von den Organen ausgehend und zu ihnen zurückführend. An Armen und Beinen treten sie weiter an die Oberfläche; so sind sie besser therapeutisch zu erreichen. Das heißt, behandeln Sie Arme und Beine eines Menschen, erreichen Sie reflektorisch einen Ausgleich in der gestörten Organenergie.

3 Meridianlehre

Es gibt 12 Meridiane, die jeweils paarig einander zugeordnet sind. Gleichermaßen sind die jeweiligen Paare einer Jahreszeit zugeordnet:
Frühling – Leber, Gallenblase
Sommer – Herz, Dünndarm (Kreislauf, Dreierwärmer)
Spätsommer – Milzpankreas, Magen
Herbst – Lunge, Dickdarm
Winter – Niere, Blase

Die Energie zirkuliert in den Meridianen in einem vorgezeichneten Rhythmus. Im Tagesablauf befindet sich jeweils ein Organ zu einer bestimmten Zeit im maximalen Leistungszustand. Wir nennen diese Zeit Maximalzeit eines Organes (siehe S. 26).

Die eben erwähnten Meridiane sind jeweils paarig, d. h. auf der rechten und linken Körperseite im gleichen Verlauf angeordnet. Diese 12 Meridiane werden 6 Yang-Organen und 6 Yin-Organen zugewiesen. Yang-Organe sind Werkstatt-Organe, Yin-Organe sind Speicher-Organe.
Es existieren zwei weitere Meridiane, die auf der Vorder- und Rückseite des Körpers auf der Mittellinie liegen. Auf der Vorderseite heißt der Meridian Konzeptionsgefäß, auf der Rückseite heißt der Meridian Lenkergefäß.

Die Energie zirkuliert in den Meridianen in folgendem Wechsel:

Das Herz leitet die Energie in den Dünndarm über.
Der Dünndarm gibt Energie zur Blase weiter.
Die Blase versorgt die Niere mit Energie.
Die Niere wiederum stärkt den Kreislauf.
Der Kreislauf stützt den Dreierwärmer.
Der Dreierwärmer stärkt die Gallenblase.
Die Gallenblase stützt die Leber.
Die Leber stärkt die Lunge.
Die Lunge gibt Energie an den Dickdarm.
Der Dickdarm reicht Energie zum Magen.
Der Magen versorgt Milzpankreas mit Energie.
Milzpankreas wiederum gibt Energie zum Herzen.

Die Maximalzeiten der Organe sind:

Herz:	11–13 Uhr
Dünndarm:	13–15 Uhr
Blase:	15–17 Uhr
Niere:	17–19 Uhr
Kreislauf:	19–21 Uhr
Dreierwärmer:	21–23 Uhr
Gallenblase:	23– 1 Uhr
Leber:	1– 3 Uhr
Lunge:	3– 5 Uhr
Dickdarm:	5– 7 Uhr
Magen:	7– 9 Uhr
Milzpankreas:	9–11 Uhr

Hier schließt sich wieder der Kreislauf zum Herzen.

Die Yin- und Yang-Organe wiederum sind in unterschiedliche Qualitäten aufgeteilt:
Herz = kleinstes Yin
Dünndarm = Sonnenlicht-Yang oder großes Yang
Blase = Sonnenlicht-Yang oder großes Yang
Niere = kleinstes Yin
Kreislauf = kleineres Yin
Dreierwärmer = kleines oder mittleres Yang
Gallenblase = kleines oder mittleres Yang
Leber = kleineres Yin
Lunge = großes Yin
Dickdarm = Mondlicht-Yang
Magen = Mondlicht-Yang
Milzpankreas = großes Yin.

Graphik Nr. 50 soll zum Verständnis der Polarität der einzelnen Organe beitragen. So hat z. B. das Organ Herz, das kleinstes Yin ist, einen großen Anteil Yang-Energie. Der Dünndarm, der Sonnenlicht-Yang ist, hat einen kleinen Anteil kleinstes Yin. Anhand der Graphik können Sie die entsprechenden Verhältnisse der anderen Organenergien ablesen.

In der klassischen Akupunktur werden nur bestimmte Meridian-Abschnitte zur Therapie herangezogen. Dies sind die mehr im Oberflächenbereich verlaufenden Meridianzonen. Die tiefer liegenden Meridianzonen werden von der Nadelung nicht erreicht. Deshalb werden diese Meridian-Abschnitte in den klassischen modernen Akupunktur-Büchern nicht aufgeführt. In alten Büchern und auf alten Meridian-Karten kann man sehen, daß die Meridiane immer in Organbezüglichkeit stehen. Aus meinen Meridian-Karten können Sie die erweiterten Meridian-Verläufe ersehen.

Graphik 49 (oben): Maximalzeiten der Organe mit Elementen.
Graphik 50 (unten): Organuhr im Yang-Yin-Zeichen.

YIN		YANG
Herz 11^{00} - 13^{00}	Feuer	**Dünndarm** 13^{00} - 15^{00}
Niere 17^{00} - 19^{00}	Wasser	**Blase** 15^{00} - 17^{00}
Kreislauf 19^{00} - 21^{00}		**3 Erwärmer** 21^{00} - 23^{00}
Leber 1^{00} - 3^{00}	Holz	**Gallenblase** 23^{00} - 1^{00}
Lunge 3^{00} - 5^{00}	Metall	**Dickdarm** 5^{00} - 7^{00}
Milz-Pankreas 9^{00} - 11^{00}	Erde	**Magen** 7^{00} - 9^{00}

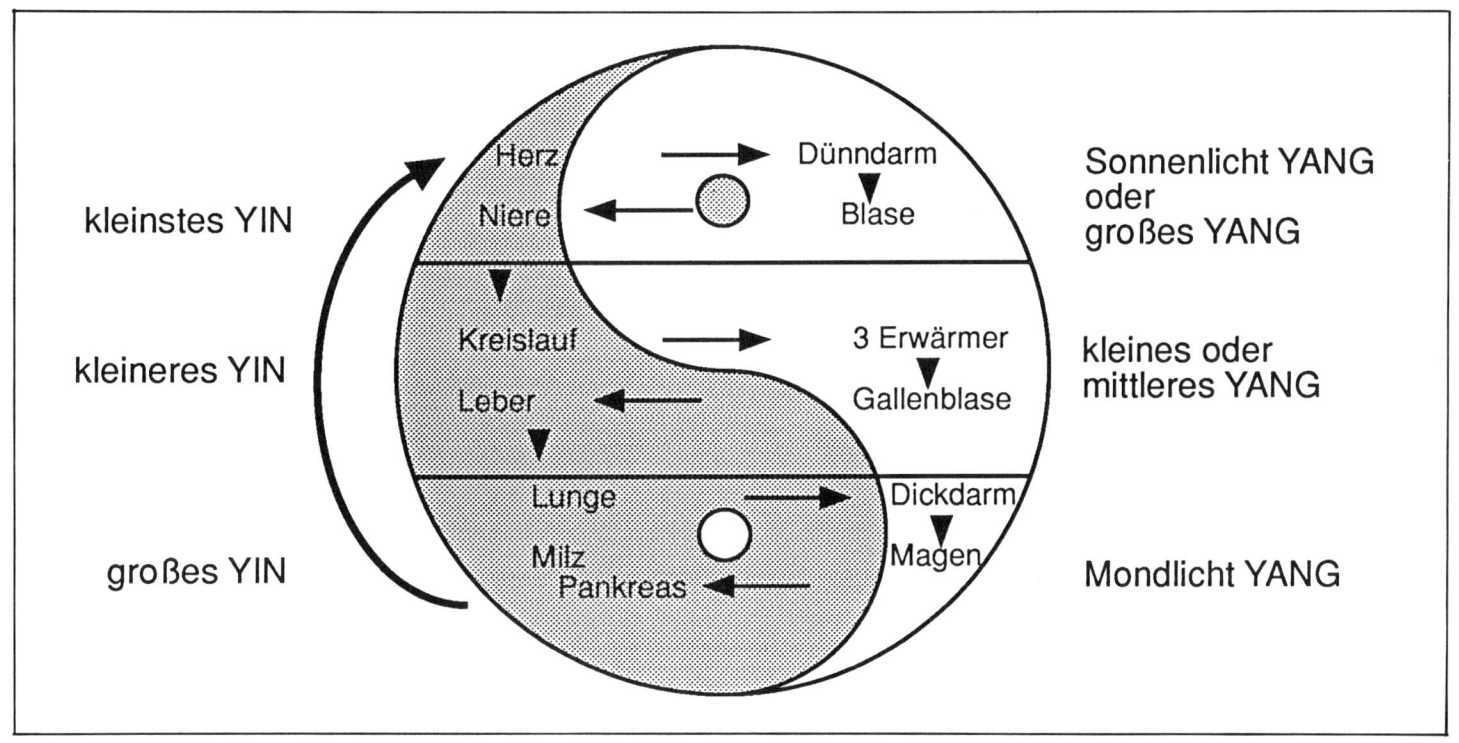

kleinstes YIN

kleineres YIN

großes YIN

Herz
Niere
Dünndarm
Blase

Kreislauf
Leber
3 Erwärmer
Gallenblase

Lunge
Milz
Pankreas
Dickdarm
Magen

Sonnenlicht YANG
oder
großes YANG

kleines oder
mittleres YANG

Mondlicht YANG

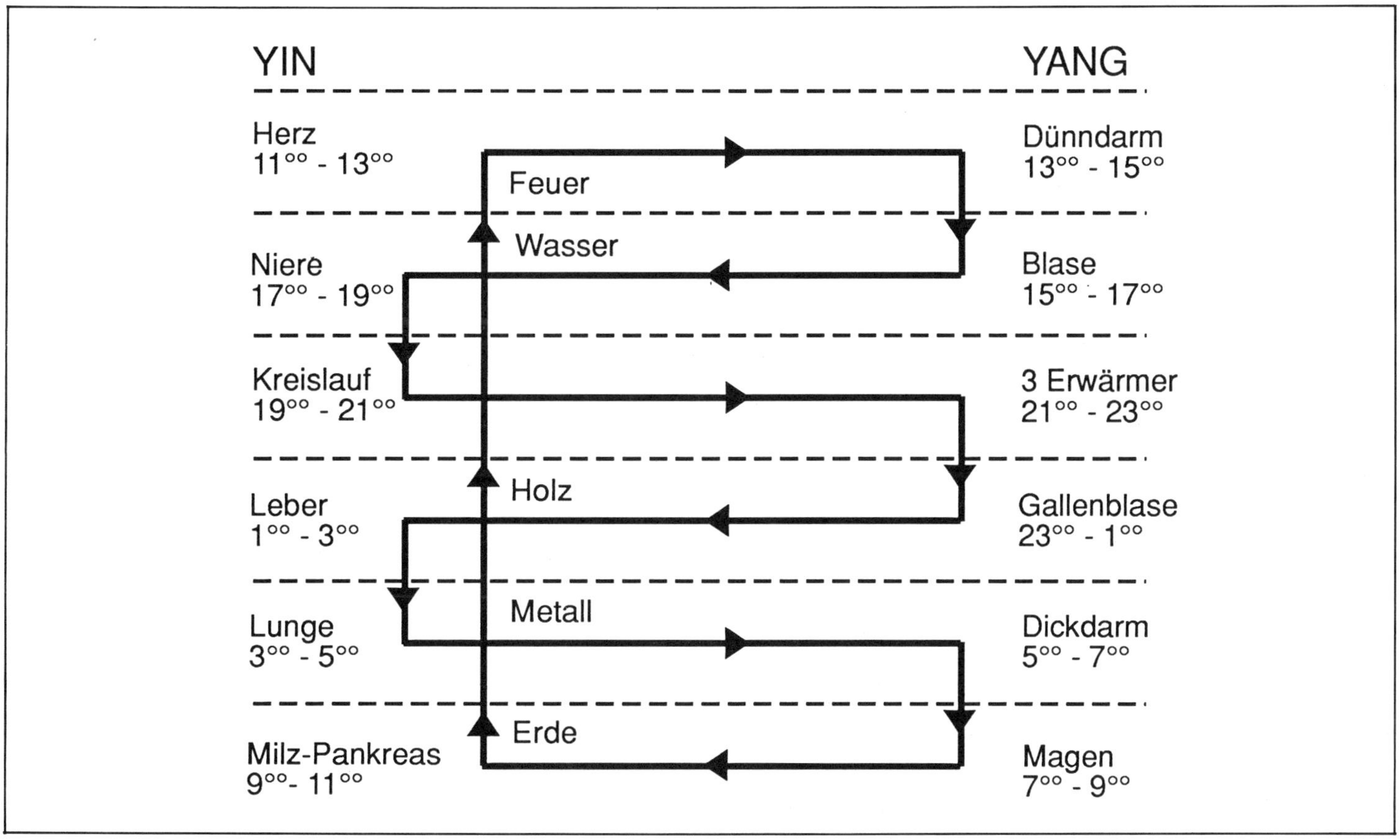

V Meridian-Shiatsu

Schwerpunktbereiche der Meridiane

YANG	großes o. Sonnenlicht	{	Bein	–	Blasenmeridian
			Arm	–	Dünndarmmeridian
	kleines o. mittleres	{	Bein	–	Gallenblasenmeridian
			Arm	–	Dreierwärmermeridian
	Mondlicht	{	Bein	–	Magenmeridian
			Arm	–	Dickdarmmeridian
YIN	großes	{	Bein	–	Milzpankreasmeridian
			Arm	–	Lungenmeridian
	kleineres	{	Bein	–	Lebermeridian
			Arm	–	Kreislaufmeridian
	kleinstes	{	Bein	–	Nierenmeridian
			Arm	–	Herzmeridian

Die Schwerpunktbereiche der Meridiane können Sie Tabelle 1 entnehmen.

Wie bereits in der Elementenlehre (S. 18 ff.) ausgeführt, stehen die Elemente und damit auch die ihnen zugeordneten Meridiane und Organe in einem sich helfenden Verhältnis zueinander. Sie können einander jedoch auch widerstehen oder sich gar gegenseitig zerstören. Die Elementenlehre zum einen ist uns Hinweis, wie Meridianenergie und damit gleichzusetzen Organenergie die Energie eines folgenden Meridians oder Organs stützt.

Die zweite Möglichkeit des Aufeinander-Wirkens und Helfens ersehen wir aus der Organuhr mit ihren Maximalzeiten (Graphik Nr. 16).

Das Konzeptions- oder Dienergefäß wie auch das Lenkergefäß unterliegen ihrer eigenen Gesetzmäßigkeit. Das Konzeptionsgefäß nimmt die Energie aller Yin-Meridiane auf und versammelt sie im Unterleib. Von dort tritt der Meridian auf dem Damm (zwischen After und Geschlechtsorgan) an die Körperoberfläche. Von hier aus verläuft der Meridian über der Körpermitte aufwärts über Bauch, Brust und Hals bis zum Kinn und endet unter der Unterlippe.

Das Lenkergefäß nimmt alle Energie der Yang-Meridiane auf und sammelt sie ebenfalls im Unterleib. Von hier tritt der Meridian an die Körperoberfläche zwischen der Steißbeinspitze und dem After. Von hier verläuft der Meridian aufwärts, genau auf der Mittellinie des Rückens, d.h. im Bereich der Dornfortsätze der Wirbelsäule, über den Nacken und Kopf weiter nach vorne, über die Mitte des Gesichtes und endet im Oberkiefer. Sie sehen, das Lenkergefäß bildet die Ausnahme von der Regel. Alle anderen Yang-Meridiane verlaufen von oben nach unten, d. h. vom Kopf zum Fuß des Körpers. Ausschließlich das Lenkergefäß hat einen entgegengesetzten Verlauf.

Die beiden genannten Gefäße dienen in der Therapie der Unterstützung der übrigen Meridiane und ihrer zugehörigen Organe.

4 Erlernen der Meridianarbeit

In den alten Medizinbüchern Chinas steht: ,Bevor ein Akupunkturpunkt gestochen wird, muß er zuerst gefühlt werden.' Desgleichen muß zuerst die Beschaffenheit des gesamten Meridians erfühlt werden. Die wenigsten Akupunkteure halten sich heute an dieses alte Gesetz. Wir, die wir manuell im Sinne der Akupunktur arbeiten, sind auf dieses Gesetz angewiesen. Um gutes Shiatsu verabreichen zu können, müssen wir uns das Wahrnehmen von Energie bewußt machen. Eine Möglichkeit ist, die Hände mit geschlossenen Augen einander anzunähern, um sie darauf langsam voneinander zu entfernen. Sind Sie sehr konzentriert, können Sie die Energie Ihrer eigenen Hände wahrnehmen.

Am Anfang stehen Sie ziemlich unsicher vor dem Problem, die Meridianenergiequalität zu fühlen. Viele unserer Schüler empfinden in diesem Moment die größte Hürde in der gesamten Meridianarbeit. Doch keine Sorge: Meridiangefühl ist zu lernen. Wir bitten einen Partner, uns am besten seinen Arm zu reichen. In der Weise, wie Sie es schon bei Basis-Shiatsu gelernt haben, umfassen Sie den Unterarm Ihres Partners mit Schwerpunkt auf dem Daumendruck. Die Daumen liegen nur knapp entfernt voneinander. Nicht mehr als ein Finger sollte dazwischen Platz haben. Nun fragen Sie Ihren Partner, der nicht zur Behandlungsstelle sehen sollte, ob er den Druck als Einpunkt- oder Zweipunkte-Druck wahrnimmt. Sie suchen behutsam die Stelle, die Ihrem Partner ein ,Einpunktgefühl' beider Daumen vermittelt. Jetzt können Sie bei feiner Beobachtung wahrnehmen, daß unter beiden Daumen die gleiche energetische Qualität vorhanden ist. Sie versuchen nun, den Abstand zwischen den beiden Daumen behutsam zu vergrößern, wobei das ,Einpunktgefühl' nicht verloren gehen sollte (nach Masunaga). Diese Übung ist von größter Bedeutung für Ihre spätere Fähigkeit, die unterschiedlichen Meridianqualitäten wahrzunehmen. Wenden Sie ihr deshalb größte Aufmerksamkeit zu und wiederholen Sie sie zu gegebener Zeit immer wieder.

5 Regeln der Akupunkturlehre

Bevor wir zur weiteren Meridianbeschreibung übergehen, lassen Sie uns noch einige Akupunkturregeln betrachten, die für unsere folgende Therapiemöglichkeit sehr wichtig sind.

Mutter-Sohn-Regel:
Ist ein schwaches Organ nicht zu stimulieren, so gelingt dies, wenn der im Energiekreislauf vorhergehende Meridian stimuliert wird. Diese Regel gilt sowohl für den Energiekreislauf der Meridianuhr wie auch für den Energiekreislauf der Elementenlehre.

Mann-Frau-Regel:
Sie geht von der Vorherrschaft der linken Körperhälfte (Yang) in bezug auf die rechte Körperhälfte (Yin) aus. Bei einem kranken Meridian oder zugehörigem Organ soll das gefährdete Organ mitbehandelt werden. (Hierbei ist die anatomische Nachbarschaft von entscheidender Bedeutung.) Z.B.:
Erkrankung des Dünndarms – gefährdet Dickdarm (Yang)
Erkrankung des Herzens – gefährdet Lunge (Yin)
Erkrankung der Gallenblase – gefährdet Magen (Yang)
Erkrankung der Leber – gefährdet Milzpankreas (Yin)
Erkrankung der Blase – gefährdet Dreierwärmer (Yang)
Erkrankung der Niere – gefährdet Kreislauf (Yin)

Mitternacht-Mittag-Regel:
Jede schwache bis mittelstarke Einwirkung auf einen Yin-Meridian wirkt in der Yin-Zeit (d. h. von 12 Uhr mittags bis Mitternacht) nur auf diesen. Ist die Einwirkung, der Einfluß oder auch die Störung sehr stark, so ist auch der entsprechende (komplementäre) Meridian mitbetroffen, der Yang ist und mit dem entsprechenden Yin-Meridian korrespondiert.

Das gleiche gilt umgekehrt auch für Yang-Meridiane in der Yang-Zeit (24 Uhr bis 12 Uhr mittags) und für die komplementären Yin-Meridiane.

Schematische Darstellung der Beziehungen der Mitternacht-Mittag reagierenden Organe und Meridiane:

Galle reagiert mit Herz
Leber reagiert mit Dünndarm
Lunge reagiert mit Blase
Dickdarm reagiert mit Nieren
Magen reagiert mit Kreislauf
Milzpankreas reagiert mit Dreierwärmer

Beispiel: Ist die Galle einer starken Reizeinwirkung ausgesetzt, so wird das betreffende Komplementärorgan Herz mit reagieren. So können Sie die Reaktionslage der anderen Organe ebenfalls verstehen.

6 Die verschiedenen Arten von Akupunkturpunkten

Bevor wir die Meridianverläufe studieren, sollten wir einiges über Akupunkturpunkte wissen.

Auf jedem Organmeridian finden wir je zwei Haupt- und vier Spezialpunkte. Diese liegen immer an den Extremitäten. Ihnen wird eine starke Wirkung und Einflußnahme auf die Organe zugeschrieben.

V Meridian-Shiatsu

1. Tonisierungspunkte:
Jeweils einer liegt auf dem zugehörigen Organmeridian. Sie dienen der Anregung eines insuffizienten (leistungsschwachen) Organs.

2. Sedativ-Punkte:
Jeweils einer (in Ausnahmefällen drei) liegt auf dem zugehörigen Organmeridian. Sie dienen der Beruhigung eines Organs in Überfunktion.

3. Quell-Punkte:
Sie dienen der Anregung der Organfunktion und lassen Energie wachsen. Gleichzeitig unterstützen sie auch je nach Bedarf Sedativ-Punkte, Tonisierungspunkte, Alarmpunkte oder Zustimmungspunkte.

4. Durchgangspunkte:
Lo- oder Passagepunkte.
Jeweils einer liegt auf dem zugehörigen Organmeridian. Lopunkte dienen in erster Linie dem Energieausgleich zwischen den paarig einander zugeordneten Meridianen (z.B. Lunge-Dickdarm). Sie stimulieren die Meridian-Heilfunktion.

5. Alarmpunkte:
Sie sind immer sehr empfindlich. Sie liegen selten auf dem ihnen zugeordneten Meridian. (Näheres hierzu später.) Sie sammeln Energie für akute und chronische Erkrankungen.

6. Zustimmungspunkte:
Sie liegen ausnahmslos auf dem Blasenmeridian in der entsprechenden Organreflexzone. Unter Einbeziehung der Nieren- und Blasenfunktion unterstützen sie indirekt die jeweilige Organfunktion. Hilfreich sind sie besonders bei chronischen Erkrankungen.

Bei Shiatsu werden sie wenig gebraucht, dennoch sollen sie der Vollständigkeit halber erwähnt werden: Reunions- und Meisterpunkte.
Reunionspunkte: Sie haben die Eigenschaft, mehrere Meridiane zu gemeinsamer Aktion zu verbinden und Energie zu sammeln.

Meisterpunkte: Einschaltung außergewöhnlicher Gefäße und therapeutisch besonders wirksame Erfahrungspunkte.

Wir haben nun eine Reihe von Informationen gesammelt, die uns das Verständnis der Meridian- und Organfunktion in asiatischer Betrachtungsweise erleichtern sollen.

7 Meridianverläufe und die darauf befindlichen Akupunkturpunkte

Wenn wir nun die Meridianverläufe studieren, beachten wir zum einen den jeweils klassischen Verlauf des Meridians, wie er in der Akupunktur benützt wird. Zum anderen erfahren wir etwas über den erweiterten Zweig des Meridians, der zum Organ oder auch zu anderen Körperteilen führt. Sie finden auf alten Meridiankarten und in alten asiatischen Medizinbüchern wie dem Nei King Zusammenhänge im Sinne der erweiterten Meridiane.

Wenn wir uns den Körper als einen gut funktionierenden Staat vorstellen, so verstehen wir, daß jedes Organ eine bestimmte Aufgabe innerhalb dieses Staates erfüllt. Im Nei King wurde jedem Organ eine Funktion in Form eines Amtes zugeschrieben. Wir wollen nicht darauf verzichten, diese zu erwähnen. Sie erhalten ein klareres Bild über die gesamte Organfunktion, wenn Sie diesen Aspekt mit einbeziehen.

Zunächst beginnen wir jeweils mit dem klassischen Meridianverlauf. Dieser wird in der Akupunktur ausschließlich behandelt, da dieser Bereich mehr an der Oberfläche verläuft und mit der Nadelung besser zu erreichen ist. Der erweiterte Meridianverlauf (nach Masunaga) ist jedoch für unsere Shiatsu-Arbeit gleich bedeutsam wie der klassische Teil des Meridianverlaufs.

Der einheitlichen Darstellung wegen erfolgt die Beschreibung der Alarmpunkte im Anschluß an die Punkte des klassischen Verlaufs.
Das angegebene Fingermaß muß stets relativ gesehen werden.

Die Übersetzungen der chinesischen Akupunkturnamen und die Punktnummerierung sind bei Foen Tjoeng Lie und König/Wancura nachzulesen. Bei der Beschreibung der Akupunkturpunkte habe ich auf die Wiedergabe aller Punkte verzichtet, da sie bei anderen Autoren nachzulesen sind. Erwähnt habe ich ausschließlich jene Punkte, die für die Beurteilung und Behandlung unserer Patienten von entscheidender Bedeutung sind. Da wir bei Bedarf ohnehin den gesamten Meridian durcharbeiten, ist es nicht notwendig, eine zu stark punktorientierte Shiatsu-Therapie zu fördern. Die Übersetzungen der Akupunktur-Namen erscheinen mir jedoch wichtig, da sie Aufschluß über ihre Funktion und Eigenschaft geben.

Leider kommen wir nicht ganz ohne lateinische Fachausdrücke aus, wenn wir exakte Ortsangaben eines Punktes machen wollen. Soweit dies zu vermeiden ist, will ich es gerne tun.

Organ	Quellpunkt YUAN	Lo-Punkt LUO (Passage)	Reunionspunkt XI	Alarmpunkt MU	Sedativpunkt HE	Zustimmungsp. SHU	Meisterpunkt Erfahrungsp.	Tonisierungsp.
	stimuliert Meridian u. Organenergie	Meridian-Heilfunk.	akute Erkrankung, sammelt Energie	akute Erkrankung d. inneren Organe und chronische Erkrankungen	beruhigende Wirkung Yin-Einwirkung auf Organ im Yang-Zustand	chronische Erkrankung	besonders therapie-erfolgreiche Wirkung	anregende Wirkung Yang-Einwirkung auf Organ im Yin-Zustand
Herz	H7	H5	H6	KG14	H3	B15	KS6/H3/B15	H9
Dünndarm	Dü4	Dü7	Dü6	KG4	Dü8+Ma39	B27	Ma39	Dü3
Blase	B64	B58	B63	KG3	B54/65	B28	KG3/KG4/MP9	B67
Nieren	N3	N4	N5	G25	N1/2/10	B23	B23/N7	N7
KS (Pericard) Herzbeutel	KS7	KS6	KS4	KS1/KG17+N11	KS7	B14	MP6/KG4	KS9
3 Erwärmer	3E4	3E5	3E7	KG 5/7/12/17	3E10+B39	B22	Dü19/3E3/Dü3	3E3
Gallenblase	G40	G37	G36	G23/24	G34/38	B19	G34/B19	G43
Leber	Le3	Le6	Le6	Le14+	Le8+Le2	B18	Le5/B18	Le9
Lunge	Lu9	Lu7	Lu6	Lu1	Lu5	B13	KG17/B13/Lu1	Lu9
Dickdarm	Di4	Di6	Di7	Ma25	Di1/3+Ma37	B25	Ma25/37/LG20	Di11
Magen	Ma42	Ma40	Ma34	KG12	Ma36/45	B21	Ma36/KG12/B21	Ma41
Milz – Pankreas	MP3	MP4	MP8	Le13	MP5	B20	MP6/B20	MP2
Konzeptions-Gefäß		KG15						
Lenkergefäß		LG1						

V Meridian-Shiatsu

HERZMERIDIAN

Kleinstes Yin: Arm
Funktion: Kaiser oder Souverän
Element: Feuer

Die Energie des Herzmeridians stammt aus dem Herzen selbst. Er bezieht jedoch ebenfalls Energie aus dem Meridian Milzpankreas.

Im tiefsten Punkt der Achselhöhle tritt der Meridian an die Oberfläche. Er verläuft über die Innenseite des Oberarmes zum ulnaren Ende der Ellbogenquerfalte und weiter über die Innenseite des Unterarmes zum kleinen Finger. Dort dreht er im letzten Abschnitt zur Rückseite des kleinen Fingers und endet am inneren oberen Nagelbettwinkel. Auf diesem klassischen Verlauf liegen neun Punkte:

H 1: ‚höchste Quelle'
Lage: tiefster Punkt der Achselhöhle.
Indikation: Schmerzen im Brustkorb und Armbereich, Angina pectoris, Ohnmacht.

H 3: ‚geringes Meer' oder ‚junges Meer', Sedativpunkt
Lage: in der Mitte zwischen dem inneren Ende der Ellbogenfalte und dem inneren Gelenkknorren des Oberarmes. Sie finden ihn leichter bei gebeugtem Arm.
Indikation: Lebensfreude, Atemenergie, kalte Hände, zitternde Hände, innere Unruhe, Niedergeschlagenheit, Schlafstörung, Schmerzen in der seitlichen Rippenpartie u. a. m.

H 5: ‚Verbindung zum Inneren', Lo-Punkt zum Dünndarm
Lage: einen Daumen proximal von H 7.
Indikation: Schmerzen des Herzens sowie der Arm- und Handgelenke, Tachykardie (Herzklopfen), nervöse Unruhe u. a.

H 7: ‚göttliches Tor', Quellpunkt und Sedativpunkt zugleich
Lage: an der distalen Handgelenksfalte innerhalb der Sehne des ellenseitigen Handbeugers.
Indikation: Schlaflosigkeit, Unruhe, Reizbarkeit, Tachykardie, kalte Hände und Arme, Furcht.

H 9: ‚geringer Angriffspunkt', Tonisierungspunkt
Lage: innerer oberer Nagelbettwinkel des kleinen Fingers.
Indikation: Schmerzen im Brustkorbbereich, Schock, Unruhe, Tonisierungsfunktion von Herzschwäche, Arrhythmie, Depression.

Alarmpunkt Herz KG 14
Lage: einen Fingerbreit distal der Schwertfortsatz-Spitze.
Indikation: Magen- und Herzbeschwerden.

Erweiterter Zweig des Herzmeridians
Er beginnt im Alarmpunkt des Herzens. Dieser befindet sich einen Finger distal von der Schwertfortsatz-Spitze des Brustbeins und ist identisch mit KG 14. Von diesem steigt der Meridian seitlich des Brustbeines auf zum dritten Zwischenrippenraum und verläuft vom Rand des Brustbeines horizontal im Zwischenrippenraum zum Punkt Herz 1 in der Achselhöhle. Vom Alarmpunkt Herz steigt der Meridian über das Konzeptionsgefäß ab zum Alarmpunkt Dünndarm, der zwei Finger über dem Schambein als Punkt KG 4 zu finden ist. Von hier tritt der Herzmeridian in die Tiefe des Beckens ein, um an der Innenseite des Oberschenkels im hinteren Bereich wieder an die Oberfläche zu treten. Von hier verläuft er an der inneren hinteren Seite des Beines bis zum inneren Bereich der Achillessehne und endet in der Mitte der Fersenfläche. Dieser erweiterte Beinzweig wird weniger häufig benützt.

Gesamtheilfunktion
Die Heilfunktion des Herzmeridians im allgemeinen betrifft alle Erkrankungen des Herzens und gleichermaßen Störung des vegetativen Nervensystems, psychische Störungen und Schmerzen im Brustbereich.

Graphik 51 ▷

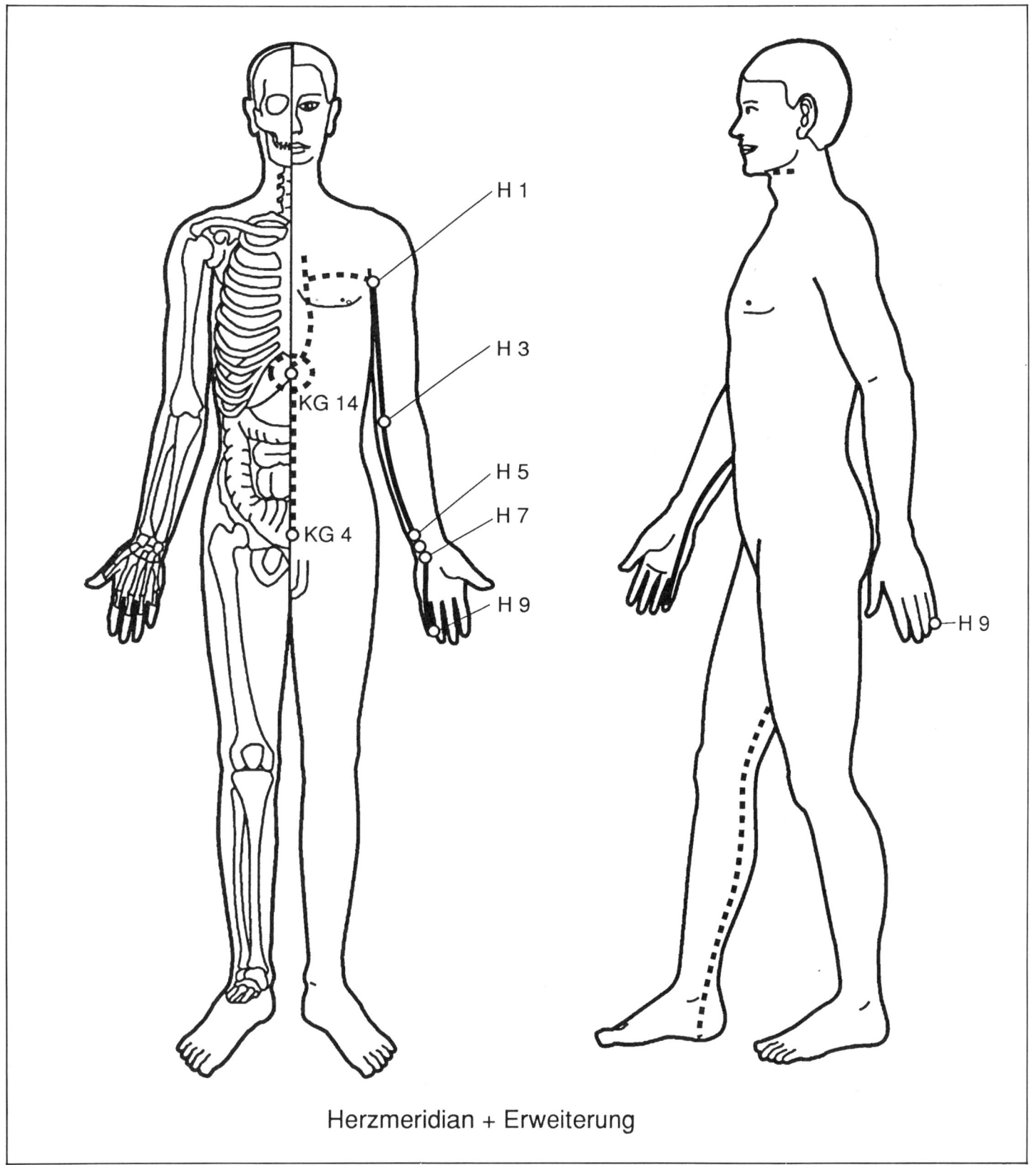

Herzmeridian + Erweiterung

V Meridian-Shiatsu

DÜNNDARMMERIDIAN

Sonnenlicht Yang: Arm
Funktion: Wechselbüro
Element: Feuer

Der Dünndarmmeridian bezieht seine
Energie vom Herzen und ist deshalb
ebenfalls dem Element Feuer zugeordnet.

Er verläuft vom äußeren oberen Nagelbettwinkel des kleinen Fingers über
den Unter- und Oberarm in der äußeren rückwärtigen Linie bis zur Schulter, an der er in einer Spitze zur Schul-
terblattmitte absteigt, um von dort wieder schräg in Richtung des siebten
Halswirbels aufzusteigen. Von dort
verläuft er über die äußere Halspartie
zur Wange und endet vor dem Ohr.
Auf dem klassischen Verlauf befinden
sich 19 Akupunkturpunkte, von denen
wir wieder nur die bedeutendsten erwähnen.

Dü 1: ‚geringer Teich‘ oder ‚Junior
Moor‘
Lage: entspringt neben dem ellenseitigen Nagelbett des kleinen Fingers.
Indikation: u.a. wichtig für die Wech-
selfunktion, z.B. in der Schwangerschaft. Liegt das Baby nicht richtig vor
der Geburt, kann man durch Stimulation dieses Punktes eine Bewegung des
Kindes in die richtige Lage erzielen.

Dü 3: ‚hintere Schlucht‘, Tonisierungs-
punkt
Lage: hinter dem Köpfchen des fünften
Mittelhandknochens an der Ellenseite
des Handrückens.
Indikation: Nachtschweiß, jede Krank-
heit des Kopfes und des Nackens,
Dünndarmschwäche, Schulter- und
Rückenschmerzen, seelische Störun-
gen.

Graphik 52 ▷

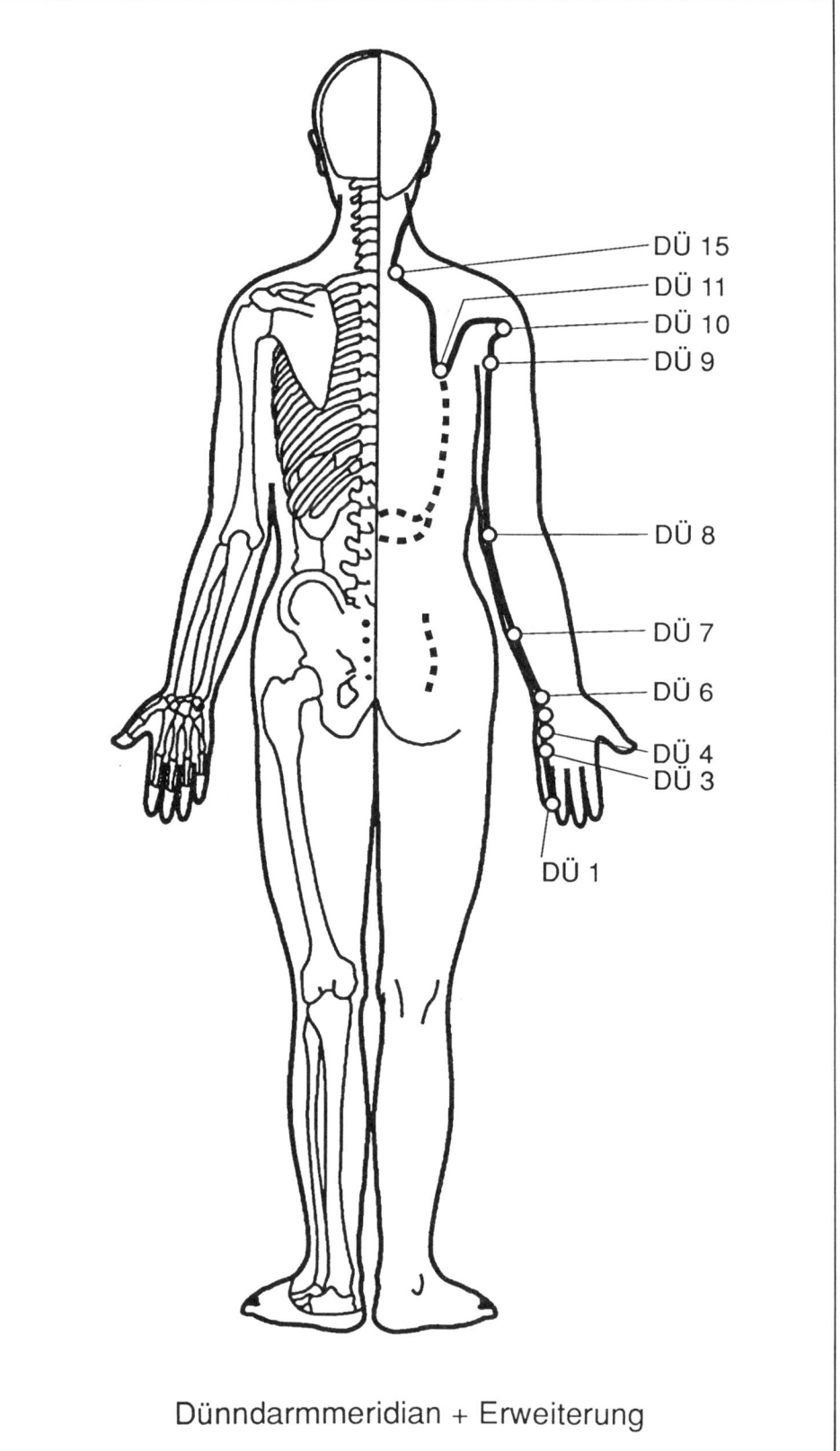

Dünndarmmeridian + Erweiterung

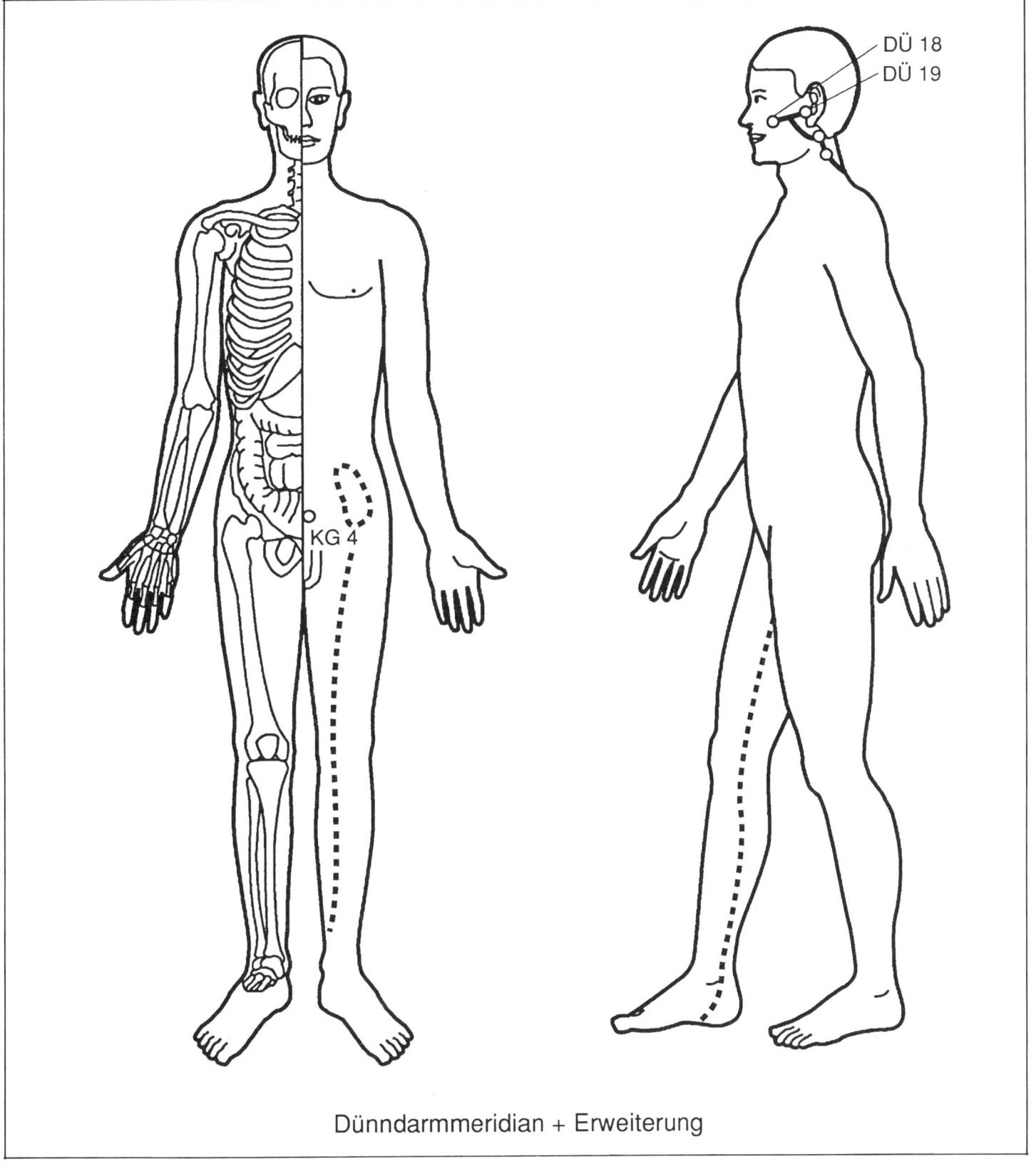

Dünndarmmeridian + Erweiterung

V Meridian-Shiatsu

Dü 4: ‚Handgelenksknochen', Quell-punkt
Lage: an der Ellenseite des Handrük-kens in der Vertiefung zwischen dem fünften Mittelhandknochen und dem Hakenbein.
Indikation: Erkrankungen des Hand-gelenkes, Schreibkrampf, Ohrensau-sen, Verdauungsbeschwerden.

Dü 6: ‚Pflege des Alters'
Lage: knapp oberhalb des Gelenkkop-fes der Elle (Processus styloideus ul-nae) neben dem Innenrand der Elle.
Indikation: Gelenkschmerzen der obe-ren Extremitäten, Schulter-Rücken-schmerzen und Nachlassen der Seh-kraft.

Dü 7: ‚richtiges Glied' (auch ‚aufrech-ter Ast'), Lo-Punkt
Lage: fünf Querfinger kopfwärts vom Quellpunkt an der Ellenseite. Er ist immer sehr empfindlich.
Indikation: ähnlich wie bei den ande-ren Punkten.

Dü 8: ‚kleines Meer', Sedativ-Punkt
Lage: hinter dem Ellbogengelenk in einer Vertiefung zwischen dem Ellbo-genkopf (Olecranon) und dem inneren Gelenkknorren des Oberarmbeines.
Indikation: innere Unruhe, psychische Störungen, Schmerzen im Armbereich oder im Schultergürtel.

Dü 9: ‚Schulterreinheit'
Lage: bei hängenden Armen eine Dau-menbreite oberhalb der Rückenach-selfalte.
Indikation: Schmerzen im Schulterbe-reich; Unfähigkeit, den Arm zu heben.

Dü 10: ‚Schulterpunkt'
Lage: in einer Vertiefung unter dem Schulterblattkamm unter dem Acro-mion.
Indikation: Sowohl Dü 9 als auch Dü 10 sind außerordentlich wichtig für die Therapie von Schulter-Arm-Syndro-men.

Dü 11: ‚himmlische Ahnen'
Lage: im Zentrum des Schulterblattes auf dem Grenzpunkt zwischen Spina scapulae, Schulterblattkamm und Schulterblattspitze.
Indikation: wie Dü 9 und Dü 10.

Dü 15: ‚Schultermitte'
Lage: zwei Finger neben dem unteren Ende des Dornfortsatzes des siebten Halswirbels.
Indikation: Neben der üblichen Indi-kation ist dieser Punkt auch hilfreich bei Asthma und Bronchitis.

Dü 18: ‚Jochbeingrube' oder ‚Backen-knochengrube'
Lage: am Unterrand des Jochbeines vertikal unter dem äußeren Augenwin-kel.
Indikation: Zahnschmerzen und Ge-sichtslähmung, Trigeminus-Neuralgie und Nebenhöhlenentzündungen.

Dü 19: ‚Gehörpalast' oder ‚Palast des Gehöres'
Lage: vor dem Tragus zwischen dem Gehörgang und dem Kiefergelenk. In einer Vertiefung, die man leicht bei ge-öffnetem Mund findet.
Indikation: Gehörsturz, Ohrensausen, Entzündungen des Ohres, Schwindel-anfälligkeit.

Alarmpunkt Dünndarm KG 4
Lage: zwei Daumen über der Symphy-se (Schambein).
Indikation: Kopfschmerz, Schock, Durchfall, Darmentzündung, Erkran-kungen der Gebärmutter.

Erweiterter Verlauf des Dünndarm-meridians
Ausgehend vom Punkt Dü 11 in der Mitte des Schulterblattes steigt der Meridian auf der Brustkorbseite im äu-ßeren Drittel ab zur Dünndarmzone des Rückens, geht von hier in die Tiefe des Bauchraumes, um dort den Dünn-darm zu versorgen. Er tritt an der Ge-lenksverbindung Kreuzbein-Darmbein im oberen Gelenksbereich wieder aus und verläuft in einer leichten Kurve parallel zur Gesäßfalte, um im unteren Drittel des Gesäßmuskels wieder in die Tiefe abzugleiten. Unterhalb der Lei-stenbeuge tritt er an der Vorderseite des Körpers wieder an die Oberfläche und verläuft medial parallel zum Milz-pankreas-Meridian über die Innenseite des Beines zum Fuß und endet am in-neren Fersenrand der Fußsohle.

Dieser erweiterte Zweig des Dünn-darms wird für sehr wichtig erachtet, denn er hat sich in der Therapie wie-derholt bewährt.

Gesamtheilfunktion
Alle Erkrankungen der Mundhöhle und des Rachenraumes, des Ohres, des Nackens, des Schultergürtels, des Rük-kens und natürlich zur Unterstützung der Erkrankungen des Herzens.

BLASENMERIDIAN

Sonnenlicht Yang: Bein
Funktion: Befehlskommandant oder Lokalregierung mit Kapital
Element: Wasser

Der Blasenmeridian bezieht seine Energie vom Dünndarm. Beim Blasenmeridian handelt es sich um den längsten Meridian des Körpers. Auf seinem klassischen Verlauf befinden sich 67 Akupunkturpunkte. Im Rückenbereich des Blasenmeridians finden Sie die Zustimmungspunkte für die anderen Organe und Organmeridiane.

Er beginnt am inneren oberen Augenhöhlenrand, verläuft parallel zur Mittellinie des Körpers über die Stirn aufwärts, über den Scheitel und über den Hinterkopf abwärts zum Nacken. In Höhe des siebten Halswirbels teilt sich der Blasenmeridian in zwei Äste, die parallel nebeneinander, seitlich der Wirbelsäule, steißwärts verlaufen. Der innere Zweig verläuft etwa eineinhalb Finger und der äußere Zweig ca. drei Finger seitlich von der Mittellinie der Wirbelsäule, den Dornfortsätzen, entfernt. Der innere Zweig bildet im Bereich des Kreuzbeines eine Zackenkurve, um von dort aus zum Sitzbeinknorren zu verlaufen. Unterhalb des Sitzbeinknorrens vereinigen sich der innere und der äußere Zweig. Von hier aus verläuft der Meridian auf der Mitte der Rückseite des Beines zur Kniekehle und von dort über die Mitte des Beines zum lateralen Rand der Achillessehne. Hier bildet der Meridian wieder eine Zackenform, um im kleinen Zeh im oberen äußeren Nagelbettwinkel zu enden.

B 1: ‚strahlendes Auge‘ oder ‚Glanz des Augapfels‘
Lage: am inneren oberen Augenhöhlenrand, direkt über dem inneren Augenwinkel in einer kleinen Konkavität.
Indikation: starke Augenbezüglichkeit.

B 2: ‚Bambus sammeln‘
Lage: am inneren Ende der Augenbraue in einer kleinen Konkavität.
Indikation: Stirnkopfschmerz und Augenbezüglichkeit. In anderer Literatur finden wir B 2 dicht über der Augenbraue in einer kleinen Konkavität. Dieser Punkt ist häufig sensibel und weist gleiche Indikation wie der vorangegangene auf.

B 3: ‚Augenbrauenpassage‘ oder ‚Augenbrauen-Stoß‘
Lage: dicht hinter dem vorderen Haaransatz.
Indikation: Kopfschmerz und Augenbezüglichkeit. Von hier weicht der Blasenmeridian ein wenig nach lateral ab.

B 4: ‚gebogene Abweichung‘
Lage: ein wenig lateral von B 3.
Indikation: wie B 3, Kopfschmerz, Scheitelschmerz, Augenbezüglichkeit, Nasenbezüglichkeit. Von hier aus verläuft der Blasenmeridian parallel zur Mittellinie über den Schädel nach rückwärts.

B 9: ‚Jadekissen‘
Lage: ca. eineinhalb Finger oberhalb der Hinterhauptkante in einer kleinen Vertiefung (Konkavität).
Indikation: Schwindel, Kopfschmerz, Nackenschmerz.

B 10: ‚Himmelssäule‘ oder ‚Himmelspfeiler‘
Lage: unter der Hinterhauptkante am Außenrand des Trapezmuskels.
Indikation: Bei Kopfschmerzen und Nackenschmerzen, gleich welcher Ursache, sollten die Punkte B 9 und B 10 nicht vernachlässigt werden. Gleichzeitig finden wir hier eine Beeinflussung von Hals- und Nasenbeschwerden.

B 13: Zustimmungspunkt der Lunge
Lage: auf dem inneren Zweig des Blasenmeridians lateral des Punktes zwischen dem dritten und vierten Brustwirbel.
Indikation: alle Erkrankungen der Lunge, wie Bronchitis, Lungenentzündung, selbst Tuberkulose; Erkältungen, Husten und Rückenschmerzen.

B 15: Zustimmungspunkt des Herzens
Lage: zwischen fünftem und sechstem Brustwirbel lateral, auf dem inneren Zweig.
Indikation: alle Störungen des Herzens, wie Rhythmusstörungen, Herzunruhe, Herzklopfen, Angina pectoris u. a. m.

B 17: ‚Zwerchfellpunkt‘
Lage: zwischen siebtem und achtem Brustwirbel lateral, auf dem inneren Zweig.
Indikation: Unterstützung bei Bauchschmerzen, Magenverstimmungen, nervösem Erbrechen, Asthma, allergischen Reaktionen u.a.m.

B 18: Zustimmungspunkt der Leber
Lage: zwischen neuntem und zehntem Brustwirbel lateral, auf dem inneren Zweig.
Indikation: Leber-Magen- und Augenerkrankungen, Rippenschmerzen, Gallenerkrankungen, Störungen der Regelblutung.

B 19: Zustimmungspunkt der Gallenblase
Lage: zwischen zehntem und elftem Brustwirbel lateral, auf dem inneren Zweig.
Indikation: Leberentzündung, Gallenblasenentzündung, Gallenkoliken; Unterstützung bei Schmerzen im Brust- und Rippenbereich.

V Meridian-Shiatsu

B 20: Zustimmungspunkt von Milz-pankreas
Lage: zwischen elftem und zwölftem Brustwirbel lateral, auf dem inneren Zweig.
Indikation: Schmerzen des Brust- und Bauchraumes und des seitlichen Rippenbereiches. Verdauungsstörungen im Magen-Darm-Bereich, Schwäche, chronische Bereitschaft zu Blutungen, Störungen der Monatsblutung, Kreuzschmerzen.

B 21: Zustimmungspunkt des Magens
Lage: zwischen zwölftem Brustwirbel und erstem Lendenwirbel lateral, auf dem inneren Zweig.
Indikation: Bauchschmerzen, Völlegefühl, Magen- und Zwölffingerdarmentzündungen, Blähungen, Leberstörungen, Schlafstörungen, Störungen des vegetativen Nervensystems, Stützung der Sehkraft, Unterstützung bei Rükkenschmerzen.

B 22: Zustimmungspunkt des Dreierwärmers
Lage: zwischen erstem und zweitem Lendenwirbel lateral, auf dem inneren Zweig.
Indikation: Störungen des vegetativen Nervensystems, innere Unruhe, Schlafstörungen, Nachlassen der Sehkraft, Rückenschmerzen, Inkontinenz, Therapieunterstützung bei Störungen im Magen- und Zwölffingerdarmbereich, Blähungen, Erbrechen. Unterstützung bei Nierenerkrankungen.

B 23: Zustimmungspunkt der Niere
Lage: zwischen zweitem und drittem Lendenwirbel lateral, auf dem inneren Zweig.
Indikation: Lumbalgien, Impotenz, Regelstörung, Nierenstörung, Entzündungen im Nierenbereich, kalte Beine, Rückenschmerzen, allgemeine Schwächen, Ohrensausen.

Graphik 53 ▷

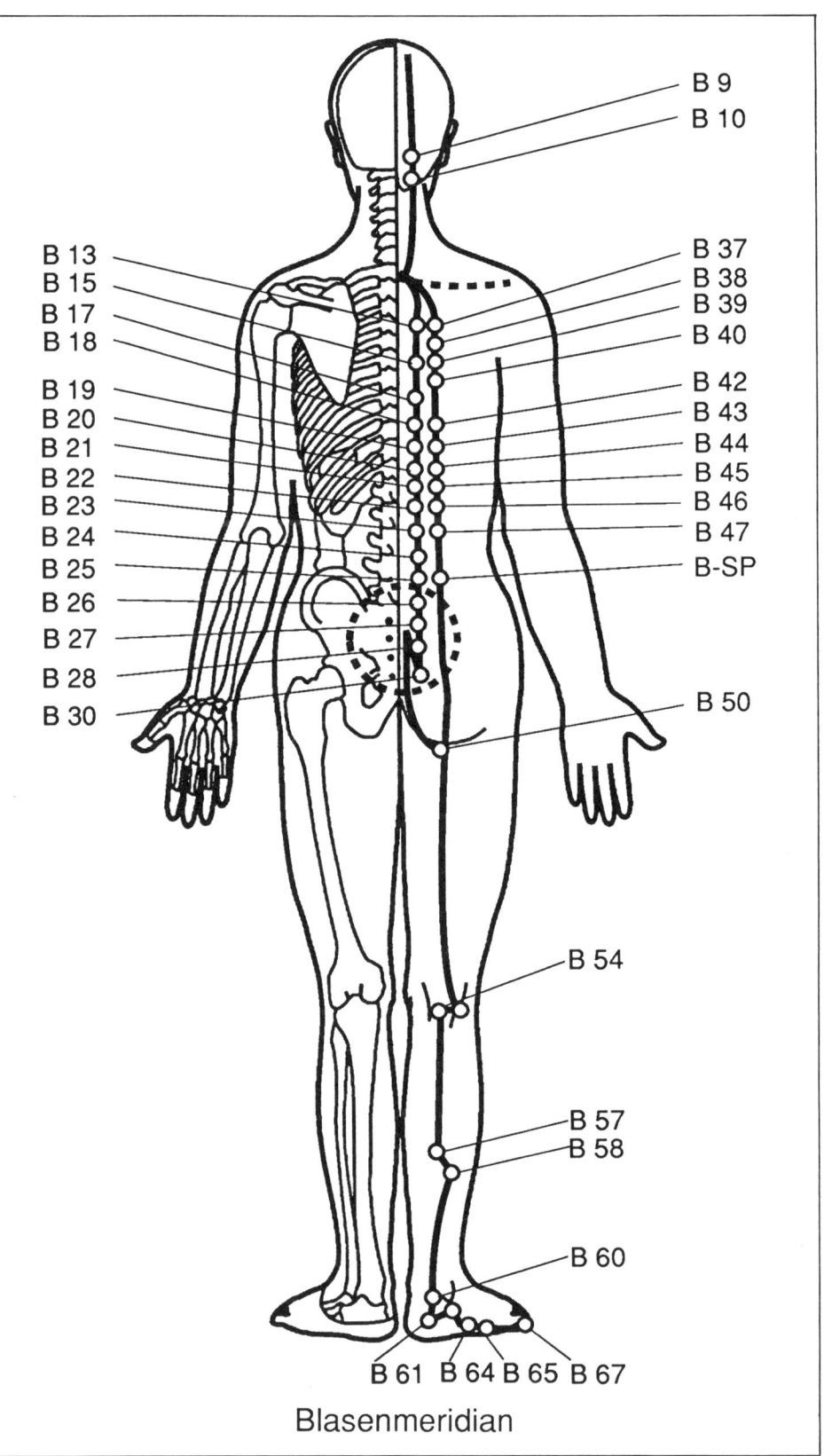

Blasenmeridian

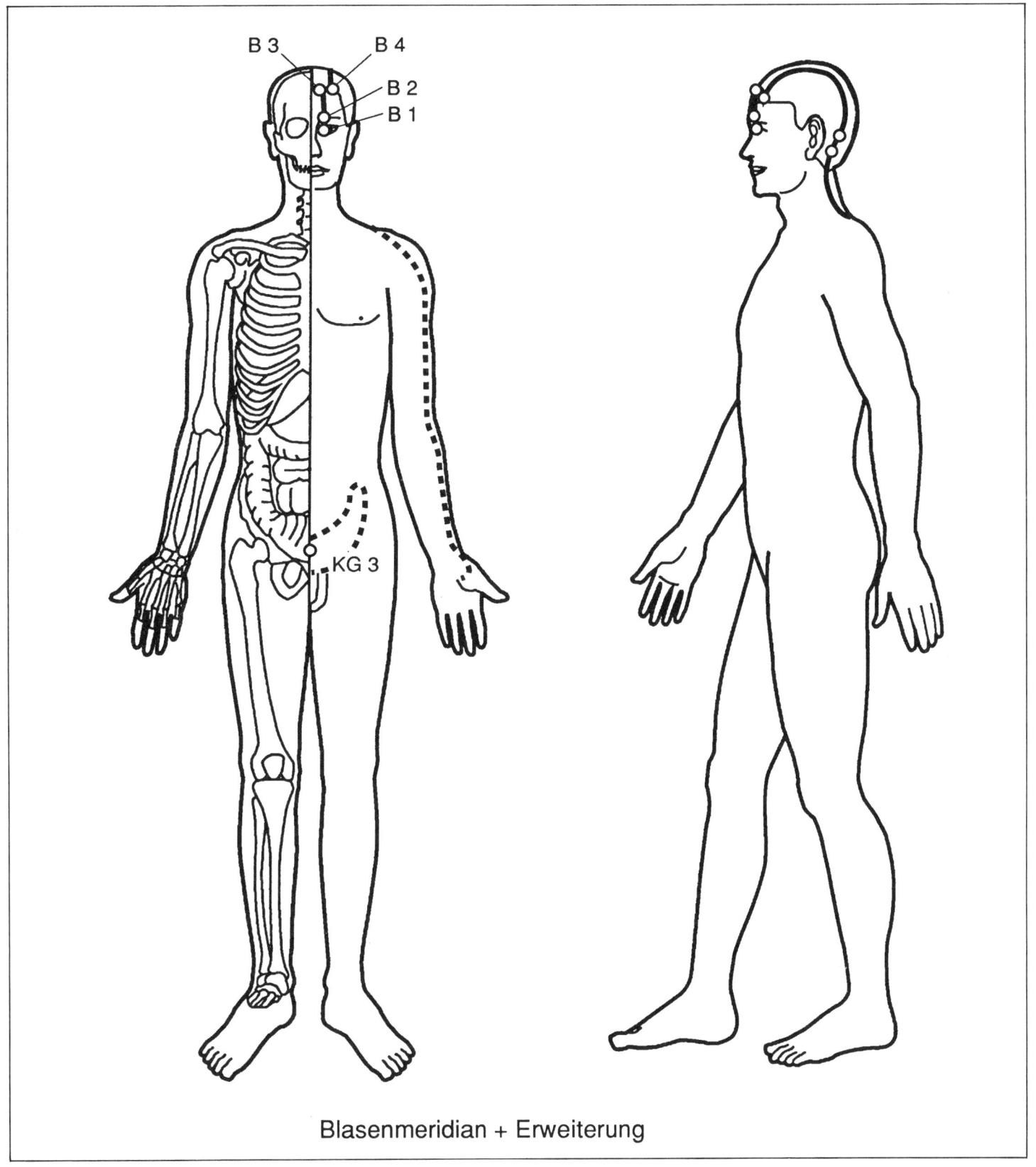

Blasenmeridian + Erweiterung

V Meridian-Shiatsu

B 24: ‚Punkt des Atemmeeres'
Lage: zwischen drittem und viertem Lendenwirbel lateral, auf dem inneren Zweig.
Indikation: wie bei B 23, jedoch auch Knieschwäche und Beinschwäche.

B 25: Zustimmungspunkt des Dickdarmes
Lage: zwischen viertem und fünftem Lendenwirbel lateral, auf dem inneren Zweit.
Indikation: Darmentzündung, Darminfektionen, Verstopfung, Störungen im Beinbereich, Erkrankungen im Hüftgelenksbereich, Blähungen, Erkrankungen des Dick- und Enddarmes.

B 26: ‚Punkt der Lebenskraft'
Lage: neben dem unteren Ende des fünften Lendenwirbels auf dem inneren Zweig.
Indikation: Rückenschmerzen, Ischiasschmerzen, Lähmungen und Mißempfindungen des Beines, Darmstörungen, Störungen im Nieren-Blasen-Bereich, Störungen der Monatsblutung, Potenzstörungen, allgemeine Schwäche u. a.

B 27: Zustimmungspunkt des Dünndarmes
Lage: in Höhe des ersten Sakralloches auf der Gelenkverbindung zwischen Darmbein und Kreuzbein auf dem inneren Zweig.
Indikation: Ischiasschmerzen, Lendenwirbelbeschwerden, Inkontinenz, Darmentzündungen und -schmerzen, Uterusblutungen außerhalb der Regel u. a.

B 28: Zustimmungspunkt der Blase
Lage: in Höhe des zweiten Sakralloches auf der Verbindungslinie zwischen Darmbein und Kreuzbein auf dem inneren Zweig.
Indikation: Blasenentzündungen, Schmerzen im Kreuzbeinbereich, Ischias, Durchfall, alle Erkrankungen der Blase.

B 30: ‚Punkt des Sphinkter' (After)
Lage: in Höhe des vierten Kreuzbeinloches auf der Verbindung von Darmbein und Kreuzbein auf dem inneren Zweig. Von hier aus nimmt der Blasenmeridian einen spitzwinkeligen Verlauf wieder kopfwärts zur Mitte des Kreuzbeines.
Indikation: Kreuzbein-Lendenwirbelbeschwerden, Störungen im Schließmuskelbereich u. a.

Die folgenden Punkte des Blasenmeridians liegen in den jeweiligen Kreuzbeinlöchern, von oben nach unten verlaufend. Die Behandlung dieser Punkte beeinflußt Störungen im Urogenitalbereich. Von hier verläuft der Blasenmeridian, der Wölbung des Gesäßes folgend, zur Gesäßquerfalte unter dem Sitzbeinknorren zu dem Punkt B 50.
Wir verfolgen jetzt zunächst den zweiten, äußeren Verlauf des Blasenmeridians und beginnen mit B 37.

B 37: ‚Sitz der Seele'
Das bedeutet soviel wie ‚ohne Geist, vom Geist verlassen'; bei Eintritt des Todes weist dieser Punkt die größte Härte auf.
Lage: zwischen dem dritten und vierten Brustwirbel lateral, auf dem äußeren Zweig des Blasenmeridians.
Indikation: Asthma, Bronchitis, Lungenentzündung, Schulterblattschmerzen, Übelkeit, Schwäche.

B 38: ‚Lebenszentrum'
Lage: zwischen viertem und fünftem Brustwirbel lateral, auf dem äußeren Zweig.
Indikation: Lungenerkrankungen, körperliche Schwäche nach langer Krankheit.

B 39: ‚göttliche Halle'
Heißt soviel wie ‚Gottes Schrein'. Dieser Punkt hat starke Mentalbezüglichkeit.
Lage: zwischen fünftem und sechstem Brustwirbel lateral, auf dem äußeren Zweig.
Indikation: Krankheitssymptome des Herzens, Bronchitis, Asthma, Schulter- und Rückenbeschwerden; doch mehr psychisch verursacht.

B 40: ‚Schmerzensschrei'
Lage: zwischen sechstem und siebtem Brustwirbel lateral, auf dem äußeren Zweig.
Indikation: Herzbeutelentzündung, Zwischenrippenschmerzen, Asthma, Schwindel, Erbrechen.

B 42: ‚Geistestor'
Lage: zwischen neuntem und zehntem Brustwirbel lateral, auf dem äußeren Zweig.
Indikation: Störungen des Leberstoffwechsels, Rippenfellentzündung, Endocarditis, Verdauungsstörungen und Magenbeschwerden.

B 43: ‚Yang-Bindung' oder ‚korrekter Weg'
Lage: zwischen zehntem und elftem Brustwirbel lateral, auf dem äußeren Zweig.
Indikation: Durchfall, Bauchschmerzen, Ikterus u. a.

B 44: ‚Gefühlssitz' oder ‚Haus für Gottes Erinnerung'
Lage: zwischen elftem und zwölftem Brustwirbel lateral, auf dem äußeren Zweig.
Indikation: Rückenschmerzen, Blähungen, Leberentzündung, Erbrechen u. a.

B 45: ‚Magenspeicher‘, ‚Warenhaus‘
Lage: zwischen dem zwölften Brustwirbel und dem ersten Lendenwirbel lateral, auf dem äußeren Zweig.
Indikation: Magenschmerzen, Erbrechen, Blähungen, Verstopfung, Rückenschmerzen.

B 46: ‚Tor der Lebenszentren‘
Lage: zwischen erstem und zweitem Lendenwirbel lateral, auf dem äußeren Zweig.
Indikation: Oberbauchschmerzen, Verstopfung, Brustentzündungen, Leber- und Milzpankreas-Störungen.

B 47: ‚Willenssitz‘, ‚Bestimmungsraum‘
Lage: zwischen zweitem und drittem Lendenwirbel lateral, auf dem äußeren Zweig.
Indikation: Impotenz, Stauungserscheinungen in den Beinen, Rückenschmerzen im Bereich der Lendenwirbelsäule.

Spezialpunkt des Blasenmeridians: ‚Basisgrenze‘
Dickdarmbezüglichkeit)
Lage: zwischen viertem und fünftem Lendenwirbel lateral, auf dem äußeren Zweig.
Indikation: alle Störungen im Lendenwirbel- und Beinbereich sowie im Unterleibsbereich.

B 50: ‚Halt der Stütze‘
In anderer Literatur identisch mit Blase 36, auch ‚stützende Stelle‘ genannt.
Lage: im Mittelpunkt der Gesäßfalte.
Indikation: Rücken- und Kreuzbeinschmerzen, Ischias, Störungen der Blase.

B 54: ‚Mittlere Speicherung‘
In anderer Literatur identisch mit Blase 40, auch ‚Mitte der Beugefalte‘ genannt. Sedativpunkt.
Lage: im Mittelpunkt der Kniekehlenquerfalte.
Indikation: Lendenwirbel- und Rückenschmerzen, Kreuzbeinschmerzen, Störungen der Beine, Störungen im Blasenbereich.

B 57: ‚Bergstütze‘
Lage: Mitte der Unterschenkelrückseite zwischen Kniekehle und Ferse. Strecken Sie den Fuß, entsteht in der Wadenmitte ein offener Winkel zwischen den beiden Muskelbäuchen des Musculus gastrocnemius.
Indikation: Neigung zu Wadenkrämpfen, Schmerzen im Lenden- und Rückenbereich, Beinschmerzen, Paralyse.

B 58: ‚Aufschwung des Yang‘, Lo-Punkt zur Niere
Lage: acht Daumen oberhalb von Blase 60, schräg außen unterhalb von Blase 57.
Indikation: Nierenentzündungen, Blasenentzündungen, Kraftlosigkeit der Unterschenkel, Augenstörungen.

B 60: ‚Göttergebirge‘
Lage: im Mittelpunkt zwischen der höchsten Erhebung des äußeren Knöchels und der Achillessehne.
Indikation: Erkrankungen der Beine und des Fußes, Rücken- und Lendenschmerzen, Nacken- und Kopfschmerzen sowie Komplikationen im Verlauf der Geburtsvorgänge.

B 61: ‚Hilfe der Hausangestellten‘
Lage: in einer Konkavität an der Außenseite des Fersenbeines.
Indikation: Schmerzen im Knöchelbereich, Kraftlosigkeit der Beine.

B 64: ‚Hauptknochen‘, Quellpunkt des Blasenmeridians
Lage: oberhalb des äußeren Fußrandes vor der Basis des fünften Mittelfußknochens.
Indikation: Lenden- und Beinschmerzen, jedoch auch Nackensteifheit, Rückenschmerzen, Kopfschmerzen, Nasenerkrankungen wie Schnupfen, Nasenbluten, verstopfte Nase.

B 65: ‚Knochenbindung‘, auch ‚gebündelter Knochen‘; Sedativpunkt des Blasenmeridians
Lage: am distalen Ende des Schaftes des fünften Mittelfußknochens.
Indikation: Kopfschmerzen, Nackenschmerzen, Augenstörungen, Lenden- und Beinschmerzen.

B 67: ‚Erreichung des Yin‘ oder ‚Yin-Ankunft‘, Tonisierungspunkt des Blasenmeridians
Lage: außen an der Kleinzehen-Seite im oberen äußeren Nagelbettwinkel.
Indikation: Wendepunkt bei Fehllage des Kindes im Mutterleib, darf nicht zu stark gereizt werden. Komplikationen bei der Geburt. Hilfreich bei Kopfschmerzen u. a.
B 67 ist der Endpunkt des Blasenmeridians.

Alarmpunkt Blase KG 3
Lage: einen Fingerbreit über dem Schambein auf dem Konzeptionsgefäß.
Indikation: Blasenstörungen, Stauungen, Impotenz.

Erweiterter Zweig des Blasenmeridians
Er entspringt im Bereich des siebten Halswirbels, zieht eine kurze Strecke entlang der Schulterblattgräte, wendet sich von hier über den Kapuzenmuskelrand nach vorne, verläuft von hier zur Schulter und von der Schulter an der Daumenseite des Armes bis zum Daumenballen. Dieser Teil des Blasenmeridians wird in der Shiatsu-Therapie nur relativ selten benützt, da uns der Blasenmeridian in seinem Gesamtverlauf des klassischen Teiles sehr viele Therapiemöglichkeiten bietet. Im Verlauf des Blasenmeridians habe ich viele Punkte erwähnt, da sie für unsere Therapie unerläßlich sind.

Gesamtheilfunktion
Die Hauptfunktion des Blasenmeridians liegt im Bereich der Ausscheidung. Da der Blasenmeridian aber viele organbezügliche Punkte aufweist, reicht die weitere Indikation für seine Behandlung vom Kopfschmerz und Nackenschmerz, Rücken-, Kreuz- und Lendenschmerzen über Ischiasschmerzen und Erkrankungen der Beine sowie verschiedener innerer Organe bis hin zur Behandlung großer Erschöpfung.

V Meridian-Shiatsu

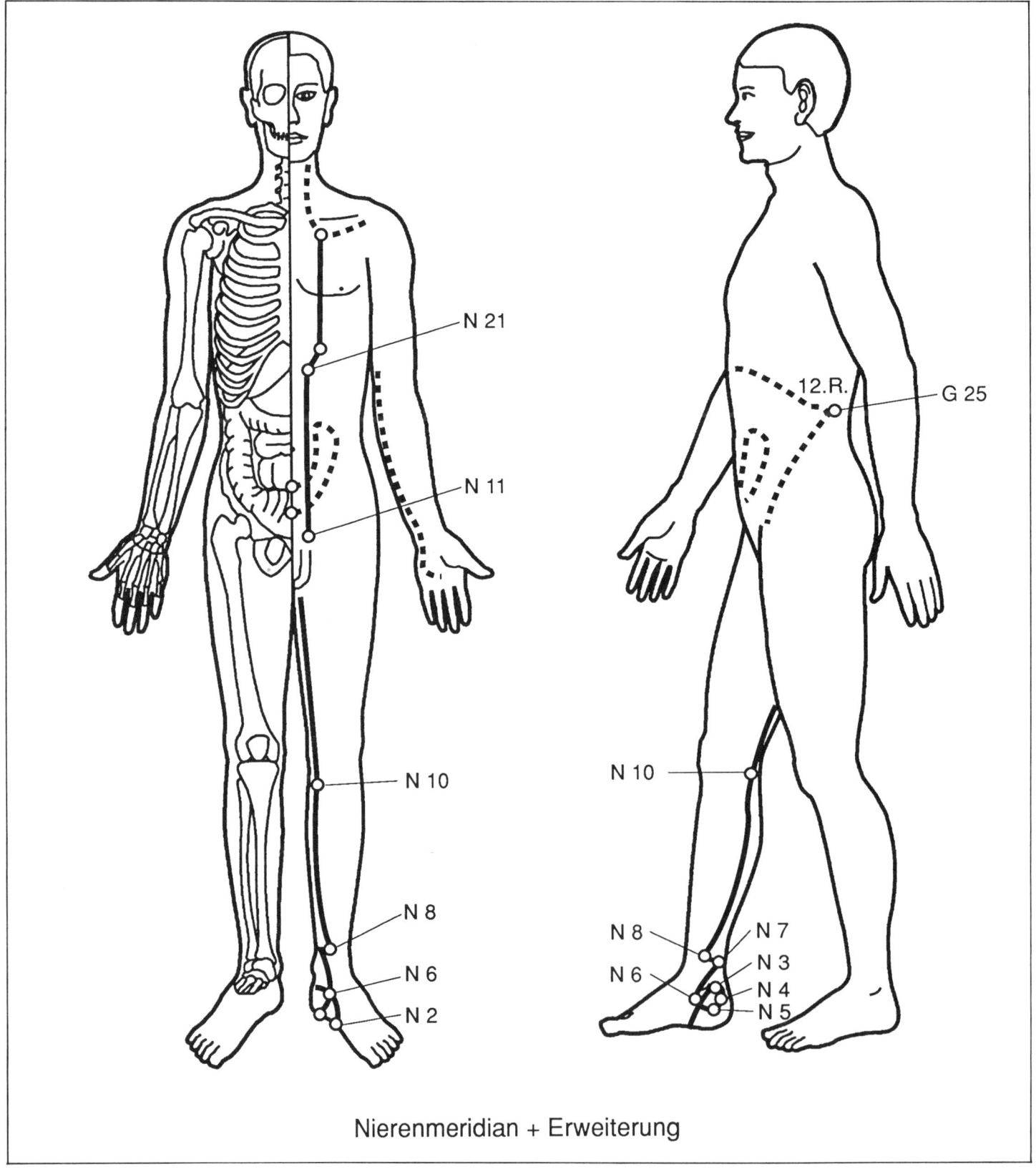

Nierenmeridian + Erweiterung

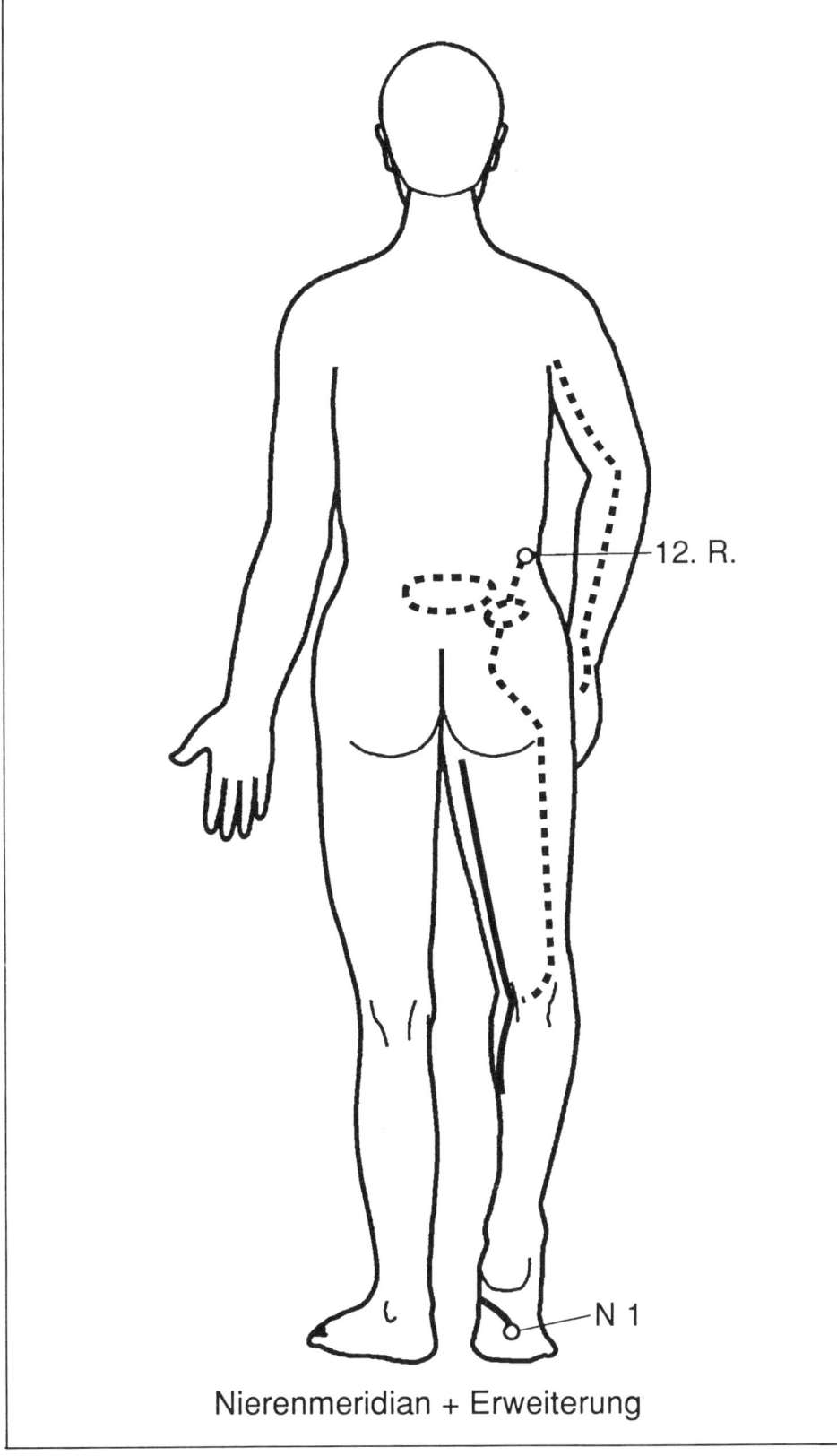

Nierenmeridian + Erweiterung

NIERENMERIDIAN

Kleinstes Yin: Bein
Funktion: Organisationsdirektor
Element: Wasser

Der Nierenmeridian bezieht seine Energie vom Blasenmeridian. Er beginnt auf der Fußsohle in der Mitte zwischen Groß- und Kleinzehballen und der Grenze zwischen oberem er ten Drittel und unterem zweiten Drittel der Fußsohle. Er verläuft weiter seitlich über den Innenrand des Fußrückens, zeichnet einen kreisförmigen Verlauf hinter dem inneren Fußknöchel, verläuft weiter über die Schienbeininnenkante zur Innenseite des Unterschenkels, dann zur Innenseite des Knies und des Oberschenkels bis zur Leistenbeuge. Der Mittellinie des Körpers am nächsten gelegen verläuft der Nierenmeridian von der Leistenbeuge parallel zur Mittellinie des Körpers (Konzeptionsgefäß) über den Bauch zum Brustkorb, wo er ein wenig nach außen abdreht. Von hier ist der Verlauf des Nierenmeridians parallel zum Brustbein und er endet im Schlüsselbeinbrustbeinwinkel.

Auf dem Nierenmeridian befinden sich 27 Punkte, die bezeichnet sind. Der Alarmpunkt der Niere ist Gallenblase 25.

N 1: „Sprudelnde Quelle', Sedativpunkt des Nierenmeridians
Lage: zwischen Großzeh- und Kleinzehballen an der Grenze des oberen Drittels zum mittleren Drittel der Fußsohlenlänge.
Indikation: Bewußtlosigkeit, Krampfneigung, hoher Blutdruck, Kopfschmerz, Nackenschmerzen, Nierenfunktionsstörungen, Störungen beim Wasserlassen, Hilfe bei Bronchialasthma.

Graphik 54 ◁

V Meridian-Shiatsu

N 2: ‚Tal der Bewährung‘ oder ‚brennendes Tal‘, Sedativpunkt der Niere
Lage: in einer Vertiefung vom Kahnbein an der Innenseite des Fußes.
Indikation: Blasenentzündungen, Menstruationsstörungen, Stauungen der Knöchelbereiche u. a.

N 3: ‚Großbecher‘ oder (in anderer Literatur) ‚höchster Bach‘, Quellpunkt des Nierenmeridians
Lage: unter dem inneren Knöchel in Richtung zum Fersenbein. Sie fühlen hier eine feine Pulsation der Arterie.
Indikation: Regelstörungen, Störungen im Wasserhaushalt wie Harnträufeln oder Harnverhaltung, Potenzstörungen, Nierenfunktionsschwäche, Rücken- und Nackenschmerzen, Erkrankungen des Fußgelenkes u. a.

N 4: ‚höchste Schlucht‘, Lo-Punkt des Nierenmeridians
Lage: einen Finger distal caudal von N 3.
Indikation: wie beim Quellpunkt.

N 5: ‚Wasserquelle‘
Lage: in Vertiefung des Fersenbeines.
Indikation: ähnlich wie N 6.

N 6: ‚leuchtendes Meer‘
Lage: unter und vor dem inneren Knöchel.
Indikation: Unterleibsschmerzen, schwere Geburt, nachlassende Sehkraft, Schlafsucht, Verstopfung.

N 7: ‚hinterer Strom‘, Tonisierungspunkt
Lage: zwei Querfinger proximal des Innenknöchels, nahe der Achillessehne.
Indikation: Nierenfunktionsstörungen, Schweißabsonderungs-Störungen, Potenzstörungen.

N 8: ‚wechselseitiges Vertrauen‘
Dreifaches Zusammentreffen der Yin-Meridiane (Milzpankreas, Niere und Leber). Ein anderer Name ist ‚Herr des Blutes‘.
Lage: drei Finger oberhalb der höchsten Erhebung des inneren Knöchels.
Indikation: Regelstörung, Verdauungsstörungen, Nachtschweiß, Knie- und Beinschwäche.
Dieser Punkt darf keinesfalls stimuliert werden in der Schwangerschaft.

N 10: ‚Yin-Tal‘, Sedativpunkt
Lage: bei gebeugtem Knie finden Sie diesen Punkt am inneren Ende der Kniegelenksfalte zwischen den Sehnen des Plattensehnenmuskels und des Halbsehnenmuskels.
Indikation: Knieschmerzen, Schmerzen im Unterbauchbereich, Schwierigkeiten beim Wasserlassen und auch bei überstarkem Speichelfluß.

N 11: ‚Querknochen‘, zweiter Alarmpunkt des Kreislaufmeridians
Lage: eine knappe Fingerbreite seitlich der Körpermittellinie, dicht über dem Schambeinrand.
Indikation: Erkrankungen des Urogenitaltraktes.

N 21: ‚düsteres Tor‘ oder ‚Dunkeltor‘
Lage: auf einer durch die Xiphoidspitze gezogenen Horizontalen, ca. eineinhalb Querfinger lateral des Konzeptionsgefäßes.
Indikation: Erbrechen, Durchfall, Schmerzen im Brustkorb, Gedächtnisverlust, vermehrter Speichelfluß, Herzschmerzen.

Alarmpunkt Niere G 25
Lage: freies Ende der zwölften Rippe.
Indikation: Gallen- und Nierenfunktionsstörungen.

Erweiterter Zweig des Nierenmeridians:
Vom Endpunkt des Nierenmeridians, N 27, unter dem Schlüsselbein verläuft ein Zweig, schräg das Schlüsselbein überziehend, seitlich der Luft- und Speiseröhre über den vorderen Halsbereich bis unter den Kieferrand. Ein weiterer Zweig geht ebenfalls aus von N 27 bis zum äußersten Punkt des Schlüsselbeines. Hier tritt der Meridian in die Tiefe ein, steigt ab zur Rückseite des Oberarmes und läuft knapp neben dem Herzmeridian auf der rückwärtigen Seite des Armes parallel bis zum Kleinfingerballen.

Ein weiterer Zweig verläuft von der Beugefalte des Kniegelenks über die Rückseite des Oberschenkels und Gesäßes zur Nierenreaktionszone der Lendenwirbelsäule.

Gesamtheilfunktion
Alle Erkrankungen der Nieren, der Blase und der Geschlechtsorgane, außer akuten Infektionen; Erkrankungen des Mund- und Rachenraumes, Schmerzen im Rücken- und Beinbereich sowie Neigung zu Krampfanfällen.

KREISLAUFMERIDIAN

Kleineres Yin: Arm
Funktion: Kanzler
Element: Feuer

In alten Texten heißt der Meridian Dan Chu. Dan Chu ist gleichzeitig identisch mit dem Punkt KG 17 (Alarmpunkt). Hier sehen wir die enge Bezüglichkeit. Der Kreislaufmeridian bezieht seine Energie aus dem Nierenmeridian. Auf seinem klassischen Verlauf befinden sich neun Punkte. Organisch ist der Kreislaufmeridian dem Herzbeutel zugeordnet. Der Meridian beginnt im vierten Zwischenrippenraum außerhalb der Brustwarze, steigt von dort auf zur Achsel und verläuft an der Innenseite des Oberarmes, der Ellbogenbeuge und des Unterarmes zur Handgelenksfalte, zieht über die Mittellinnenhand zum Mittelfinger und dreht im letzten Abschnitt ab zum inneren oberen Nagelbettwinkel des Mittelfingers.

KS 1: ‚Himmelsteich‘, Erster Alarmpunkt des Kreislaufmeridians
Lage: im vierten Zwischenrippenraum, ca. zwei Fingerbreit außerhalb der Brustwarze (abhängig vom Umfang des Patienten).
Indikation: Schmerzen im Brustkorbbereich, Kopfschmerzen, Achselschmerzen, Husten. Wirkt unterstützend bei Hyper- und Hypotonie.

KS 3: ‚gewundener Teich‘, in anderer Literatur ‚gewundenes Moor‘
Lage: in der Mitte der Ellbogenbeugefalte auf der Ellenseite der Bizepssehne.
Indikation: Schmerzen im Herz- und Brustbereich, Schmerzen in Armen und den Ellbogen, Zittern der Hände, Fieber, Schüttelfrost.

KS 4: ‚Grenztor‘ oder ‚Tor der Lücke‘
Lage: eine Daumenbreite unterhalb der Mitte des Unterarmes.
Indikation: Angina pectoris, Herzklopfen, Übelkeit u. a.

KS 6: ‚innere Schranke‘ oder ‚Innengrenze‘, Lo-Punkt des Kreislaufes zum Dreierwärmer, gleichzeitig ein Kardinalpunkt
Lage: drei Finger über der Handgelenksinnenseite.
Indikation: Schmerzen im Brustbereich und Angstgefühle, Herzklopfen, Unruhe, niedriger Blutdruck, Schlafstörungen, Asthmabezüglichkeit, Magenschmerzen, Übelkeit. Dieser Punkt ist wichtig für Akutprobleme.

KS 7: ‚großer Hügel‘, Quellpunkt und Sedativpunkt des Kreislaufmeridians
Lage: ein wenig medial vom Mittelpunkt der Handwurzelquerfalte.
Indikation: Schmerzen im Brustkorbbereich, Reizungen im Halsbereich, Herzmuskelentzündungen, allgemeine Unruhe.

KS 8: ‚Palast der Mühen‘
Lage: bei gekrümmtem Mittelfinger zeigt die Fingerkuppe genau den Punkt in der Handfläche an.
Indikation: Schmerzen im seitlichen Brustkorbbereich, psychische Erkrankungen, Krampfneigung, Erregungszustände u. a.

KS 9: ‚mittlerer Angriffspunkt‘, Tonisierungspunkt des Kreislaufmeridians
Lage: auf der Mittelfinger-Spitze oder medial proximaler Nagelbettwinkel.
Indikation: Kopfschmerzen, Ohrgeräusche, starke Herzschmerzen, Schock u. a.

Hauptalarmpunkt des Kreislaufs
KG 17
Lage: in der Mitte des Brustbeines in einer kleinen Vertiefung in Höhe der Brustwarzen.
Indikation: Störung des Energiehaushaltes; Lungen- und Herzstörungen, schwere Kreislaufstörungen.

Erweiterter Zweig des Kreislaufmeridians
Von der Kreislaufzone im Oberbauchraum aufsteigend, verläuft der Meridian in einer Linie bis zum Kreislaufalarmpunkt KG 17. Dort gabelt er sich in zwei paarige Äste. Der eine Ast verläuft von hier im vierten Zwischenrippenraum zum Ausgangspunkt des klassischen Meridianverlaufes, KS 1.

Von KG 17, dem Hauptalarmpunkt des Kreislaufs, steigt ein weiterer Ast rechts und links des Brustbeines nach oben zum Hals bis zum Unterkiefer. Vom Reaktionszentrum des Kreislaufs im Oberbauchraum gleitet der Meridian in die Tiefe und ist im Bauchraum nicht mehr faßbar. Er tritt erst an der Beininnenseite (innerhalb des Dünndarmmeridians und außerhalb des Lebermeridians) wieder an die Oberfläche und verläuft dort über den Innenknöchel zur Fußsohle. Ungefähr in der Mitte derselben endet der erweiterte Zweig.

Gesamtheilfunktion
Unterstützung bei allen Erkrankungen des Herzens, Kreislauferkrankungen und Erkrankungen des Magens, bei psychischen Störungen, Schmerzen im Brustbereich und im Meridianverlauf.

Graphik 55: S. 126

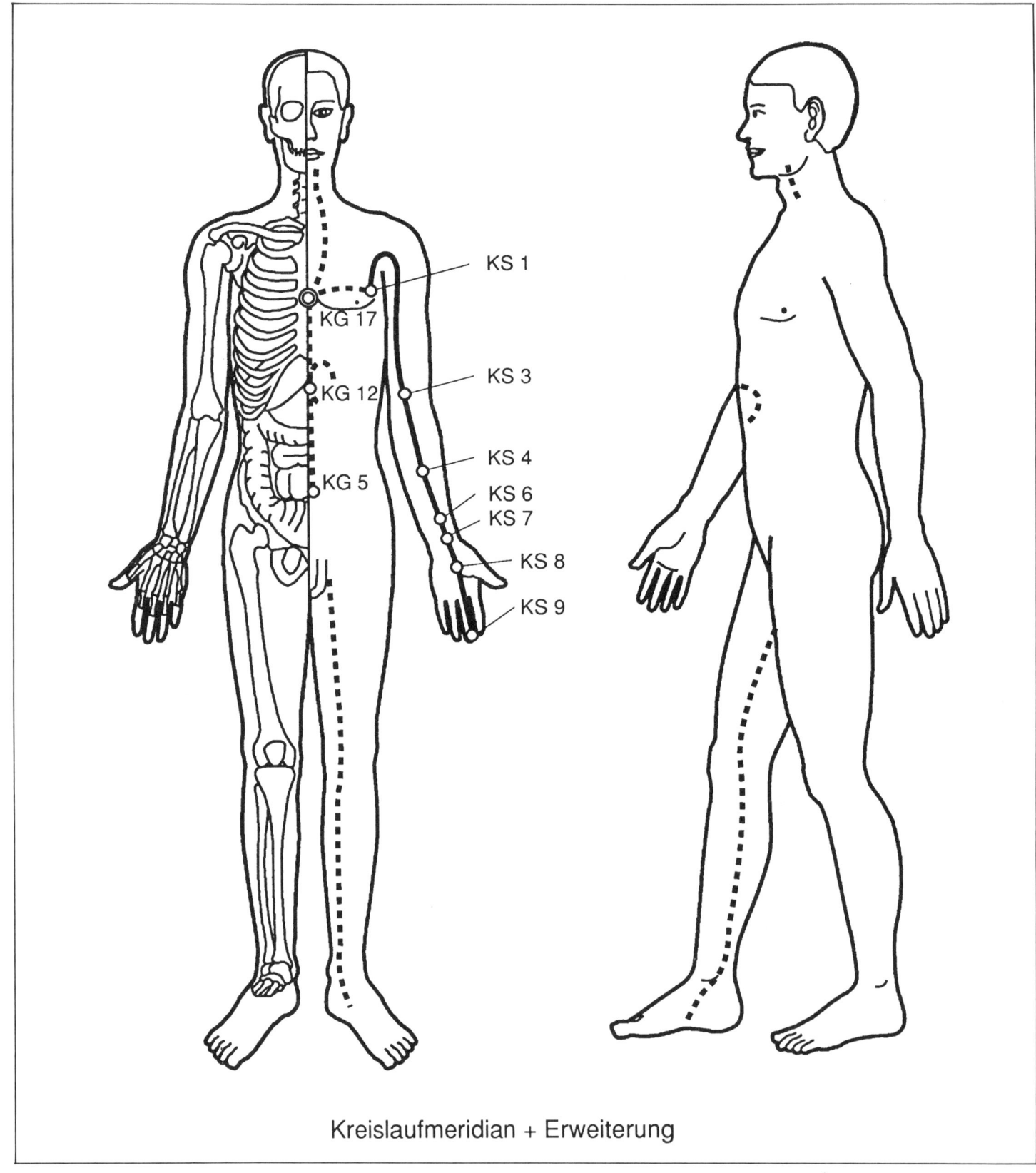

Kreislaufmeridian + Erweiterung

MERIDIAN DES DREIFACHEN ERWÄRMERS

Kleines oder mittleres Yang: Arm
Funktion: Abgeordneter (der Organe)
Element: Feuer

Er besitzt keine eigene Organbezüglichkeit. Er unterstützt mit seiner Funktion alle anderen Organe. Seine Energie bezieht er aus dem Kreislauf. Der Meridian beginnt an dem äußeren oberen Nagelbettwinkel des Ringfingers und verläuft von dort über den Handrücken und den Unterarm zum Ellbogen, dann weiter über den Oberarm und den hinteren Schulterbereich. Von hier steigt er über den hinteren seitlichen Halsteil zum Ohr. Vom Warzenfortsatz aufsteigend, umkreist er das Ohr und endet am äußeren Ende der Augenbraue. Wir finden auf dem Dreierwärmer-Meridian 23 registrierte Akupunkturpunkte.

3E 1: ‚Grenzstoß‘
Lage: lateraler Nagelbettwinkel des vierten Fingers.
Indikation: Schmerzen und Störungen in Kopf, Hals, Arm und Ellbogen.

3E 3: ‚Mittelinsel‘, Tonisierungspunkt des Dreierwärmers
Lage: auf dem Handrücken, einen Finger oberhalb es Grundgelenkes zwischen dem vierten und fünften Mittelhandknochen.
Indikation: Ohrensausen, Erkrankungen des Ohres, Heiserkeit, Taubheit in den Fingern, Kopfschmerzen. Seine Benützung ist in der Therapie von schwerer Rekonvaleszenz sehr erfolgreich.

3E 4: ‚Yang-Teich‘, Quellpunkt des Dreierwärmers
Lage: auf dem Handrücken, ulnar der Mitte der Handwurzelfalte. Sie fühlen deutlich eine Vertiefung.
Indikation: ähnlich wie bei 3E 3.

3E 5: ‚Außengrenze‘ oder ‚äußere Schranke‘, Lo-Punkt des Dreierwärmers zum Kreislauf
Lage: zwei Finger oberhalb der Handgelenksfalte nahe der Mitte des Armes, zwischen Elle und Speiche.
Indikation: akute Nackenschmerzen, Taubheit und Schmerzen der Arme, Kopfschmerz, Fieber, Ohrensausen und Schwerhörigkeit, Erkältungskrankheiten. Bei Ischialgie sollte man diesen Punkt ebenfalls behandeln.

3E 7: ‚Begegnung mit den Ahnen‘
Lage: ca. einen Finger über dem Lo-Punkt des Dreierwärmers. Jedoch ist dieser Punkt ein wenig nach außen verlagert, an die Radiusseite der Elle. In der Linie über dem Quellpunkt.
Indikation: Taubheit, Oberarmschmerzen u. a.

3E 10: ‚Himmelsbrunnen‘, Sedativpunkt des Dreierwärmers
Lage: oberhalb des Ellenhakens. Bei leicht gebeugtem Ellbogen finden Sie eine Vertiefung auf der Streckseite des Oberarmes.
Indikation: Lymphstörungen im Hals- und Achselhöhlenbereich, Erkrankungen der Schilddrüse, Nacken- und Halsschmerzen, Arm- und Schulterschmerzen.

3E 14: ‚Schultergrube‘
Lage: am hinteren unteren Rand des Acromions (Schulterhöhe), dicht vor dem Übergang zur Schulterblattgräte. Bei gestrecktem Arm finden Sie eine Vertiefung.
Indikation: Schulterschmerzen, Armschmerzen; Schwierigkeiten, den Arm zu heben.

3E 15: ‚Himmelsgrube‘
Lage: in der Mitte der Verbindungslinie zwischen dem siebten Halswirbel und dem Acromion.
Indikation: Schulter- und Nackenschmerzen, Armschmerzen, Rheuma, Schiefhals, Lähmungserscheinungen der Arme.

3E 20: ‚Absteigen von der Ohrspitze‘ oder ‚Winkelversteck‘
Lage: bei nach vorne geklappter Ohrmuschel finden Sie eine Spitze, die sich mit dem Haaransatz trifft.
Indikation: Ohrbeschwerden, trübes Sehen u. a.

3E 23: (in mancher Literatur auch 3E 21) ‚Ohrtor‘
Lage: vor dem Tragus. Sie finden eine Vertiefung bei geöffnetem Mund.
Indikation: Taubheit, Trigeminus-Neuralgie, Lähmungen des Gesichtes, Schwerhörigkeit. Er ist der Meisterpunkt für alle Schwierigkeiten mit dem Ohr.

3E 21: (in anderer Literatur 3E 23) ‚Seidenbambus‘ oder ‚Hohlraum des Seidenbambus‘
Lage: in einer Vertiefung am äußeren Ende der Augenbraue.
Indikation: Kopfschmerz oder Lähmungserscheinungen im Gesichtsbereich, Augenerkrankungen.

Erster Alarmpunkt des dreifachen Erwärmers KG 17
Lage: auf der Mittellinie des Brustbeins in Höhe der Brustwarzen oder in Höhe des vierten Zwischenrippenraumes.

Zweiter Alarmpunkt des dreifachen Erwärmers KG 12
Lage: in der Mitte zwischen Bauchnabel und Brustbeinspitze.

Dritter und Hauptalarmpunkt des dreifachen Erwärmers KG 5
Lage: drei Querfinger unter dem Nabel.

Indikation (für die Behandlung der drei Alarmpunkte): Herz, Lunge, Magen – Oberbauch, Genitale und Nieren (siehe auch Seite 147).

Graphik 55 ◁

Graphik 56: S. 128/129

V Meridian-Shiatsu

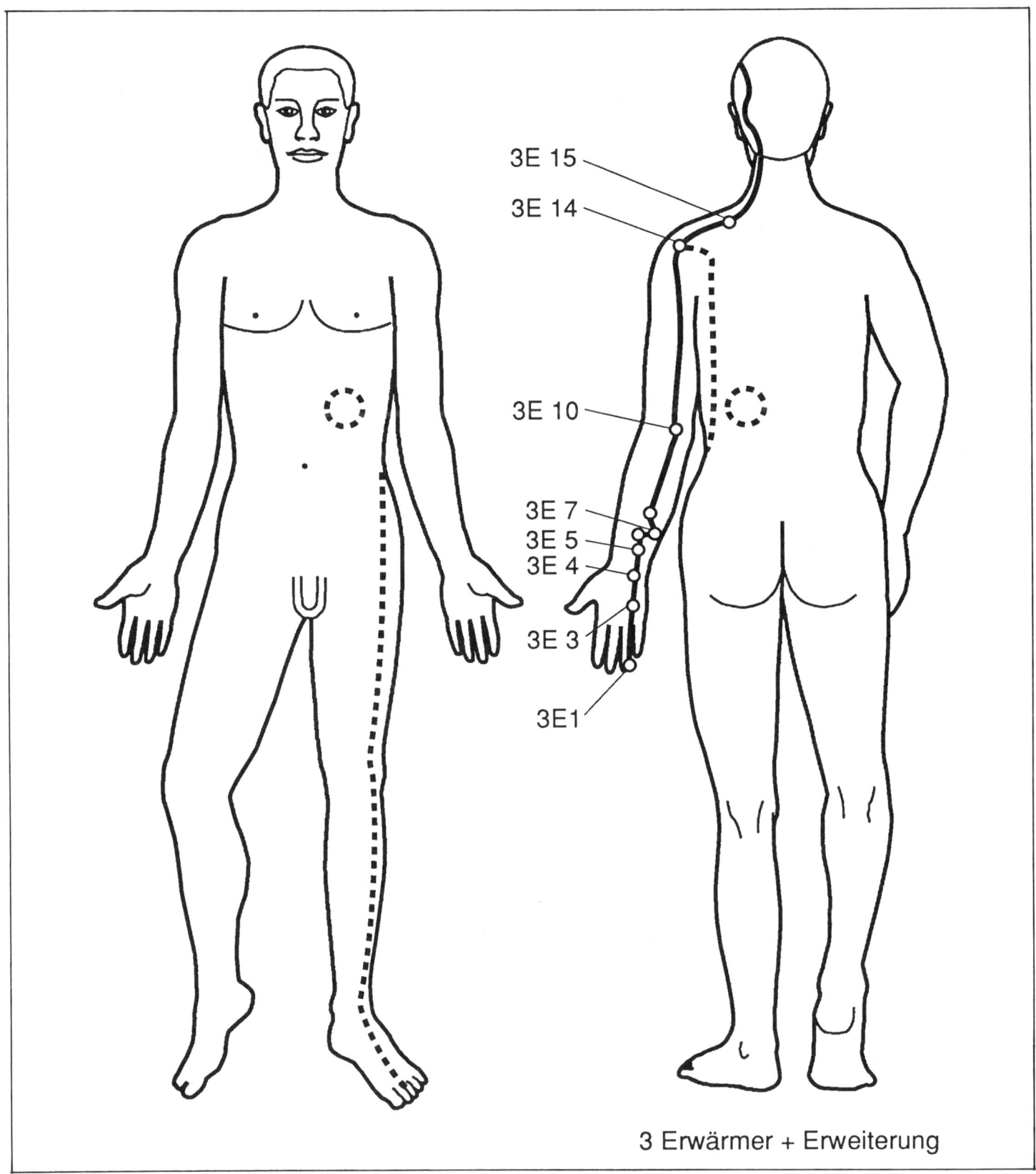

3E 15
3E 14
3E 10
3E 7
3E 5
3E 4
3E 3
3E1

3 Erwärmer + Erweiterung

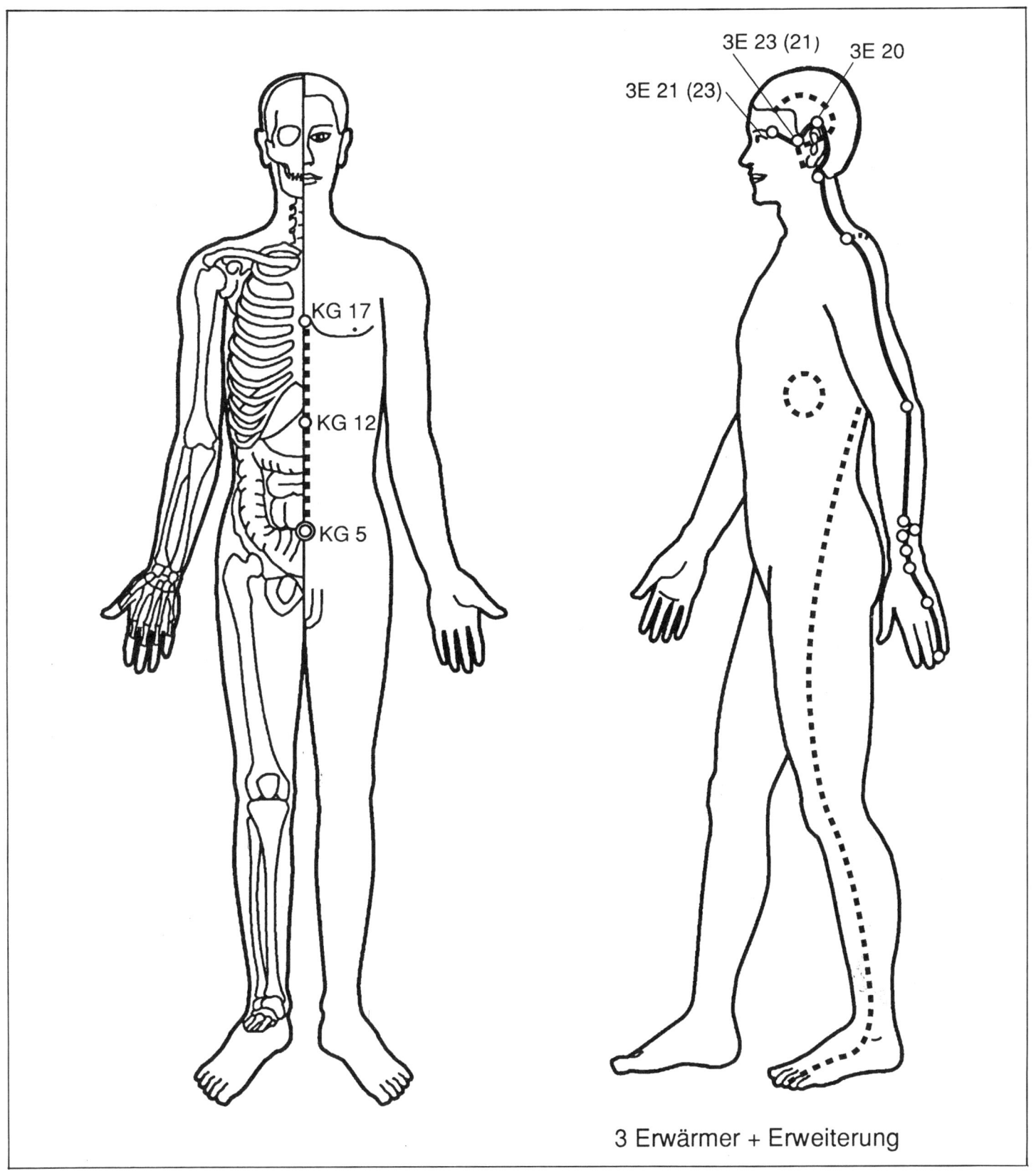

KG 17

KG 12

KG 5

3E 23 (21)

3E 20

3E 21 (23)

3 Erwärmer + Erweiterung

V Meridian-Shiatsu

Erweiterter Zweig des Dreierwärmers
Ausgehend von dem Punkt 3E 14, ‚Schultergrube‘, verläuft der erweiterte Zweig (u. a. nach Masunaga) seitlich des Rückens bis zur Mitte des Darmbeinkammes. Von hier folgt er einige Zentimeter dem Darmbeinkammverlauf nach vorne, um von hier seitlich außen am Bein abwärts bis zur dritten Zehe zu verlaufen. Ein weiterer Zweig verläuft vom Ohrrand ausgehend im Halbbogen zum Stirnansatzwinkel.

Gesamtheilfunktion
Erkrankungen des Ohres (Gehörsturz) und des Mundraumes, Kopfschmerzen, Schmerzen in der seitlichen Rippenregion.
Unterstützung aller Organfunktionen.

GALLENBLASENMERIDIAN

Kleines oder mittleres Yang: Bein
Funktion: höchster Richter oder Justizminister
Element: Holz

Der Gallenblasenmeridian bezieht seine Energie aus dem Dreierwärmer. Auf dem klassischen Verlauf befinden sich 44 registrierte Akupunkturpunkte. Der Gallenblasenmeridian beginnt am äußeren Augenwinkel, verläuft zum Ohr, weiter unter dem Ohr zum Warzenfortsatz und zur Hinterhauptkante. Ein weiterer Zweig folgt von der Stirn dicht über der Augenbraue in einer Zackenlinie zur Schläfe und, von der Schläfe ausgehend, in einem flachen Bogen zur Hinterhauptkante. Ausgehend von dem schon erwähnten Stirnpunkt, zieht ein halbkreisförmiger Bogen über die Schädelseite und trifft sich mit den anderen beiden Meridianzweigen. Ab der Hinterhauptkante bildet der Gallenblasenmeridian nur noch eine Meridianlinie. Über den Nacken absteigend verläuft er über die Schultermitte. (Von hier aus entsteht eine Abweichung vom klassischen Meridianverlauf).
Da in der klassischen Akupunktur der Verlaufszweig um den Schulterblatt-Rand nicht benützt wird, wurde der Gallenblasenmeridian der Einfachheit halber in direktem Verlauf zum Brustkorb eingezeichnet. Da wir jedoch nicht nur Punkte behandeln, sondern den gesamten Meridianverlauf, bedienen wir uns der sehr effizienten Meridianlinie, die, von der Schultermitte ausgehend, das Schulterblatt umrandet und von hier aus zur seitlichen Brustkorbzone gelangt. Von der seitlichen Brustkorbzone aus ist der Verlauf wieder identisch mit der klassischen Literaturdarstellung. Er verläuft in einer Zacke nach vorne zum Brustkorb, geht zurück zum Darmbeinkamm, von hier über die Außenseite des Beines nach unten zum vierten Zeh.

G 1: ‚Pupillengrube‘
Lage: im Winkel zwischen Augenhöhlenbogen und Jochbein.
Indikation: Kopfschmerz, Migräne, Schnupfen.

G 14: ‚Zeittor‘ oder ‚Entfaltung des Hellen‘, in anderer Literatur ‚Yang-Helligkeit‘
Lage: oberhalb der Mitte der Augenbraue, auf der Grenze zwischen dem unteren Drittel und den oberen zwei Dritteln der Stirnhöhe.
Indikation: Trigeminus-Nervenschmerzen, Stirnkopfschmerz, Augenerkrankungen, Gesichtslähmungen, Stirnhöhlenentzündungen, Nachtblindheit.

G 19: ‚Gehirnraum‘ oder ‚Hirnhöhle‘
Lage: zwei Finger oberhalb der Hinterhauptkante.
Indikation: Kopfschmerzen, Nackensteifheit, Asthma, Nasenbluten.

G 20: ‚Windteich‘
Lage: unter der Hinterhauptkante, zwischen dem Trapezmuskel und dem Kopfwendemuskel.
Indikation: Kopfschmerzen, Augenerkrankungen, Schlaganfall, Ohrensausen, Schwindelanfälle, Nackensteifheit, Schnupfen u. a. Erkältungskrankheiten, innere Unruhe.

G 21: ‚Schulterbrunnen‘
Lage: im Mittelpunkt zwischen dem Dornfortsatz des siebten Halswirbels und der Schulterhöhe.
Indikation: Schulter- und Rückenschmerzen, Nackenschmerzen, Husten, Bronchialasthma, hoher Blutdruck, Brustentzündung.

G 23: ‚Flankenmuskel‘ oder ‚ewiger Muskel‘, erster Alarmpunkt des Gallenblasenmeridians
Lage: ein wenig vor der Seitenlinie des Brustkorbs, im vierten Zwischenrippenraum.
Indikation: Erbrechen, vermehrtes Aufstoßen, Bronchialasthma.

G 24: ‚Sonne – Mond‘, zweiter Alarmpunkt des Gallenblasenmeridians
Lage: im siebten Zwischenrippenraum, ein wenig innerhalb der gedachten Linie durch die Schlüsselbeinmitte.
Indikation: Magenschmerzen, Gelbsucht, Gallenblasenentzündung, Schluckauf, Schmerzen im seitlichen Rippenbereich, Magengeschwüre.

G 25: ‚Hauptstadttor‘, Alarmpunkt der Niere
Lage: am freien Ende der zwölften Rippe.
Indikation: Nierenbeckenentzündung, Nierenfunktionsschwäche, Schmerzen im Rippenbereich.

G 26: ‚Gürtelgefäß‘
Lage: in Höhe des Bauchnabels, in Verlängerung der Achselmittellinie.
Indikation: Unterleibsschmerzen, Unregelmäßigkeit der Menstruation, Lenden- und Rückenschmerzen.

G 35: ‚Yang-Kreuzung‘ oder ‚Treffpunkt des Yang‘
Lage: sieben Daumen oberhalb der Spitze des äußeren Fußknöchels, einen Daumen hinter G 36.
Indikation: Schmerzen am äußeren Unterschenkel, Ischialgie, Bronchialasthma.

G 36: ‚Außenhügel‘
Lage: einen Daumen vor G 35 in Richtung Schienbein.
Indikation: Nackensteifheit mit starken Schmerzen, Schmerzen im Unterschenkel, Wadenkrämpfe.

G 37: ‚strahlende Helle‘, Lo-Punkt
Lage: fünf Daumen oberhalb des äußeren Knöchels.
Indikation: Erkrankungen im Bein, Bindehautentzündung, Nachtblindheit, Kopfschmerz, Schmerzen und Spannungsgefühl in der Brust.

G 38: ‚Stütze des Yang‘, Sedativpunkt
Lage: vier Daumen oberhalb des äußeren Knöchels vor dem Wadenbein.
Indikation: Erkrankungen des Beines, wie Lähmung, Schmerzen, Taubheit, Durchblutungsstörung, Nackensteifheit, Kopfschmerz.

G 40: ‚Hügelmarkt‘, Quellpunkt
Lage: in einer Mulde (Konkavität) unter dem Außenknöchel.
Indikation: Unterstützung von Lymphe, Blase, Thorax, Ischias.

G 43: ‚verengtes Tal‘, in anderer Literatur ‚ritterlicher Bach‘, Tonisierungspunkt des Gallenblasenmeridians
Lage: zwischen dem vierten und fünften Zeh, dicht hinter dem Zehengrundgelenk.
Indikation: Kopfschmerz, Schwindel, Schmerzen im Brustkorb und im Zwischenrippenbereich.

G 44: ‚Yin des Anfangs‘ oder ‚Yin-Verstand des Fußes‘
Lage: am äußeren oberen Nagelbettwinkel des vierten Zehs.
Indikation: Bronchialasthma, Kopfschmerzen, Halsschmerzen, Rippenfellentzündung.

Erweiterter Zweig des Gallenblasenmeridians
Vom vierten Zwischenrippenraum in der Achsellinie ausgehend, verläuft der erweiterte Zweig des Gallenblasenmeridians nach oben in Richtung Schultergräte, von dort über den unteren Gelenksbereich des Schultergelenkes zum Oberarm und auf der Rückseite des Oberarmes abwärts zum Mittelfinger. Ein weiterer Zweig umrandet den Schulterblattinnenrand.

Gesamtheilfunktion
Alle Erkrankungen der Gallenblase, Kopfschmerzen, Nackensteifheit, Schmerzen in der seitlichen Rippenzone, Hüftgelenksschmerzen oder -entzündungen und Störungen der Beinfunktion.

Graphik 57: S. 132/133

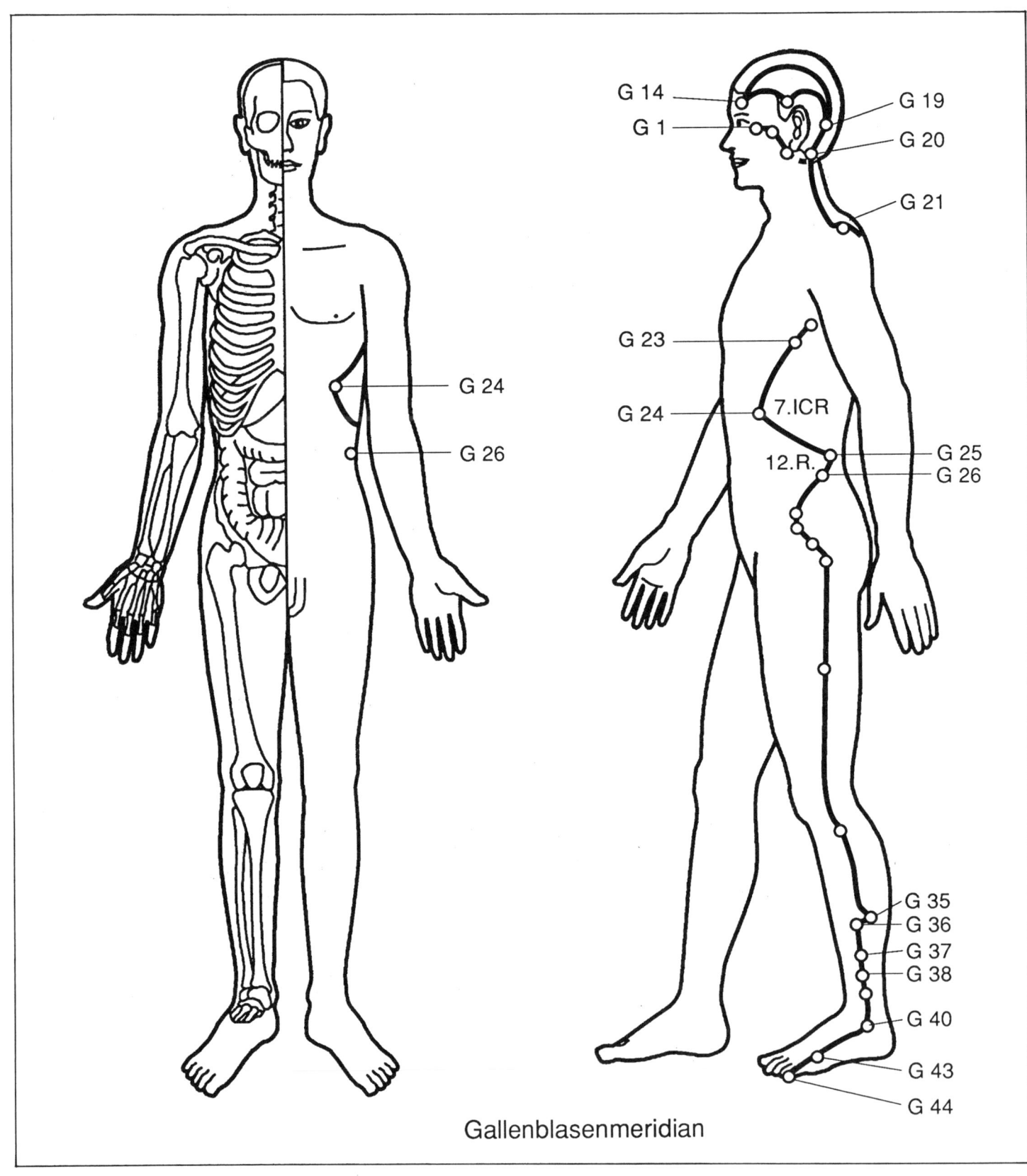

Gallenblasenmeridian

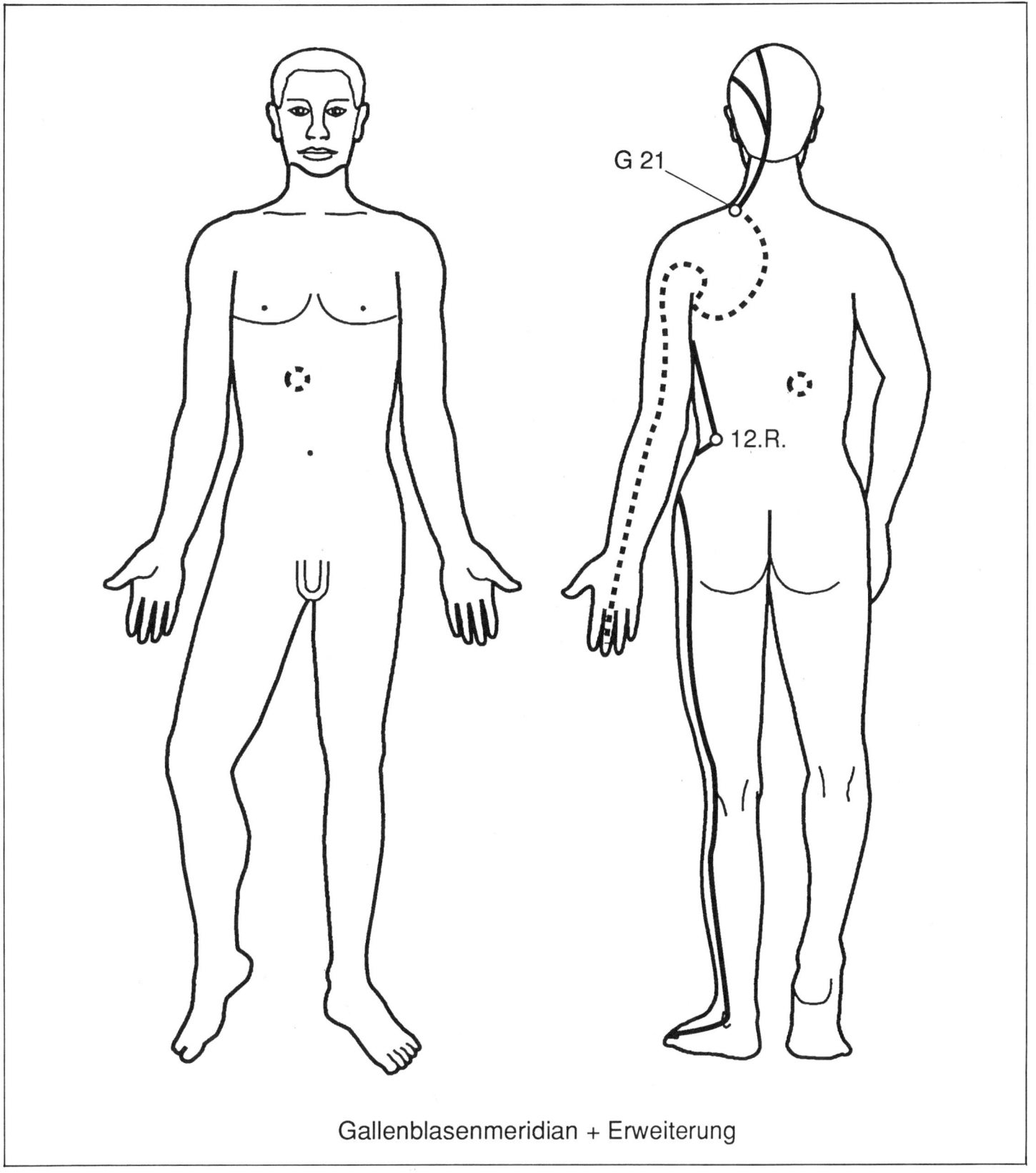

Gallenblasenmeridian + Erweiterung

V Meridian-Shiatsu

LEBERMERIDIAN

Kleineres Yin: Bein
Funktion: General des Königs oder General der bewaffneten Streitmacht
Element: Holz

Die Leber bezieht die Energie aus dem Gallenblasenmeridian. Auf dem klassischen Verlauf des Lebermeridians befinden sich 14 registrierte Akupunkturpunkte.

Der Lebermeridian beginnt am äußeren oberen Nagelbettwinkel der großen Zehe, verläuft über den Fußrücken aufwärts zur Innenseite des inneren Knöchels, über die Innenseite des Unterschenkels und des Oberschenkels und überschreitet dann die Leistenbeuge. Von hier aus durchzieht er das äußere Geschlechtsorgan und verläuft weiter aufwärts über den Bauch und endet im sechsten Rippenzwischenraum.

Le 2: ‚Gangstrecke‘, in anderer Literatur ‚Reihenabstand‘, Sedativpunkt der Leber
Lage: in der Schwimmhaut zwischen der großen und der zweiten Zehe.
Indikation: Kopfschmerz, Nachtschweiß, Kolik, Glaukom, Krämpfe bei Kleinkindern.

Le 3: ‚höchster Angriffspunkt‘ oder ‚größter Ansturm‘, Quellpunkt
Lage: in der Vertiefung dicht hinter dem Großzehgrundgelenk, zwischen erstem und zweitem Mittelfußknochen.
Indikation: Schmerzen der Geschlechtsorgane, Bettnässen, Harnstörungen, Blasenentzündungen, Unterleibsschmerzen, gestörte Regelblutung, schwere Geburt, Kopfschmerzen im Scheitelbereich, Neigung zu Ohnmachtsanfällen, Brustentzündung, Zehschwäche, Schlafstörungen und psychische Störungen.

Le 5: ‚Endrinne‘ oder ‚Muschelgrube‘, oberhalb des Kreuzpunktes der Meridiane Milzpankreas und Niere (dreifaches Yin-Zusammentreffen)
Lage: ca. vier Fingerbreit oberhalb des Innenknöchels am Innenrand des Schienbeines.
Indikation: Schmerzen des unteren Beines, Unregelmäßige Menstruation, Störungen beim Wasserlassen.

Le 6: ‚Stadt der Mitte‘, Lo-Punkt
Lage: Grenze zwischen unterem und mittlerem Drittel des Schienbeines.
Indikation: Schmerzen in den Gelenken der Beine, Kolik, Regelstörungen.

Le 7: ‚Knieschranke‘ oder ‚Kniegrenze‘
Lage: unterhalb des Kniegelenks auf dem Schienbein, in einer kleinen Vertiefung.
Indikation: Schmerzen im Kniegelenk.

Le 8: ‚gewundene Quelle‘ oder ‚gebogene Quelle‘
Lage: in einer Vertiefung am inneren Kniegelenk, hinter dem unteren Ende des Oberschenkelknochens.
Indikation: Gebärmuttersenkung, Unterleibsschmerzen, Störungen der Regelblutung, Schmerzen des Kniegelenkes und der inneren Seite des Oberschenkels, Blasenbeschwerden und Durchfall.

Le 9: ‚Yin-Hülle‘, Tonisierungspunkt des Lebermeridians
Lage: vier bis fünf Daumen oberhalb des inneren Kniegelenksspaltes, an der Innenseite des Oberschenkels (abhängig von der Größe des Patienten).
Indikation: Krampfneigung in den Beinen, herumziehende Schmerzen, Lendenwirbelschmerzen, Schwächezustände und vegetative Störungen. Gute Allgemeinwirkung.

Le 13: ‚Gesetzestor‘, Alarmpunkt des Milzpankreasmeridians
Lage: am freien Ende der elften Rippe.
Indikation: Verdauungsstörungen, Erbrechen, Leberentzündung, Schmerzen der seitlichen Rippenzone.

Le 14: ‚Zeittor‘ oder ‚Tor der Hoffnung‘, Alarmpunkt des Lebermeridians
Lage: im sechsten Zwischenrippenraum, zwei Rippen unterhalb der Brustwarze, nahe am Brustkorbrand.
Anmerkung: Hier weichen chinesische und japanische Auffassung voneinander ab. Anderer Lagehinweis ist: Konkavität am Rippenrand in der Mamillar-Linie.
Indikation: Alle leberbedingten Verdauungsstörungen, Leberentzündung, andere Erkrankungen der Gallenblase, Gallenblasenentzündung, Magenfunktionsstörungen und Schmerzen im Zwischenrippenbereich.

Erweiterter Zweig des Lebermeridians
Vom Alarmpunkt der Leber aufsteigend, am seitlichen Brustkorb verlaufend, vor dem Schultergelenk vorbeiziehend und das Schlüsselbein überquerend, endet der erweiterte Lebermeridian unter dem Ohrläppchen. Ein weiterer Zweig beginnt vor dem Schultergelenk, verläuft an der Innenseite des Ober- und Unterarmes und über die Handinnenfläche zum vierten Finger.

Gesamtheilfunktion
Erkrankungen des Leber- und Gallenblasenbereiches, Störungen der Geschlechtsorganfunktion, Störungen beim Wasserlassen, psychische Störungen, Unterleibsbeschwerden und Schmerzen in der äußeren Rippenzone.

Graphik 58 ▷

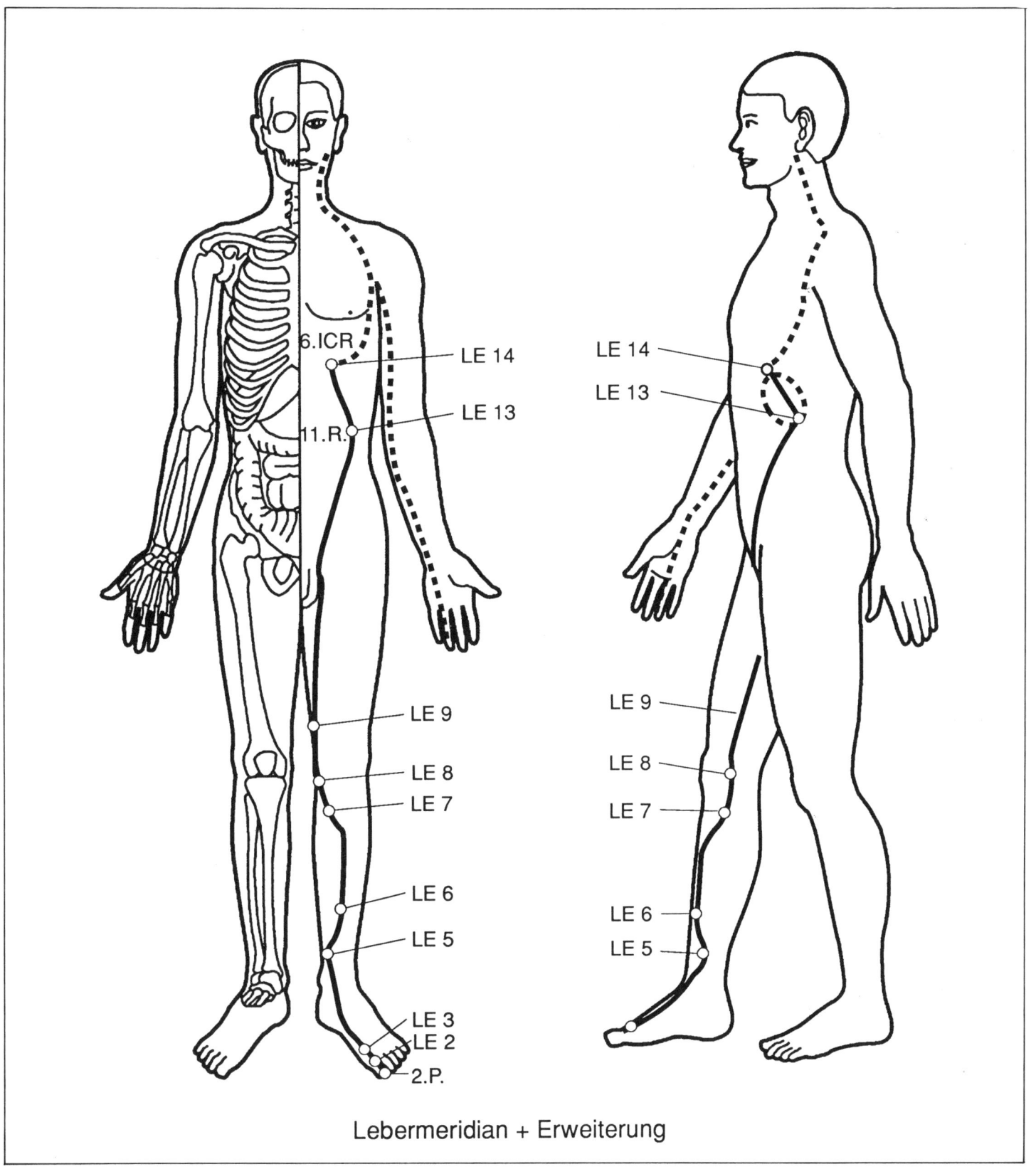

Lebermeridian + Erweiterung

V Meridian-Shiatsu

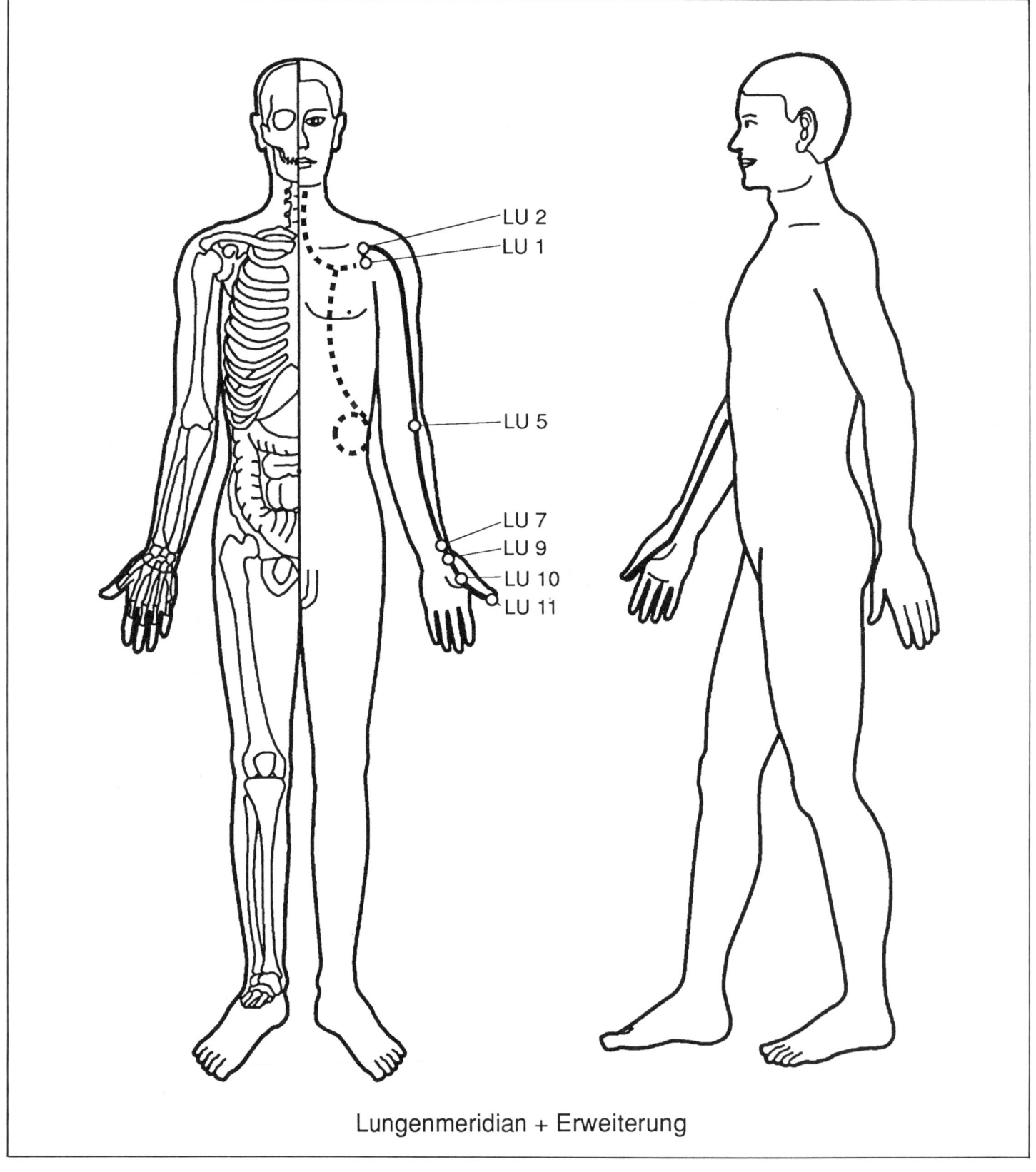

Lungenmeridian + Erweiterung

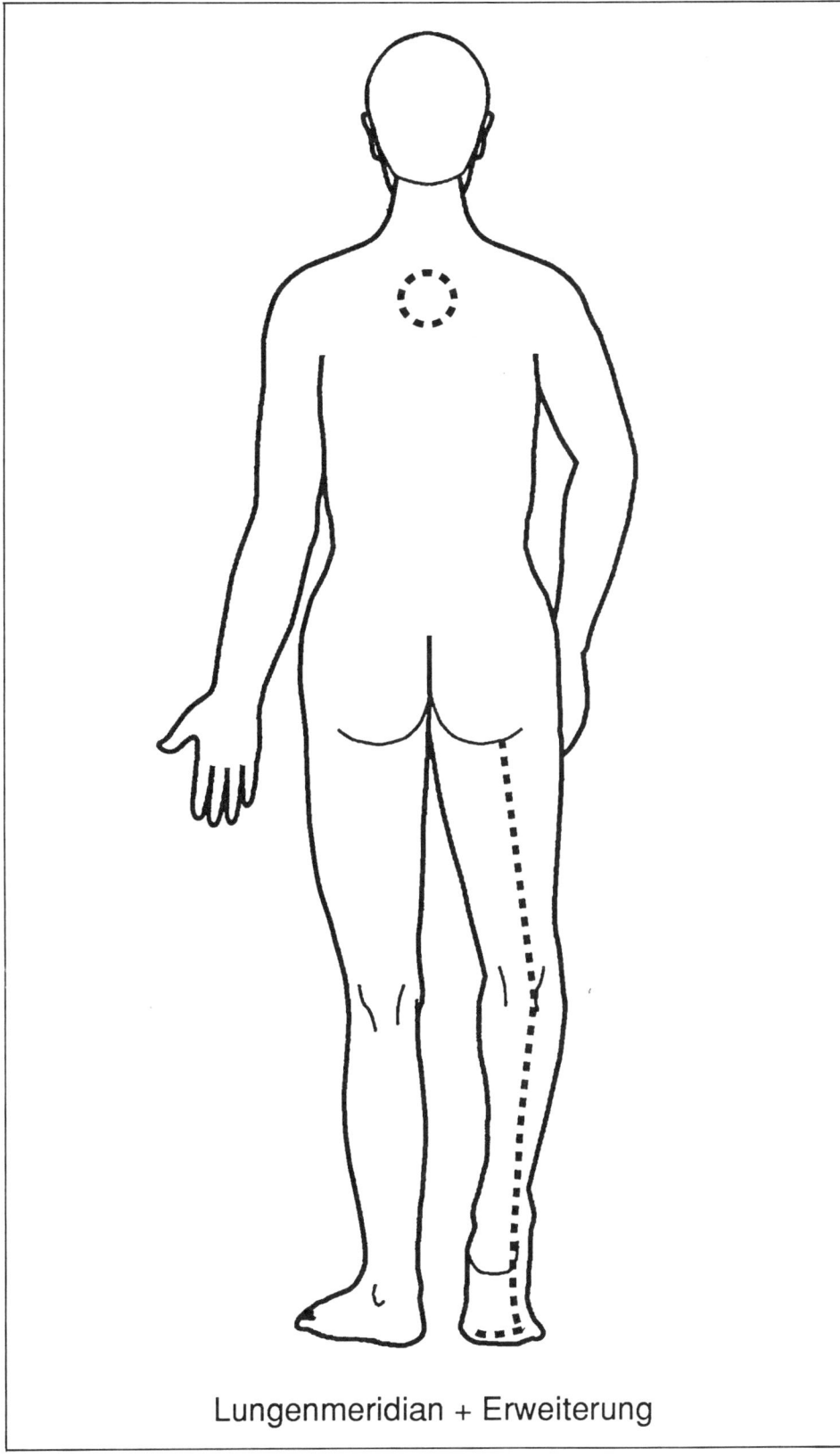

Lungenmeridian + Erweiterung

LUNGENMERIDIAN

Großes Yin: Arm
Funktion: höchste Kircheninstanz oder höchste geistige Instanz
(nach Masunaga: Premierminister)
Element: Metall

Der Lungenmeridian bezieht seine Energie aus dem Lebermeridian. Auf dem klassischen Verlauf des Lungenmeridians befinden sich 11 registrierte Akupunkturpunkte.

Der Lungenmeridian tritt unter dem äußeren Ende des Schlüsselbeines an die Körperoberfläche. Weiter verläuft er über den vorderen Gelenksbereich der Schulter und über die Beugeseite des Oberarmes an der Körpervorderseite. Hier überquert er die Ellbogenbeuge und verläuft weiter an der Vorderseite des Unterarmes über das Handgelenk, den Daumenballen und den Daumen und endet im inneren oberen Nagelbettwinkel des Daumens (an der radialen Seite des Daumens).

Lu 1: ‚Mitte der Eingeweide' oder ‚Zentralpräfektur', Alarmpunkt der Lunge
Lage: im ersten Zwischenrippenraum, unter dem Schlüsselbein am äußeren Ende in einer Grube.
Indikation: Bronchitis, Lungenentzündung, Schmerzen im Schulter- und Brustbereich, Asthma.

Lu 2: ‚Wolkentor'
Lage: in der Mitte der Grube unter der Unterkante des Schlüsselbeines, an dessen äußerem Ende.
Indikation: wie bei Lu 1.

Graphik 59 ◁

V Meridian-Shiatsu

Lu 5: ‚Ellbogenteich‘, Sedativpunkt des Lungenmeridians
Lage: in der Ellbogenbeugefalte, radial der Bizepssehne.
Indikation: Schmerzen des Ober- und Unterarmes und des Ellbogens, Husten, Asthma, Bronchitis und Lungenerkrankungen, Speiseröhren- und Luftröhrenentzündungen, Mandelentzündung, Schmerzen des Brustbereiches.

Lu 7: ‚Engpaß‘ oder ‚Blitz‘, Lo-Punkt und Sedativpunkt des Lungenmeridians
Lage: zwei Daumenbreit oberhalb der Handgelenksfalte am Processus styloideus radii, in einer Konkavität zwischen Sehnen und Knochen.
Indikation: Hinterkopfschmerzen bei starker Beteiligung des Nackenbereiches, Husten und Asthma, Schmerzen und Schwellungen der Mund- und Rachenhöhle, verstopfte Nase, Nackensteifheit, Gesichtslähmung, Hustenreiz.

Lu 9: ‚großer Abgrund‘ oder ‚Großquelle‘, Tonisierungspunkt und Quellpunkt des Lungenmeridians
Lage: an der unteren Handgelenksquerfalte, radial von der Arteria radialis in einer Konkavität.
Indikation: Husten, Asthma, Schmerzen des Brustkorbes, Schmerzen im Schulter- und Rückenbereich, Schmerzen im Mund- und Rachenraum.

Lu 10: ‚Fischgrenze‘ oder ‚Daumenballengrenze‘ (in Japan nennt man den Daumenballen auch Fischbauch)
Lage: in der Mitte des Daumenballens, an der Grenze zwischen heller und rötlicher Hautfarbe.
Indikation: Fieberhafte Lungenerkrankungen, Husten, Asthma, Mandelentzündung, Speiseröhren- und Luftröhrenentzündung, wirksam zur Fiebersenkung und bei Verdauungsstörungen.

Lu 11: ‚junger Händler‘ oder ‚geringer Handel‘, Meisterpunkt der Halskrankheiten
Lage: am äußeren oberen Nagelbettwinkel des Daumen.
Indikation: Speiseröhren- und Luftröhrenentzündung, Husten, Ohnmacht, Schlaganfall, Fieber, Zahnschmerzen.

Erweiterter Zweig des Lungenmeridians
Von Lunge 1 ausgehend, verläuft der erweiterte Zweig unter dem Schlüsselbein zur Mitte des Körpers, überspringt das Schlüsselbein am innersten Bereich und steigt neben der Luft- und Speiseröhre zum Unterkiefer auf.

Ein weiterer Zweig verläuft von der Mitte der Schlüsselbeinlinie abwärts über den Brustkorb zur Lungenreaktionszone. Hier gleitet der Meridian in die Tiefe ab und ist nicht mehr faßbar. Er tritt außerhalb des Blasenmeridians unter der Gesäßquerfalte wieder an die Oberfläche und verläuft an der Rückseite des Beines parallel zum Blasenmeridian zur Fußsohle und endet im vorderen Quergewölbe der Fußsohle.

Gesamtheilfunktion
Alle Erkrankungen der Atemwege wie Husten, Asthma, Bronchitis; Mandelentzündungen, Luftröhren- und Speiseröhrenentzündungen, Schmerzen und Schwellungen im Mundraum, Schmerzen im Brustraum und im Armbereich.

DICKDARMMERIDIAN

Mondlicht oder kleinstes Yang: Arm
Funktion: Außenminister oder
Missionar
Element: Metall

Der Dickdarmmeridian bezieht seine Energie aus dem Lungenmeridian. Auf dem klassischen Verlauf des Dickdarmmeridians befinden sich 20 registrierte Akupunkturkpunkte.

Der Dickdarmmeridian beginnt am inneren oberen Nagelbettwinkel des Zeigefingers (daumenseitig), verläuft über den Zeigefinger, über den Handrücken zwischen dem ersten und zweiten Mittelhandknochen, über das Handgelenk, den Vorderrand des Unterarmes und den Ellbogen zum Deltamuskelansatz und zur Schulterhöhe; von dort verläuft er über die äußere Halsseite zur Nasenlippenfalte und endet neben dem Nasenflügel.

Di 1: ‚Berater des Yang‘ oder ‚Händler Yang‘, erster Sedativpunkt und Meisterpunkt der Zahnschmerzen
Lage: zwei Millimeter oberhalb des inneren Nagelbettwinkels des Zeigefingers.
Indikation: symptomatische Behandlung von Zahnschmerzen.

Di 3: ‚drittes Fingerglied‘ oder ‚dritter Zwischenraum‘, Sedativpunkt
Lage: auf dem Handrücken, dicht oberhalb des Gelenkspaltes des Zeigefingergrundgelenkes, auf dem zweiten Mittelhandknochen.
Indikation: Schmerzen im Brustraum, Schwellung im Rachenraum, Zahnschmerzen, Erkrankungen der Sinnesorgane, Durchfall, Schmerzen im Nacken- und Armbereich.

Di 4: ‚Talbegegnung‘ oder ‚Talvereinigung‘, Quellpunkt des Dickdarmmeridians
Lage: auf dem Handrücken, zwischen erstem und zweitem Mittelhandknochen in einer kleinen Vertiefung, die häufig empfindlich ist.
Indikation: Kopfschmerz, Migräne, Schnupfen im Beginn, Trigeminus-Nervenschmerzen, Schmerzen im Ellbogen-, Schulter- und Handgelenk, Nervenschwäche.

Di 5: ‚Sonnenschlucht‘ oder ‚Yang-Bach‘
Lage: an der Speichenseite der Handrückenquerfalte in einer Konkavität, die wir auch Tabatiere nennen.
Indikation: Kopfschmerzen, Nackenschmerzen, Schwindel, Zahnschmerzen, Handgelenksschmerzen, Verdauungsstörungen.

Di 6: ‚seitliche Strecke‘, Lo-Punkt des Dickdarmmeridians
Lage: wenn man die rechte und linke Hand kreuzt, so daß Daumen und Zeigefinger in Gegenüberstellung sind, befindet sich Di 6 in einer Mulde am äußeren Radiusrand, der noch mit der Zeigefingerspitze zu erreichen ist. (Auf der Trennungslinie zwischen unterem und mittlerem Drittel des Unterarmes auf der Radiuskante.)
Indikation: Mandelentzündung, Gesichtslähmung, Nervenschmerzen im vorderen Armbereich, Stauungen, Verkrampfungen im Darm.

Di 7: ‚warme Strömung‘ oder ‚warmer Strom‘
Lage: einen Querfinger oberhalb von Dickdarm 6.
Indikation: Mundentzündungen, Schulter- und Armschmerzen, Kopfschmerzen, Angina.

Di 10: ‚drei Entfernungen‘ oder ‚drittes Wegemaß des Armes‘
Lage: zwei Fingerbreit unterhalb des äußeren Endes der Ellbogenfalte auf dem Unterarm. Der Punkt ist häufig empfindlich.
Indikation: Schmerzen, Lähmungen, gestörtes Gefühl in den Armen und in der Schulter, Bauchschmerzen und Durchfall.

Di 11: ‚gewundener Teich‘ oder ‚gebogener Teich‘, Tonisierungspunkt des Dickdarmes
Lage: am äußersten Ende der Ellbogenfalte bei maximal gebeugtem Arm.
Indikation: Schmerzen im Arm, Exanthem, Nesselsucht, allergische Hauterkrankungen, Erkältungen, Erkrankungen der Arme und Schultern, Asthma.

Di 20: ‚Empfang des Duftes‘ oder ‚Bewillkommnung des Duftes‘
Lage: am unteren Ende der Nasenflügelfalte.
Indikation: verstopfte Nase, Nasenbluten, Entzündungen der Mundschleimhaut, Schwerhörigkeit, Verminderung oder Verlust der Geruchsfähigkeit, Schmerzen bei der Regelblutung und andere Bauchschmerzen.

Alarmpunkt Dickdarm Ma 25 (Magen 25)
Lage: drei Querfinger außerhalb des Nabels.
Indikation: Degenerative Erkrankungen.

V Meridian-Shiatsu

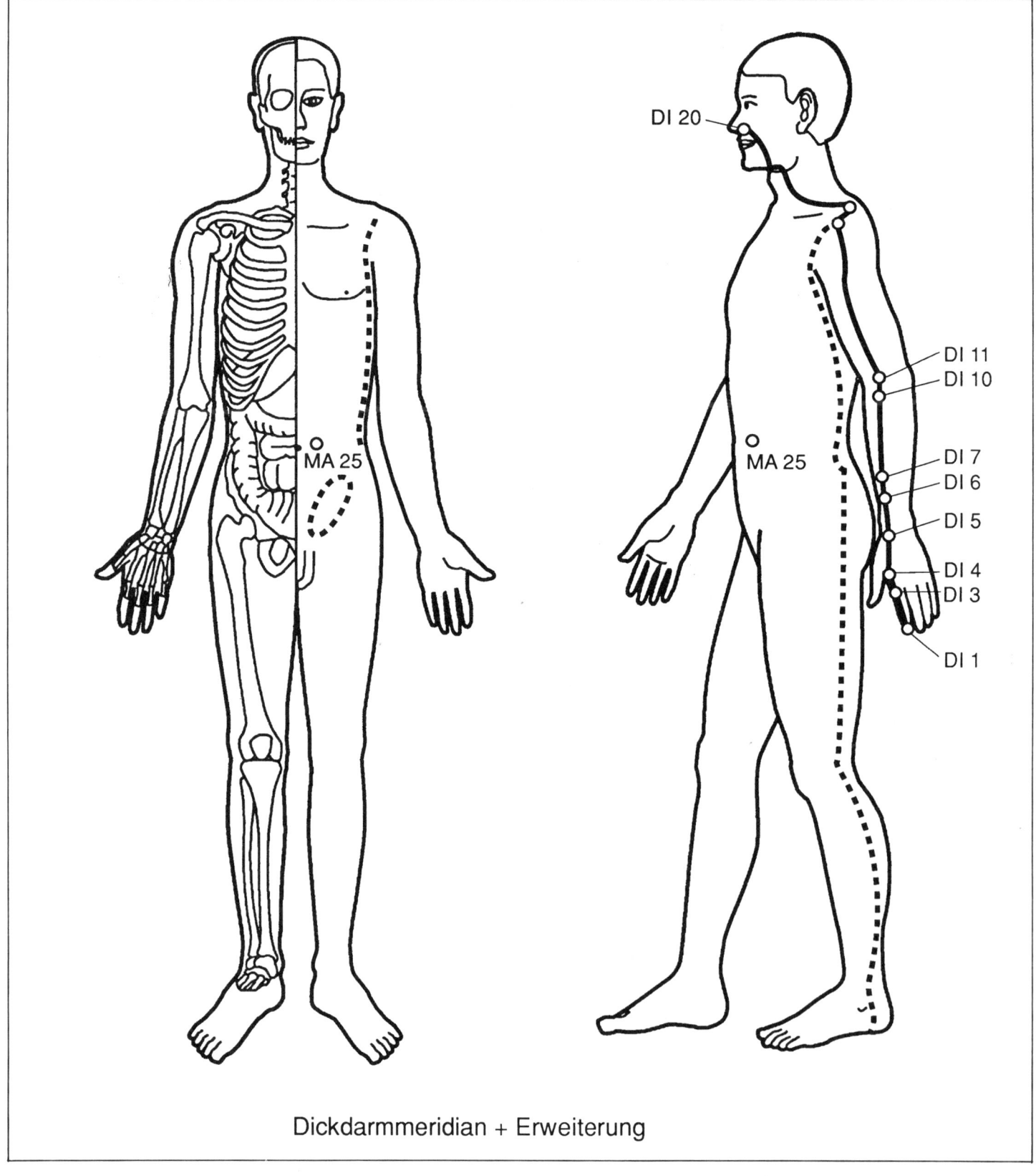

Dickdarmmeridian + Erweiterung

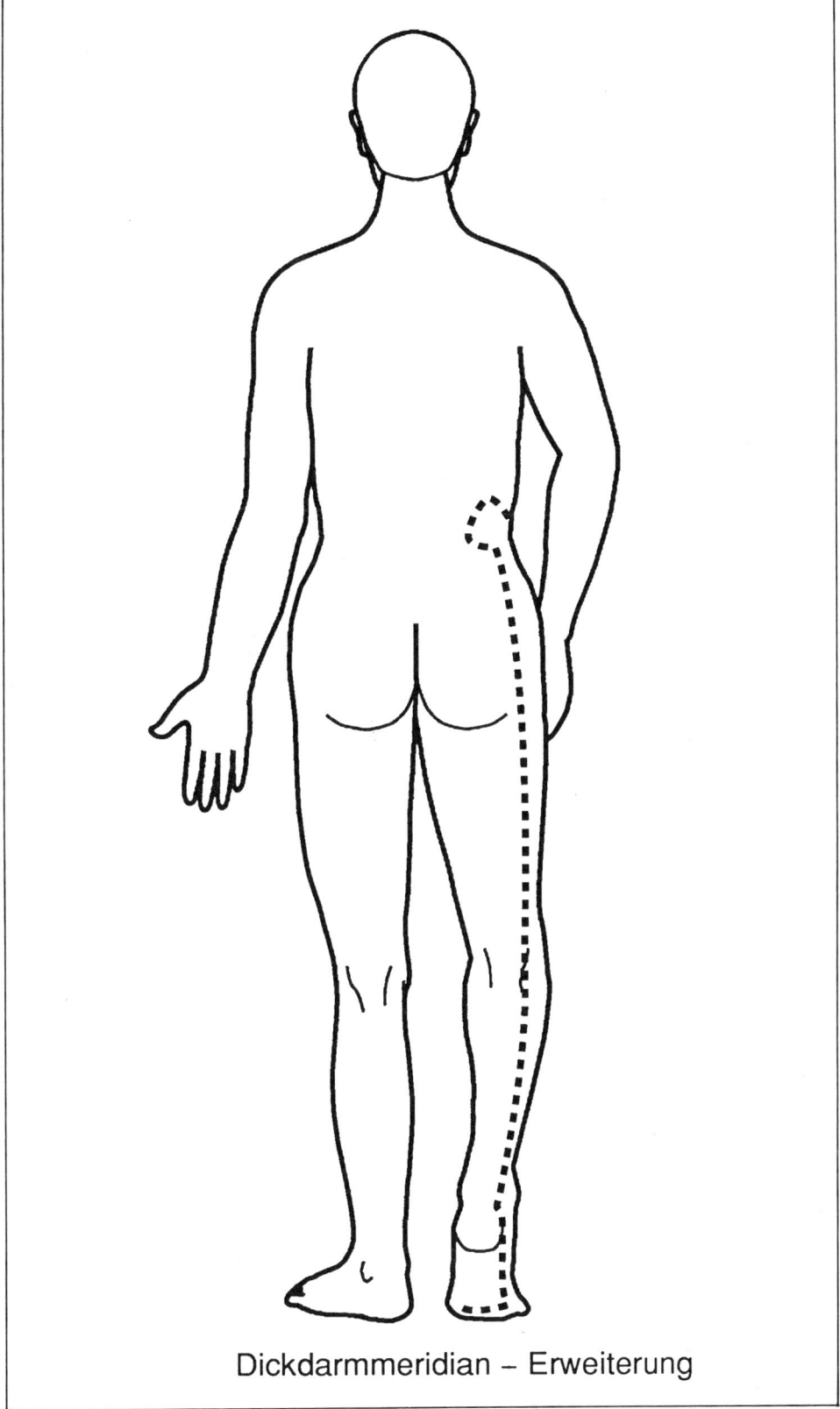

Dickdarmmeridian – Erweiterung

Erweiterter Verlauf des Dickdarm-meridians

Ausgehend von Dickdarm 16, ‚großer Knochen' oder ‚Schlüsselbein' (Lage: in einer Mulde zwischen Schulterhöhe und Schultergräte) verläuft der Dickdarmmeridian an der äußersten Brustkorbseite vorne, absteigend zum Bauchraum, zur Dickdarmreaktionszone. Hier geht er in die Tiefe, versorgt den Dickdarm und tritt an der Dickdarmreaktionszone des Rückens wieder an die Oberfläche. Von hier verläuft er über den äußeren Hüftbereich an der rückwärtigen Außenseite des Beines abwärts, hinter den Knöchel, von hier zur Fußsohle und endet im vorderen Quergewölbe des Fußes.

Gesamtheilfunktion

Dickdarmbezogene Erkrankungen, Schmerzen im Meridianverlauf, Fieber, Kopfschmerzen, Erkrankungen der Nase und des Mund- und Rachenraumes, Erkrankungen der Gesichtsnerven.

Graphik 60 ◁

V Meridian-Shiatsu

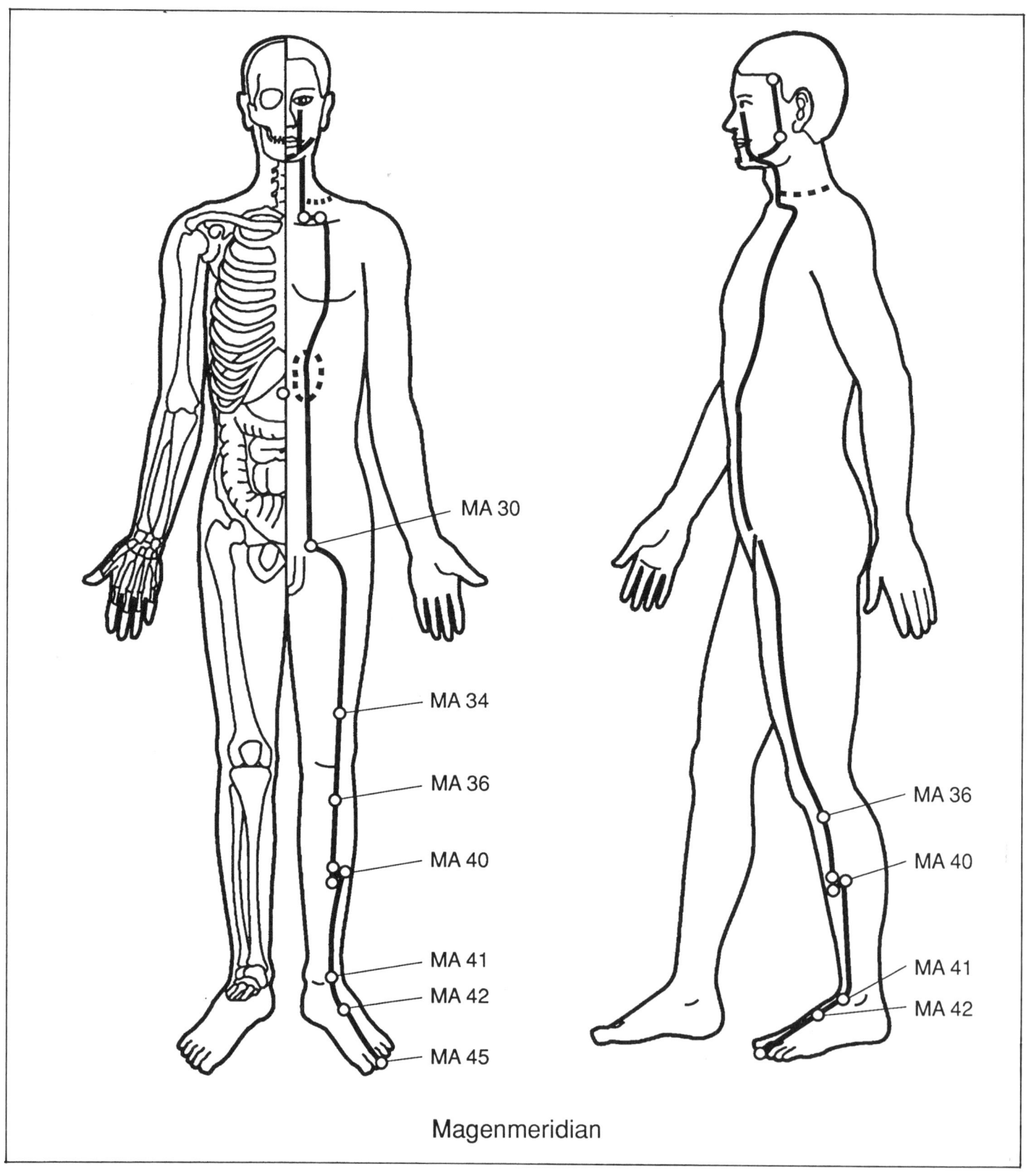

MA 30

MA 34

MA 36

MA 40

MA 41

MA 42

MA 45

MA 36

MA 40

MA 41

MA 42

Magenmeridian

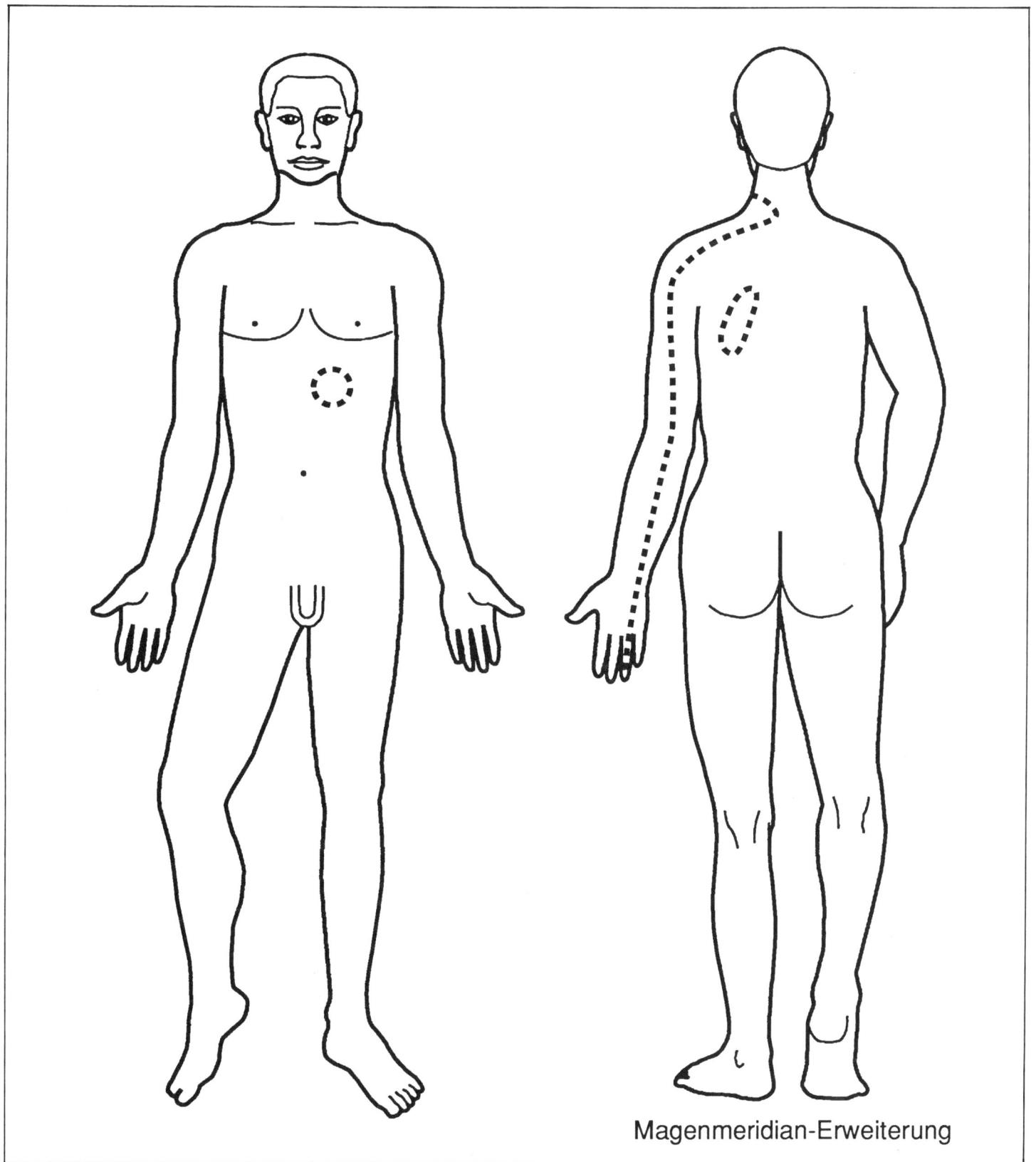

Magenmeridian-Erweiterung

V Meridian-Shiatsu

MAGENMERIDIAN

Mondlicht oder kleinstes Yang: Bein
Funktion: Finanzminister
Element: Erde

Der Magenmeridian bezieht seine Energie vom Dickdarmmeridian. Auf seinem klassischen Verlauf befinden sich 45 registrierte Akupunkturpunkte. Der Magenmeridian entspringt in der Mitte des unteren Augenhöhlenrandes und verläuft abwärts parallel zur Nase, am Mundwinkel vorbei zum Unterkiefer. Von hier verläuft ein Zweig über den Kieferrand und vor dem Ohr aufwärts bis zu den Geheimratsecken. (Dieser Zweig wird von Masunaga Milzpankreas zugeordnet. In der gesamten asiatischen Literatur ist er jedoch als Magenmeridian bezeichnet.) Der Hauptzweig verläuft vom Unterkiefer abwärts über den Vorderrand des schrägen Halsmuskels zum Schlüsselbein. Hier weicht der Meridian parallel zum Schlüsselbein ein wenig von seiner Linie nach außen ab, überquert das Schlüsselbein in der Mitte und verläuft in der Mamillarlinie abwärts. Im unteren Brustraumbereich wendet er sich wieder mehr der Körpermitte zu und verläuft gerade absteigend zur Mitte der Leistenbeuge. Von hier überquert er schräg nach außen die Leistenbeuge und verläuft über den äußeren vorderen Oberschenkel, am äußeren Rand der Kniescheibe vorbei, über den Schienbeinmuskel, das Sprunggelenk und den Fußrücken zum zweiten Zeh.

Ma 30: ‚Atemstoß‘ oder ‚Ki-Stoß‘
Lage: am Oberrand des Schambeines, drei Querfinger von der Mittellinie entfernt.
Indikation: Erkrankungen des Geschlechtssystems (speziell für Frauen).

Ma 34: ‚Balkenhügel‘
Lage: zwei Fingerendglieder oberhalb des äußeren Randes der Kniescheibe in einer Konkavität.
Indikation: Magenschmerzen, Durchfall, Kniegelenkschmerzen, Verstopfung, akute Probleme.

Ma 36: ‚drei Entfernungen‘ oder ‚3-Meilen-Punkt des Beines‘ oder ‚göttlicher Gleichmut‘, Sedativpunkt
Lage: vier Fingerbreit unter der äußeren Kniegelenksgrube in einer Mulde des Schienbeinmuskels. Bei abgewinkeltem Knie mit aufgestützter Hand finden Sie diesen Punkt mit der Mittelfingerspitze.
Indikation: Magenschleimhautentzündung, Magengeschwüre, Zwölffingerdarmgeschwüre, Durchfall, Blähungen, Verstopfung, hoher Blutdruck, Nervenschmerzen, Erbrechen, allgemeine Schwäche, Schlafstörungen, Nachlassen der Sehkraft, Schmerzen in Brust- und Rippenbereich, Erkrankungen in Knie- und Beinbereich, Fieber.
Wie der Name ‚göttlicher Gleichmut‘ vermuten läßt, ist dieser Punkt sehr wichtig bei psychischen Störungen.

Ma 40: ‚Donner‘ oder ‚reiche Fülle‘, Lo-Punkt des Magens
Lage: genau in der Mitte zwischen dem Kniegelenk und der höchsten Spitze des Außenknöchels.
Indikation: starker Husten mit Auswurf, Nackenschmerzen, innere Unruhe, hoher Blutdruck, Störungen im Unterschenkelbereich.

Ma 41: ‚tauender Bach‘ oder ‚Tibiamulde‘, Tonisierungspunkt des Magenmeridians
Lage: in der Mitte der vorderen Sprunggelenksquerfalte zwischen den zwei Sehnen.
Indikation: Schmerzen des Sprunggelenkes, Neigung zum Stolpern, Verstauchungen, Kopfschmerz.

Ma 42: ‚Yang-Angriff‘ oder ‚Stoßendes Yang‘, Quellpunkt des Magenmeridians
Lage: auf dem höchsten Punkt des Mittelfußes, wo Sie den Arterienpuls fühlen können.
Indikation: Lähmung der unteren Extremitäten, Zahnschmerzen, Schmerzen im Fußrückenbereich, Verdauungsstörungen.

Ma 45: ‚harte Ausbeutung‘ oder ‚grausame Bezahlung‘, Sedativpunkt des Magenmeridians
Lage: an der Außenseite des zweiten Zehs, am oberen äußeren Nagelbettwinkel.
Indikation: Nervenschwäche, Leberentzündung, Verdauungsstörungen, Lähmungen des Gesichtes, Zahnschmerzen.

Alarmpunkt Magen KG 12
Lage: in der Mitte zwischen Schwertfortsatzspitze des Brustbeins und Bauchnabel.
Indikation: alle Störungen und Erkrankungen des Magens und des übrigen Verdauungstraktes.

Erweiterter Verlauf des Magenmeridians
Von der Mitte des Halses verläuft ein erweiterter Zweig des Magenmeridians nach rückwärts, in Richtung zum siebten Halswirbel. Hier bildet er einen spitzen Winkel, verläuft parallel zur Schultergräte nach außen zum Schultergelenk und von hier auf der Rückseite des Armes abwärts zum vierten Finger.

Gesamtheilfunktion
Alle Erkrankungen des Verdauungssystems, Nervenschwäche, innere Unruhe, Schmerzen im Meridianverlauf, Nervenschmerzen des Gesichtes, Erkrankungen der Zähne.

Graphik 61: S. 142/143

MILZPANKREASMERIDIAN

Großes Yin: Bein
Funktion: Ernährungsminister
Element: Erde

Der Milzpankreasmeridian bezieht seine Energie aus dem Magen. Auf seinem klassischen Verlauf befinden sich 21 registrierte Akupunkturpunkte.
Der Milzpankreasmeridian beginnt am inneren oberen Nagelbettwinkel des Großzehs und verläuft über die Innenseite des Fußrückens, vor dem Knöchel, zum hinteren Schienbeinrand. Von hier verläuft er entlang der medialen Schienbeinkante und dem medialen Rand der Kniescheibe sowie der Innenseite des Oberschenkels über die Leistenbeuge nach oben. Im Brustkorbbereich verläuft er etwas seitwärts der Brustwarze bis zum zweiten Zwischenrippenraum, um danach in einem spitzen Winkel schräg nach unten außen zum sechsten Zwischenrippenraum abzusteigen.

MP 1: ‚verborgene Helligkeit‘ oder ‚verborgene Helle‘
Lage: am inneren oberen Nagelbettwinkel der Großzehe.
Indikation: psychische Erkrankungen, Blähungen.

MP 2: ‚große Stadt‘, Tonisierungspunkt des Milzpankreasmeridians
Lage: am inneren Fußrand, an der Grenze zwischen heller und roter Haut am Großzehgrundgelenksspalt.
Indikation: Schlaflosigkeit, allgemeine Erschöpfung, kalte Hände und Füße, Herz- und Magenschmerzen, rheumatische Erkrankungen der Füße.

Graphik 62: S. 146

MP 3: ‚höchste Helligkeit‘, Quellpunkt des Milzpankreasmeridians
Lage: am inneren Fußrand, in einer Konkavität hinter dem Großzehgrundgelenk, an der Farbgrenze zwischen heller und roter Haut.
Indikation: Magenschmerzen, Durchfall, Erbrechen, Blähungen, Verstopfung, Nierenschmerzen, Hämorrhoiden.

MP 4: ‚Fürstenenkel‘, Lo-Punkt des Milzpankreasmeridians
Lage: an der Innenseite des Fußrückens, vor der Basis des ersten Mittelfußknochens; ebenfalls an der Grenze zwischen roter und weißer Haut.
Dieser Punkt ist häufig empfindlich.
Indikation: Magenschmerzen, Verdauungsstörungen, Erbrechen, Durchfall, Bauchschmerzen, Blähungen, Regelstörung, Stauungen und Schmerzen in den Zehen.

MP 5: ‚Hügel des Händlers‘ oder ‚Beratungshügel‘, Meisterpunkt des Bindegewebes, Sedativpunkt des Milzpankreasmeridians
Lage: im Mittelpunkt einer Vertiefung vor und unterhalb des inneren Knöchels.
Indikation: Magen- und Zwölffingerdarmentzündung, Darmentzündung, Knöchelschmerzen.

MP 6: ‚Treffpunkt der 3 Yin (-Meridiane)‘
Lage: drei bis vier Finger oberhalb des inneren Knöchels, neben dem Hinterrand des Schienbeines. Die Entfernung ist abhängig von der Größe des Patienten.
Indikation: Störungen im Nierenbereich, Störungen im Leberbereich, Störungen im weiblichen Genitalbereich, Schmerzen im Unterleib, Ausbleiben der Regelblutung, Potenzstörungen, Schlafstörungen und Nervenschwäche.
(Dieser Punkt darf in der Schwangerschaft keinesfalls stimuliert werden.)

MP 10: ‚Blutmeer‘
Lage: an der Innenseite des Oberschenkels, ca. zwei Fingerglieder oberhalb der Kniescheibe in einer kleinen Vertiefung, die sich leicht finden läßt.
Indikation: Regelstörung, Ausbleiben und Schmerzen bei der Monatsblutung, Harnverhalten, Blähung, allergische Erkrankungen.

MP 21: ‚großes Bündel‘ oder ‚der große Entwickler‘
Lage: in Höhe des sechsten Zwischenrippenraumes, auf der Achselmittellinie.
Indikation: Schmerzen im seitlichen Brustkorb, Kraftlosigkeit der Glieder, Bronchialasthma, allgemeine Schwäche in Armen und Beinen.

Alarmpunkt Milzpankreas Le 13 (Leber 13), ‚Gesetzestor‘
Lage: am freien Ende der elften Rippe.
Indikation: Verdauungsstörungen, Erbrechen, Leberentzündung, Schmerzen der seitlichen Rippenzone.

Erweiterter Zweig des Milzpankreasmeridians:
Von Milzpankreas 20 ausgehend, dem höchsten Punkt im spitzen Winkel seitlich des Brustkorbes, verläßt ein Zweig den Meridian und zieht an der Innenseite des Armes über die Ellbogenbeuge zum Zeigefinger. Von dem gleichen Ausgangspunkt Milzpankreas 20 steigt ein weiterer Ast schräg über das Schlüsselbein und die seitliche Halspartie zum Kiefer in die seitliche Gesichtshälfte auf.

Gesamtheilfunktion
Alle Erkrankungen des Verdauungssystems, des Bindegewebes, der Harn- und Geschlechtsorgane, der Psyche und Schmerzen im Verlauf des Meridians.

V Meridian-Shiatsu

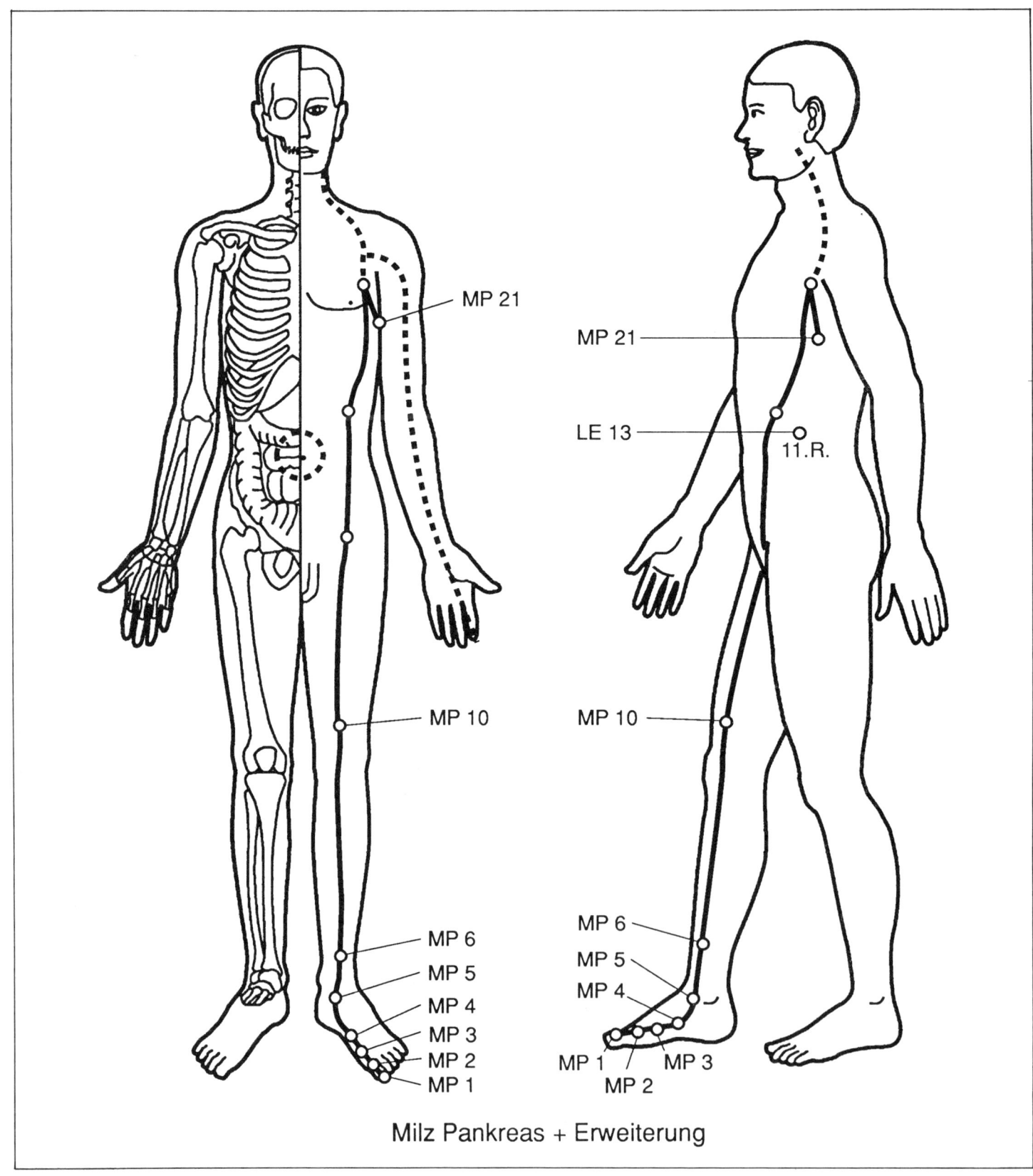

MP 21

MP 21

LE 13

11.R.

MP 10

MP 10

MP 6
MP 5
MP 4
MP 3
MP 2
MP 1

MP 6
MP 5
MP 4
MP 1   MP 3
MP 2

Milz Pankreas + Erweiterung

KONZEPTIONSGEFÄSS

Yin

Das Konzeptionsgefäß und das Lenkergefäß nehmen unter den Meridianen eine Sonderstellung ein. Diese Meridiane sind nicht wie alle vorher genannten Meridiane paarig auf der rechten und linken Körperhälfte angeordnet, sondern sie verlaufen jeweils auf der vorderen und rückseitigen Mittellinie des Körpers.

Der Name ‚Konzeptionsgefäß' drückt das Empfangende, das Weiche, das Innensein, das Passive und Yin aus.
Das Konzeptionsgefäß bezieht seine Energie aus sämtlichen Yin-Meridianen und versammelt diese im Unterleib. Es tritt zwischen After und äußerem Geschlechtsteil an die Oberfläche. Über die Mittellinie des Körpers steigt der Meridian über den Bauch, die Brust, den Hals und das Kinn nach oben und endet unter der Unterlippe. Auf dem Verlauf des Konzeptionsgefäßes befinden sich 24 registrierte Akupunkturpunkte.

KG 1: ‚Yin-Vereinigung'
Lage: auf der Mittellinie des Verlaufs zwischen After und Geschlechtsorgan.
Indikation: Verstopfung, Hämorrhoiden, Kopfschmerzen.

KG 3: ‚mittlerer Pol' oder ‚mittlerer Gipfelpunkt', Alarmpunkt der Blase
Lage: einen Fingerbreit oberhalb des Schambeins.
Indikation: Potenzstörungen, Regelstörungen, Erkrankungen der Beckenorgane und Beschwerden beim Wasserlassen.

KG 4: ‚Schranke der Lebenskraft' oder ‚Grenzvorsprung', Alarmpunkt des Dünndarms
Lage: zwei Finger über dem Schambein.
Indikation: Schmerzen im Bauchraum, Durchfall, unregelmäßige Menstruation und allgemeine Schwäche.

KG 5: ‚Steintor', Hauptalarmpunkt des dreifachen Erwärmers
Lage: drei Querfinger unter dem Nabel (Mitte zwischen Nabel und Schambein).
Indikation: Verdauungsstörungen, Blähungen, Menstruationsstörungen, Asthma.

KG 6: ‚Ki-Meer' oder ‚Meer der Energie'
Lage: zwei Querfinger unter dem Nabel.
Indikation: Bauchschmerzen, Erkrankungen der Beckenorgane, Regelstörungen und allgemeine Schwäche.

KG 8: ‚Nabelmitte' oder ‚göttliche Grenze'
Lage: in der Mitte des Bauchnabels.
Indikation: Chronische Darmentzündung, Blähungen, Ödeme, körperliche Erschöpfung, Unruhe.

KG 12: ‚mittlerer Magenkanal' oder nur ‚mittlerer Kanal', Alarmpunkt des Magenmeridians und zweiter Alarmpunkt des dreifachen Erwärmers
Lage: in der Mitte zwischen Bauchnabel und Brustbeinspitze.
Indikation: alle Erkrankungen des Magens, Erbrechen, Durchfall, Verstopfung, Erkrankungen der Gallenblase, Schlafstörungen und Nervenschwäche.

KG 14: ‚große Ehrenpforte' oder ‚Machtgrenze', Alarmpunkt des Herzens
Lage: einen Querfinger unterhalb der Brustbeinspitze.
Indikation: alle Erkrankungen des Herzens, wie Schmerzen, Herzklopfen, Herzunruhe, aber auch Erkrankungen des Magens, wie Magenschmerzen, Magengeschwüre, Erbrechen, psychische Erregung, Gallenblasenentzündung und Schluckauf.

KG 15: ‚Taubenschwanz', Lo-Punkt zum Lenkergefäß
Lage: direkt an der Brustbeinspitze.
Indikation: Schmerzen im Herzbereich, Magenschmerzen, Schluckauf, Erbrechen, psychische Belastung und Erregung.

Anmerkung: KG 15 wirkt absolut und unmittelbar auf Druckeinwirkung bei Schluckauf.

KG 17: ‚Brustmitte', Alarmpunkt des Kreislaufmeridians und erster Alarmpunkt des dreifachen Erwärmers
Lage: auf der Mittellinie des Brustbeins in Höhe der Brustwarzen oder in Höhe des vierten Zwischenrippenraumes.
Indikation: Engegefühl im Brustraum, Kreislaufprobleme, Bronchialasthma, Husten, Akutprobleme.

Gesamtheilfunktion
Unterstützung von Erkrankungen verschiedener innerer Organe, besonders der harnführenden und der Geschlechtsorgane.

Graphik 62 ◁

Graphik 63: S. 148

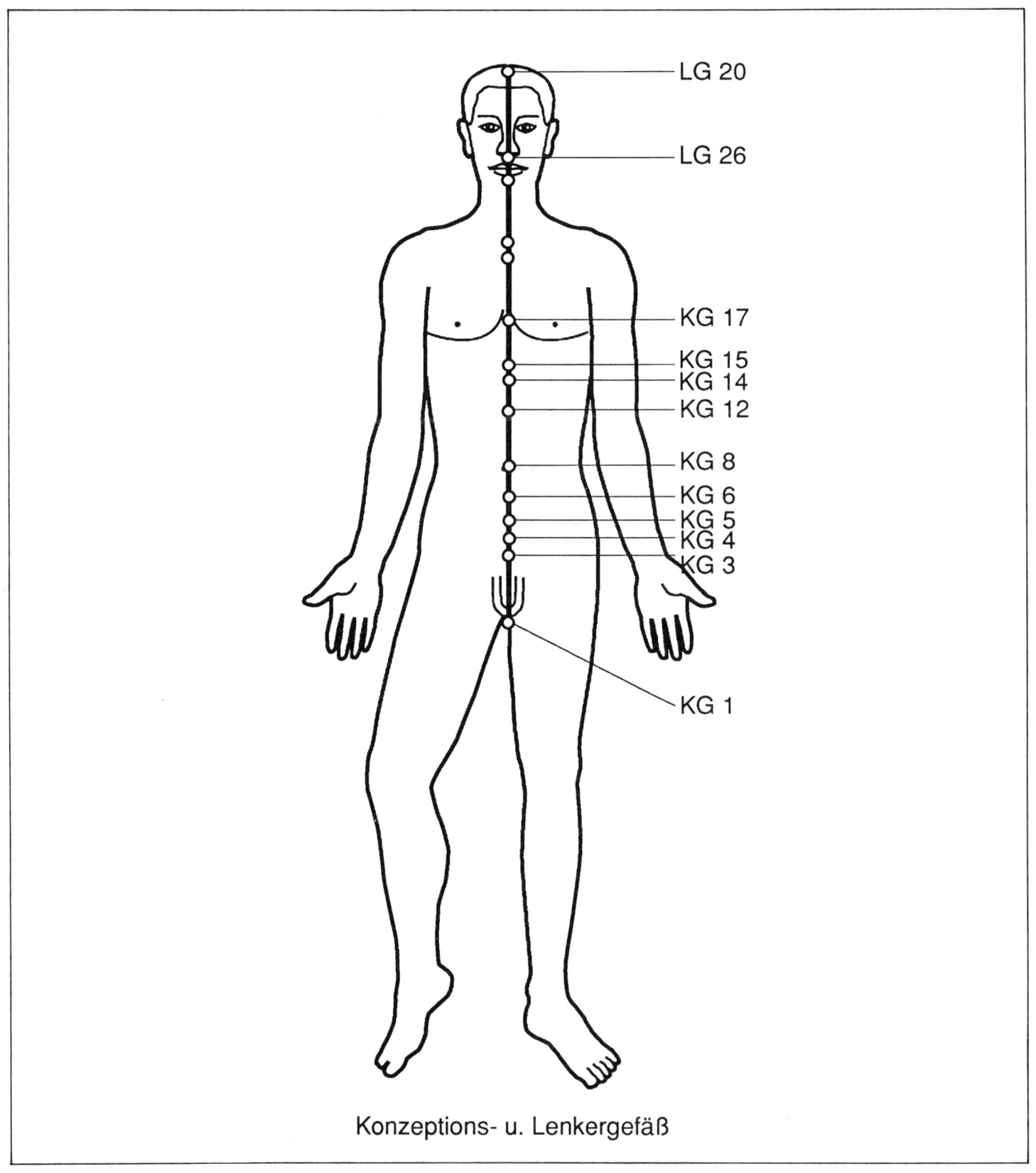

Konzeptions- u. Lenkergefäß

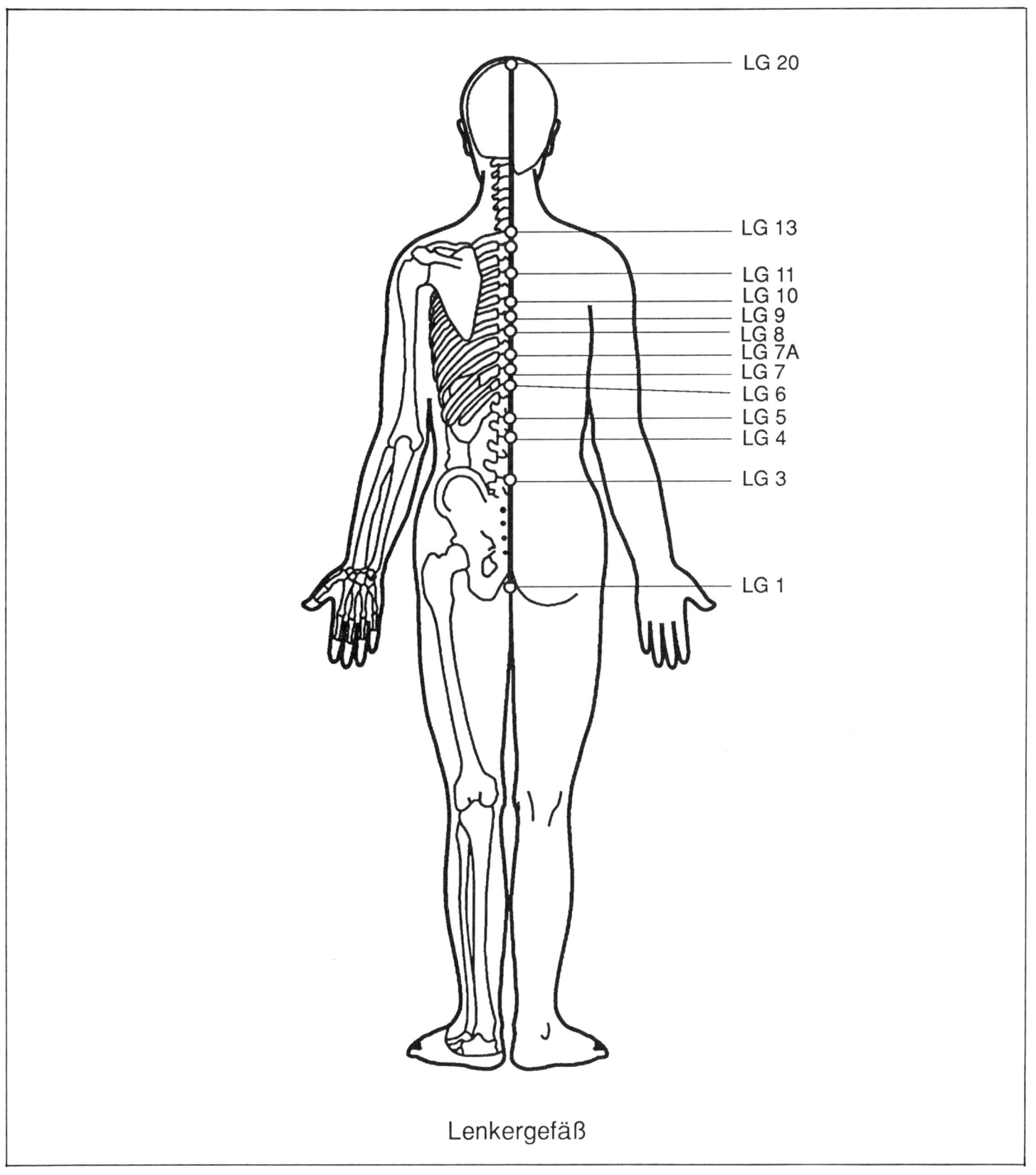

LG 20

LG 13

LG 11
LG 10
LG 9
LG 8
LG 7A
LG 7
LG 6
LG 5
LG 4

LG 3

LG 1

Lenkergefäß

V Meridian-Shiatsu

LENKERGEFÄSS

Yang

Der Name weist auf die führende Stellung der Wirbelsäule und ihrer anatomischen und funktionellen Zusammenhänge hin. Das Lenkergefäß befindet sich auf der Rückseite des Körpers. Der Name weist auf das Beherrschende, das Aktive, das Außen und Yang hin.

Das Lenkergefäß bezieht seine Energie aus allen Yang-Meridianen, sammelt sie im Unterleib und tritt zwischen dem After und der Steißbeinspitze an die Körperoberfläche.

Man nimmt an, daß das Lenkergefäß im Gegensatz zu allen anderen Yang-Meridianen von unten nach oben die Körpermitte am Rücken durchzieht. Nach seinem Austritt an die Oberfläche überzieht es das Kreuzbein, verläuft auf den Dornfortsätzen der Wirbelsäule nach oben, über den Nacken und die Schädelmitte sowie die Mittellinie des Gesichtes und endet im Oberkiefer. Auf seinem Verlauf befinden sich 28 registrierte Akupunkturpunkte.

LG 1: ,Wachsen der Kraft‘ oder ,dauerhafte Robustheit‘, Lo-Punkt zum Konzeptionsgefäß
Lage: zwischen Steißbeinspitze und After.
Indikation: Hämorrhoiden, Rückenschmerzen, Lendenschmerzen, Schmerzen im Nierenbereich, Impotenz, Dickdarmblutungen, Durchfall, Störungen im Nieren- und Blasenbereich.

LG 3: ,Yang-Grenze‘ oder ,Yang-Schranke‘
Lage: zwischen den Dornfortsätzen des vierten und fünften Lendenwirbels.
Indikation: Rückenschmerzen, Lendenschmerzen, Ischialgie, Erkrankungen der Beine, Menstruationsstörungen, Potenzstörungen, Störungen im Nieren- und Blasenbereich, allgemeine Schwäche.

LG 4: ,Lebenstor‘
Lage: zwischen den Dornfortsätzen des zweiten und dritten Lendenwirbels.
Indikation: Dieser Punkt ist ein wichtiger Sexualpunkt. Außerdem hilft er bei Störungen im Nieren- und Blasenbereich, bei Beschwerden im Lendenwirbelbereich sowie bei Unterleibserkrankungen.

LG 5: ,hängender Pfeil‘ oder ,hängende Achse‘
zwischen den Dornfortsätzen des ersten und zweiten Lendenwirbels.
Indikation: Verdauungsbeschwerden, Schmerzen im Rücken und in der Lendenwirbelsäule, Darmstörungen, Durchfall.

LG 6: ,Mitte der Wirbelsäule‘
Lage: zwischen den Dornfortsätzen des elften und zwölften Brustwirbels.
Indikation: Unruhe, allgemeine Schwäche, Entwicklungsstörungen bei Kindern, Durchfall, Hämorrhoiden, Gelbsucht.

LG 7: In anderer Literatur LG 6a. ,mittlere Achse‘ oder ,mittlere Türangel‘
Mittel-Leben-Denken
Lage: zwischen den Dornfortsätzen des zehnten und elften Brustwirbels.
Indikation: Klares Denken, Bewußtsein und innere Stabilität werden von der Stärke dieses Punktes beeinflußt. In klassischen Akupunkturbüchern des Westens finden Sie hierzu keine Angaben.

LG 7a: In anderer Literatur LG 8. ,Muskelstraffer‘ und zugleich Muskelreaktionspunkt
Lage: zwischen den Dornfortsätzen des neunten und zehnten Brustwirbels.
Indikation: Schmerzen im Rückenbereich und im Lendenbereich, Magenschmerzen, Muskelprobleme.

LG 8: In anderer Literatur LG 9. ,Ankunft des Yang‘
Lage: zwischen den Dornfortsätzen des siebten und achten Brustwirbels.
Indikation: Lungenentzündung, Sprachstörungen, Verspannungen und Blockierungen im Wirbelsäulenbereich, Zwischenrippennervenschmerz, Magenschmerzen, Erkrankungen der Leber und Gallenblase.

Graphik 63: S. 148/149

LG 9: In anderer Literatur LG 10. ‚Terrasse der Seele‘ oder ‚Geisterterrasse‘
Lage: zwischen den Dornfortsätzen des sechsten und siebten Brustwirbels.
Indikation: Schwäche, Beschwerden im Herzbereich, Asthma, Bronchitis, Magenbeschwerden.

LG 10: In anderer Literatur LG 11. ‚göttlicher Weg‘, auch ‚Gottes Weg‘
Lage: zwischen den Dornfortsätzen des fünften und sechsten Brustwirbels.
Indikation: Rückenschmerzen, Husten, Krampfneigung bei Kindern, psychische Erregung, Fieber, Asthma.

LG 11: In anderer Literatur LG 12. ‚Körpersäule‘ oder ‚Körperpol‘
Lage: zwischen den Dornfortsätzen des dritten und vierten Brustwirbels.
Indikation: Bronchitis, Lungenentzündung, Schmerzen im Brustraum und im Rücken, Kopfschmerz, Nervenschmerzen, Brechreiz, trockener Mund.

LG 13: In anderer Literatur LG 14. ‚großer Wirbel‘
Lage: in der klassischen Literatur zwischen den Dornfortsätzen des siebten Halswirbels und des ersten Brustwirbels.
Indikation: Nackensteife, Wetterempfindlichkeit, Erkältungsbereitschaft und Husten, Bronchialasthma, allgemeine Schwäche, psychische Störungen, Kopf- und Nackenschmerzen.

LG 20: In anderer Literatur LG 19. ‚hundertfacher Sammler‘ oder ‚hundertfache Vereinigung‘ oder ‚tausendfaches Zusammentreffen‘
Lage: entspricht der kleinen Fontanelle. Sie finden den Punkt, wenn Sie das Ohr des Patienten nach vorne klappen und den spitzen Winkel, der sich hierbei bildet, zum Scheitelpunkt verlängern.
Indikation: alle Arten von Kopfschmerz, Schwindel, Schlaganfall, Ohnmacht, Störungen des Nervensystems, psychische Störungen, Schlafsucht oder Schlafstörungen, Hämorrhoiden, After- und Gebärmutterprobleme.

LG 26: ‚Zentrum des Menschen‘ oder ‚oberer Lippenrand‘
Lage: in der Mitte der Furche zwischen Nase und Oberlippe.
Indikation: Schock, Ohnmacht, Hitzschlag, Epilepsie, Erregungszustände, Ischialgie, Schmerzen im Lendenwirbelbereich, niederer Blutdruck, Ödeme im Gesicht, Zahnschmerzen u. a.

Gesamtheilfunktion
Funktionsstörungen des zentralen Nervensystems, Störungen im Bereich der Wirbelsäule und der inneren Organe.

Bei allen Meridianen habe ich nur die Punkte erwähnt, die in unserer Therapie vordergründig wichtig sind. Sind Sie daran interessiert, alle Punkte zu erfahren, so sei auf die Literaturliste verwiesen. Die Therapeuten benützen die Meridiane in ihrer Verfassung den Gesetzen der Akupunkturlehre und der Shiatsu-Lehre folgend.

Zum tieferen Verständnis der Organfunktion in Verbindung zu Körper, Geist und den kosmischen Elementen soll die folgende Liste beitragen:

Leber kontrolliert Seele
Herz kontrolliert Geist
Milzpankreas kontrolliert Ideen
Lungen kontrollieren untergeordneten niederen oder tierischen Geist (Triebe, Instinkt)
Nieren kontrollieren Willen, Willenskraft

Wind schädigt Leber
Hitze schädigt Herz
Feuchtigkeit schädigt Milzpankreas
Trockenheit schädigt Lungen
Kälte schädigt Nieren

Leber kontrolliert Muskeln
Herz kontrolliert Pulse
Milzpankreas kontrolliert (Muskel-) Fleisch (Bindegewebe)
Lunge kontrolliert Haut
Nieren kontrollieren Knochen

V Meridian-Shiatsu

8 Meridian-Dehnungen

Dehnen oder strecken wir bestimmte Körperteile, so treten die darin befindlichen Meridiane mit ihren Schmerzpunkten (Tsubos) deutlich an die Oberfläche. Auf diese Weise lassen sich Meridian- und Akupunktur-Punkte besser therapeutisch erreichen. Die folgenden Dehnungen gehen teilweise auf die Erfahrungen von Masunaga zurück.

Dehnung des Herzmeridians:
Die rechte Hand unterstützt die Halsschultergrube der rechten Seite des Patienten. Die linke Hand dehnt den linken Arm des Patienten über seinen Kopf. Abb. 321.

Dehnung des Dünndarmmeridians:
Das Bein des Patienten ist jetzt angewinkelt. Der Fuß stützt sich gegen die Innenseite des Kniegelenkes des anderen Beines. Die Hand des Therapeuten liegt auf dem Bauch dicht unter dem Nabel. Die freie Hand arbeitet den Dünndarmmeridian im angewinkelten Bein bis zum Knöchel durch. Abb. 322.

Dehnung des Blasenmeridians:
Die Hand des Therapeuten liegt quer über dem Bauch unterhalb des Nabels. Die freie Hand umfaßt den Fuß mit Druckkonzentration rechts und links der Achillessehne im Fersenbereich. Aus dieser Haltung dehnen wir das gestreckte Bein des Patienten in der Ausatmung so weit wie möglich nach oben. Abb. 323.

Dehnung des Nierenmeridians:
Das Bein des Patienten ist jetzt extrem angewinkelt. Der Fuß des angewinkelten Beines berührt den Boden nicht mehr. Die Hand des Therapeuten unterstützt den Unterbauch, während die andere Hand das Knie des Patienten zu

dessen Brustkorb dehnt. Der Nierenmeridian wird unter Einsatz von Knie-Shiatsu im Oberschenkelverlauf gearbeitet. Abb. 324.

Dehnung des Kreislaufmeridians:
Die linke Hand des Therapeuten faßt die rechte Schulter des Patienten, während die rechte Hand den rechten Arm des Patienten vertikal nach oben dehnt. Abb. 325.

Dehnung des Dreierwärmermeridians:
Das Bein des Patienten ist in leicht angewinkelter Stellung aufgestellt. Die Hand des Therapeuten unterstützt das Zentrum des Bauchraumes, während der Ellbogen oder die Hand den Verlauf des Dreierwärmermeridians im Bein durcharbeitet. Abb. 326. Die Dehnung ist ähnlich wie bei der Gallenblasendehnung, nur wird der Druck zwei Finger weiter zur Bauchseite im Dreierwärmermeridian eingesetzt.

Dehnung des Gallenblasenmeridians:
Das Bein des Patienten ist nun stärker angewinkelt aufgestellt. Die Hand des Therapeuten unterstützt den Bauchraum des Patienten dicht oberhalb des Nabels und im Zentrum. Der Ellbogen des Therapeuten arbeitet in dieser Stellung den Gallenblasenmeridian durch. Abb. 327.

Dehnung des Lebermeridians:
Das Bein des Patienten ist stark angewinkelt. Der Fuß stützt sich gegen die Innenseite des Oberschenkels des anderen Beines. Die Hand des Therapeuten liegt über der Mitte des Bauches, ein wenig oberhalb des Nabels. Die andere Hand arbeitet den Lebermeridian des angewinkelten Beines unter leichter Dehnung durch. Abb. 328.

Dehnung des Lungenmeridians:
Die rechte Hand liegt auf der linken Schulter des Patienten, während die linke Hand seinen linken Arm im 45°-Winkel nach oben dehnt. Abb. 329.

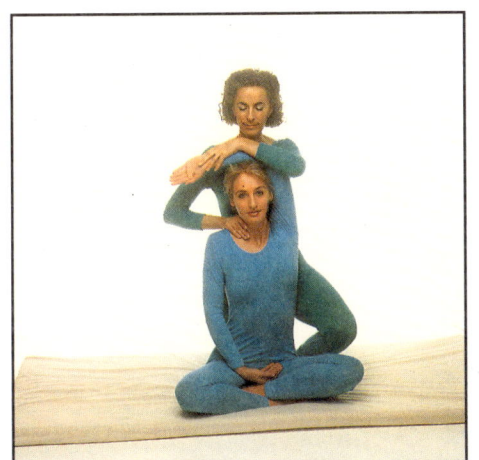

Abb. 321: Herz-Meridian

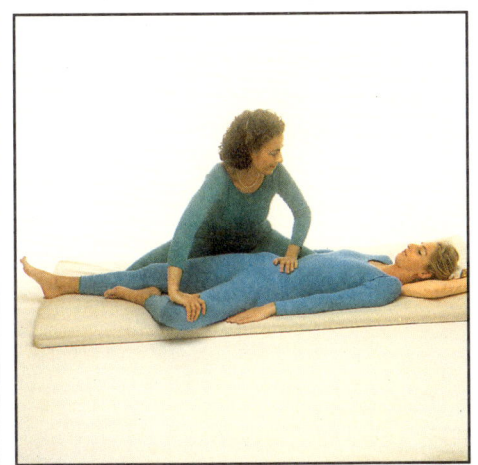

Abb. 322: Dünndarm-Meridian

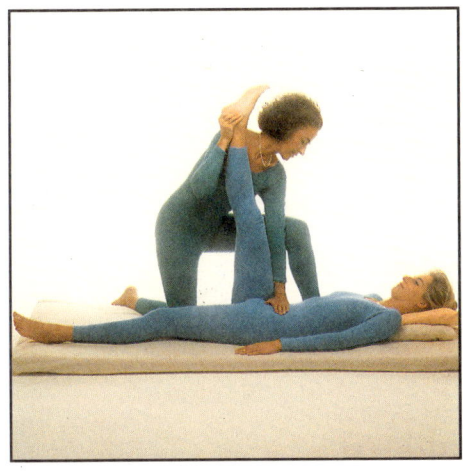

Abb. 323: Blasen-Meridian

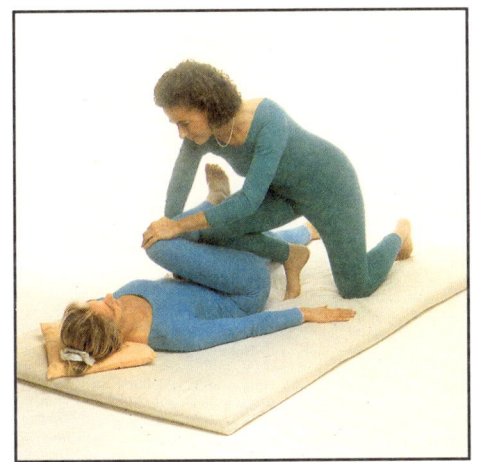

Abb. 324: Nieren-Meridian

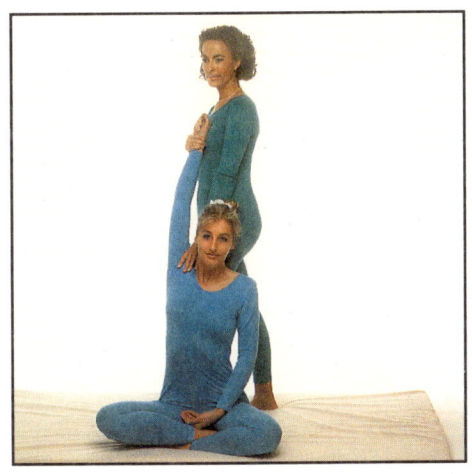

Abb. 325: Kreislauf-Meridian

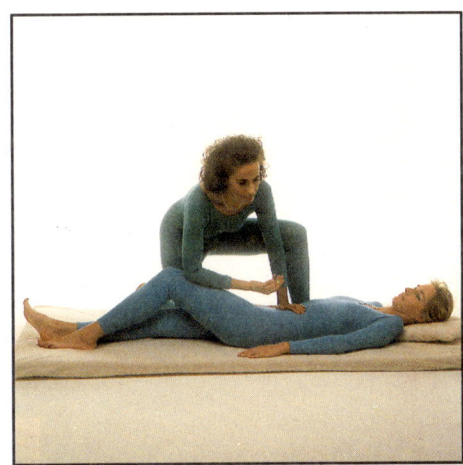

Abb. 326: Dreierwärmer-Meridian

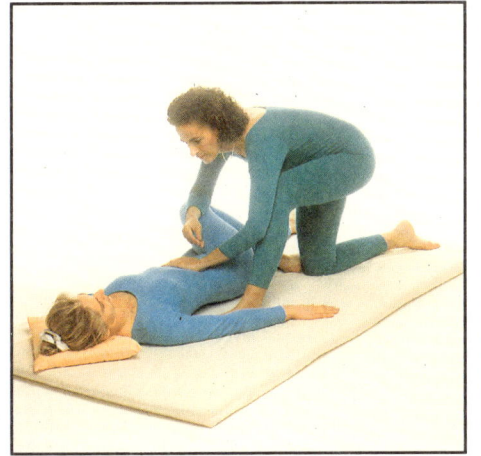

Abb. 327: Gallenblasen-Meridian

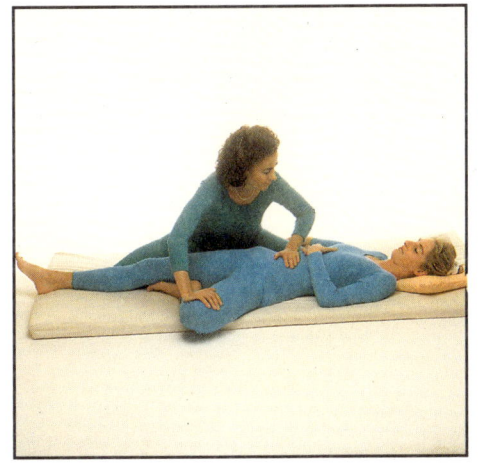

Abb. 328: Leber-Meridian

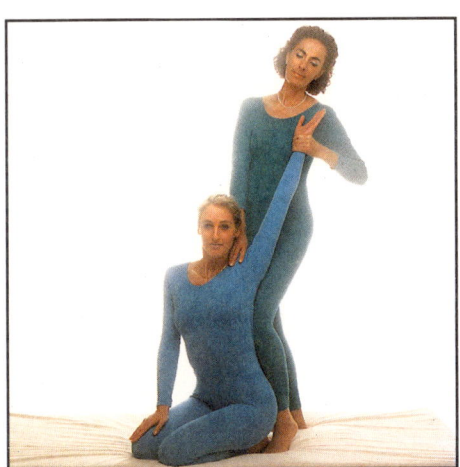

Abb. 329: Lungen-Meridian

V Meridian-Shiatsu

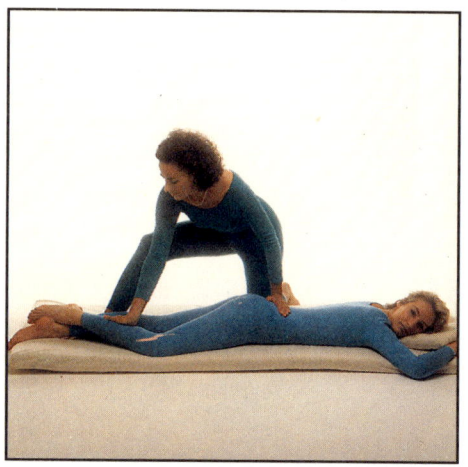

Abb. 330: Dickdarm-Meridian

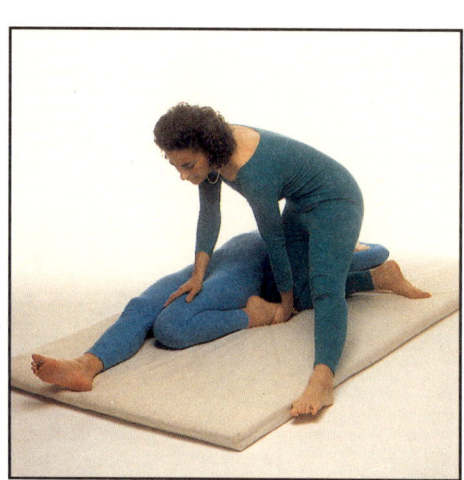

Abb. 331: Magen-Meridian

Dehnung des Dickdarmmeridians:
Das Bein des Patienten ist jetzt so weit wie möglich angewinkelt aufgestellt. Die Hand des Therapeuten unterstützt den Unterbauchbereich, während die andere Hand den Verlauf des Dickdarmmeridians unter Dehnung im angewinkelten Bein durcharbeitet. Ebenso kann im Verlauf des Dickdarmmeridians der Ellbogen eingesetzt werden. Die Dehnung ist der Nierenmeridian-Dehnung ähnlich. Gleichermaßen effektiv zu behandeln ist der Dickdarmmeridian-Verlauf des Beines in Bauchlage. Der Patient winkelt ein Knie leicht an, während der Fuß auf der Achillessehne des gestreckten Beines liegt. Der Therapeut unterstützt das Kreuzbeindarmbein-Gelenk mit der Ruhehand, während die freie Hand den Dickdarm-Verlauf des angewinkelten Beines behandelt. Abb. 330.

Dehnung des Magenmeridians:
Diese Übung ist nicht bei allen Europäern durchführbar. Falls der Patient dazu in der Lage ist, winkeln Sie sein Bein extrem an. Hierbei sollte sein Fuß unter der seitengleichen Gesäßhälfte liegen. Die Ruhehand des Therapeuten unterstützt den Bauchraum im Nabelbereich und etwas darüber. Die arbeitende Hand behandelt den Magenmeridian-Verlauf im Bereich des Oberschenkels. Abb. 331. Ist der Patient nicht in der Lage, das Bein extrem anzuwinkeln, so genügt es, den Magenmeridian im Gegenzug der Hände mit dem Knie durchzuarbeiten. Dieses ist jedoch nur im Schienbeinmuskel-Verlauf des Magenmeridians möglich. Abb. 332.

Dehnung des Milzpankreasmeridians:
Ein Bein des Patienten liegt in leicht angewinkelter Stellung. Der Fuß berührt dabei den Fußknöchel des anderen Beines. Die Hand des Therapeuten liegt warm und flach auf dem Bauch des Patienten. Mit der freien Hand ar-

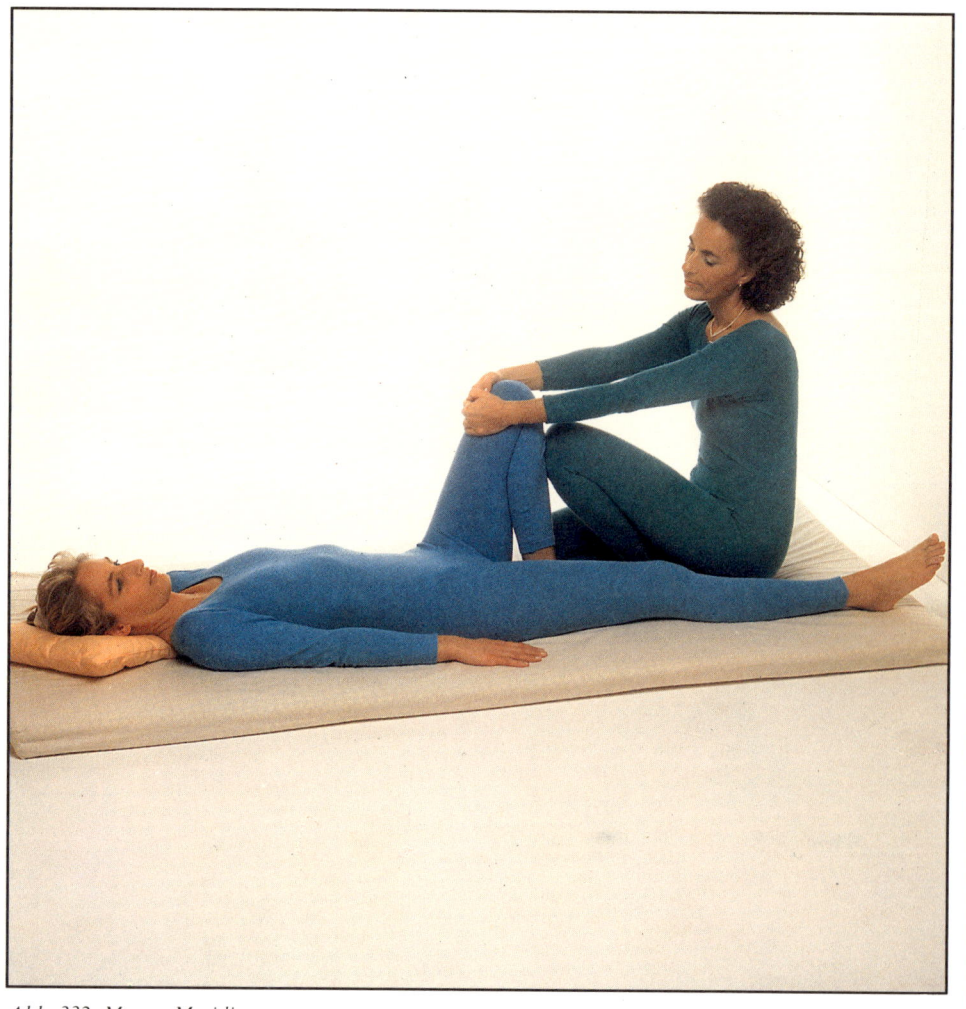

Abb. 332: Magen-Meridian

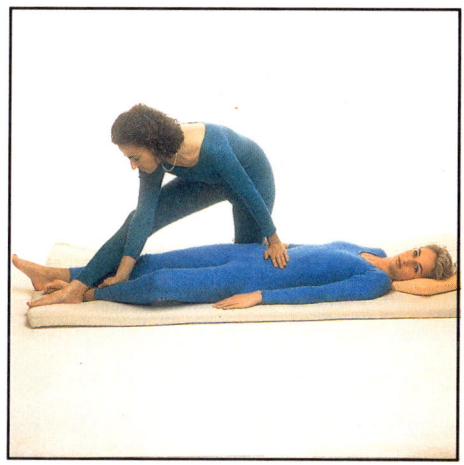

Abb. 334: Milzpankreas-Meridian

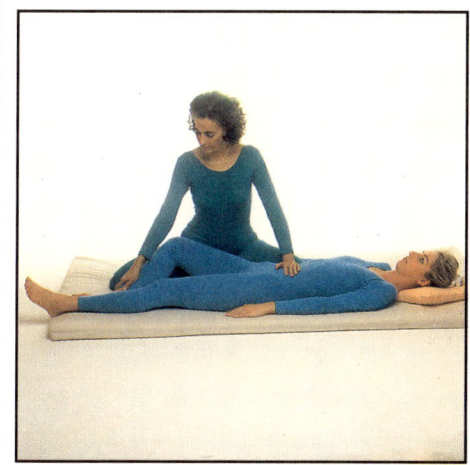

Abb. 335: Milzpankreas-Meridian

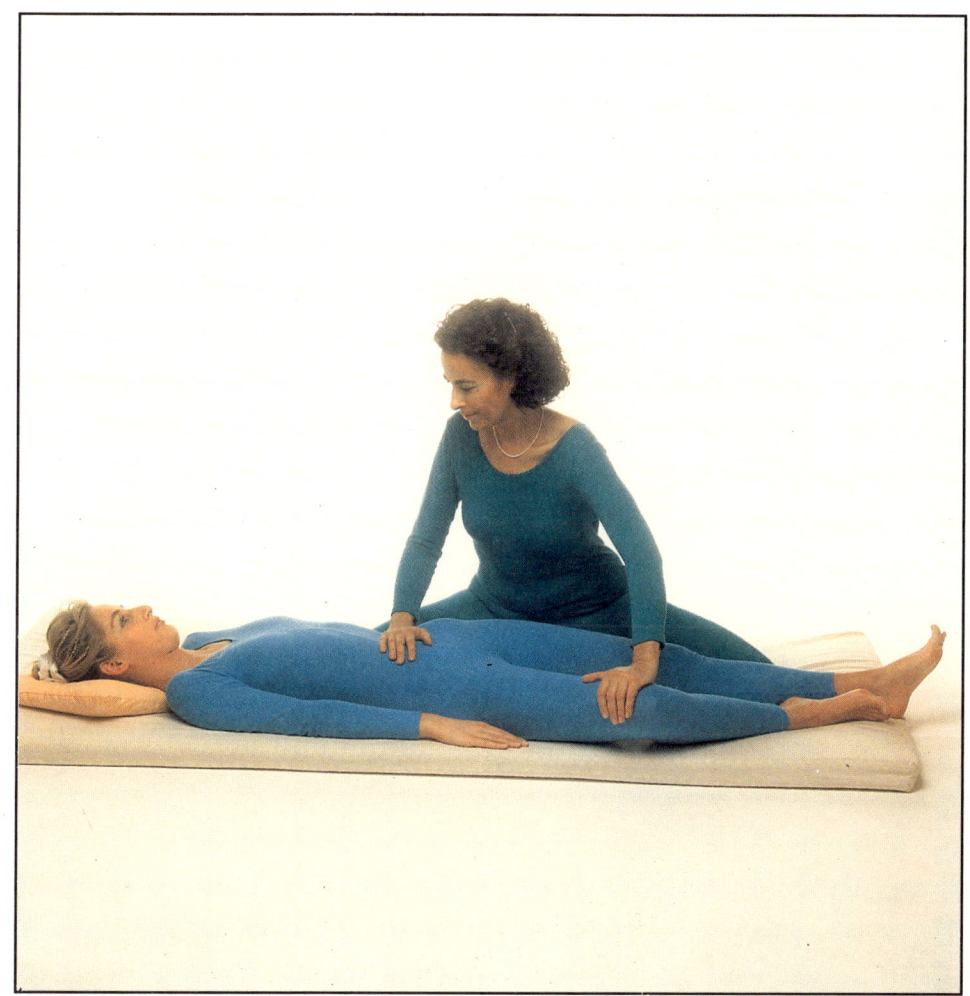

Abb. 333: Milzpankreas-Meridian

beitet der Therapeut den Milzpankre-asmeridian des angewinkelten Beines durch. Abb. 333, 334 und 335.

Abschluß-Dehnungen:
Diese Dehnung in Bauchlage dient der Entspannung und der Lockerung der Darmbein-Kreuzbeinfugen. Ein Bein liegt gestreckt und entspannt. Das andere Bein wird vom Behandler so weit wie möglich in Richtung Achselhöhle gedehnt. Abb. 336.
Diese Dehnung hilft, blockierte Darmbein-Kreuzbeinfugen zu öffnen und Schmerzen in diesem Bereich zu lindern. Abb. 337.

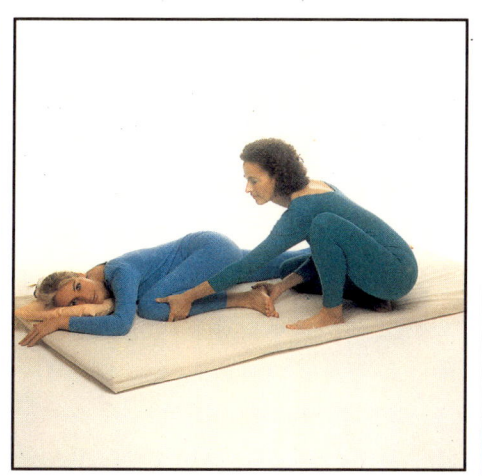

Abb. 336

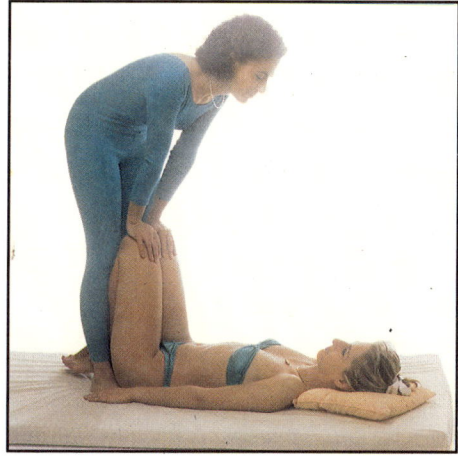

Abb. 337

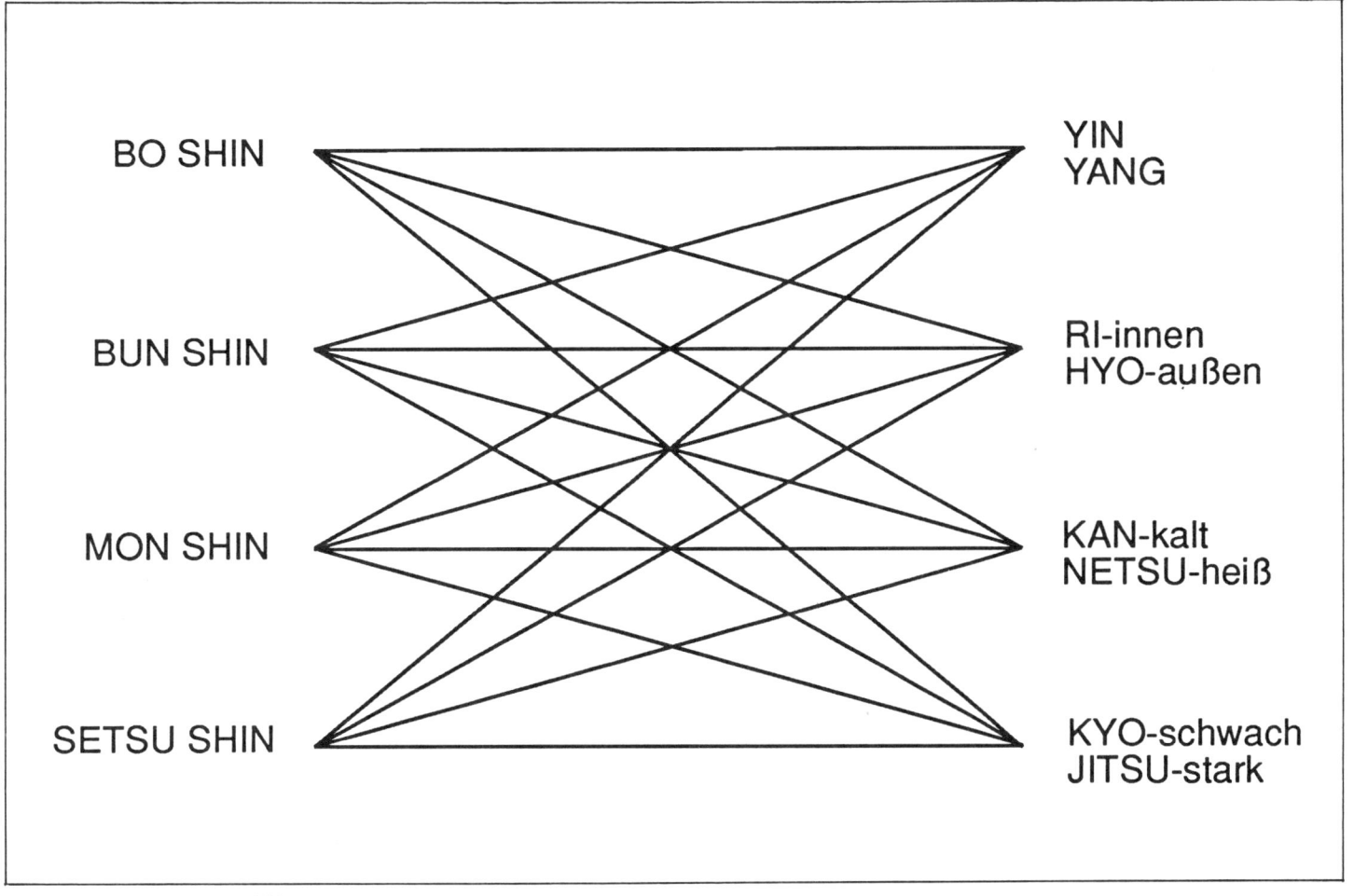

Graphik 64: 4 Diagnosen und 8 Verzweigungen.

Immer ist der Körper in seiner Gesamtheit zu erfassen. Dies ist erst möglich nach Kenntnis der vier asiatischen Diagnose-Formen und ihrer acht Verzweigungen.

1 Bo-shin

Aufmerksame Beobachtung

a) Beobachtung des Gesamteindrukkes.
b) Beobachtung im Detail: Form des Kopfes, des Körpers, der Haltung; ist für uns Beginn der Beurteilung des Patienten.

1.1 Kopf- und Körperform

Über die Form des Kopfes und des Körpers des Patienten erhalten wir sehr aufschlußreiche Informationen:

Der Leber-Typ hat ein eher längliches, ovales Gesicht, mit sanft gerundetem Unterkiefer. Der Hals dieses Typs ist eher schmal und lang. Der Körper ist ebenfalls gestreckt, schmal und schlank. Häufig sind diese Menschen groß.

Beim Herz-Typ finden wir ein mehr quadratisches Gesicht und eine quadratische Kopfform, die im Oberkopfbereich Tendenz zur abgeflachten Spitze aufweist. Die Schultern des Herz-

patienten sind häufig nach außen hochgezogen und relativ breit. Der Brustkorb verengt sich zur Taille in stumpfer Keilform. Beim Herzpatienten finden wir häufig den Brustkorb im Profil nach vorne vorgewölbt.

Der Milz-Pankreas-Typ besitzt ein eher großflächiges Gesicht mit quadratischer Grundform. Die Kiefer sind ekkig und stark ausgeprägt. Der Hals ist eher kurz und kräftig. Der Körper ist ebenfalls eher gedrungen und muskulös.

Der Lungen-Typ besitzt ein eher kleines Gesicht. Das Kinn ist klein und häufig spitz. Die Schultern sind extrem hochgezogen. Der Brustkorb ist mächtig und stark ausgeprägt. Die Hüften

VI Erweiterte Diagnose

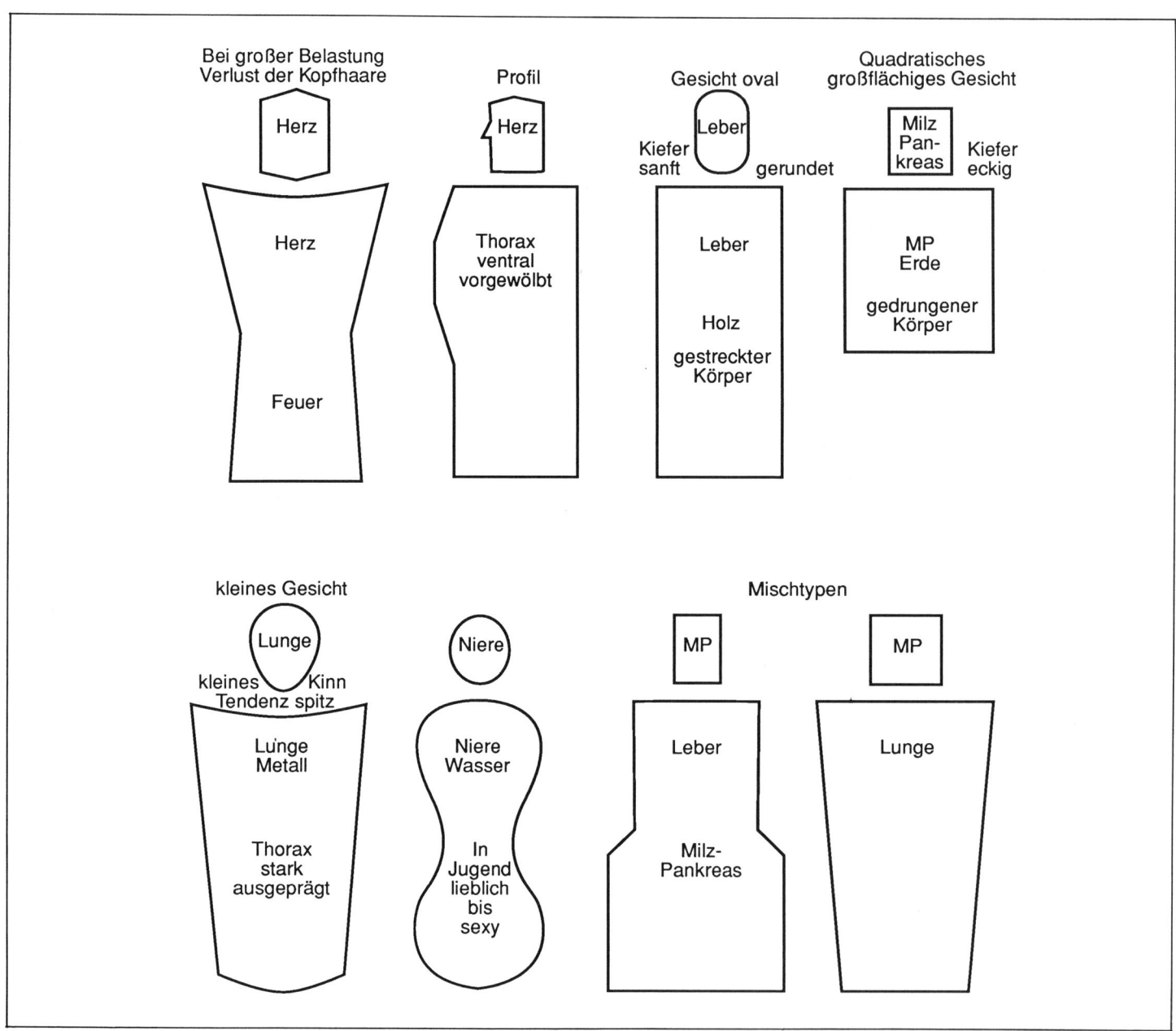

Graphik 65: Typen-Elemente-Organe.

dieses Typs sind im Verhältnis zum Brustkorb sehr schmal.

Der Nieren-Typ besitzt ein rundliches Gesicht auf zierlichem, weichem Hals. Die Schultern des Nierentyps fallen rund ab. Die Taille ist schmal, die Hüften sind leicht gerundet. Bei Frauen ist dieser Typ in der Jugend lieblich bis sexy.

Von diesen unterschiedlichen Typen leiten sich verschiedene Mischtypen ab, die sich beliebig aus allen Organ- und Element-Tendenzen zusammensetzen. Zum Beispiel:
Mischtyp Milz-Pankreas-Leber: Dieser Typ besitzt häufig ein quadratisches Gesicht auf muskulösem Hals und einen schlanken Oberkörper mit extrem breiten Schultern.

Mischtyp Milz-Pankreas-Lunge: auch er besitzt ein quadratisches Gesicht auf kräftigem Hals. Der Brustkorb ist extrem ausgebildet, die Schultern stehen quer oder sind angehoben. Die Hüften sind bei diesem Typ schmal.

Die Kombinationsmöglichkeiten sind beliebig zu erweitern.

VI Erweiterte Diagnose

1.2 Antlitz-Diagnose

Auch das Gesicht gehört zur Gesamtbeobachtung. Die Farbe des Gesichtes spielt in der Beurteilung eine große Rolle. Die Farbbezüglichkeiten der Elementenlehre sind uns hier eine große Hilfe.

Die Stirn steht in Bezüglichkeit zur Lunge, zur Energie (Ki) und zum Kopf.
Die Zone zwischen den Augenbrauen, wo sich häufig Falten an der Nasenwurzel befinden, steht in Herzbezüglichkeit.

Die Augen korrespondieren mit der Leber und der Gallenblase. Die Pupille steht in Nierenbezüglichkeit. Ist die Pupillenkontur scharf, ist die Nierenfunktion gut. Die Iris steht in enger Leberkorrespondenz. Der Augapfel hat mehr Lungenbezüglichkeit. Ist der Irissaum außen milchig, schmutzig oder verschwommen, so weist das auf eine Verschiebung der Lungenenergie hin.

Der Augapfelbereich innen steht in Herzbezüglichkeit. Der Augapfelbereich außen steht in Dünndarmbezüglichkeit. Finden sich in diesen Bereichen Kapillaren (feine Blutgefäße), die gerötet sind, so ist dies ein Hinweis auf Störungen dieser Organe.

Das rechte Auge ist dem Yin zugeordnet und besitzt mehr Mutterenergie. Das linke Auge ist dem Yang zugeordnet und besitzt mehr Vaterenergie. Die Augenlider haben Milz-Pankreas-Bezüglichkeit (Hinweis auf Bindegewebsverfassung). Tränensäcke unter den Augen weisen auf gestörte Nierenenergie hin.

Tränen die Augen, so ist dies ein Hinweis, daß Niere Kyo ist, Herz dagegen Jitsu. Dies ist ein Ausdruck dafür, daß zuviel materielle Energie nach oben (Yang-Bereich) steigt.

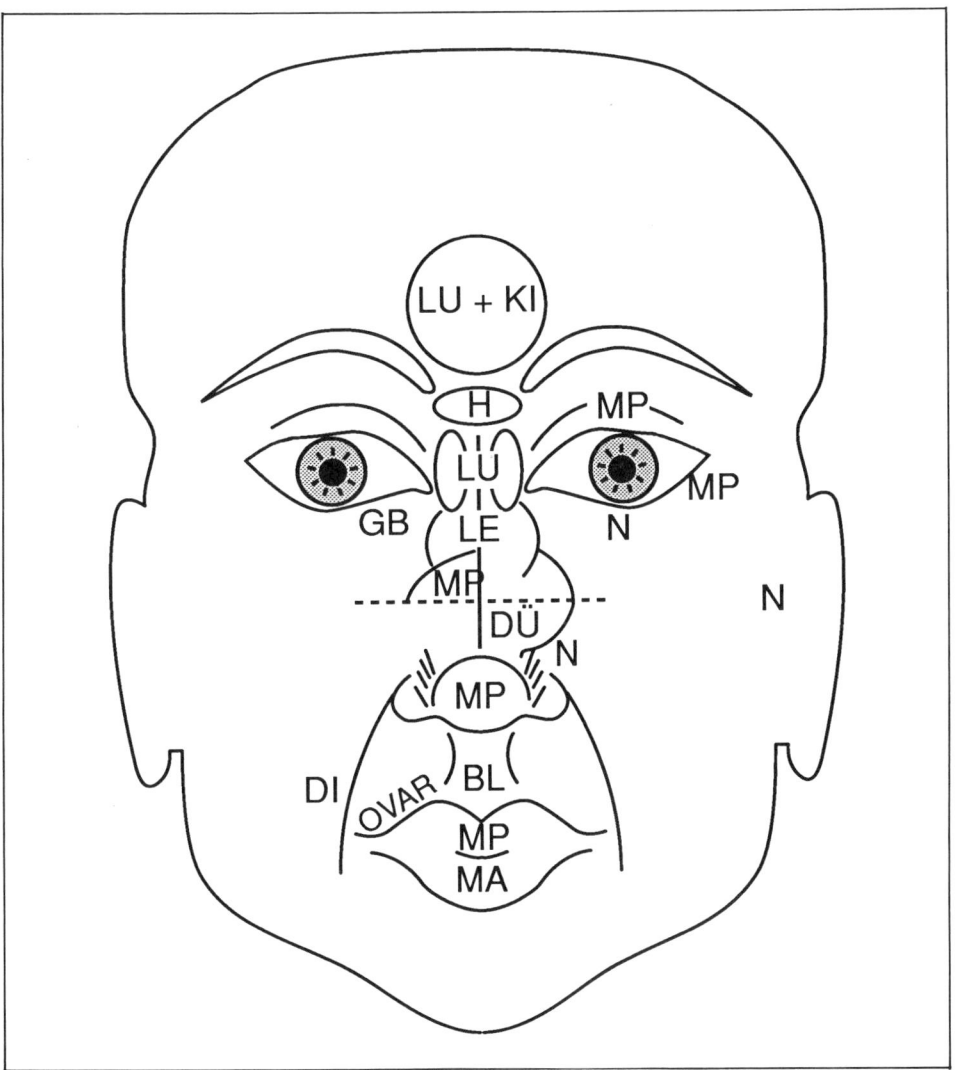

Graphik 66: Antlitzdiagnose

Ist der Augapfel klar und glänzend, ist dies ein Hinweis für gute Lungenkondition.

Starker Augenbrauenwulst gibt Hinweis auf starke Leberfunktion. Eine klare Augenbrauenlinie bedeutet gute Gallenfunktion, und glänzendes Brauenhaar weist auf gute Nierenkondition hin. Rauhe Stellen im höchsten Brauenwinkel deuten auf Verlust von Vitalenergie hin (häufig finden wir diese rauhen oder dünnen Augenbrauenstellen bei alten Menschen). Starke Brauen geben Hinweis auf starken Charakter.

Die Nase korrespondiert in der Gesamtheit mit den Lungen.
Im Detail ist der obere Bereich der Nase den Lungen zugeordnet, der mittlere Bereich der Leber, die Nasenspitze hingegen der Bauchspeicheldrüse.
Die dunkle Stelle zwischen Nasenspitze und Nasenflügel weist Nierenkorrespondenz auf.

Der Mund korrespondiert mit Milz-Pankreas und Magen.

Im Normalfall steht der Mundwinkel genau unter der Pupille des Menschen. Ist der Mund breiter, so ist dies ein

VI Erweiterte Diagnose

Hinweis auf extremen Ehrgeiz. Ein extrem kleiner Mund ist ein Hinweis auf große Bescheidenheit. Straffe Mundwinkel weisen auf gute Kontrolle durch IQ (Intelligenz) hin. Trockene Lippen weisen auf Überhitzung (Entzündung) im Magen-Milz-Pankreas-Bereich hin. Rhagaden (Risse) und extreme Falten in der Lippenkontur sind Hinweise auf eine mögliche Geschwürbildung im Magenbereich. Fältchen im Oberlippenbereich in Richtung zur Nase sind ein Hinweis auf gestörte Eierstockfunktion.

Klarheit im Bereich zwischen Nase und Oberlippe weist auf Klarheit im Geist und gute Blasenfunktion hin.

Sind Wangen und Jochbein stark und hat die Nase gute Proportionen, so bedeutet dies gute Leberverfassung.

Die Ohren korrespondieren mit den Nieren.
Kleine sehr dünnwandige, feine Ohren weisen auf empfindliche Basisenergie hin. Sind die Ohrläppchen angewachsen, so ist dies ebenfalls ein Hinweis auf geschwächte Basisenergie.

Die Zunge korrespondiert am engsten mit Kreislauf, Herz und Dünndarm. Sie gibt jedoch auch Hinweis auf andere Organstörungen. Die Farbe der Zunge und ihrer Belagsmöglichkeiten gibt wieder im Verständnis der Elementenlehre und ihrer Farbbezüglichkeit Hinweise auf entsprechende Organstörungen.

Finden wir Farbveränderungen wie z. B. rote Nase, so ist das Herz Jitsu in Verbindung mit einer Störung von Milz-Pankreas.

Der Mund weist mitunter verschiedene Farbtönungen auf:
Mund bläulich: Leber ist Jitsu und stört Milz-Pankreas.
Mund rot: Herz ist Jitsu und stört Milz-Pankreas.
Mund braun: Magen ist Jitsu und stört Milz-Pankreas.
Mund weiß: Lunge ist Jitsu und stört Milz-Pankreas.
Mund schwarz (schwärzlich): Niere ist Jitsu und stört Milz-Pankreas.
Mund blau-lila: Hinweis auf Kälte in Milz-Pankreas.

Nach Aussage des Nei King ist das Gesicht die Blume des Herzens. Gleichzeitig ist das Gesicht die Zusammenfassung aller Yang-Expressionen.

1.3 Hand-Diagnose

Nun sehen wir uns die Hände unseres Patienten in Bezüglichkeit zur Elementenlehre an.

Die Leber-Hand ist gut geformt, kräftig bis breit und hat gut ausgeprägte Fingergelenke, die im Alter manchmal knorrig wirken. Die Hand ist hautreich mit feinen Linien durchzogen. Die Handfläche besitzt auffallend viele Linien. Der Nagel wirkt solide und fest.

Die Herz-Hand ist lang und feingliedrig, mit häufig extrem langen Fingern, die feingliedrig und beweglich sind und spitz zulaufen. Die Hand wirkt sensibel bis empfindlich. Bei Störung der Herz- und Gefäßenergie ist die Handfläche oft rot.

Die Milz-Pankreas-Hand ist kräftig, eher quadratisch, mit kurzen Fingern. Sie wirkt sehr erdverbunden und zupackend. Die Nägel der in der Kuppe breiten, eher stumpfen Finger sind breit bis quer-oval.

Die Lungen-Hand ist ebenfalls schmal und lang, doch sind die Finger kürzer als bei der Herz-Hand. Die Hand weist wenig Biegsamkeit der Finger und mangelnde Spannweite auf. Die Haut der Hände ist oft rauh und wird bei Kälte violett. Die Nägel sind dünn und bei chronischer oder ererbter Lungenbelastung in der Spitze leicht aufgebogen.

Die Nieren-Hand ist kurz, zierlich und insgesamt rundlich. Das Fleisch der Hände ist weich, manchmal schwammig bis schlaff. Die Hände tendieren zu Schwellungen. Die Nägel sind glatt und in der Spitze manchmal extrem gebogen.

1.4 Großzehnagel-Diagnose

Die Großzehnägel geben uns ebenfalls Hinweise auf eine Organ- oder genetische Belastung. Ist der Großzehnagel schaufelartig breit und quadratisch, ist das ein Hinweis auf Lebertendenz. Ist der Großzehnagel klein, viereckig, mit viel Fleisch außen herum, so ist dies ein Hinweis auf Herztendenz. Ist der Großzehnagel quer-oval und sehr kurz, so ist dies ein Hinweis auf Milz-Pankreas-Tendenz. Ist der Großzehnagel schaufelartig oder löffelartig aufgebogen, so zeigt dies Lungentendenz an. Ist der Großzehnagel zangenförmig wie eine Halbrolle gewölbt, so ist dies ein Hinweis auf Nierenkorrespondenz.

1.5 Haltungsbeurteilung

Zunächst beobachten wir den sitzenden Patienten. Wir achten darauf, ob seine Haltung Schwächen oder Schmerzsituationen zeigt. Schmerzsituationen werden meist durch Schonhaltung gekennzeichnet. Gleichermaßen zeigen extreme Spannungen und Verhärtungen länger bestehende Probleme an.

Haben wir diese Eindrücke in uns aufgenommen, lassen wir den Patienten auf den Bauch liegen.

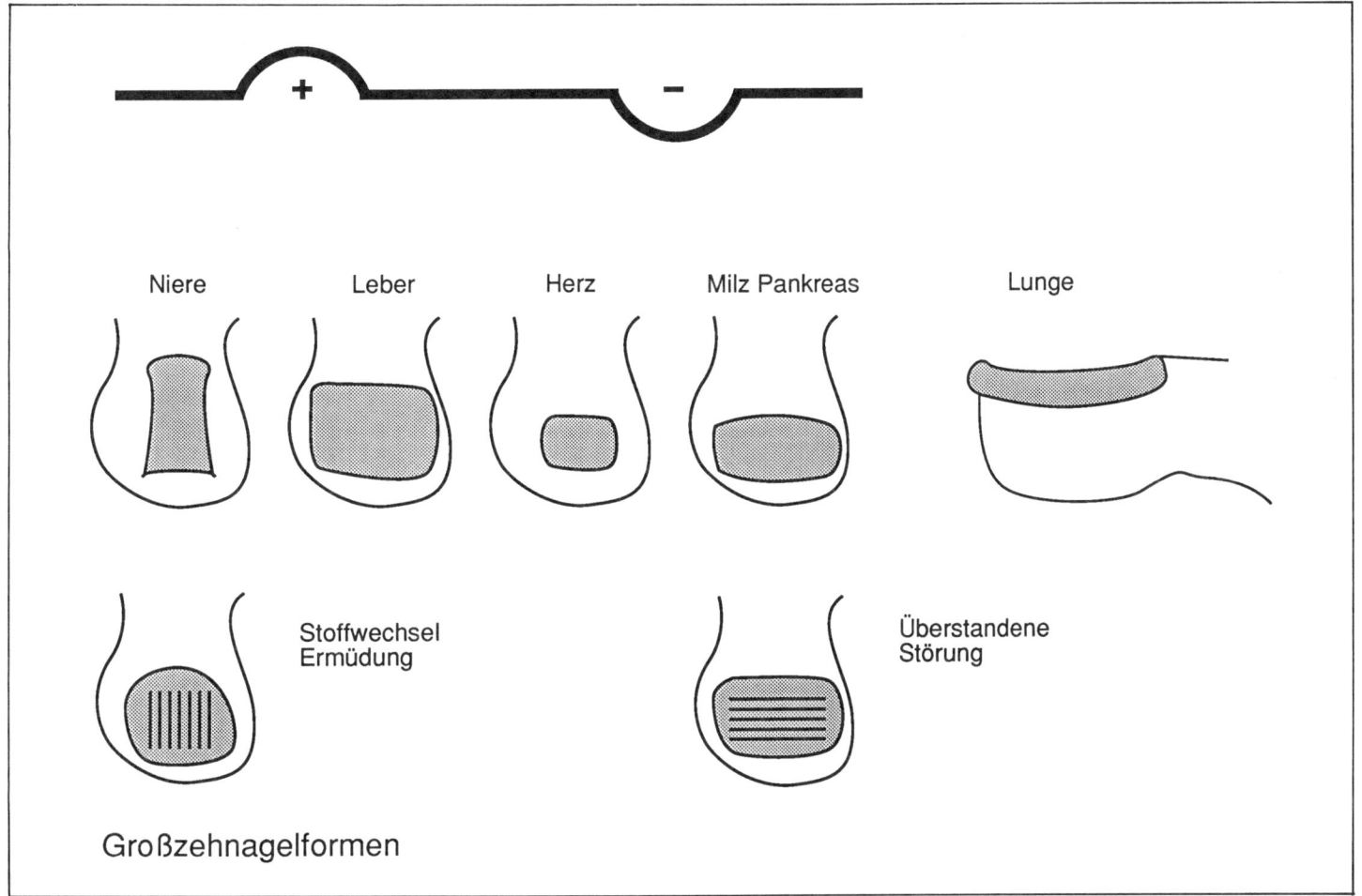

Niere   Leber   Herz   Milz Pankreas   Lunge

Stoffwechsel
Ermüdung

Überstandene
Störung

Großzehnagelformen

Graphik 67: Nageldiagnose.

Wir vergleichen die rechte und die linke Körperseite. Wir sehen, welche Lage des Kopfes und der Glieder (Extremitäten) der Patient bevorzugt. Wir sehen, wo im Rücken und im Beinbereich die größte Spannung und die größte Müdigkeit, Jitsu und Kyo, zu finden sind. Wir sehen uns die Hautfarbe des Rückens und der Beine in Bezüglichkeit zur Elementenlehre an. Wir registrieren, wo sich Hautverfärbungen befinden. Sehen wir Narben, so erfragen wir ihre Herkunft.

Nun lassen wir den Patienten auf den Rücken liegen. Wir beobachten die Form seines Brustkorbes und welche Rippenseite höher ist. Ist die rechte Rippenseite höher, so ist dies mehr Le-

bertendenz, ist die linke Rippenseite höher, so ist dies mehr Milz-Pankreas-Tendenz. Auch auf der Vorderseite des Körpers beobachten wir sorgfältig Hautfärbungen und Abweichungen in Bezüglichkeit zur Elementenlehre.

Wir betrachten nun den Bauch in seiner Beschaffenheit (Spannung, Form, Farbe, Falten, Form des Nabels und sichtbare Pulsation).
Wir beobachten, wie der Patient seine Beine lagert. Ist ein Bein über das andere geschlagen, ist dies ein Hinweis auf Ermüdung des betreffenden Beines. Sind die Fußspitzen ohne Spannung, so ist dies ein Hinweis auf verzögerte Zirkulation, zelluläre Degeneration oder totale Erschöpfung.

Will der Patient in Rückenlage die Beine leicht geöffnet lagern, ist dies ein Zeichen körperlicher oder psychischer Erschöpfung oder beides. Kann der Patient nicht mit gestreckten Beinen liegen, sondern winkelt die Beine an, um die Sohlen aufzustützen, ist dies ein Hinweis auf Blockierungen im Kreuzbein- und Lendenwirbelbereich.

Bewegt ein Patient das über das andere geschlagene Bein oder die Fußspitzen unentwegt, ist dies ein Hinweis auf Störungen im Verdauungstrakt und ein Hinweis auf nervliche Belastung.

Wir haben nun, ohne den Patienten berührt zu haben, eine Reihe von Informationen von ihm erhalten.

VI Erweiterte Diagnose

2 Bun-shin

Beobachtung von Ton und Geräuschen des Patienten – Zuhören

Als erstes lauschen wir der Atmung. Die Atmung beim gesunden Menschen ist kaum hörbar und unauffällig. Beim kranken Menschen zeigen sich extreme Geräuschveränderungen. Ist die Nase gestört, klingt die Stimme flach, dumpf und ohne Resonanz. Wir können sie als nasal bezeichnen. Dies soll uns als Hinweis auf mögliche Nasen-, Kiefer-Nebenhöhlen- oder Stirnhöhlen-Belastungen dienen. Atemgeräusche im Brustkorbbereich haben unterschiedlichen Charakter. Beim Asthmatiker zeigen sich Pfeif- oder Rasselgeräusche; auch der Angina pectoris-Patient zeigt eine Veränderung der Atemgeräusche. Er tendiert dazu, mühsam nach Luft zu ringen. Wir müssen auch darauf achten, ob der Atmungsablauf für den Patienten problematisch ist oder ob er normal abläuft.

Heftige, extrem schnelle Atmung ist ein Symptom einer akuten Erkrankung.

Schwache, flache Atmung ist ein Symptom einer chronischen Erkrankung inneren Ursprungs, die wahrscheinlich schon lange besteht.

Atemlosigkeit in Verbindung mit schwacher Stimme und kurzer Atemphase ist ein Hinweis auf große Schwäche.

Husten gibt uns Hinweise auf unterschiedliche Störungen: Trockener Husten ist Hinweis auf Lunge und Herz. Feuchter Husten mit Auswurf ist Hinweis auf Störungen von Milz-Pankreas und Spätsommer.

Die Stimme des Patienten gibt uns ebenfalls Aufschluß über seine Verfassung. Ist die Stimme melodisch, volltönend und angenehm, so besitzt der Patient gute energetische Verfassung. Eine sehr schwache Stimme weist auf Erschöpfung hin. Klagende zitternde Stimme ist Hinweis auf langes Leid oder auch Selbstmitleid.

Auch der Geruch des Patienten gehört zu Bun-shin. Der Geruch ist wieder in Bezüglichkeit zur Elementenlehre zu beurteilen.

3 Mon-shin

Befragung

Die Befragung gleicht in weiten Teilen der westlichen Anamnese und muß deshalb nicht wiederholt werden. Hinzu kommen jedoch andere Aspekte der Befragung. Außer nach gegenwärtigen und vergangenen Erkrankungen, durchlaufenen Behandlungen, Unfällen und Symptomen fragen wir nach:

1. Ernährung, Form und Zeit der Nahrungsaufnahme. Abneigungen und Vorlieben für bestimmte Speisen. Welche Geschmacksrichtungen werden bevorzugt? Werden heiße oder kalte Speisen bzw. Getränke bevorzugt? Eine wichtige Frage ist die nach der Geschwindigkeit der Nahrungsaufnahme (die meisten Menschen essen zu schnell und kauen zu wenig).

2. Die nächste Frage beschäftigt sich mit dem Schlaf des Patienten: Wo liegt die eventuelle Schlafstörung, ist der Schlag ruhig oder unruhig, schnarcht der Patient oder knirscht er mit den Zähnen? Träumt der Patient, welcher Art sind die Träume? Wie wacht der Patient auf: erfrischt und ausgeruht oder müde und zerschlagen? Schwitzt der Patient in der Nacht? Wann schwitzt er, und wo schwitzt er (welche Körperzone)? Wie oft muß der Patient in der Nacht aufstehen?

3. Die nächste Frage richtet sich nach seinen Lebensumständen (Familie, Beruf, Umgebung u. a.).

4. Wie wird der Patient mit den Gegebenheiten seines Lebens fertig (psychische Belastung)? Was macht ihm besondere Freude? Wovor hat er eine Abneigung?

5. Die Frage nach Farbe und Geruch von Urin und Stuhl darf ebenfalls nicht fehlen.

Aus der Befragung erhalten wir eine Reihe von Informationen, die wir mit der Elementenlehre und der asiatischen Philosophie in Verbindung bringen.

4 Setsu-shin

Berührungsdiagnose – Fühlen

Bei Setsu-shin verbindet sich sehr fein Diagnose und Behandlung. Wie bei Basis-Shiatsu, nur viel subtiler, erhalten wir während der Diagnose-Erhebung eine reiche Fülle von Informationen, und zugleich behandeln wir.

Setsu-shin wird in 4 Abläufe gegliedert, die ihrerseits wiederum in Verbindung stehen mit den bereits erwähnten 8 Verzweigungen:

YANG - YIN
HYO (außen) – RI (innen)
NETSU (heiß) – KAN (kalt)
JITSU (stark) – KYO (schwach).

Bei Setsu-shin muß beachtet werden, daß 4 Diagnosen, 8 Verzweigungen und die Elementenlehre nicht zu trennen sind.

Die vier Abläufe der Setsu-shin-Diagnose beinhalten:
1. Pulsdiagnose
2. Rückendiagnose
3. Bauchdiagnose
4. Diagnose der Gliedmaßen und Gelenke (in Meridianbezüglichkeit).

Haben Sie Setsu-shin in Verbindung mit sorgfältiger Behandlung abgeschlossen, prüfen Sie noch einmal die Verfassung der Pulse, um zu erfahren, ob ihr Patient sich wieder im Gleichgewicht befindet.

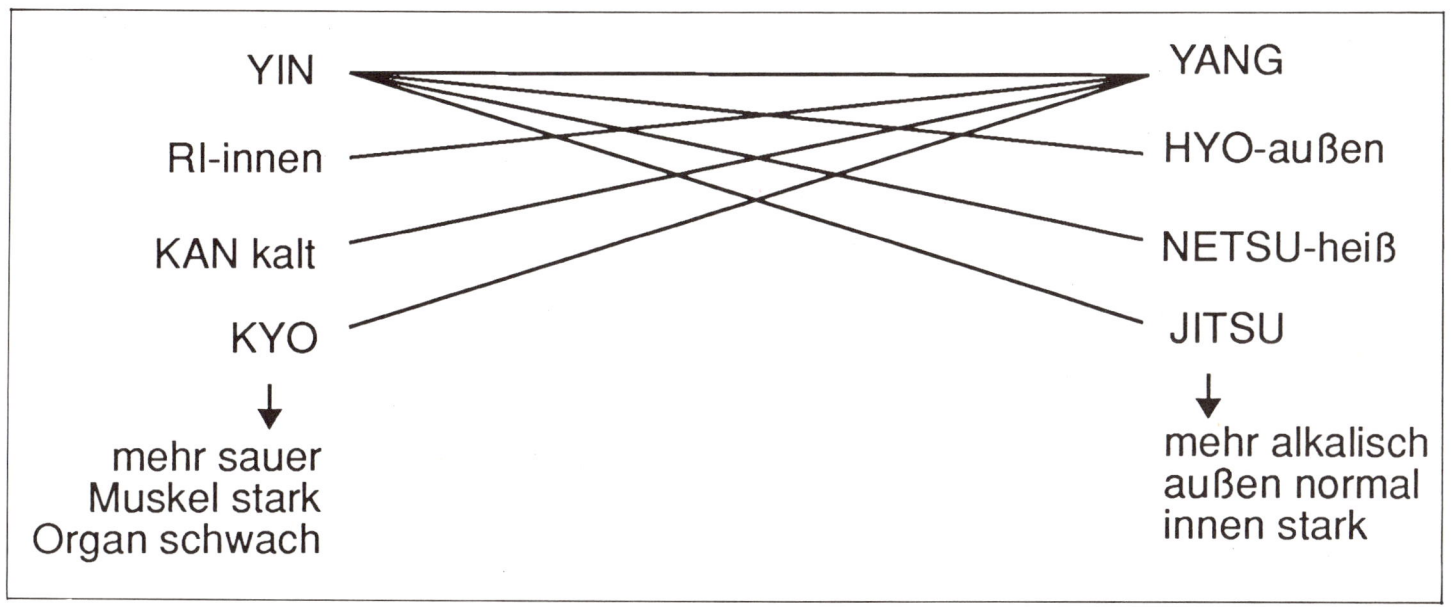

Graphik 68: 8 Verzweigungen – sauer und alkalisch.

4.1 Pulsdiagnose

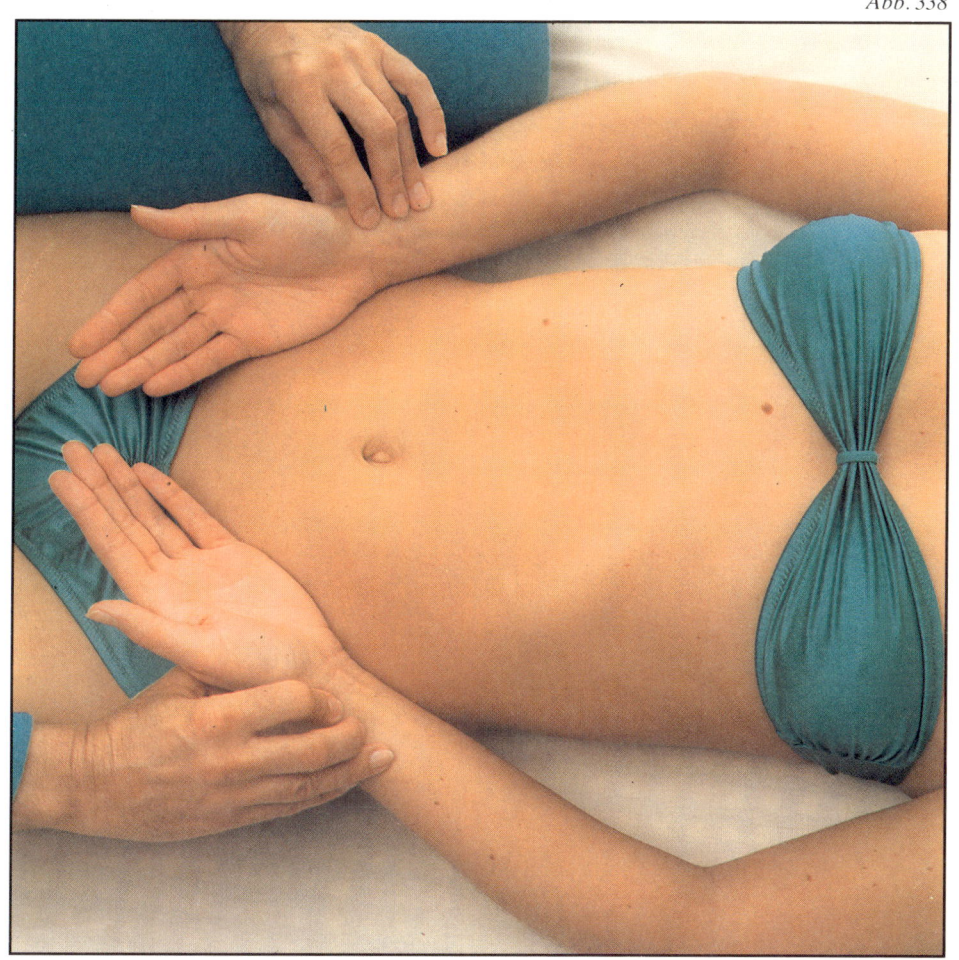

Abb. 338

Wir sitzen vor dem liegenden oder sitzenden Patienten. Die rechte Hand ergreift das linke Handgelenk des Patienten, die linke Hand ergreift das rechte Handgelenk des Patienten. Die Fingerbeeren von Zeigefinger, Mittelfinger und Ringfinger werden auf folgende Punkte gelegt: Der Zeigefinger der rechten Hand liegt zwischen Handwurzelfalte und Radius-Apophyse; der Mittelfinger liegt genau auf der Apophyse; der Ringfinger liegt dicht proximal über der Apophyse.

Auf der anderen Handgelenkseite werden die Finger in gleicher Weise plaziert. Der Abstand der Punkte zueinander ist davon abhängig, wie groß oder klein Ihr Patient ist. Abb. 338.

VI Erweiterte Diagnose

Die Pulstaststellen liegen in drei Ebenen übereinander. Wir unterscheiden Oberflächen-, Mittel- und Tiefenpuls.

Die Pulse werden in der Reihenfolge Mittelpuls, Oberflächenpuls, Tiefenpuls geprüft. Die Oberflächenpulse entsprechen den Yang-Organen, die Tiefenpulse den Yin-Organen, die Mittelpulse der Essenz, d. h. der aktiven Energie zwischen beiden Pulsen.

Der Zeigefingerpunkt der linken Hand entspricht in der Oberfläche dem Dünndarm, in der Tiefe dem Herzen.

Der Mittelfingerpunkt entspricht in der Oberfläche der Gallenblase, in der Tiefe der Leber.

Der Ringfingerpunkt entspricht in der Oberfläche der Blase, in der Tiefe den Nieren.

Der Zeigefingerpunkt der rechten Hand entspricht in der Oberfläche dem Dickdarm, in der Tiefe der Lunge.

Der Mittelfingerpunkt der rechten Hand entspricht in der Oberfläche dem Magen, in der Tiefe Milz-Pankreas.

Der Ringfingerpunkt entspricht in der Oberfläche dem Dreierwärmer, in der Tiefe dem Kreislauf.

Immer wird zuerst der Mittelpuls in seiner Qualität geprüft, dann der Oberflächenpuls und zum dritten der Tiefenpuls.

Um ein genaues Bild zu erhalten, sollten Sie die Pulse in folgender Reihenfolge prüfen:
Dickdarm – Lunge
Dünndarm – Herz
Magen – Milz-Pankreas
Gallenblase – Leber
Dreierwärmer – Kreislauf
Blase – Nieren.

Diesen Ablauf bezeichnet man als Bewegungspuls (oder Do ki – Puls).

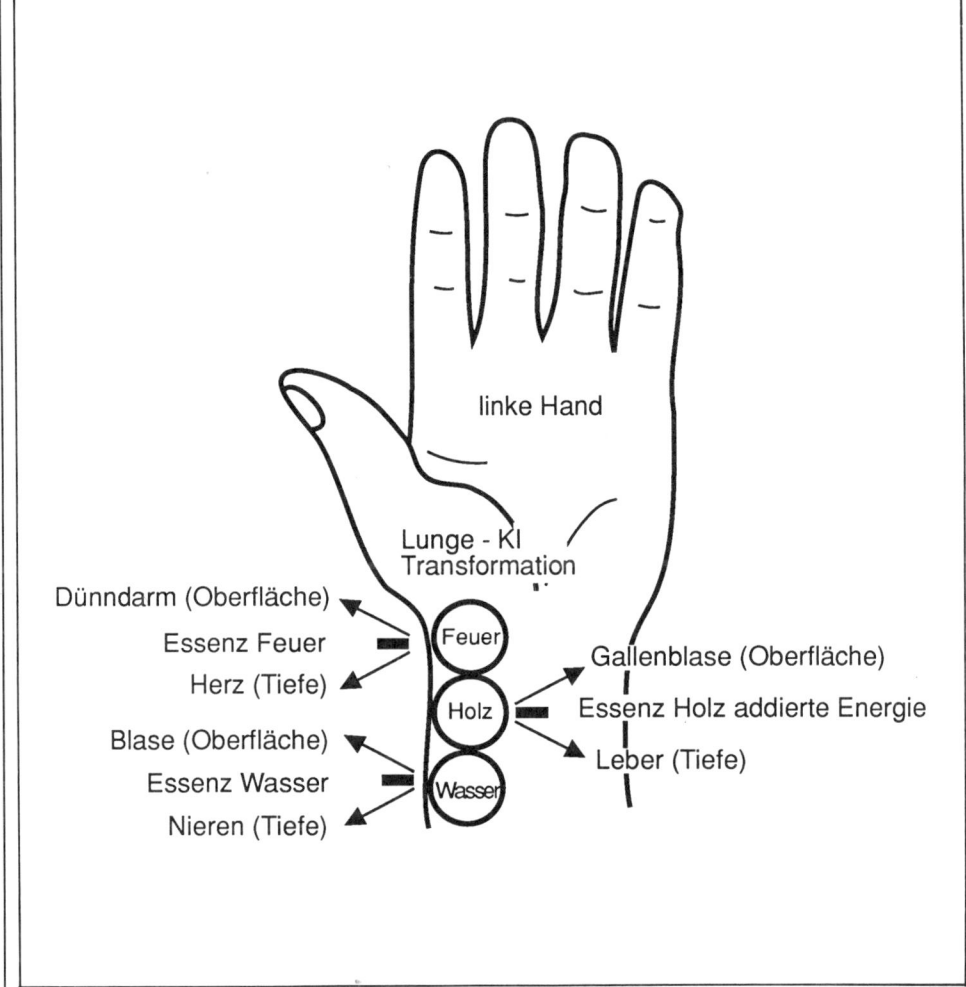

Graphik 69: Handzeichnung Pulse.

Wir unterscheiden in der Pulsdiagnose folgende Dinge:

1. Frequenz
2. Gleichmäßigkeit oder Regelmäßigkeit
3. Abweichungen
4. Jahreszeiten
5. 8 Verzweigungen.

Sind Sie Anfänger in der Pulsdiagnose, tun Sie gut daran, die Pulsverfassung Ihres Patienten zu notieren.

Während einer Ein- und Ausatmungsphase sind 4 Pulsschläge normal.
Bei einem durchschnittlichen Erwachsenen sind mehr als 4 Pulse in einer Atemphase Hinweis auf gestörtes Gleichgewicht. Mehr als 4 Pulse sind identisch mit schnellem Puls, d.h. die Aktivität ist Yang. Yang-Aktivität = heiß = Überenergie = Yang-Funktion = Jitsu.
Weniger als 4 Pulse in einer Ein- und Ausatmungsphase sind Hinweis auf wenig Energie. Yin-Verfassung = kalt = wenig oder Unterenergie = Yin-Organfunktion = Kyo.
Zeigt ein Patient in einer Minute mehr als 90 Pulse, so ist dies ein Hinweis auf übergroße Hitze.
Nur beim Baby ist schneller Puls als normal anzusehen. Hat ein Patient in einer Minute weniger als 60 Pulsschläge, so zeigt dieses Tendenz Kälte. Bei alten Menschen ist Puls 60 und darunter normal.

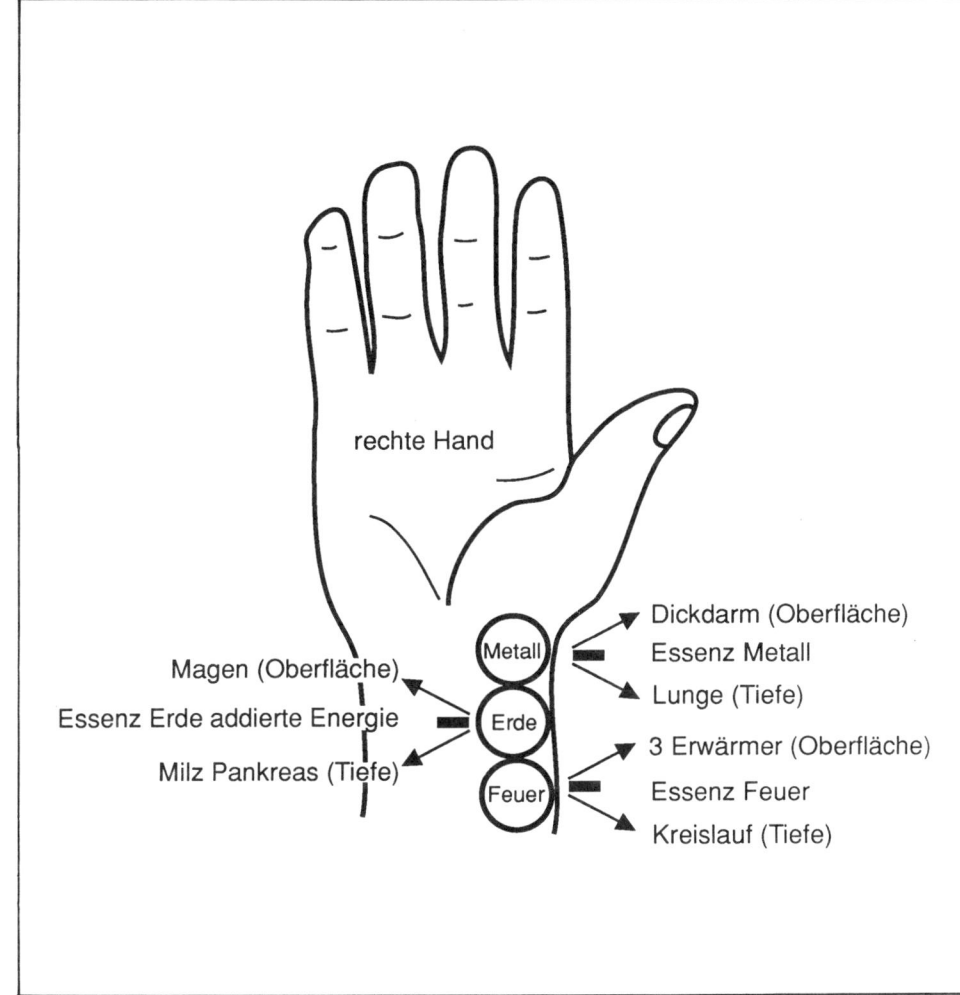

rechte Hand

Magen (Oberfläche)
Essenz Erde addierte Energie
Milz Pankreas (Tiefe)

Metall
Erde
Feuer

Dickdarm (Oberfläche)
Essenz Metall
Lunge (Tiefe)

3 Erwärmer (Oberfläche)
Essenz Feuer
Kreislauf (Tiefe)

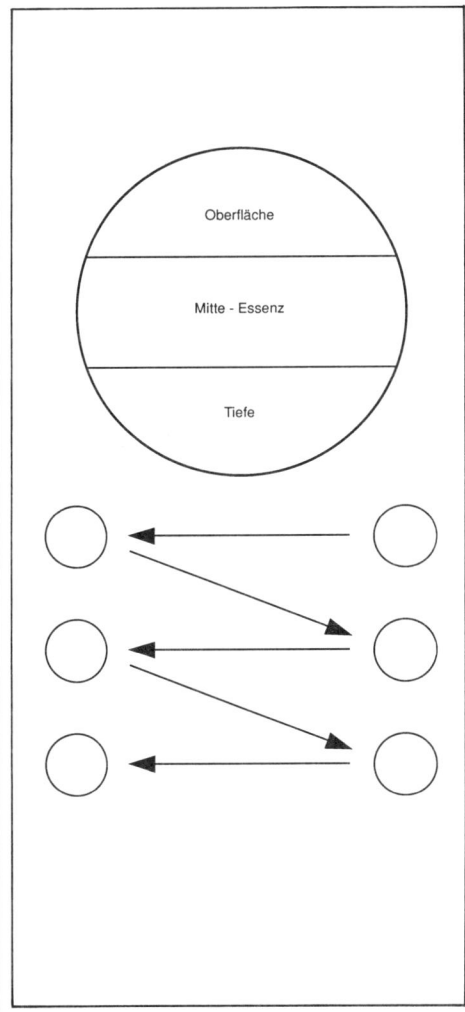

Oberfläche

Mitte - Essenz

Tiefe

Graphik 70: Do Ki – Bewegungspuls.

Wenn Sie die Pulsqualität wahrnehmen, so verbinden Sie diese mit den 8 Qualitäten (Verzweigungen), die vorab erwähnt wurden. Der rechte und der linke Puls sind nicht identisch. Die Pulse der linken Hand weisen mehr Yin-Tendenz auf, die Pulse der rechten Hand mehr Yang-Tendenz.

Vielleicht liegt hier die Erklärung dafür, daß die rechte Hand aktiver ist, obwohl die rechte Körperhälfte mehr Yin-Charakter hat.

Ist die Yang-Energie stark (hart), ist dies eine Jitsu-Situation.

Ist die Yang-Energie schwach, dann ist dies eine Kyo-Situation.

Ist die Yin-Energie stark (hart), ist dies eine Jitsu-Situation.

Ist die Yin-Energie schwach, dann ist dies eine Kyo-Situation.

Um gründliche Informationen aus der Pulsverfassung zu erhalten, sollten Sie minimal 50 Sekunden die Pulse prüfen (eher länger).

Wir unterscheiden 5 Pulsqualitäten, die wir JAHRESZEITENPULS nennen.
Der Frühlings-Puls ist stark aktiv, lebhaft. Er besitzt die Qualität eines schwingenden Bogens nach dem Abschuß des Pfeiles. Nach dem Abschluß des Pfeiles ist noch eine Vibration zu spüren.

Der Sommer-Puls ist rund und voll. Alles ist jetzt offen, die Energie strömt in Fülle. Der Strom wird voll, so stellt sich die Pulsqualität dar.
Der Spätsommer-Puls ist in seiner Qualität noch immer voll, wird im Zentrum jedoch allmählich leer.
Der Herbst-Puls besitzt flutende Energie, vergleichbar mit blubbernden Blasen im Wasser, das zurückströmt. Das Yang fängt sich zu schließen an, das Yin wird aktiv.
Der Winter-Puls stellt sich klein, spitz und tief im Inneren verborgen dar. Er muß als Steinschlagpuls definiert werden.

Die Pulse sollten immer in Bezüglichkeit zu den Jahreszeiten stehen. Besitzt

VI Erweiterte Diagnose

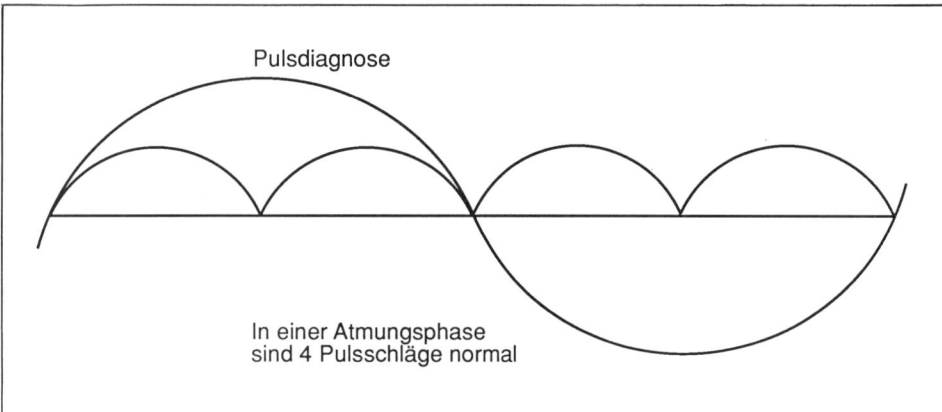

Graphik 71: 4 Pulsschläge – 1 Atemphase.

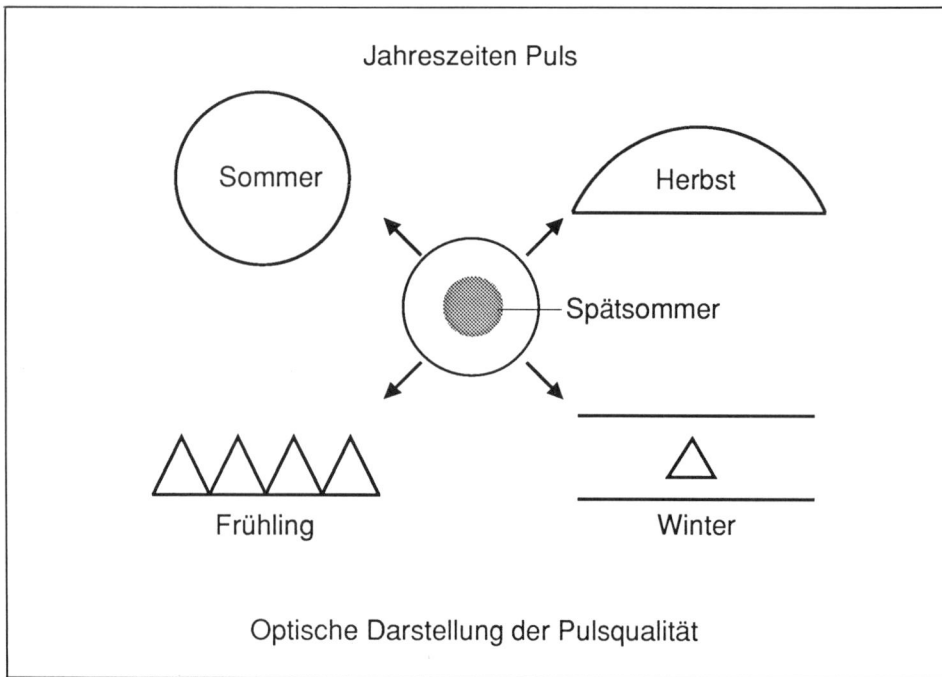

Graphik 72: 5-Jahreszeiten-Puls.

z. B. Sommer-Puls Steinschlagqualität (Winter-Puls-Qualität), so ist dies gefährlich.

Bevor Energie-Produktion zum Tragen kommt, sind Einflüsse von außen erforderlich. Die gleichen Abläufe gelten für den Menschen in all seinen Bereichen, auch in der Pulsdiagnose. Ist ein sehr großes (tiefes) Kyo vorhanden, ist kein Gefühl unter der Fingerbeere zu spüren. Diese Situation bezeichnen wir

als Boden von Yin. Können wir keinen Mittelpuls wahrnehmen oder ist er nicht fühlbar, so arbeiten die Organe, aber sie haben keine Essenz (Essenz = addierte Energie = Korrespondenz zwischen Yang- und Yin-Pulsen).

Treten Herzprobleme im Sommer auf, bedeutet das meist, die Haut ist geschlossen (sie kann nicht Energie austauschen). Dies ist ein Hinweis auf Lungenkorrespondenz. Erhält das

Herz Überhitze, so entsteht eine gefährliche Situation (im Sommer treten häufiger Herzinfarkte auf).

Zeigt sich Nierenpuls im Sommer, so bedeutet dies: Der Körper hat keine Korrespondenz zum Sommer, die Haut ist geschlossen. Der Körper ist innen kalt, Kälte wird innen gespeichert, Hitze bleibt außen stehen. In der Folge entstehen Nierenprobleme.

Tritt dieses Mißverhältnis im Herbst auf, entsteht in der Folge Kontraktion. Dies ist eine gefährliche Situation.

Zeigt ein Patient während einer Ein- und Ausatmungsphase lediglich 2 Pulsschläge, so ist dies ein Zeichen für Leere (Erschöpfung) der Basisenergie.

Zeigt ein Patient während einer Ein- und Ausatmungsphase 6 lebhafte Pulsschläge, ist dies Zeichen einer Hitzekrankheit des Frühlings. Die Ursache der Hitzekrankheit des Frühlings ist in der Kälte des Winters zu suchen.

Im Nei King (3. Kap.) kann man lesen: „Wird man im Winter von der Kälte befallen, wird man im Frühling Hitzekrankheiten erleiden."

Hitzekrankheiten des Frühlings werden durch schwach chronisch vorhandene pathologische (krankhafte) Energien hervorgerufen. Das heißt, Kälte bleibt lange im Inneren bestehen und wandelt sich schließlich in Hitze um.

Ebenfalls im Nei King ist zu lesen: „Dringt im Winter krankmachende Kälte in den Körper ein und bleibt lange Zeit dort, so wandelt sie sich im tiefsten Yin in Hitze um." Im Frühling folgt die krankmachende Hitze des Yang des Körpers und tritt an der Körperoberfläche in Erscheinung. Diese Hitze ist an der Haut des Unterarmes zu spüren.

Zeigt ein Patient pro Ein- und Ausatmungsphase 8 Pulsschläge und evtl. noch mehr, so ist dies zuviel. Extrem rascher Puls ist ein Hinweis auf vollständige Erschöpfung und bedeutet Gefahr. Aus der Zeichnung der Pulsordnung ersehen wir, daß der Mittelpuls Verbindung zu addierter Energie besitzt. Addierte Energie korrespondiert mit Milz-Pankreas. Die Pulsenergie eines gesunden Menschen bezieht ihre Kraft aus dem Magen in Korrespondenz mit Milz-Pankreas. Deshalb ist es wichtig, bei der Pulsdiagnose besonders die Qualität des Mittelpulses zu beachten.

Zusammenfassend ist folgendes zu beachten: In der Pulsdiagnose ist das Gesetz von Yin und Yang in Verbindung mit den weiteren Verzweigungen und der Elementenlehre zu beachten.

Entsprechen die Symptome diesen Gesetzen, ist die Stabilisierung und Heilung nicht schwierig. Das heißt, stimmt die Pulsqualität und ihre Energie mit der Jahreszeit überein, so ist eine normale Situation vorhanden. Ist der Puls und seine Energie krankhaft verändert, weicht aber nicht von der Elementenlehre und dem Yin-Yang-Verhältnis ab, ist die Erkrankung nicht tief und schwer. Stimmt die Pulsqualität nicht mehr mit der Jahreszeitqualität des Pulses überein, sondern arbeitet gegen das helfende Gesetz der Elementenlehre, so ist dies Zeichen einer schwer zu beeinflussenden Erkrankung.

Sie können aus diesen Basiseinführungen in die Pulsdiagnose erkennen, daß viel Erfahrung notwendig ist, um sich allmählich in dieses Gebiet einzuarbeiten.

4.2 Rückendiagnose

Bei der Rückendiagnose müssen wir die Informationen, die wir aus der Pulsdiagnose erhalten haben, mit einbeziehen.

Wir beginnen die Rückendiagnose mit Bo-shin im Stehen. Wir lassen unseren Patienten 8 Bewegungen ausführen. Wir bitten ihn, sich vor- und zurückzubeugen. Im Anschluß soll er sich nach rechts und links zur Seite biegen. Danach läßt man den Patienten sich zur rechten und linken Seite drehen. Die letzte Bewegung ist das Sich-nach-oben-Dehnen mit gestreckten Armen und das anschließende Zusammenkauern.

Hieraus erhalten wir die Information, ob der Patient in bestimmten Abläufen oder auf einer bestimmten Seite blokkiert ist.

In Verbindung mit Bo-shin beobachten wir die Verfassung (Kondition) unseres Patienten und sehen uns die Farbe des Rückens an. Wie schon bei Basis-Shiatsu checken wir den Rücken des Patienten in Bauchlage. Die Halswirbelsäule weist mehr Kopfbezüglichkeit auf. Die Berührungsdiagnose (Setsushin) beginnt mit dem Auflegen der kopfnahen Hand bei C 7. Die Kleinfingerkante darf nicht über C 7 kopfwärts hinausragen, da es sonst zu einem unangenehmen Gefühl in der Halswirbelsäule Ihres Patienten kommen kann. Die kopfferne Hand fühlt die Wirbelsäule von oben nach unten verlaufend auf ihre Beschaffenheit durch.

Die folgenden Punkte geben Hinweis auf bestimmte Erkrankungen.

Cervicale 1-4: Erkrankungen der Kopfregion

Cervicale 1-7: Erkrankungen der Nackenregion

Dorsale 1-7: Erkrankungen der Brustkorbregion

Cervicale 1 – Dorsale 7: Erkrankungen der oberen Extremitäten

Dorsale 8-12: Erkrankungen der Abdominal-Region

Dorsale 10 – Lumbale 5: Erkrankungen der Lumbalregion

Sacrale 1-4: Erkrankungen des Urogenital-Systemes

Lumbale 2 – Sacrale 4: Erkrankungen der unteren Extremitäten

Im Gegensatz zu Basis-Shiatsu beziehen wir jetzt die Organkorrespondenz bestimmter Wirbelbereiche in unsere Beobachtung mit ein:

C 7 bis D 3 korrespondiert mit den Lungen.
D 3 bis D 6 korrespondiert mit dem Herzen.
D 6 bis D 9 korrespondiert mit dem Kreislauf.
D 9 bis D 12 korrespondiert mit Milz-Pankreas.
L 1 bis L 2 korrespondiert mit dem Dünndarm.
L 2 bis L 4 korrespondiert mit den Nieren.
L 5 und das Kreuzbein korrespondieren mit der Blase.
D 5 bis D 9 auf der linken Rückenseite schräg nach unten außen korrespondiert mit dem Magen.
D 7 bis D 9 auf der linken Rückenseite zwischen der Magen- und Kreislaufzone korrespondiert mit dem Dreierwärmer.
D 8 bis D 9 auf der rechten Rückenseite zwischen Kreislauf- und Leberzone korrespondiert mit der Gallenblase.
D 6 bis D 10 auf der rechten Rückenseite schräg nach unten korrespondiert mit der Leber.
D 10 bis D 12 rechts und links von der Milz-Pankreaszone korrespondiert mit den Nieren.
L 2 bis L 4 weit außerhalb der Dünndarm- und Nierenzone der Lendenwirbelsäule korrespondiert mit dem Dickdarm.

Bevor wir zur detaillierten Punkterklärung der Wirbelsäule übergehen, durchdenken wir den systematischen Aufbau der Rückendiagnose. Finden wir nach dem ersten Durchtesten (Fühlen des Rückens) diesen sehr steif, so lassen wir den Patienten seitlich schwingen. Der weichste (schwächste) Teil macht in dieser Bewegung Kontraktionen zur Abwehr oder Unterstützung dieser Schwachstelle. Diese Kontraktionszone (Schwachstelle) ist identisch mit Kyo und Kälte.

VI Erweiterte Diagnose

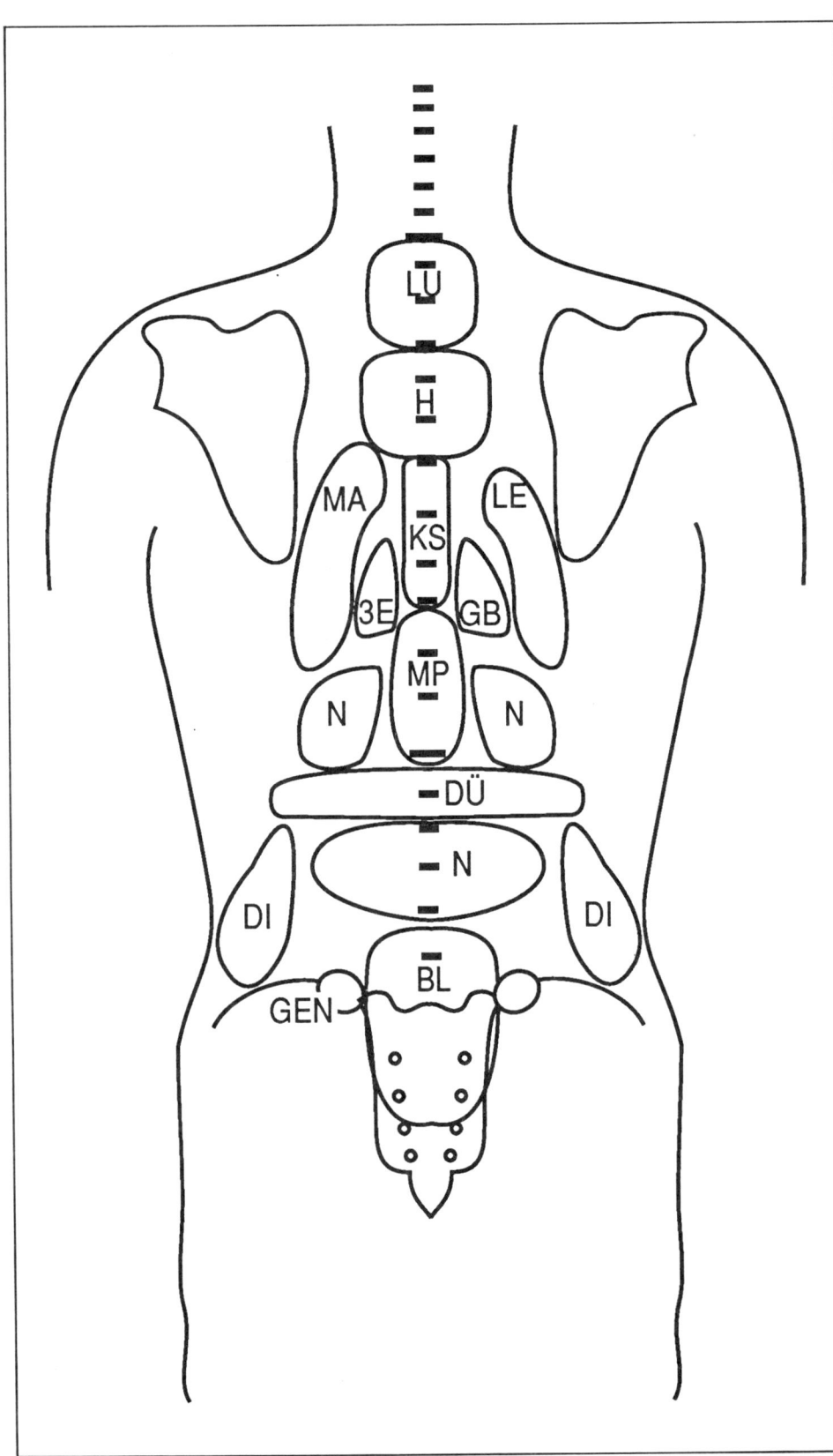

Andere Spannungszonen (Steifzonen des Rückens) deuten auf Überspannung und Überarbeitung hin.

Nach dem Erfahren des schwächsten Punktes suchen wir die maximalen Jitsu-Punkte. Finden wir verschiedene Jitsu-Punkte, versuchen wir den absoluten Jitsu-Punkt herauszufinden.

Über die Organzustimmungszonen, die oben erklärt wurden, suchen wir drei mögliche Meridiane der Jitsu-Zonen. Zum Beispiel: Dreierwärmer, Kreislauf oder Magen. Von diesen drei Möglichkeiten suchen wir den Reaktionspunkt heraus.

Bei bestmöglich nachlassender Spannung des Jitsu-Reaktionspunktes arbeiten wir mit der anderen Hand den vorhin erwähnten Kyo-Punkt.

Sind wir nicht ganz sicher, den absoluten Kyo-Punkt gefunden zu haben, versuchen wir wieder über drei mögliche Organzustimmungszonen den absoluten Kyo-Punkt herauszufinden.

Die entsprechenden Reaktionspunkte, sowohl Jitsu- als auch Kyo-Punkte, werden über die drei möglichen zugeordneten Meridiane herausgefunden.

Der Haupt-Jitsu-Punkt des Rückens findet seinen Reaktionsgegenpunkt in einem betreffenden zugeordneten Meridian. Der Haupt-Kyo-Reaktionspunkt findet ebenfalls seinen zugeordneten Meridian-Reaktionspunkt im betreffenden Meridian, den Sie herausfinden müssen.

Ist der richtige absolute Kyo-Punkt mit seinem passenden Reaktionspunkt gefunden, löst sich die Jitsu-Situation auf und ist für die Therapie nicht mehr besonders wichtig.

Mehr Spannung im Rücken als im Bauch vorzufinden, bedeutet mehr physikalische (mechanische) Ursache. Finden Sie mehr Spannung im Bauchraum als im Rücken, so weist dies mehr auf interne Probleme hin. Ist der Bauch z. B. auf der linken Seite steif, muß im Rücken die linke Seite Kyo sein.

Die linke Seite ist mehr Reaktionsseite, weil sie mehr Oberflächenbezüg-

Graphik 73: Rückenorganzonen.

lichkeit aufweist. Sie erinnern sich, die linke Körperseite korrespondiert mehr mit Yang. Das bedeutet, daß Schmerz mehr außen steht (Oberflächenbezüglichkeit).
Die rechte Rückenseite und auch Körperseite hat mehr Korrespondenz mit dem Inneren. Somit ist die rechte Körperseite mehr dem Yin zugeordnet. Yin-Probleme bedeuten tiefere Probleme mit mehr Organbezüglichkeit.
Je weiter ein Wirbelsäulenschmerzpunkt oder Schmerzpunkte nach außen oder zur Außenseite gehen, desto tiefer ist die Erkrankung, da psychische Korrespondenz zugrunde liegt. Außen ist in diesem Fall als laterale Körperregion zu verstehen.
Daraus resultiert: Finden wir auf der linken Rückenseite Jitsu- oder Schmerzpunkte, so ist es besser, im Yang-Bereich der Meridiane, d.h. im Armbereich, zu arbeiten. Finden wir auf der rechten Körper- oder Rückenseite Jitsu- oder Schmerzpunkte, so ist es sinnvoller, im Yin-Bereich, d. h. im Beinbereich, zu arbeiten. Finden wir beide Seiten gleich steif oder schmerzhaft, so sollten wir immer im Yin-Teil, d. h. im Beinbereich, behandeln.

Ursachen der Lumbago und anderer Rückenschmerzen:
Lumbago ist sicherlich eine der häufigsten Erkrankungen, mit der Therapeuten konfrontiert werden.
Zur Klärung dieses Krankheitsbildes ist es erforderlich, zuerst die Ursache der Erkrankung herauszufinden.
Symptome sind nämlich nicht immer identisch mit der Erkrankung.
Bei Rückenschmerzen können wir davon ausgehen, verschiedene Organstörungen als Ursache dieser Beschwerden herauszufinden.

Ursachen für Rückenschmerzen

20%	– Verdauungsprobleme
7% – 14%	– Zirkulationsprobleme
4% – 10%	– Atemwegsstörungen
7% – 8%	– Ischias, Nervenirritation
4% – 5%	– Urinausscheidungs- probleme

Weitere Ursachen:

1. Wirbelverschiebungen (mechanisch verursacht)
2. Arthrose, Spondylose, Osteoporose (von Nieren verursacht)
3. Knochenschwund (von Nieren verursacht)
4. Neigung zum Knochenbrechen (von Nieren verursacht)
5. Knochendeformation, Arthrosen (von Niere, Leber, Blut, Knochenmark verursacht)
6. Osteomyelitis, Knochenmarkentzündung (von Nieren verursacht)
7. Verlagerungen des Uterus (vom Uterus verursacht)
8. Störungen im Blutkreislauf (von Herz-Kreislauf verursacht)
9. Form des täglichen Lebens: Verletzungen, Stagnation in der Blutzirkulation oder Frakturen (von außen verursacht)
10. Außeneinflüsse über die Haut (von Wind, Hitze, Nässe, Trockenheit, Kälte verursacht).

Sie erkennen die Bezüglichkeit zur Elementenlehre.

Weitere Ursachen für Rückenbeschwerden sind bei uns selbst zu suchen: Ungleichgewicht zwischen Körper und Geist, Überessen, Übersex, Überdenken, Überarbeiten oder Mentalprobleme verursachen eine Zerstörungsreflektion der inneren Organe, die sich in Muskeln, Knochen und Nerven äußern und niederschlagen.

Rückendiagnose und Farbbezüglichkeit

Bei der Rückendiagnose müssen wir Bo-shin mit der Farbbezüglichkeit verbinden.

Als Beispiel soll folgender Fall dienen: Sehen wir im Leberbereich eine absolute Jitsu-Situation und nehmen an, daß der Patient schwerpunktmäßig Leberprobleme hat, so müssen wir die Gegenkontrolle mit der Farbe machen. Wenn es richtig ist, daß Leberprobleme

schwerpunktmäßig vorliegen, so wird die Hintergrundfarbe des Rückens eine grünblaue Tendenz aufweisen. Haben wir den Eindruck von einer Leberproblematik bei einem Patienten und sein Rücken zeigt uns eine andere Hintergrundfärbung, z. B. rot oder irgendeine andere Farbe zur Elementenbezüglichkeit, so können wir keine Reaktion erwarten, wenn wir uns nur der Lebermeridian-Behandlung widmen.

Als weiteres Beispiel sollen Nierenprobleme angeführt werden:
Die Hintergrundfarbe ist bei Nierenproblemen schwarz. Finden wir also den Nierenreaktionspunkt Jitsu und finden schwärzliche Hintergrundfärbung in der Rückenhaut, so können wir damit rechnen, bei entsprechender Behandlung eine gute Reaktion zu erreichen.

Mit anderen Organen können wir in ähnlicher Weise in Bezüglichkeit zur Elementenlehre verfahren.

Wirbelsäulen-Reaktionspunkte

C 7 verbinden wir mit Reaktionspunkten für Magen, Blase, Dünndarm. Somit verkörpert dieser Wirbel eine große Yang-Energie. Bei chronischen Prozessen finden wir bei C 7 eine deutliche Verdickung (häufiger bei Frauen).

Zwischen C 7 und D 1 finden wir den Punkt „großer Wirbel". Er weist speziell Knochenbezüglichkeit auf.

Zwischen D 3 und D 4 finden wir den Punkt, den wir „Körperpol" nennen. Er unterstützt die Funktion des Nackens. Dieser Punkt ist häufig gestört bei Patienten mit schweren und chronischen Nackenproblemen. Er muß also immer in die Behandlung mit einbezogen werden.

Zwischen D 5 und D 6 finden wir im Lenkergefäß den Punkt mit Namen „Gottesweg". Er ist sehr wichtig. Eine spezielle Energie, die mit Geist korre-

VI Erweiterte Diagnose

spondiert, konzentriert sich in diesem Punkt. Häufig ist dieser Punkt konkav bei Autismus.

Die Bedeutung dieses Punktes ist folgende: Die Seele (Geist, so können wir es auch nennen) hängt in diesem Punkt.

Die asiatische Philosophie geht davon aus, daß ein Mensch, ist er bereit zu sterben, in diesem Punkt die Seele freiläßt. Es kommt dann zu einem friedlichen Ende. Muß ein Mensch jedoch zwangsläufig sterben (er wird ermordet oder gegen seinen Willen getötet), so hängt die Seele in diesem Punkt, kann sich vom Körper nicht lösen und findet damit keinen Frieden.

Unterhalb von D 6 finden wir den Punkt „Geisterterrasse". Er entfaltet seine Wirkungsweise bei Asthma, Bronchitis, Schmerzen in der Lendenwirbelsäule, des Rückens und des Magens.

Unter dem Dornfortsatz von D 7 finden wir den Punkt „Ankunft des Yang". Er ist wichtig bei Lungenentzündung, Magenschwierigkeiten, Neuralgien, Schmerzen des Lenden- und Rückenbereiches.

Zwischen D 9 und D 10 finden wir den Punkt „Muskelstraffer". Er ist Muskelreaktionspunkt. Hinter diesem Punkt liegt das Zwerchfell. Wenn wir diesen Punkt behandeln, reagiert das Zwerchfell darauf. Dieser Punkt ist sehr wichtig bei allen Patienten mit Oberbauchsyndrom oder mit der Empfindung einer Verhärtung im Bauch.

Zwischen D 10 und D 11 finden wir den Punkt „mittlere Türangel". Dieser Punkt verkörpert die Funktion des Mittellebens – Mitteldenkens. Die Wirkungsweise dieses Punktes ist positiv bei Schmerzen im Lenden- und Rückenbereich, bei Magenschmerzen und Appetitlosigkeit.

Zwischen D 11 und D 12 befindet sich der Punkt „Mitte der Wirbelsäule" oder „Körpermitte". Er verhilft zu größerer Flexibilität im Bereich der gesamten Wirbelsäule.

Zwischen L 1 und L 2 befindet sich der Punkt „Zieher", „Traktor" oder „hängender Pfeil". Er ist wichtig für die Therapie von Schmerzen in der Lendengegend und im Rückenbereich sowie bei Verdauungsschwierigkeiten jeglicher Art.

Zwischen L 2 und L 3 finden wir den Punkt „Lebenstor". Er bildet eine Verbindung zum Nabel. Sind unsere Patienten Kinder, so ist dieser Punkt effizient in Verbindung mit D 3 und D 4, gleichgültig bei welchen Problemen der Wirbelsäule auch immer es sei. Er zeigt auch große Wirkung bei Schwierigkeiten und Erkrankungen des Kleinbekkenraumes.

Zwischen D 4 und D 5 finden wir den Punkt „Yang-Grenze". Er ist wirksam bei Schmerzen der Rücken- und Lendenregion, Lähmung der unteren Extremitäten, Regelstörungen u. a.

Zwischen L 5 und S 1 befindet sich der Punkt „klare Grenze".
Die bisher genannten Punkte beziehen sich alle auf das Gefäß des Herrschers oder Lenkergefäß.

Bei der Wirbelsäulendiagnose mit Setsu-shin legen wir zwei Finger parallel gehalten über die Dornfortsätze. Die Dornfortsätze liegen zwischen Zeigefinger und Mittelfinger. Die andere Hand unterstützt die fühlende Hand. Wir fühlen, ob wir Steife, Schwäche, Härte, Kälte, Wärme oder andere Störungen vorfinden. So finden wir z. B. D 12 häufig sehr weich und offen; sowie D 6 und D 7 manchmal in Verbindung mit starker Kreislaufreaktion.

Die nächsten Punkte befinden sich auf dem inneren Blasenmeridian, eineinhalb Finger lateral der Mitte der Dornfortsätze. Die Punkte sind ausführlich im Blasenmeridian beschrieben.

Prüfen Sie beim Lungenreaktionspunkt die Farbbezüglichkeit zur Elementenlehre. Sie gibt Ihnen wichtigen Aufschluß über die Verfassung dieses Bereiches.

Auf dem inneren Blasenmeridian, zwischen L 1 und L 2, befindet sich der Dreierwärmer-Reaktionspunkt. Dieser ist von enormer Bedeutung. Ich erinnere noch einmal daran, daß der Dreierwärmer sehr stark mit der Lymphe korrespondiert. Gleichermaßen wichtig ist er für die gesamte Wärmeregulation des Körpers und die Abwehr.

Andere Beschreibungen der Punkte können Sie der Meridian-Beschreibung entnehmen.

Zu Punkten des äußeren Blasenmeridians ist noch folgendes zu sagen:

Zwischen D 3 und D 4 finden wir den Punkt „Sitz der Seele". Das bedeutet auch „ohne Geist, vom Geist verlassen". Wir finden ihn häufig oder eigentlich immer gestört bei psychisch belasteten Patienten. Die Asiaten sagen, daß dieser Punkt beim Eintritt des Todes die größte Härte aufweist.

Zwischen D 5 und D 6 befindet sich der Punkt „göttliche Halle" oder „Gottes Schrein". Diesen Namen sollten wir verstehen als Hülle des Geistes. Dieser Punkt ist häufig gestört bei Mentalproblemen.

Zwischen D 9 und D 10 finden wir „Geistes Tor" oder „Geisterseele". Dieser Punkt ist verantwortlich für weit offenen Geist in reiner Klarheit.

Zwischen D 10 und D 11 befindet sich der Punkt „korrekter Weg" oder „Yang-Verbindung". Seine Definition ist Konzentrat der eigenen Geisteshaltung, das ist eine Art von klarem Punkt. Gerade unter dem Zwerchfell muß Klarheit sein, sonst gibt es auf die Dauer psychische Probleme. Ist das Zwerchfell eng, verkrampft, so kann es seiner Aufgabe, Oberkörper und Unterbauch zu unterstützen, nicht voll nachkommen. Dieser Punkt muß klar und rein sein, um klare Zwerchfellfunktion zu erreichen.

Zwischen D 11 und D 12 finden wir den Punkt „Haus für Gottes Erinnerung" oder „Gefühlssitz". Wird der Name Gott erwähnt, so ist Gott immer gleichzusetzen mit allüberblickendem Geist.

Zwischen D 12 und L 1 finden wir den Punkt „Magenspeicher" oder „Warenhaus". Dieser Punkt besitzt eine große Bedeutung für den Magen. Wenn das Wort Warenhaus oder auch Speicherhaus benützt wird, müssen wir verstehen, daß dahinter die Körperfunktion der Fähigkeit zur Speicherung steht. Sei es Speicherung von Reserveenergie oder Nahrung in Energie umzusetzen u. a.

Zwischen L 2 und L 3 befindet sich der Punkt „Bestimmungsraum" oder „Willenssitz". Über die tiefere Bedeutung muß jeder selbst nachdenken.

Zwischen L 4 und L 5 befindet sich der Punkt „Basisgrenze". Er ist die Grenze zum Yin-Teil des Körpers und gleichzeitig Dickdarm-Reaktionspunkt.

Zwischen L 5 und S 1 befindet sich der Punkt „klare Grenze". Er ist die Grenze zwischen dem Yang- und Yin-Teil des Körpers.
Diese Erklärungen sind wichtig, um klarzumachen, wie stark der psychologische Aspekt des äußeren Blasenmeridians ist.

4.3 Anmerkungen zur Rückendiagnose und zur folgenden Bauchdiagnose

Ein wichtiger Punkt für den Erfolg Ihrer Therapie ist, wie zufrieden der Patient mit Ihrer Diagnose ist. Nur so kann er wirklich Vertrauen zu Ihnen fassen.

Patienten, die ein schweres klinisches Krankheitsbild aufweisen, ohne einen wirklich klinischen Befund zu haben, erlebten häufig einen schweren Schock in ihrer Vergangenheit. Bei Patienten dieser Art finden wir häufig Shin-Ursache, das bedeutet spirituelle Wurzeln der Krankheit. Krankheit sollte jedoch nicht immer negativ verstanden werden. Krankheit ist mitunter hilfreich, um den eigenen Körper und Geist zu verstehen. Krankheit ist nur dann schlecht, wenn der Mensch sein Leben daraufhin nicht ändert, sondern lediglich versucht, die Krankheit zu beherrschen. Das heißt, der Mensch, der erkrankt, sollte eine Beziehung herstellen zu seiner Erkrankung, sich gedanklich mit ihr auseinandersetzen und über diesen Weg zu einer Lösung finden. Er sollte sie nicht nur mit Verdrängung oder mit dem Gedanken „ich habe zu funktionieren" zu beherrschen versuchen.
Der Patient muß seine Krankheit akzeptieren, um eine Verbindung herzustellen zwischen Determination und Perfektion. Determination muß verstanden werden als Richtung, die eingeschlagen wird. Doch steht hinter diesem Wort Determination die Qualität von Energie eines Läufers, unmittelbar vor dem Start zu einem Sprint, in der Verbindung mit der Perfektion, das bedeutet Kontrolle. Gleichzeitig muß eine Verbindung hergestellt werden zwischen primitiver Energie und addierter Energie. Wenn dies nicht gelingt, kann die Krankheit nicht beherrscht werden.

4.4 Was ist eigentlich Krankheit?

Krankheit ist ein Zustand von verdrehter Energie. Warum hat ein Mensch extrem verdrehte Energie? Häufig finden wir eine Koppelung mit dem Hängen an bestimmten Vorstellungen oder dem Hängen an egoistischen Motiven. Behandeln wir einen Patienten, so müssen wir ihn zum Sprechen bewegen und im Anschluß die Schlüsselpunkte behandeln. Gebrochene Energie oder

gebrochene, blockierte Zonen kann man nicht durch mechanische Dinge ändern, nur durch emotionelle Bewegung. So sollen wir uns nicht scheuen, bei Shiatsu Emotionen freiwerden zu lassen. Um den Schlüsselpunkt zu finden, brauchen wir das tiefe Verständnis für den Patienten in seiner gesamten Verfassung. Dazu gehört natürlich auch der psychische Hintergrund.

Machen wir Setsu-shin-Therapie oder Hara-Diagnose (Bauchdiagnose) und Therapie, so achten wir auf Temperaturunterschiede. Um diese zu verstehen, müssen wir wissen, daß Blutstagnation Änderung der Temperatur verursacht. Haben wir einen Patienten mit psychischen Problemen und kann dieser Patient die Probleme nicht abfangen, so finden wir häufig C 2 labil oder erheblich gestört. Zum Beispiel bei einem Auffahrunfall mit Peitschenschlagsyndrom ist es üblicher, daß C 3 und C 4 lädiert oder geschädigt werden. Bei psychisch gestörten Patienten dagegen finden wir nach Unfällen häufiger C 2 lädiert.

In diesem Zusammenhang ist auch zu verstehen, daß Dünndarm Zentrum bildet. Ist der Dünndarm schwach oder gestört, entstehen in der Wirbelsäule Probleme. (Siehe „Rückenorganzonen", Graphik Nr.73)

4.5 Die 4 Diagnosen in Verbindung mit den 8 Verzweigungen

Um die noch folgende Bauch- oder Hara-Diagnose wirklich subtil zu verstehen, ist es erforderlich, die 8 Aspekte (Verzweigungen) näher zu erläutern.

Bo-shin, Bun-shin, Mon-shin und Setsu-shin sind von den Aspekten **Yin – Yang, Ri – Hyo, Kan – Netsu und Kyo – Jitsu** nicht zu trennen (siehe Graphik Nr. 64).

Diese 8 Verzweigungen verkörpern die individuelle Verfassung (Netz) eines Menschen. Wird irgend etwas aus die-

VI Erweiterte Diagnose

ser Verfassung abgetrennt oder herausgeschnitten, so sind der Sinn und die Einheit des Ganzen gestört.

Definition der 8 Verzweigungen:
Yin: Stabilität, der Erde zugeordnet, materielle Energie
Yang: Aktivität, dem Kosmos zugeordnet, mehr geistige Energie
Kan: Yin-Charakter – Kälte – fehlende Energie
Netsu: Yang-Charakter – Wärme – Aktivität
Ri: innen – tief – Zentrum
Hyo: außen – Oberfläche
Kyo: schwach – fehlende Lebenskapazität
Jitsu: stark – Überenergie

Diese 8 Aspekte oder Verzweigungen können untereinander beliebig verbunden sein. Aus ihnen lassen sich Form und Art einer Erkrankung ableiten.

Ist die Tiefe kalt, ist die Oberfläche weniger kalt.
Ist die Oberfläche kalt, ist die Tiefe weit weniger kalt.
Besteht Kyo zu lange Zeit, wird Lebenskapazität zerstört.
Weich ist nicht immer Yin.
Hart ist nicht immer Yang.
Diese Gesichtspunkte müssen ebenfalls mit den 8 Verzweigungen in Verbindung gebracht werden.

Zeigt sich Aktivität – Hyo –, außen stark elastisch, eng, so bedeutet dies: Energie steht außen.

Zeigt sich Aktivität – Ri –, innen stark, straff, so bedeutet dies: Energie steht innen.

Besteht keine Aktivität – Ri –, innen ist Kyo, so bedeutet dies Kyo-Situation.

Zeigt sich die Außenseite bei der Berührung leer, ist dies identisch mit Kyo.

Es ist möglich, daß sich Aktivität mit Kälte verbindet. Finden wir eine Yang-Krankheit: steht die Hitze im Körper oben, die Kälte steht unten. Hierbei müssen die Yang-Meridiane geprüft werden (z. B. Gallenblase, Blase, Magen, Dünndarm, Dickdarm, Dreierwärmer). Es muß geprüft werden, welcher Meridian betroffen ist.

Bei einer Yin-Krankheit steht die Kälte außen, die Hitze innen. Hierbei ist zu prüfen, welche Yin-Meridiane betroffen sind (z. B. Leber, Niere, Milz-Pankreas, Herz, Lunge und Kreislauf).

Finden wir bei einem Yang-Patienten die Aktivität heiß, muß man erst dem Yin helfen, damit Yang nicht noch mehr Energie verliert.

Ist ein Patient total Yang, innen jedoch kalt, geht etwas gegen seine eigene Energie; die Situation ist schwer zu beeinflussen. Hierbei ist es besser, die Jahreszeit abzuwarten.

Beispiel einer Yang-Erkrankung: Hepatitis
Haut ist heiß, Oberfläche schmerzempfindlich, Gesicht zeigt Yang-Ausdruck, die Farbe des Gesichtes hat eher rote Tendenz, mit gelbem Hintergrund.

Die Verbindung von Yin – Ketsu und Yang – Ki in guter Harmonie ist von größter Wichtigkeit für eine ausgeglichene gesunde Situation. Ist die Ki-Ketsu-Zirkulation gut, bedeutet dies gute Gesundheit. Ki korrespondiert wiederum mit Yang, Ketsu mit Yin und den anderen Verzweigungen.

Entsteht eine Verdrehung in diesen 8 Verzweigungen oder Aspekten, so resultiert daraus unweigerlich eine tiefere Störung.

Finden wir die Oberfläche weich (Yin), bedeutet das in der Regel Kyo-Situation; ist sie dagegen hart (Yang), bedeutet es Jitsu-Situation.
Nicht immer ist diese Regel zutreffend. Die Gesamtsituation in Verbindung zu den 8 Verzweigungen muß bei der Beurteilung einer energetischen Verfassung mit einbezogen werden.

Zur Erweiterung der 8 Verzweigungen ist es notwendig, die unterschiedlichen toxischen Einflüsse zu kennen, die den Menschen im Laufe seines Lebens behindern. Denn alle Krankheiten haben Ki-Probleme.

Die asiatische Medizin unterscheidet:
Wasser – Gift
Nahrungs – Gift
Blut – Gift
Ki – Gift
Diese Gifte werden vom Menschen selbst verursacht.

Wasser-Gift: Werden die Nierenfilter schwach, reichert sich Flüssigkeit im Bindegewebe an. Urin wird hell, der Körper übersäuert. Oft stagniert Wasser im Unterbauch und verursacht dort Schwellung und Schmerz.

Nahrungs-Gifte: Dieser Begriff ist nicht schwer zu verstehen. Übermäßiger Alkoholgenuß, übermäßiges Essen, das Bevorzugen extremer Geschmacksrichtungen und zu hastiges oder unkontrolliertes Essen führen unweigerlich zur toxischen Belastung des Körpers. Einen großen Anteil hierbei haben die Gifte, die wir täglich mit unserer Nahrung aufnehmen (Spritzmittel, Düngemittel, Schwermetalle u. a.).

Blut-Gift: Nach dem Klimakterium besteht keine Reinigungsmöglichkeit des Uterus mehr. Nach Ansicht der Asiaten kommt es zur Störung der Dünndarm-Herzfunktion und somit zur Störung des Zentrums des Lebens. Dünndarm ist Yang. Er besitzt viele Kapillaren, die verantwortlich sind für die Blutzirkulation. Stoppt die Blutzirkulation im Unterleib, kommt es zur Störung in der Dünndarm-Zirkulations-Energie.

Gleichermaßen bewirkt **Schock** Einfluß nach innen. Schock stört das Herz, das Kapillarsystem reagiert sehr sensitiv. Die Asiaten sind der Meinung, daß nach einem Schock 5 Minuten lang verschlechterte bis (stellenweise im Kapillarsystem) keine Durchblutung stattfindet. Findet keine Durchblutung statt, sterben verschiedene Kapillaren ab. Das darin befindliche „tote" Blut erzeugt Gift. Blut-Gift fördert die Gasentwicklung und Enge im Unterbauch.

Ki-Gifte: Ärger bringt Ki zum Steigen und ist an Leberfunktion gebunden. **Furcht** läßt Ki nach unten gehen (nach unten fallen) und ist an eine Kyo-Situation der Leber gebunden. **Glück,** das zu groß ist, läßt Ki verlieren; ist an die Herzfunktion gebunden. **Überdenken** macht Ki-Stagnation und ist an Milz-Pankreas-Funktion gebunden. **Traurigkeit** läßt Ki verschwinden und ist an die Lungenfunktion gebunden. **Furcht, gepaart mit Angst,** läßt Ki nach unten und innen gehen und ist an die Milz-Pankreas- und Nierenfunktion gebunden. **Hitze** läßt Ki verlieren, langsam und stetig wie Wasser, das aus einem Gartenschlauch rinnt, und ist an Herzfunktion gebunden. **Kälte** läßt Ki nach innen gehen, wie Energie, die sich selbst aufsaugt oder verzehrt, und ist an Nierenfunktion gebunden. **Überraschung** macht Ki-Verdrehung, **Übermüdung** Ki-Verlust.

Nach dieser Erklärung ist zu verstehen, daß Ki ein Produkt von uns selbst ist.

4.6 Hara-Diagnose (Bauchdiagnose)

Bevor wir Setsu-shin im Hara anwenden, müssen wir darauf hinweisen, daß dies nur dem erfahrenen Therapeuten vorbehalten ist. Setsu-shin im Hara muß immer mit größtem Respekt und größtem Mitgefühl für Ihren Patienten angewendet werden.

Der Bauchraum ist für alle Lebewesen das empfindlichste und verletzlichste Gebiet. Instinktiv will jedes Lebewesen diesen Bereich schützen. Immer ist großes Vertrauen dem anderen Lebewesen gegenüber erforderlich, um diesem den Bauchraum zur Berührung zu überlassen.

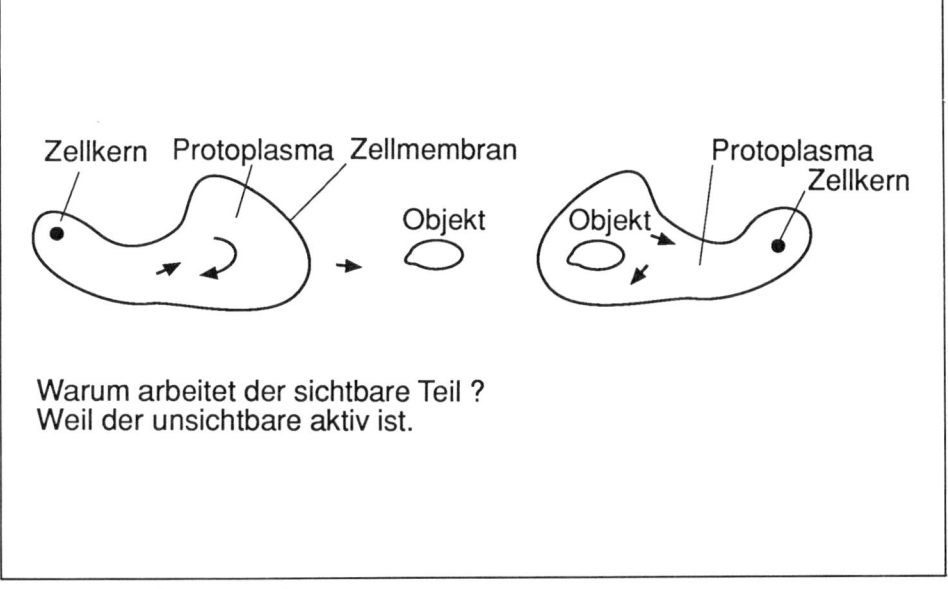

Graphik 74: Zellkern – Protoplasma.

So ist zu verstehen, daß Setsu-shin im Hara-Bereich mit großer Sympathie des Lebens für das andere Leben ausgeübt oder angewandt wird.

Zum besseren Verständnis der Funktion der Hara-Therapie möchte ich folgendes Beispiel anführen: Betrachten wir ein einzelliges Lebewesen, so sehen wir drei entscheidende Substanzen, die sein Wesen ausmachen. Das einzellige Lebewesen besteht aus Zellkern, Protoplasma und der Zellmembran. Um zu leben, muß dieses einzellige Lebewesen ein Zielobjekt erreichen, es mit seinem Körper umschließen und schließlich vertilgen. Warum arbeitet der sichtbare Teil? Weil der unsichtbare Teil aktiv ist. In dieser Information steckt eine Schlüsselfunktion. Die Information an das einzellige Lebewesen, ein Objekt zu vertilgen, liegt im Zellkern begründet. Also im unsichtbaren, scheinbar unaktiven Teil.

Diese eben angestellten Überlegungen müssen wir in der Hara-Therapie mit einbeziehen. Die Hara-Therapie ist wie die anderen Diagnose- und Therapieformen nicht von der Elementenlehre und den 8 Verzweigungen zu trennen.

Gliederung der Hara-Diagnose

1. Beobachtung des Hara (Gesamtbauchraum), Bo-shin

Abb. 339: Hara.
Mit Bo-shin müssen wir feststellen, welche Farbbezüglichkeit zur Elementenlehre im Hara besteht. Mit Bo-shin müssen wir auch sehen, wo im Ober-, Mittel- und Unterbauch Jitsu zu sehen ist. Bo-shin zeigt uns auch, wo im Ober-, Mittel- und Unterbauch Kyo zu finden ist.

2. Fühlen des Hara, Setsu-shin

Mit einer Hand fühlen wir langsam die Oberfläche, die Mitte und den Grund des Bauchraumes. Wenn wir die Beschaffenheit der drei Ebenen erfahren haben, lösen wir langsam den Druck und nehmen die Hand vom Körper. Bei diesem ersten Kontakt ist der Puls des Bauchraumes zu beobachten.
a) Wo tritt starker Puls auf?
b) Wie stark ist der Pulsschlag?
c) Ändert sich die Pulshärte unter Druck?
Abb. 340.

VI Erweiterte Diagnose

3. Punktdiagnose im Hara

Mit Setsu-shin unterscheiden wir, wo im Ober-, Mittel- und Unterbauch Jitsu und wo im Ober-, Mittel- und Unterbauch Kyo zu finden ist. (Siehe Graphiken Nr.79 und Nr.80). Abb.341.

4. Punktdiagnose der rechten und linken Bauchseite

Mit Setsu-shin muß herausgefunden werden, welche Bauchseite Jitsu und welche Bauchseite Kyo zeigt. Wir haben früher schon gehört, daß die rechte und die linke Seite des Körpers nicht identisch sind. Abb.342.

5. Stärkstes Jitsu und stärkstes Kyo ist mit Setsu-shin herauszufinden

Glauben Sie diese maximalen Jitsu- und Kyo-Zonen gefunden zu haben, versuchen Sie, diese beiden zu halten und beobachten, welche Zone antwortet. Abb.343.

6. Vergleich zur Rückendiagnose

Die Information, die Sie aus dem Hara erhalten haben, muß mit der Rückensituation verglichen werden.

7. Meridian-Gegenkontrolle durch Setsu-shin

Beim Yang-Typ versuchen Sie, den entsprechenden Arm-Meridian zu behandeln.
Beim Yin-Typ versuchen Sie, den entsprechenden Bein-Meridian zu behandeln.

8. Herausfinden des Hauptreaktionspunktes im Hara

Mit Setsu-shin prüfen Sie, wo der Hauptreaktionspunkt im Hara liegt. Befindet sich der Hauptreaktionspunkt über dem Nabel, muß entsprechend im Arm behandelt werden, liegt der Hauptreaktionspunkt unter dem Nabel, muß entsprechend das Bein behandelt werden (Arme oder Beine). Abb.344.

9. Befragung, Mon-shin

Wir haben Informationen vom Körper des Patienten erhalten und vertiefen das Bild durch entsprechende Befragung des Patienten.

Organzonen des Hara

Im Hara befinden sich Organreaktionszonen, wie wir diese bereits im Rücken vorgefunden haben.

Die Herzreaktionszone befindet sich unter der Brustbeinspitze.
Die Kreislaufreaktionszone befindet sich in der Mitte zwischen Brustbeinspitze und Bauchnabel. Abb.345.
Die Milzpankreas-Reaktionszone befindet sich rund um den Bauchnabel.
Die Nierenreaktionszone liegt unter der Milzpankreaszone und umschließt sie, rechts und links nach oben reichend. Abb.346 und 347.
Unter der Nierenreaktionszone befindet sich die Blasenreaktionszone; sie umschließt diese in U-Form.
Die Gallenreaktionszone befindet sich zwischen Herzreaktionszone und Leberreaktionszone im vorderen rechten Rippenbereich.
Die Leberreaktionszone (Abb.348) befindet sich zwischen Gallenreaktionszone und Lungenreaktionszone im rechten mittleren Rippenbogenabschnitt.
Die rechte Lungenreaktionszone liegt im äußersten unteren Rippenbogenbereich rechts.
Die Magenreaktionszone befindet sich im oberen Bereich des linken Rippenbogens.
Die Dreierwärmerreaktionszone (Abb. 349) befindet sich zwischen Magenreaktionszone und Lungenreaktionszone im mittleren Bereich des linken Rippenbogens.
Die linke Lungenreaktionszone befindet sich im äußersten Bereich des unteren Rippenbogens links.
Die Dickdarmzone rechts liegt im inneren Bereich der Darmbeinschaufel rechts. Abb.350.
Die Dünndarmzone rechts überschneidet sich, diagonal zum Nabel zeigend, mit der Nieren-, Blasen- und Dickdarmzone. Abb.351.
Die Dickdarmzone links befindet sich innerhalb der Darmbeinschaufel im linken Unterbauchbereich. Abb.352 und 353.
Die Dünndarmzone links überschneidet sich wiederum mit der Nieren-, Blasen- und Dickdarmzone im linken Bereich. Abb.354.
Klein und unauffällig im kleinsten Winkel zwischen Darmbeinschaufel und Übergang zum Schambein befindet sich rechts und links die Eierstockreaktionszone. Beim Mann zeigt diese Zone Genitalorganbezüglichkeit.
Die eben besprochenen Organreaktionszonen stehen wie die Meridiane ebenfalls in engster Bezüglichkeit zur Elementenlehre.

Wir haben schon die Begriffe Basisenergie und addierte Energie gehört.
In der Vorstellung der Asiaten war zuerst die Nierenenergie (Primitiv- oder Basis-Energie) vorhanden. Sie steht in enger Bezüglichkeit zum Element Wasser. Daraus entwickelte sich die Erde, mit der addierten Energie, die in Bezüglichkeit zu Milzpankreas steht.
Die addierte Energie korrespondiert mit dem Element Erde.

Diese beiden Energieformen sind in ihrem Zusammenspiel verantwortlich für ein gutes Gleichgewicht im Hara und somit verantwortlich für ein gutes Gleichgewicht des betreffenden Menschen.

Der Bereich unter dem Nabel ist der Primitivenergie, somit den Nieren zu-

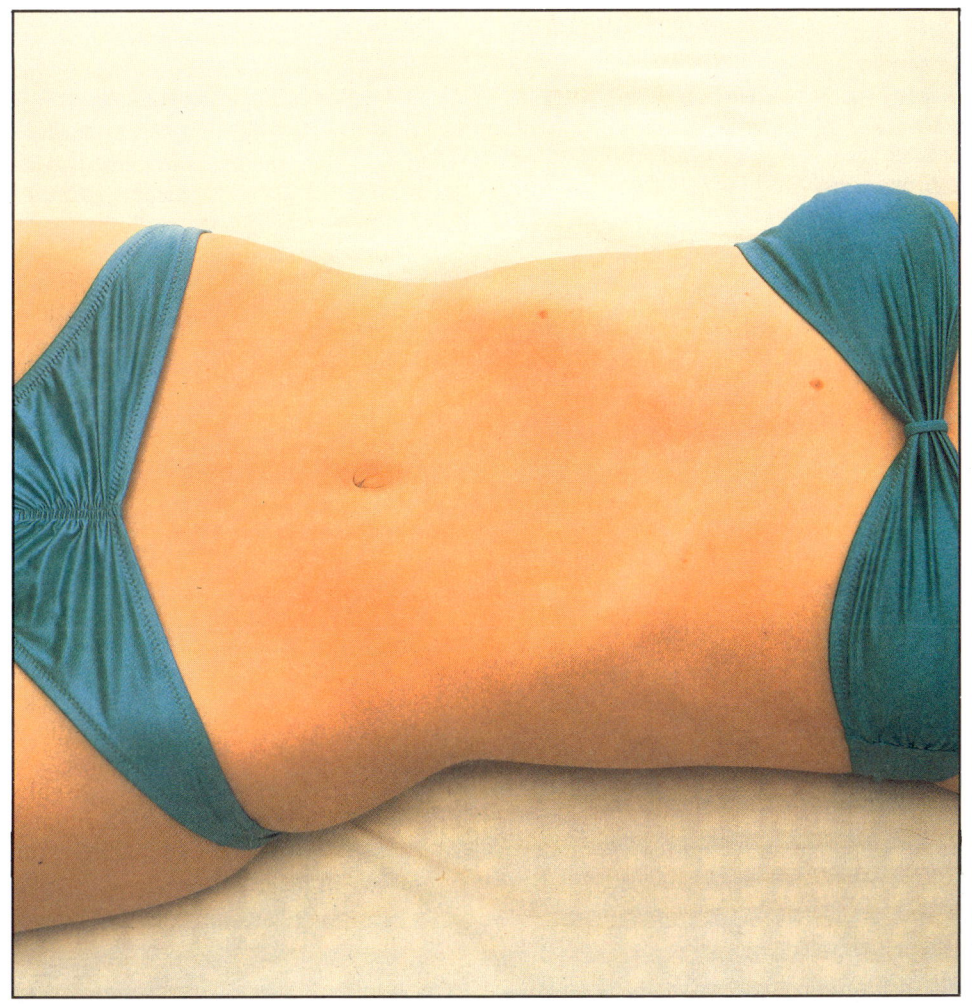

Abb. 339

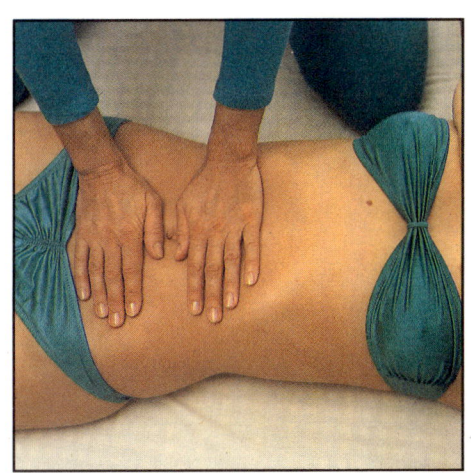

Abb. 340

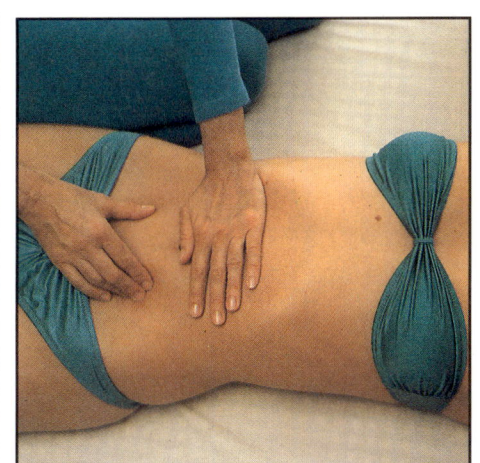

Abb. 341

Abb. 342

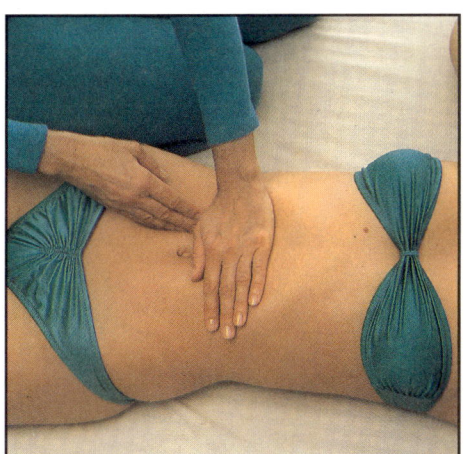

Abb. 343

Abb. 344

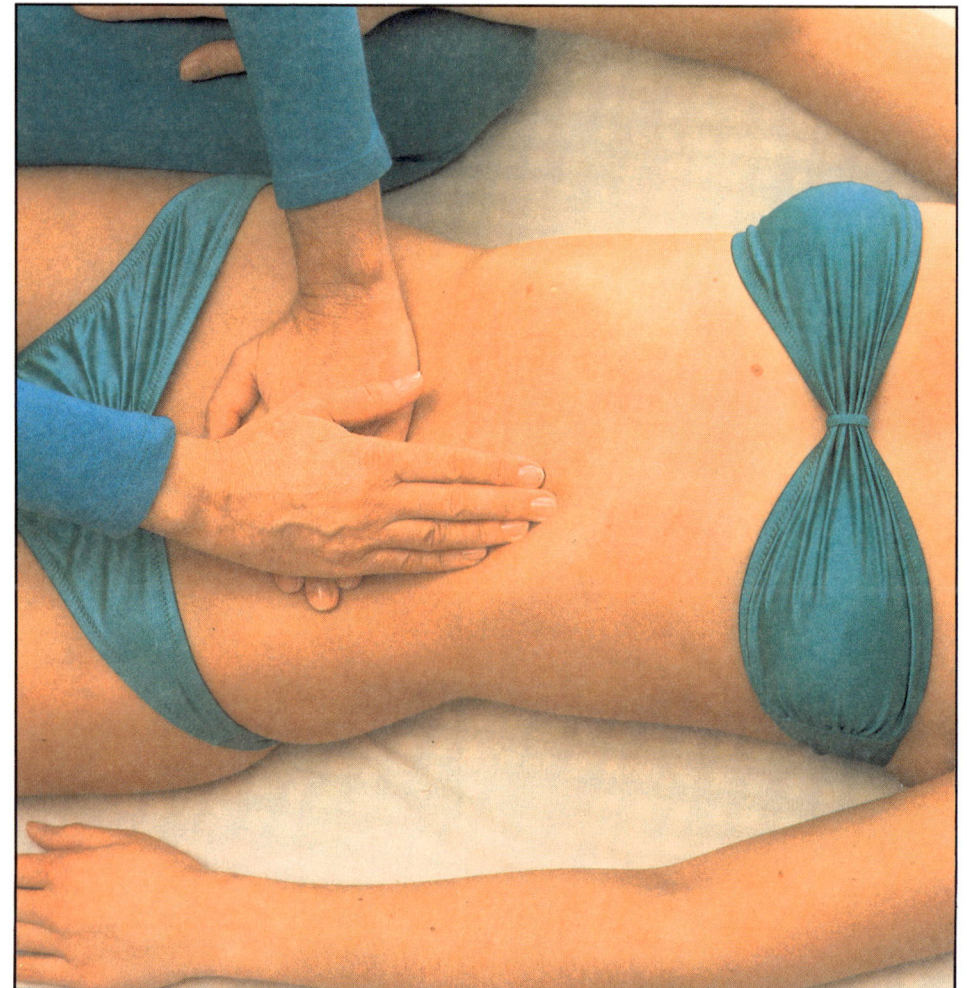

Abb. 345: Kreislaufreaktionszone

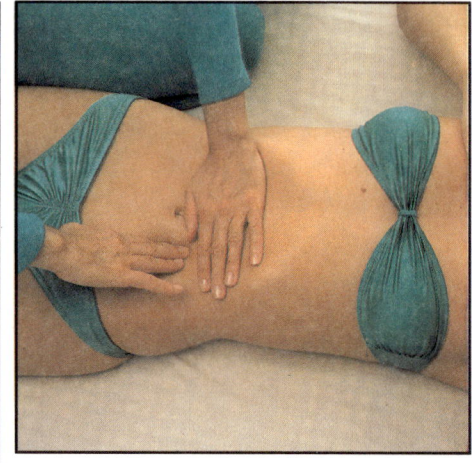

Abb. 346: Nierenreaktionszone

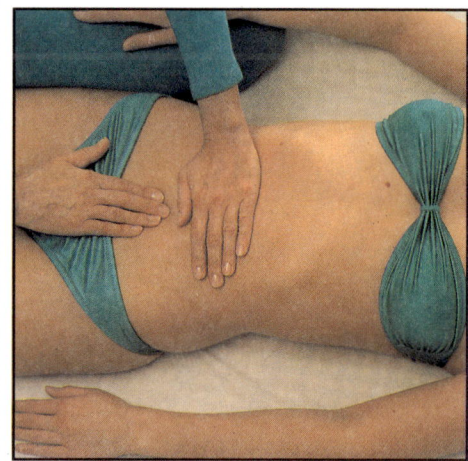

Abb. 347: Nierenreaktionszone

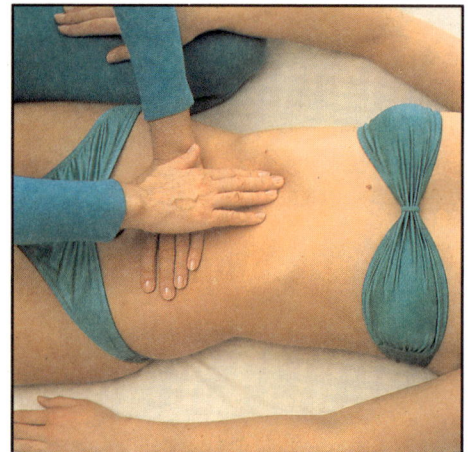

Abb. 348: Leberreaktionszone

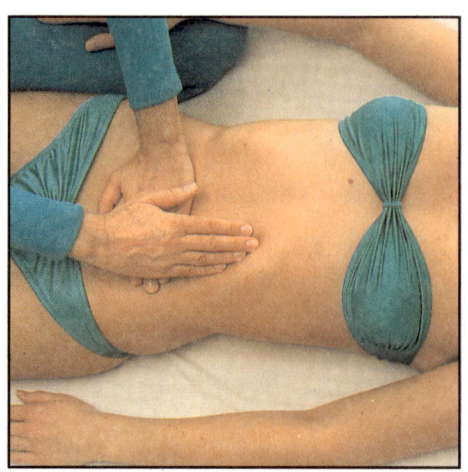

Abb. 349: Dreierwärmerreaktionszone

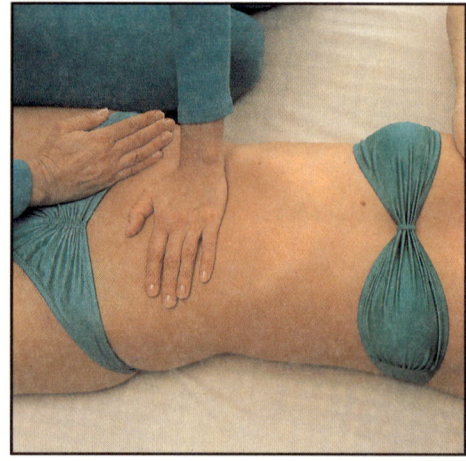

Abb. 350: Dickdarmreaktionszone rechts

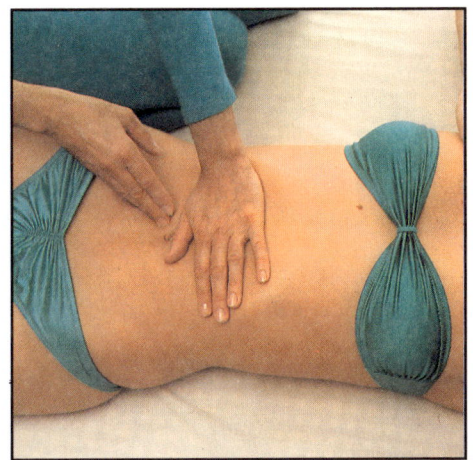

Abb. 351: Dünndarmreaktionszone rechts

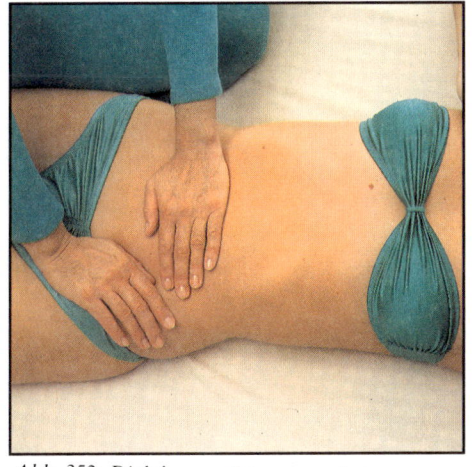

Abb. 352: Dickdarmreaktionszone links

Organzonen des Hara

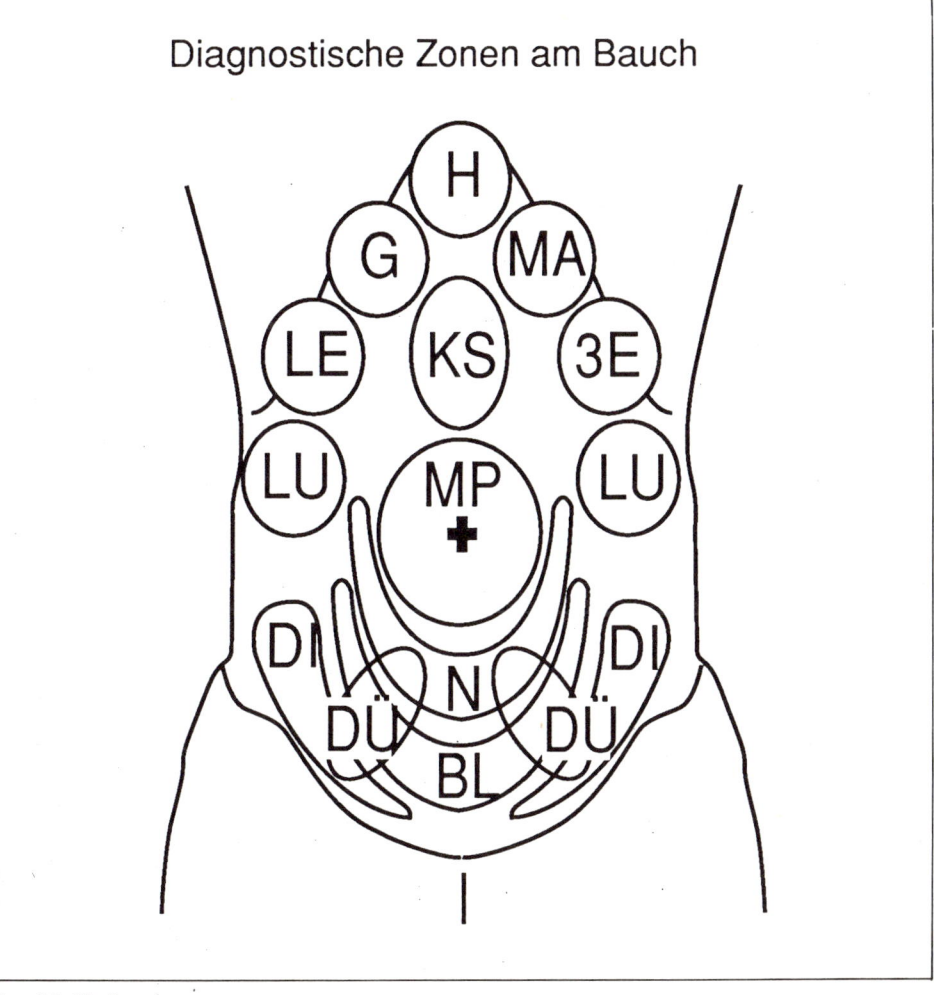

Diagnostische Zonen am Bauch

Graphik 75: Bauchorganzonen.

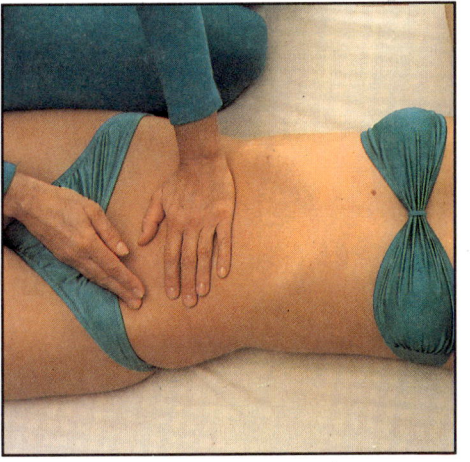

Abb. 353: Dickdarmreaktionszone links

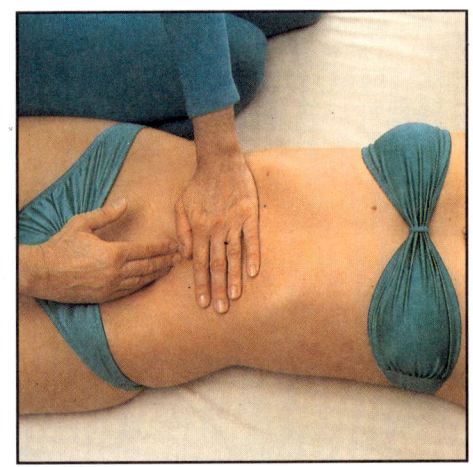

Abb. 354: Dünndarmreaktionszone links

VI Erweiterte Diagnose

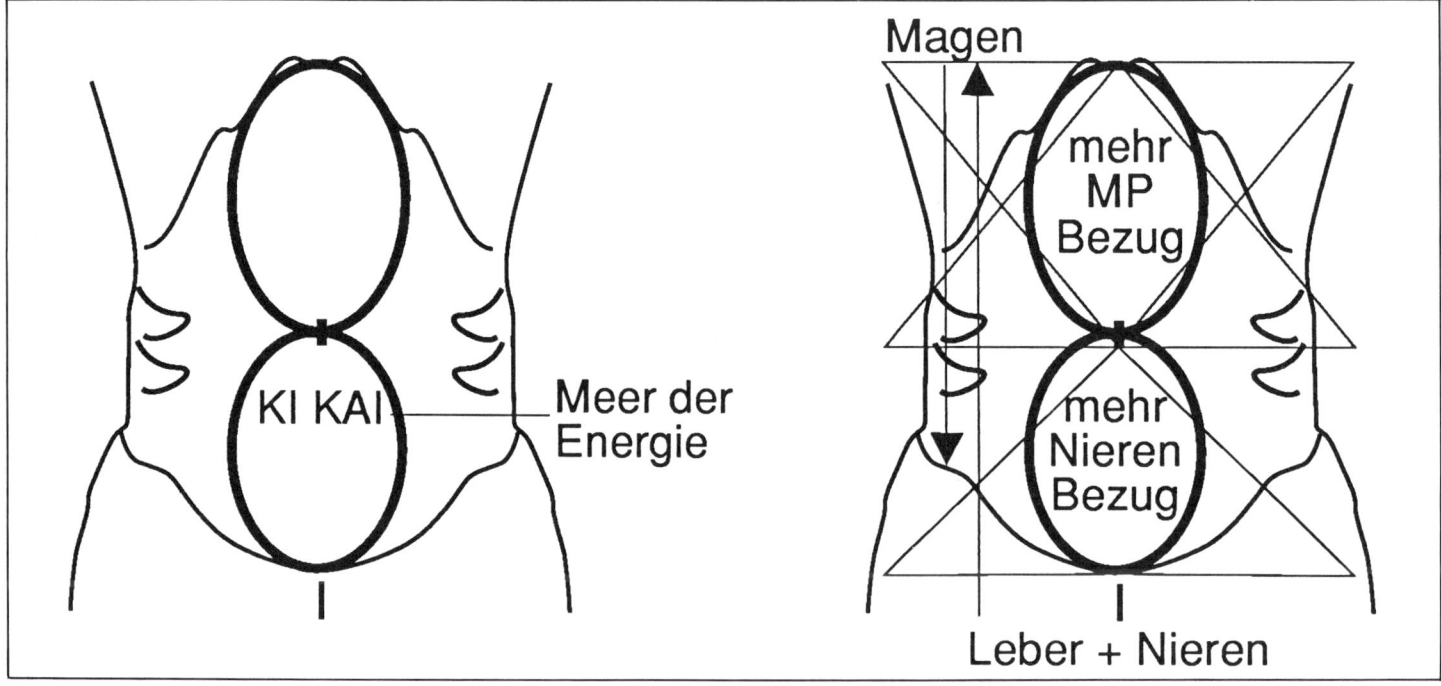

Graphik 76: Hara-Graphiken – MP- und N-Bezüglichkeit.

geordnet. Wir können diese Energie auch genetische Energie nennen.

Der Bereich über dem Nabel ist der addierten Energie, somit Milzpankreas zugeordnet. Addierte – hinzugefügte Energie wird durch Nahrung und Luft aufgenommen.

Unter dem Nabel befindet sich, wie schon gehört, die Zone für Basisenergie. Innerhalb dieser Zone befindet sich dicht unter dem Nabel ein kleiner Bereich, der ‚Meer der Energie‘ genannt wird. Hier wollen wir auf einen japanischen Namen nicht verzichten; diese Zone heißt Ki Kai.

Diese Zone Ki Kai ist von großer Aussagekraft. Ist diese Zone schwach, so ist dies Hinweis auf eine chronische Erkrankung.

Ist das Hara im Bereich unter dem Nabel stark, so bedeutet dieses gute Gesundheit. Stärke ist hier nicht mit Fett oder Fülle zu vergleichen, sondern mit gutem Tonus, guter Spannung. Ist das Gebiet über dem Nabel gespannt und fest, so ist dieses in der Vorstellung der

Asiaten nicht ideal. Vielmehr weist dieser Zustand auf Verdauungs- oder Magenprobleme hin.

Ist unter der Brustbeinspitze höchster Spannungszustand zu beobachten, weist dies auf Emotionsblock oder überemotionelle Belastung hin. Diese Zone steht in engster Bezüglichkeit zur Herzfunktion.

Im Bereich der Basisenergiezone befinden sich die Nierenreaktionszonen. Die rechte Nierenseite hat schwerwiegendere Bedeutung als die linke Nierenseite. An anderer Stelle haben wir darauf hingewiesen, daß die rechte Körperseite mehr Yin-Bezüglichkeit, die linke Körperseite mehr Yang-Bezüglichkeit zeigt.

Yin-Organe sind verantwortlich für die Stabilität im Körper. Yang-Organe sind verantwortlich für die Aktivität im Körper. So können wir verstehen, wie wichtig die Erkenntnis ist, welche Niere stärker belastet ist. Ist die rechte Nierenreaktionszone stärker belastet,

ist die Erkrankung schwerwiegenderer Natur. Ist die linke Nierenreaktionszone belastet, ist die Störung weniger tiefgreifender Natur.

Anmerkung:
Ein mit uns befreundeter erfahrener Gynäkologe machte einmal folgende Äußerung: ‚Im rechten Unterbauch sitzt der Tod‘.

Über diese im ersten Moment sicher bedrückende Aussage müssen wir nachdenken, und wir werden mit den Erkenntnissen der asiatischen Philosophie diese Bemerkung bestätigt finden. Sie erinnern sich, im rechten Unterbauchbereich konzentriert sich das Yin.

Praktische Anwendung von Setsu-shin im Hara

Nach dem ersten Kontakt mit einer Hand im Hara kontrollieren Sie die Farbe der Bauchhaut. Beachten Sie hierbei ebenfalls die Hintergrundfarbe.

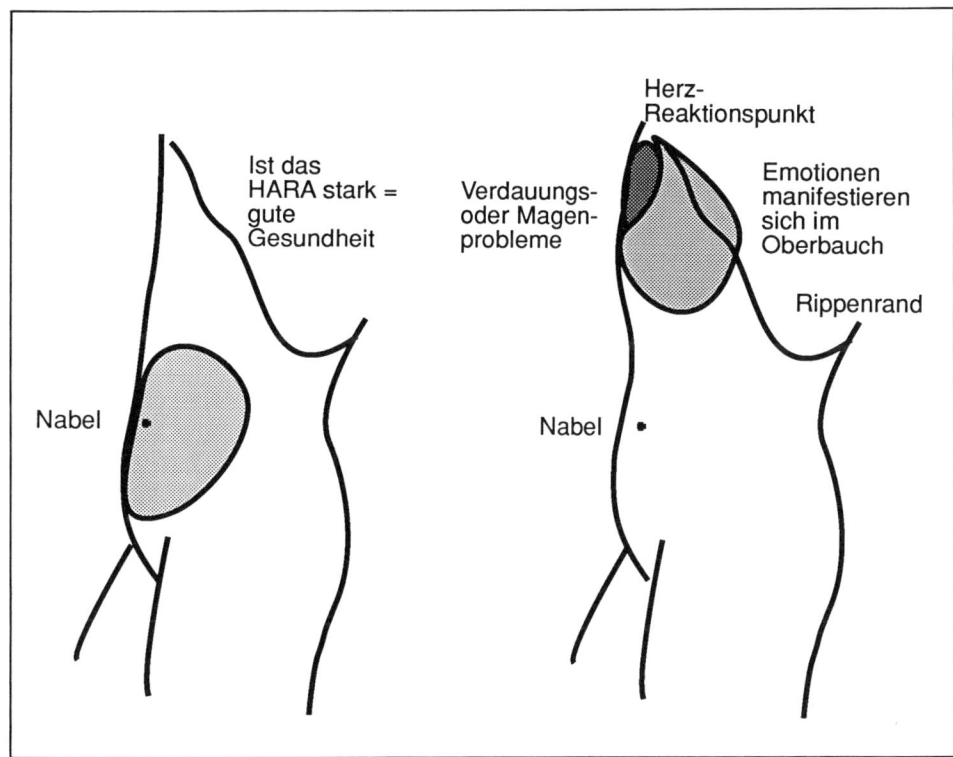

Graphik 77: Hara-Profil: Spannung – Norm.

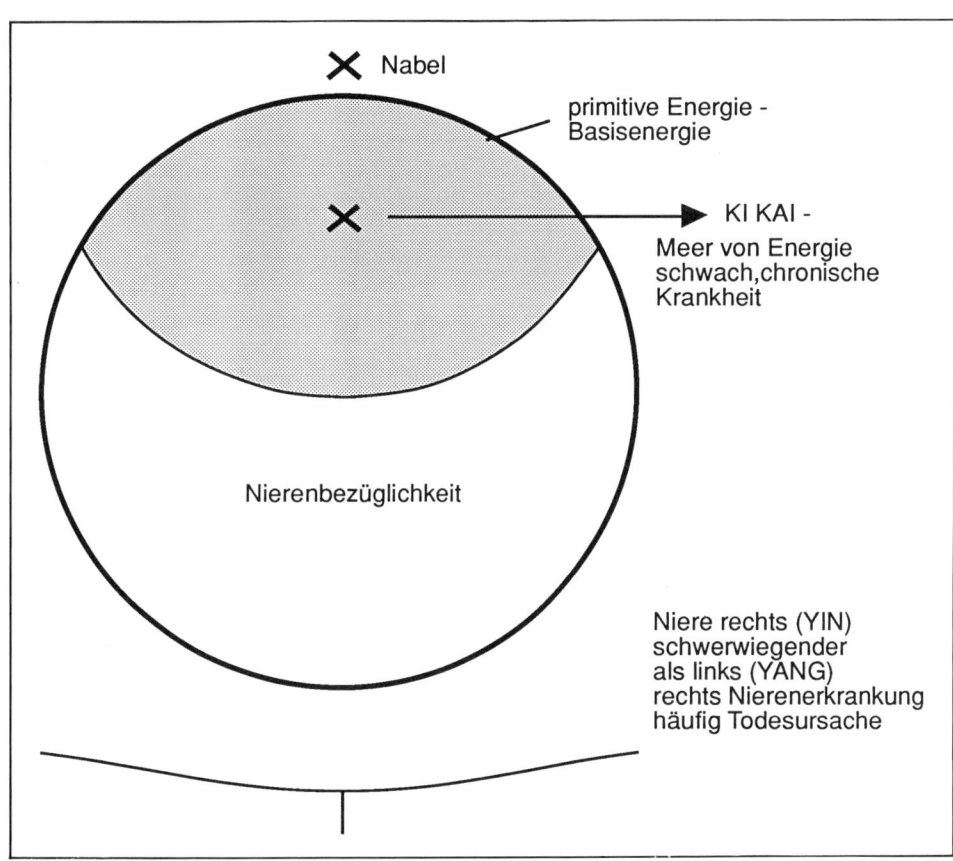

Graphik 78: Unterbauch – Nierenbezüglichkeit.

VI Erweiterte Diagnose

Es darf hierbei nicht vergessen werden, die Jahreszeit in der Gesamtbeurteilung mit einzuschließen.

Wir merken uns die Farbgegebenheit, die wir vorfinden, denn bei guter natürlicher Heilkraft des Patienten muß nach einer guten Shiatsu-Therapie ein rascher Farbwechsel der Bauchhaut stattfinden.

Nun legen wir beide Hände auf das Hara. Eine Hand liegt im Gebiet oberhalb des Nabels, die andere Hand im Gebiet unterhalb des Nabels. Abb. 355.

Sie fühlen, wo im Bauchraum ein Puls wahrnehmbar ist. Abb. 356. Oberflächenpuls hat mehr Yang-Charakter. Tiefer Puls hat mehr Yin-Charakter. Starker Ki Kai-Puls bedeutet gute Vitalenergie. Nur im Bereich unterhalb des Nabels, in der Ki Kai-Zone, ist starker Puls angebracht und zeugt von guter Vitalkapazität. In allen anderen Organzonen des Hara ist ein starker Puls nicht physiologisch, sondern zeigt eine Störung im Jitsu- oder Kyo-Bereich an.

Gleichermaßen von Bedeutung für die Gesamt-Hara-Diagnose ist die Temperatur. Kälte oder Wärme in Verbindung mit Oberfläche oder Tiefe und der Verbindung zu Yang und Yin sowie Jitsu und Kyo ist nicht außer acht zu lassen. Es ist somit zu prüfen, wo sich mehr Wärme, Kälte, Härte, Weichheit, Außen, Innen, Yang oder Yin zeigt.

Bevor Sie sanft in die Tiefe arbeiten, prüfen Sie zuerst die Oberflächenbeschaffenheit des Bauches. Über die Wahrnehmung der Hara-Oberfläche lassen sich die 8 Verzweigungen erfühlen.

Wie auch bei der Meridian-Diagnose müssen jetzt behutsam Oberfläche, Mitte und Grund in ihrer Beschaffenheit erkannt werden.

Zeigt sich z. B. im Unterbauchbereich die Oberfläche sanft oder weich, die Mitte hat jedoch gute Elastizität, so bedeutet dies gute Kondition oder Gesamtverfassung.

In diesem Zusammenhang muß beachtet werden, daß die Primitiv-Energie von Geburt bis zum Tode die gleiche Struktur aufweist. Im ‚Meer der Energie‘ (Ki Kai) zeigt sich der Bewegungspuls (Do Ki-Puls). Dieser Bewegungspuls ändert sich in seinem Zustand, wenn Außen- oder Inneneinflüsse die Gesamtsituation ändern. Die asiatische Philosophie erklärt diesen Zustand mit einem Bild: Wenn der Bewegungspuls Do Ki sich ändert, ist es, als schöben sich Wolken vor die Sonne oder zögen sich von der Sonne zurück.

Nun ist die Situation im Oberbauch zu prüfen. Betrachten Sie die Höhe der Rippenbögen. Ist die linke Rippenseite höher, zeigt dies Milzpankreas-Bezüglichkeit, ist die rechte Rippenseite höher, zeigt dies Leberbezüglichkeit. Prüfen Sie, welcher Rippenrand steifer ist. Abb. 357 und 358.

Finden Sie die Zone um den Nabel schwach, so hat der betreffende Mensch eine Tendenz, sich zu überessen. (Abb. 359). In diesem Fall halten Patienten Emotionen tief innen. Dies verursacht im Oberbauch Spannung und im Unterbauch Streß (Psychologischer Streß). So ist es nicht möglich, genügend Energie von Milzpankreas an die Nieren zu geben. Es kommt zum Ungleichgewicht zwischen addierter und Primitiv-Energie.

Finden Sie die Leberreaktionszone Jitsu (Überfunktion), muß die Nierenreaktionszone leer sein. Hierbei wird Milzpankreas-Energie geblockt. Um Ausgleich zu schaffen, sollen die Nieren tonisiert werden; im Anschluß kann Leberenergie ausgeglichen werden.

Haben Menschen Leberprobleme, empfehlen Sie Ihnen, auf der rechten Seite zu liegen, so fließt das Blut zur Leber zurück. Die Leber gibt ein Signal an das Gehirn (Entspannung). Ist die Leber müde (Mutter), muß das Herz naturgemäß wenig Energie besitzen (Kind).

Finden Sie bei einem Patienten die Leber in Jitsu-Situation und Milzpankreas Kyo, so können Sie daraus schließen, daß dieser Mensch nachts oft schlecht schläft oder nicht schläft.

Zeigt ein Patient bei der Hara-Diagnose Magentendenz, so ist dieser Patient am Tag oft müde und muß oder will öfter eine Kleinigkeit essen. Diese Beobachtung ist ein reiner Erfahrungswert.

Ist ein Mensch sehr belastet, braucht er manchmal etwas Süßes, um Entspannung zu finden (zuviel Süßes läßt Energie zu sehr nach außen gehen, das Zentrum Nabel wird müde und leer).

Gibt ein Patient bei der Befragung in Verbindung mit Hara-Diagnose eine Aversion gegen bestimmte Geschmacksrichtungen an, bedeutet dies häufig eine Jitsu-Situation. Allerdings kann auch bei sehr tiefem Kyo eine entsprechende Aversion entstehen.

Zeigt ein Patient im Hara ein gestörtes Magen-Milzpankreas-Verhältnis, so fragen Sie, ob er zu vermehrter Nachtspeichelbildung neigt. Bei Übermüdung von Milzpankreas und Magen zeigt sich häufig vermehrter Nachtspeichelfluß. Zeigt sich Nachtspeichel bei kleinen Kindern, so ist dies Hinweis auf psychologischen Streß.

Für Frauen ist gute Milzpankreas-Verfassung des Hara und des Milzpankreasmeridians wichtig, um gute Unterleibs- und Menstruationsfunktion zu garantieren.

Finden Sie die Nierenreaktionszone in Jitsu- oder Kyo-Situation, so ist dies ein Hinweis auf gestörte Zirkulationsfunktion. Bei Nierenpatienten beobachten wir, daß sie Kälte ablehnen, da bei Kälte die Lebensenergie schlecht zirkuliert.

Bei dieser Art von Patientinnen tritt häufiger ein vorzeitiger Blasensprung bei der Geburt eines Kindes auf. Da die Nieren schwach sind, haben sie in Verbindung zur Blase schlechte Containerfunktion.

Verliert ein Patient extrem viel Wasser (Urinausscheidung), wird Milzpankreas überheiß, keine Unterstützung ist mehr gegen Feuer möglich; Leber- und Magenprobleme sind hierauf die Folge (bei diesen Patienten treten häufig Kniegelenksschmerzen auf). Achten Sie darauf, wo genau sich der Knieschmerz befindet, Sie erhalten Information zur Meridianbezüglichkeit.

Die Dreierwärmer-Reaktionszone steht in enger Verbindung zur Funktion des Brustkorbes, des Oberbauches und des Unterbauches. Finden Sie die Dreierwärmer-Reaktionszone blokkiert, dürfen Sie nicht versäumen, dieser größte Aufmerksamkeit zuzuwenden.

Der erste Teil des Dreierwärmers bezieht sich in seiner Funktion auf Lunge und Herz und korrespondiert mit dem Brustkorb. Über diesen oberen Teil besteht eine Verbindung zu allen Meridianen.
Beim mittleren Teil des Dreierwärmers, der mit dem Oberbauch in Verbindung steht, zeigt sich eine Verbindung zu Milzpankreas und Magen. Wenn wir über den Dreierwärmer nachdenken, muß man sich mit der Körpertemperatur auseinandersetzen.
Im dritten Teil des Dreierwärmers, der mit dem Unterbauch in Verbindung steht, zeigt sich enge Korrespondenz zu Niere und Leber. Diese Organe und Meridiane regulieren die Dreierwärmerfunktion. Der Dreierwärmer selbst ist Wärmeregulator. Ist Dreierwärmer-Energie schwach, so stört er in der Tiefe die Organe (chronische Prozesse). Abb. 360.

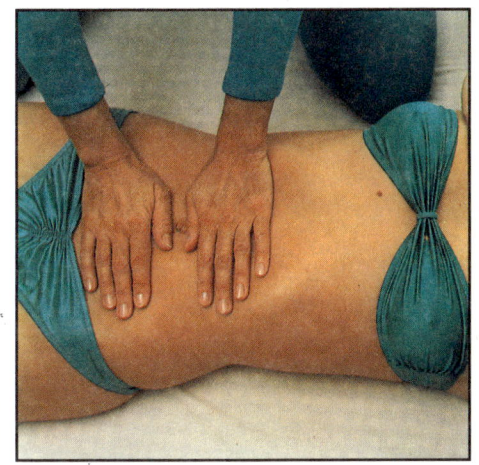

Abb. 355

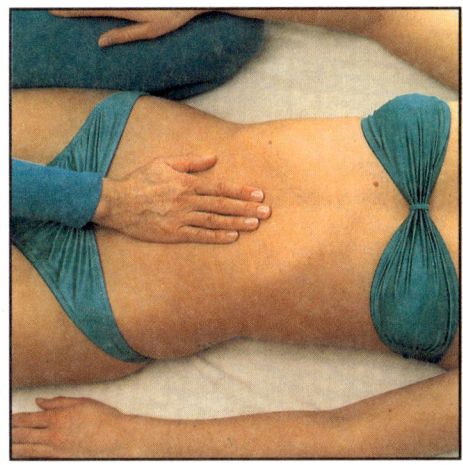

Abb. 356

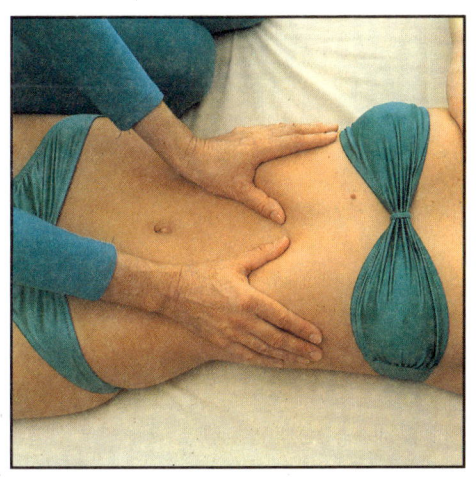

Abb. 357

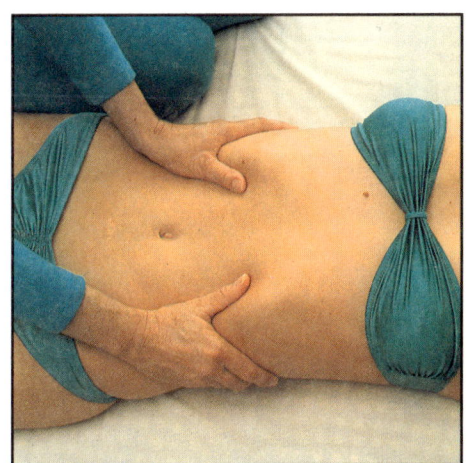

Abb. 358

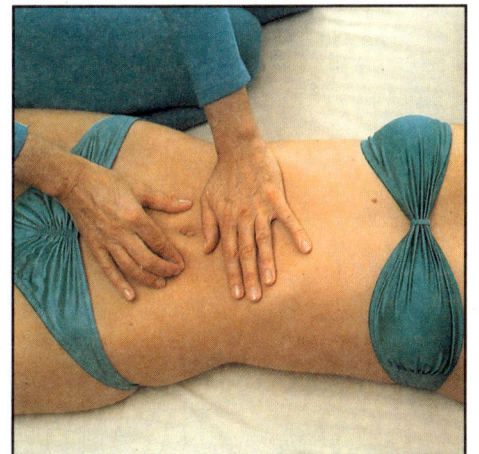

Abb. 359

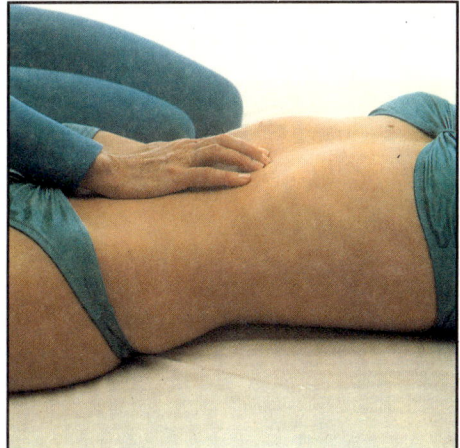

Abb. 360

VI Erweiterte Diagnose

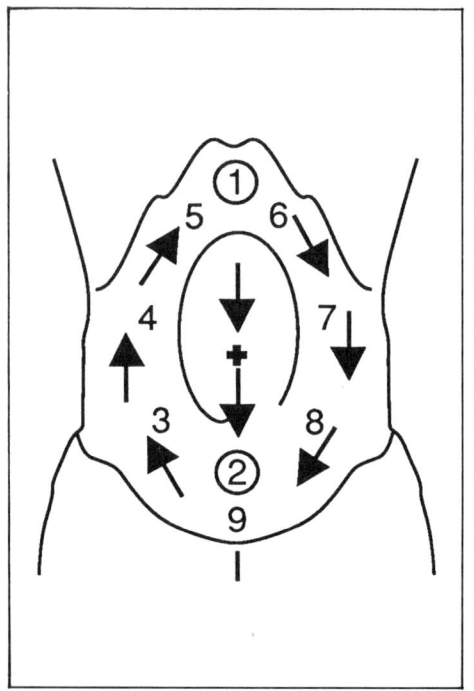

Graphik 79: Druck-Arbeitsrichtung Hara.

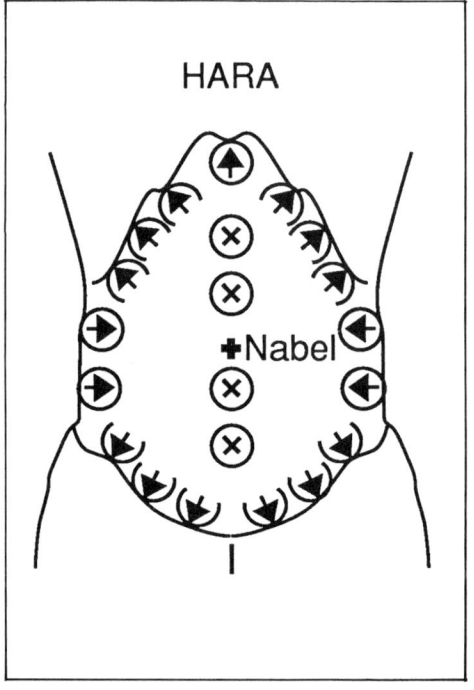

Graphik 80: Druckpunkte Hara.

Die Kreislaufreaktionszone steht in enger Verbindung zur Herz- und Dünndarmfunktion. Zeigt die Kreislaufreaktionszone Überreaktionen nach außen, ist die Herzfunktion gestört. Der Kreislaufmeridian und die Reaktionszone des Hara unterstützen das Herz in seiner Organfunktion.

Zeigt sich eine Dickdarmstörung, sollten wir immer in Verbindung mit den Lungenreaktionszonen Setsu-shin im Hara ausüben. Die Dickdarm-Lungenfunktion steht in engster Verbindung zu Ki.

Nabeldiagnose

Zur Bo-Hara-Diagnose gehört auch die Diagnose des Nabels. Er gibt uns Aufschluß über eine Reihe von Störungen oder über gute Verfassung.

1. Wenn der Nabel zur rechten Körperhälfte zeigt, bedeutet dies mehr Leberessenzverlust. Hier liegt mehr ein Yin-Problem vor.

2. Wenn der Nabel zur linken Körperhälfte zeigt, so hat die Energie des betreffenden Menschen mehr Yang-Tendenz.

3. Wenn der Nabel nach oben (kopfwärts) zeigt, kann dies als Hinweis verstanden werden, daß der betreffende Mensch gute Vitalität besitzt.

4. Wenn der Nabel nach unten (beinwärts) zeigt, ist der betreffende Mensch nicht gesund. Erschöpfung ist hier häufig die Ursache.

5. Wenn der Nabel schräg nach oben zeigt, ist dies Hinweis für Oppositionsgeist.

6. Wenn der Nabel gut in der Mitte steht und keine Richtungsänderung aufweist, ist dies Hinweis für ausgezeichnete Verfassung.

Diese Aussagen gehen auf sehr alte Beobachtungen zurück. Wir sehen die Form und erkennen dahinter die Energie.

Haben Sie mit beiden Händen die Gesamtsituation des Bauchraumes erfühlt, versuchen Sie sich ein genaueres Bild von der Gesamtverfassung Ihres Patienten zu machen, indem Sie punktuell das Hara abtasten. Graphik Nr.79 soll Ihnen für die Arbeitsrichtung Hinweis sein.

Sie beginnen mit Punkt 1 unter der Brustbeinspitze. Über die Hara-Mitte arbeiten Sie nach unten, in Richtung Schambein, um von dort im Uhrzeigersinn aufsteigend und wieder absteigend den Bauchraum zu erfassen. Graphik Nr. 80 soll Ihnen behilflich sein, die Druckrichtung besser zu verstehen.
Die Abbildungen 347 und 348, S. 176, zeigen Ihnen die Arbeitshaltung.

Wichtig ist immer die unterstützende, scheinbar passive Hand. Manche Menschen sind sehr empfindlich im Hara-Bereich. Bei Setsu-Shin im Hara ist es von größter Wichtigkeit, dem Patienten verständlich zu machen: „Hier ist ein anderes Leben, das mit Dir fühlt."

Die Ruhehand nimmt die Störungen auf, muß jedoch sehr stabil gelagert sein. Wenn die Ruhehand nicht wirklich stabil auf dem Hara liegt, hat der Patient kein gutes Gefühl und wird unruhig.

Schon in der Elementenlehre haben wir verstanden, daß der Mensch zwischen Himmel und Erde steht. So ist auch der Bauchraum gegliedert in drei Zonen:

Oberbauch – korrespondiert mit Himmel oder Kosmos.

Mittelbauch – korrespondiert mit Mensch, Leben.

Unterbauch – korrespondiert mit Erde.

Hieraus ersehen Sie, daß im Oberbauch mehr Yang konzentriert ist, im Mittelbauch Gleichgewicht zwischen Yang und Yin herrschen sollte und im Unterbauch mehr Yin konzentriert ist.

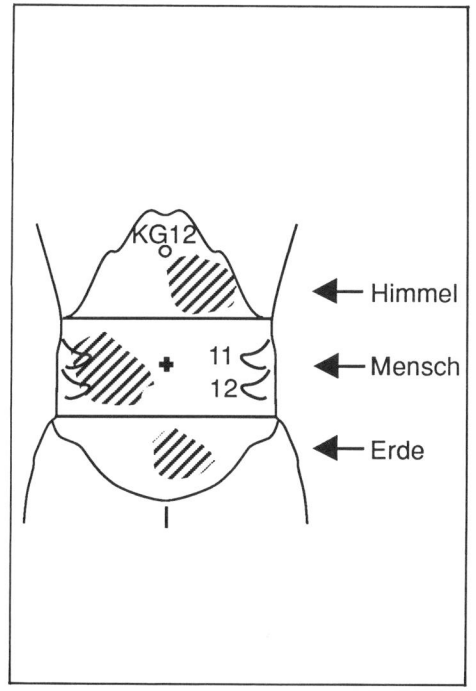

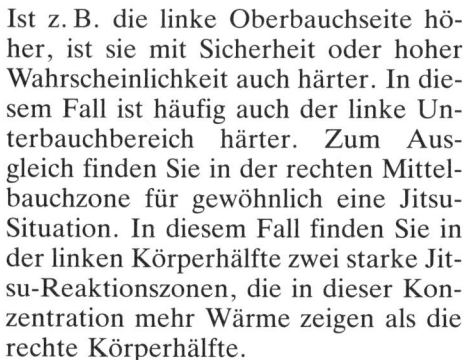

Graphik 81: Beispiel für Spannungen in 3 Hara-Zonen.

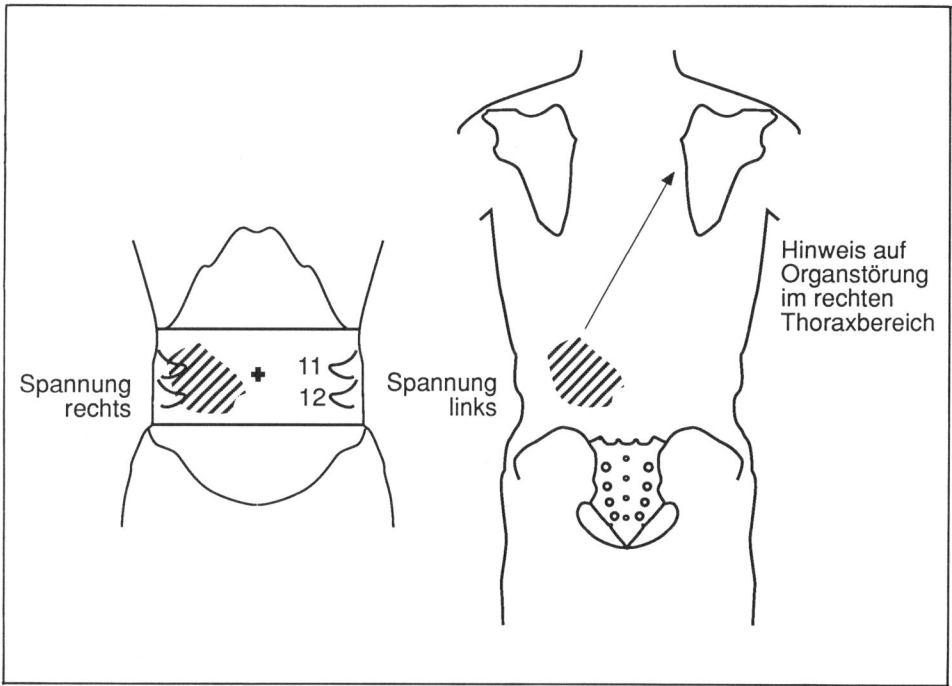

Graphik 82: Hara – Rücken – Spannung.

Ist z. B. die linke Oberbauchseite höher, ist sie mit Sicherheit oder hoher Wahrscheinlichkeit auch härter. In diesem Fall ist häufig auch der linke Unterbauchbereich härter. Zum Ausgleich finden Sie in der rechten Mittelbauchzone für gewöhnlich eine Jitsu-Situation. In diesem Fall finden Sie in der linken Körperhälfte zwei starke Jitsu-Reaktionszonen, die in dieser Konzentration mehr Wärme zeigen als die rechte Körperhälfte.

Zeigt sich im rechten Mittelbauch eine starke Spannungszone, so finden wir gleichzeitig auf der linken Rückenseite eine starke Spannungszone auf gleicher Höhe. Diese Spannung im linken oberen Lendenwirbelbereich dient uns als Hinweis auf eine mögliche Organstörung im rechten Brustkorbbereich.
Finden wir mehr Spannung im Rücken als im Bauch, so hat dies mehr eine physikalische Ursache. Zeigen sich jedoch größere Spannungen im Hara als im Rücken, ist dies Zeichen größerer interner Probleme (Organbezüglichkeit).

Die Ruhehand (Empfänger) muß die Antwort herausfinden, welche dieser drei genannten Jitsu-Zonen die anderen am stärksten beeinflußt.

Die starke Jitsu-Zone im linken Rippenbereich und Oberbauchbereich ist bei hohem Rippenrand wahrscheinlich das jüngere oder neuere Jitsu im Vergleich zu dem im Unterbauch. Das ältere Jitsu hat somit mehr Schwerpunkt oder Schwergewicht.

Das Zentrum ist, wie wir gesehen haben, von größter Bedeutung. So ist es wichtig, in der Hara-Therapie die Mittelbauchzone zu halten, damit die anderen Jitsu-Zonen sich ausgleichen können. So kann die ältere Jitsu-Zone im linken Unterbauch stärkere Reaktion zeigen.

In gleicher Weise prüfen wir, wo im Ober-, Mittel- und Unterbauch rechts und links die größte Schwäche (Kyo) ist.
Haben wir das stärkste Jitsu und das stärkste Kyo herausgefunden, halten

wir diese beiden Zonen in Verbindung und versuchen zu erfahren, welche Organzone eine Antwort zeigt.

Bei der Hara-Diagnose und Setsu-shin im Hara ist von großer Wichtigkeit, an die Energiesituation Ihres Patienten zu denken. Zum Beispiel: Emotionen, Überessen, Überdenken und Übersex beeinflussen seine Gesamtsituation.

Ist das Innere oder die Tiefe des Hara stark, ist dies Hinweis auf eine gute Abwehrlage. Ist die Tiefe oder das Innere schwach, kann Krankheit in den betreffenden Menschen eindringen.

Außeneinflüsse, wie wir sie schon in der Elementenlehre kennengelernt haben, spielen bei der Verursachung von Krankheiten ebenfalls eine wichtige Rolle.

Sie haben, wie ich hoffe, einen Gesamtüberblick über Shetsu-shin im Hara erhalten. Noch einmal muß ich jedoch darauf verweisen, daß Hara-Therapie nicht in die Hand von Laien ge-

VI Erweiterte Diagnose

hört, da bei falscher Beurteilung der Situation eines Patienten großer Schaden angerichtet werden kann.

In Bezüglichkeit zur asiatischen Philosophie und zur Elementenlehre haben Sie eine Reihe von Informationen über die Wirkung von Außeneinfluß und von innen verursachtem Einfluß auf die Gesamtsituation des Menschen erhalten.

5 Theorie des Einflusses von außen und innen auf das Leben

Zum besseren Verständnis möchte ich das oben Gesagte noch etwas erweiternd ergänzen: Ein Individuum (Mensch) wird nach außen begrenzt durch die Haut. Die Haut ist jedoch nicht Abgrenzung, sondern notwendige Kommunikation zwischen innen und außen.

Jedes Individuum besitzt eine gewisse Reizkapazität. Innerhalb dieser Kapazität kann das Individuum einen Reiz abfangen. Kommt von außen ein Reiz auf das Individuum zu, wird beim gesunden Individuum der Reiz von innen ausgeglichen. Ist die Innenkapazität jedoch überschritten, kann der Außenreiz nicht abgefangen werden.

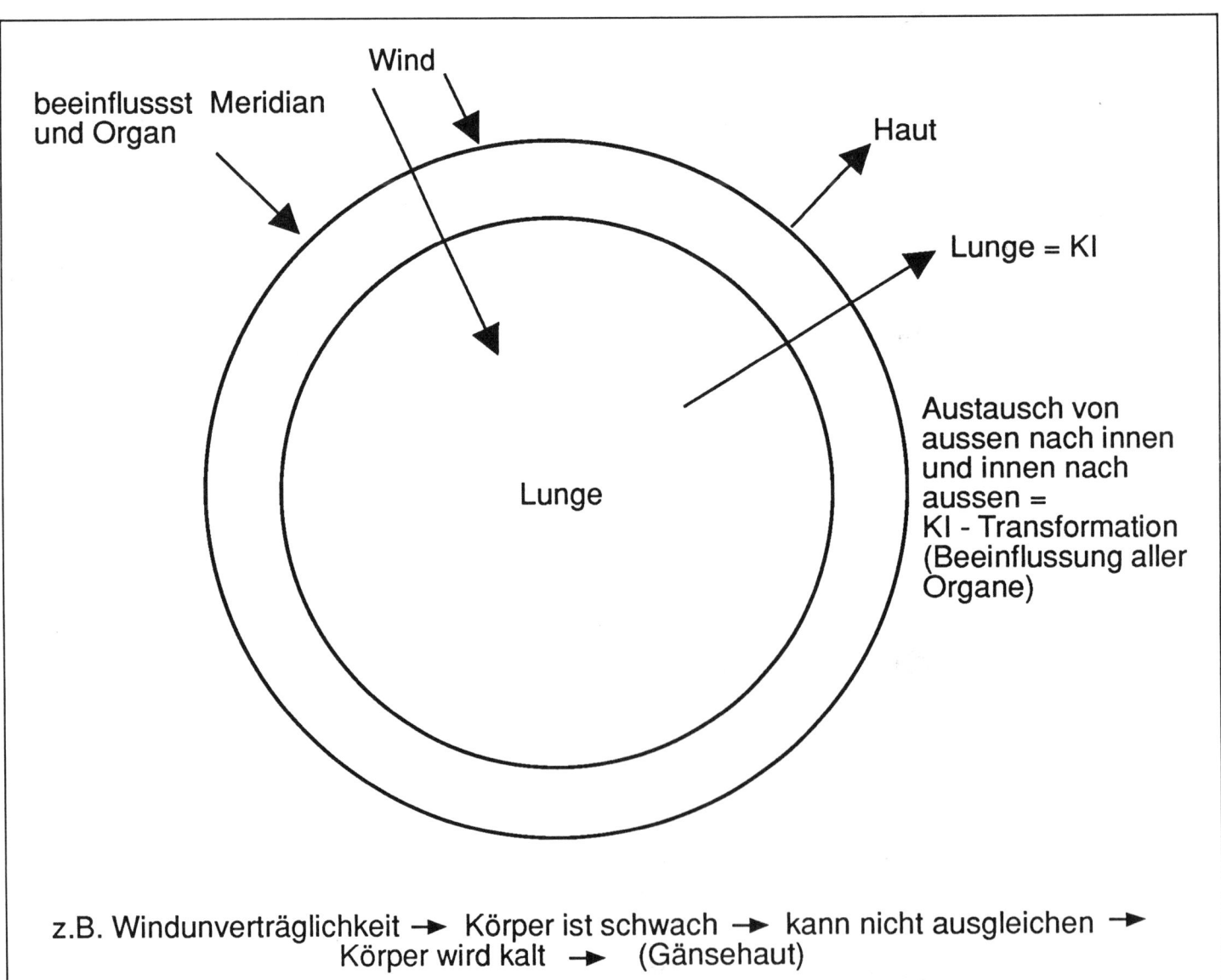

Graphik 83: Lunge-Haut-Ki-Wind.

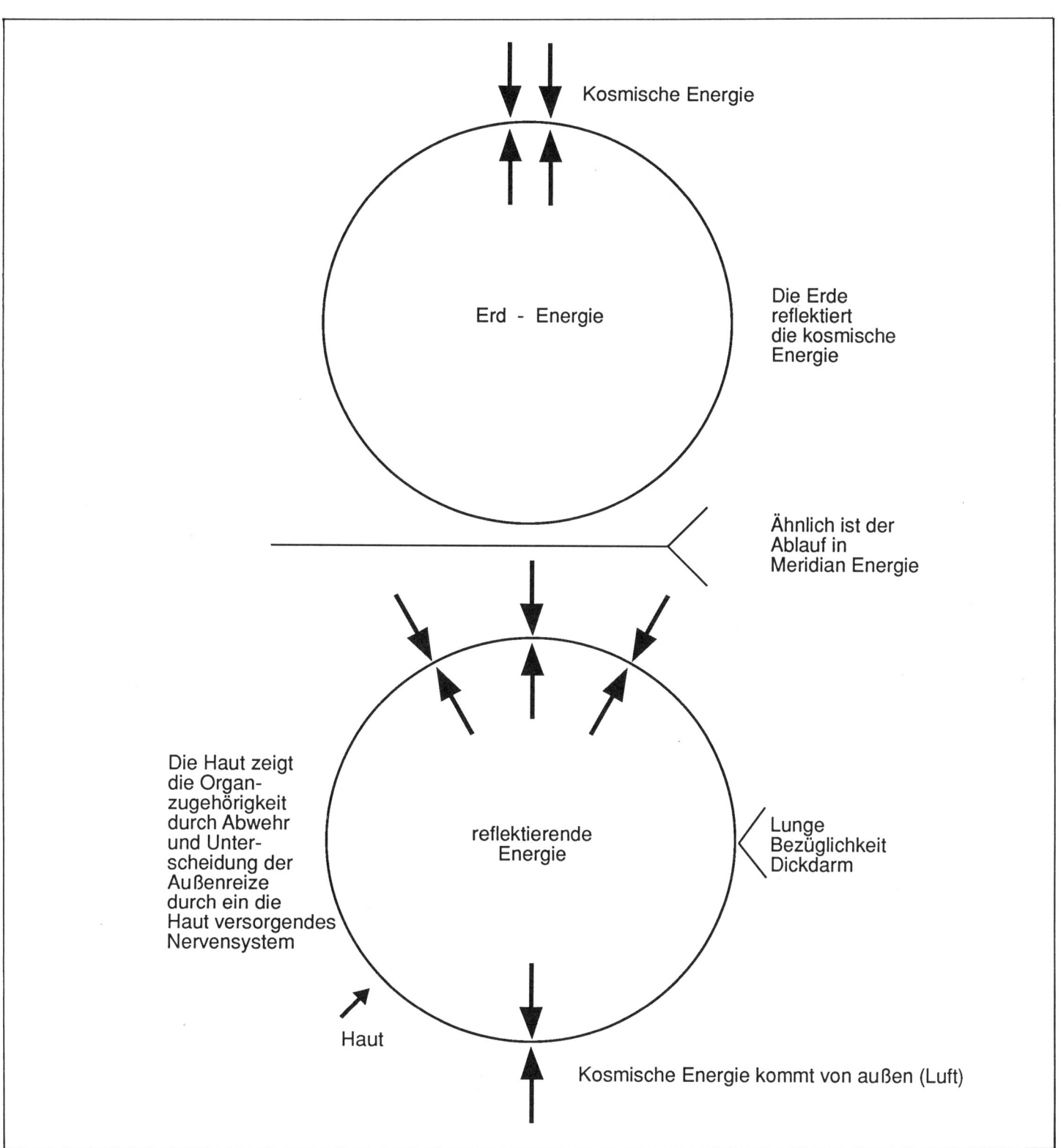

Graphik 84: Erd- und kosmische Energie.

Graphik 85: Reflektierende Energie.

VI Erweiterte Diagnose

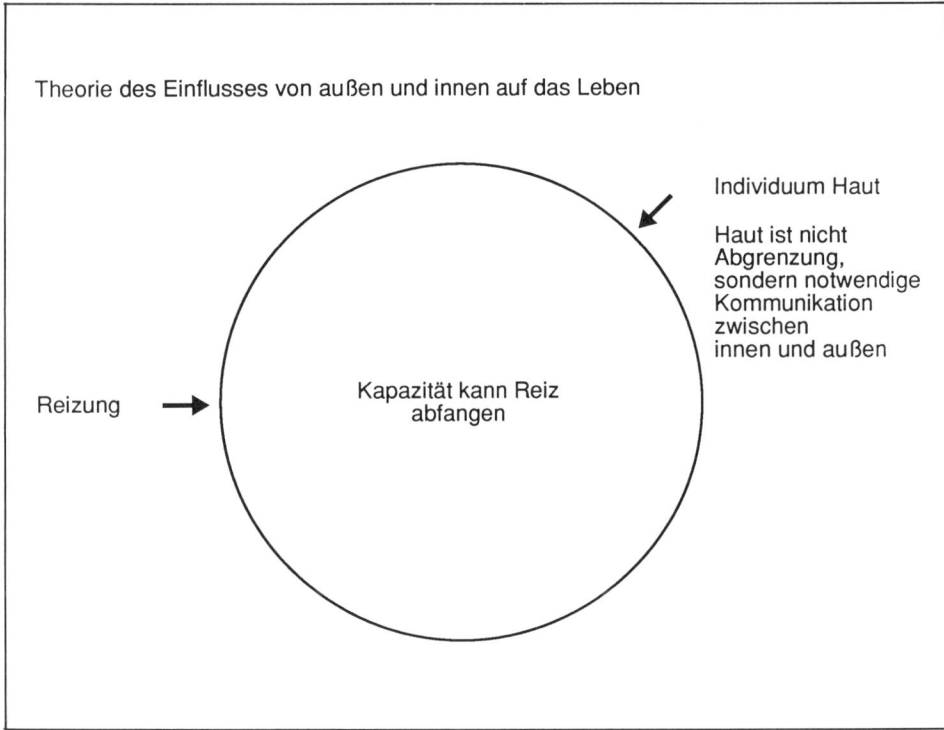

Graphik 86: *Kapazität kann Reiz abfangen.*

Theorie des Einflusses von außen und innen auf das Leben

Individuum Haut

Haut ist nicht Abgrenzung, sondern notwendige Kommunikation zwischen innen und außen

Reizung

Kapazität kann Reiz abfangen

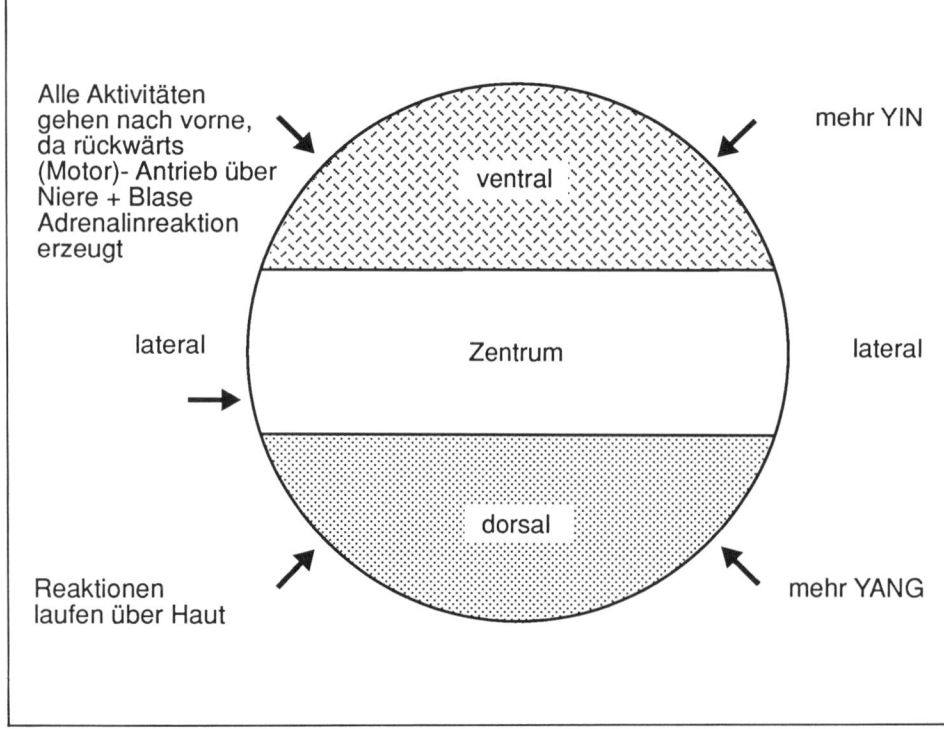

Graphik 87: *Kreis: ventral-dorsal-zentral.*

Alle Aktivitäten gehen nach vorne, da rückwärts (Motor)- Antrieb über Niere + Blase Adrenalinreaktion erzeugt

mehr YIN

ventral

lateral

Zentrum

lateral

dorsal

Reaktionen laufen über Haut

mehr YANG

Eine weitere Vorstellung müssen wir in unsere Therapie aufnehmen: Alle Aktivitäten eines Lebewesens oder Menschen gehen nach vorne, da rückwärts der Antrieb über Niere und Blase oder Nieren- und Blasenmeridian erfolgt. Diese Meridiane stehen in Verbindung zur Adrenalin-Reaktion. Die Reaktionen und Aktivitäten, die eben beschrieben wurden, werden über die Haut von außen nach innen und von innen nach außen abgewickelt.

Jetzt verstehen wir, warum die Bauchseite mehr Yin-Charakter hat und die Rückenseite mehr Yang-Charakter.

Um etwas mehr bezüglich Reiz und Reizwirkung zu verstehen, müssen wir einen Vergleich mit Zahlen anstellen:
10+ und 10- = 0
0 allein für sich hat keine Bedeutung, ist nichts.
Aber 10+ und 10- zusammen erzählen uns etwas über Energie und wie sie arbeitet.

Verschiedene Körperteile eines Individuums haben eine bestimmte Kapazität. Wir nehmen an, diese einzelnen Körperteile haben die Kapazität 10. Kommt nur ein kleiner Reiz an einen Körperteil heran und unterschreitet er die Innenkapazität 10, so richtet er keinen Schaden an. Wird jedoch die Reizkapazität von außen überschritten, wird Leben zerstört.
Viele kleine Reize, die von außen auf das Individuum treffen, erschöpfen die innere Kapazität und zerstören Leben.

Teilen wir ein Individuum schematisch in jeweils korrespondierende Organzonen, wie z. B. Lunge und Dickdarm: Kommt z. B. ein Reiz zu diesen Organen (Lunge, Dickdarm) oder zu einem zugehörigen Körperteil, antworten diese mit Reaktionen. Ist der Reiz jedoch zu groß, können z. B. Lunge-Dickdarm oder korrespondierende Körperteile oder Organe zerstört werden, ohne daß alle anderen Organe davon betroffen sein müssen.

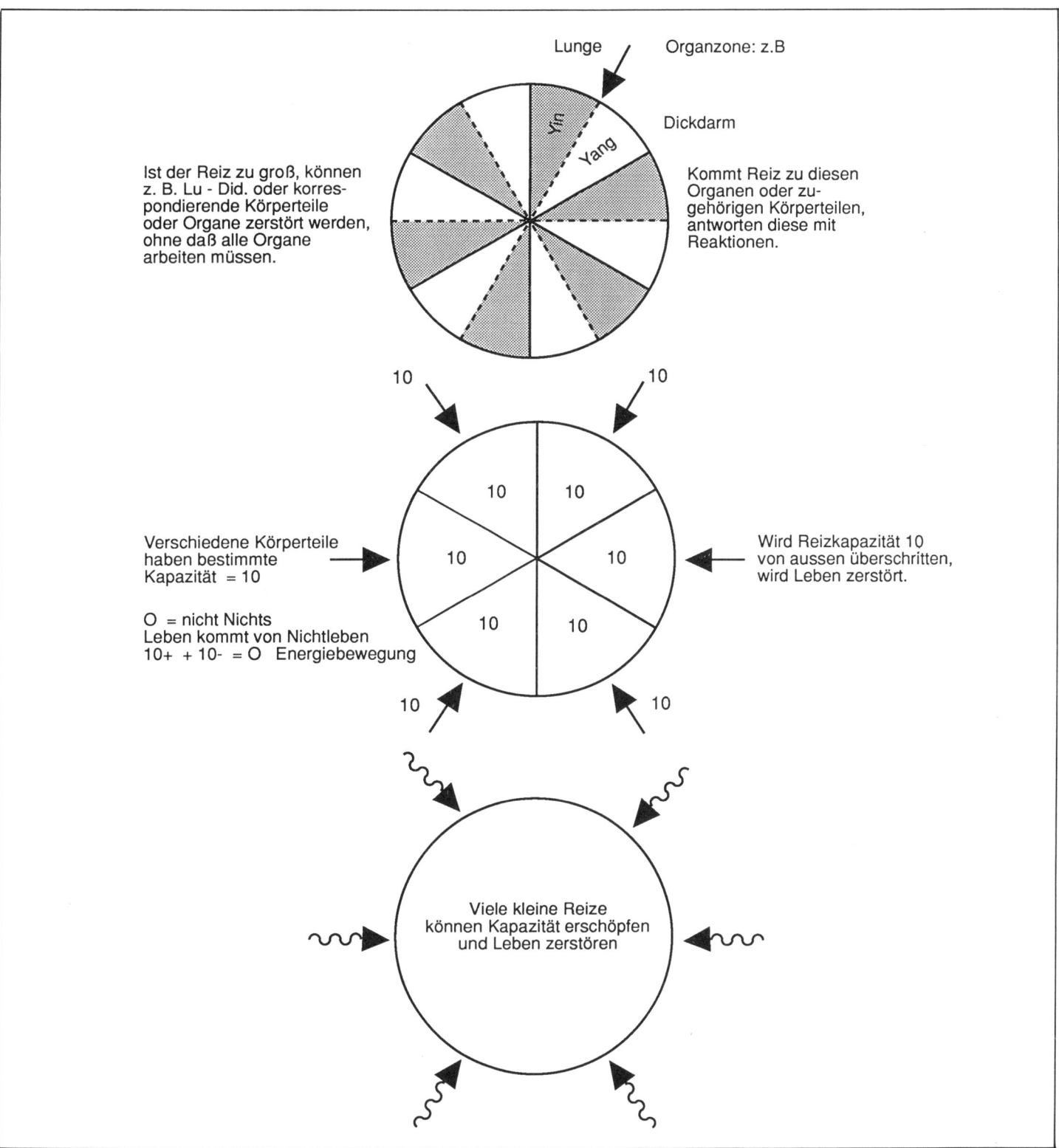

Lunge

Organzone: z.B

Yin

Yang

Dickdarm

Ist der Reiz zu groß, können z. B. Lu - Did. oder korrespondierende Körperteile oder Organe zerstört werden, ohne daß alle Organe arbeiten müssen.

Kommt Reiz zu diesen Organen oder zugehörigen Körperteilen, antworten diese mit Reaktionen.

10   10

10   10

10   10

10   10

10   10

Verschiedene Körperteile haben bestimmte Kapazität = 10

Wird Reizkapazität 10 von aussen überschritten, wird Leben zerstört.

O = nicht Nichts
Leben kommt von Nichtleben
10+ + 10- = O   Energiebewegung

10   10

Viele kleine Reize können Kapazität erschöpfen und Leben zerstören

Graphik 88: Reiz und Yang-Yin-Anteil.   *Graphik 89: Reizkapazität.*   *Graphik 90: Viele Reize zerstören Kapazität.*

VI Erweiterte Diagnose

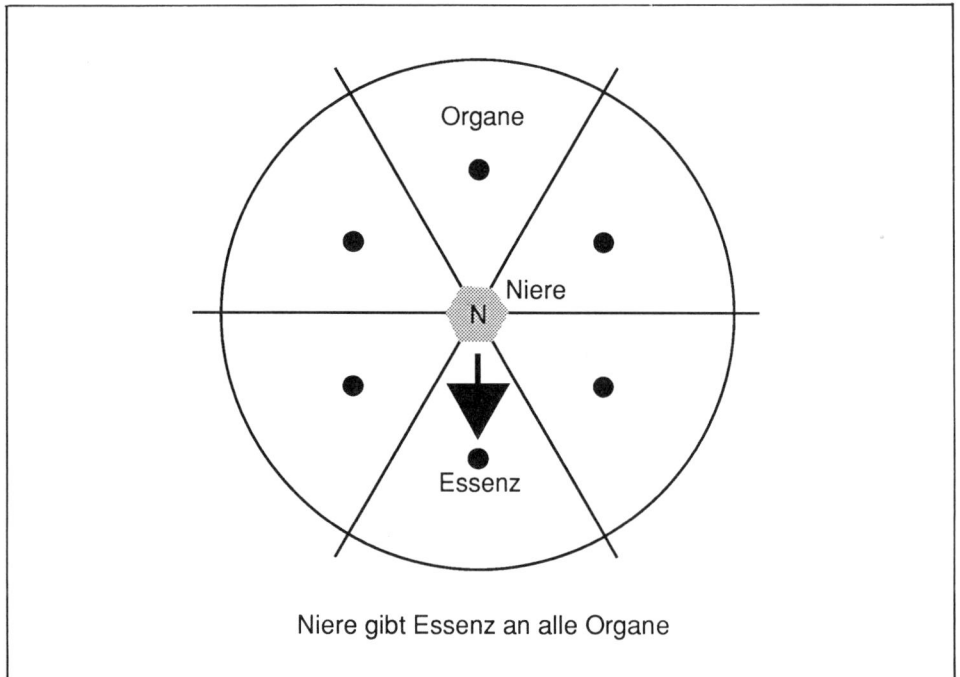

Niere gibt Essenz an alle Organe

Gleichermaßen geht ein Reiz von innen nach außen.

Über die Zentralfunktion der Nieren haben wir mittlerweile genügend gehört. Die Nieren stellen Essenz bereit für die Funktion aller anderen Organe. Somit geht der Reiz von innen nach außen und zu anderen Organen.

All diese Funktionen, die wir eben nur schematisch umrissen haben, stehen in engster Verbindung zum Yin- und Yang-Gleichgewicht. Yin und Yang sind nicht absolut. Zwischen Yin und Yang spielen sich alle möglichen und denkbaren Lebensdinge ab.

Graphik 91: Niere: Essenz für alle Organe

Graphik 92: Yin-Yang mit I Ging.

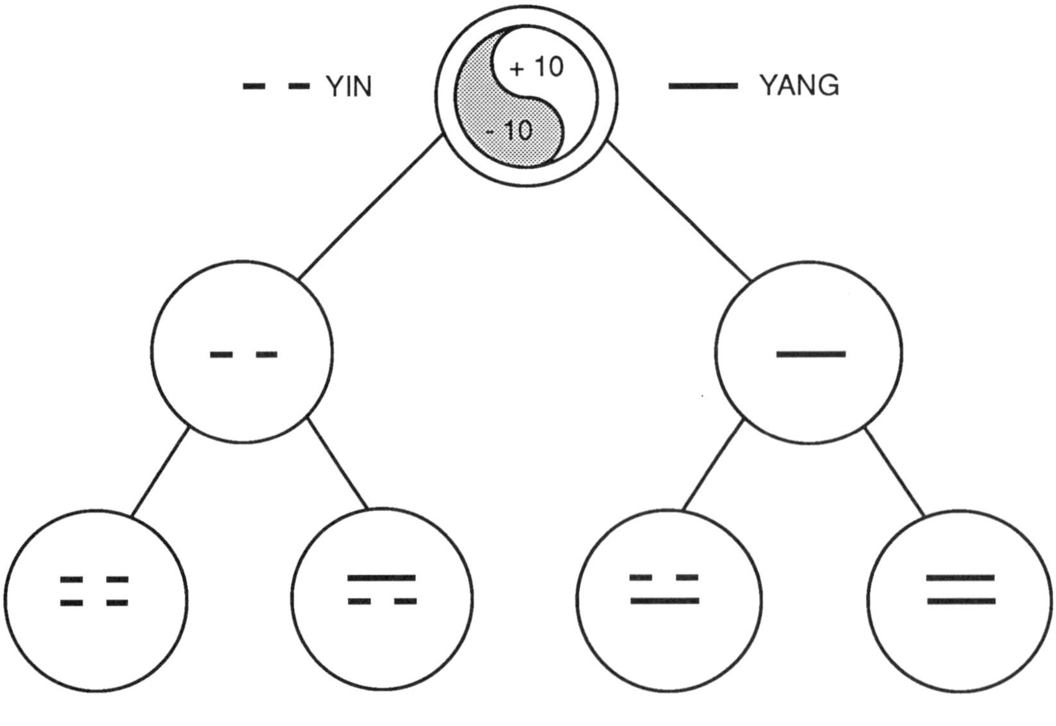

- - YIN   + 10   - 10   ──── YANG

YIN und YANG sind nicht absolut.
Zwischen YIN und YANG spielen sich alle möglichen und denkbaren Lebensdinge ab.

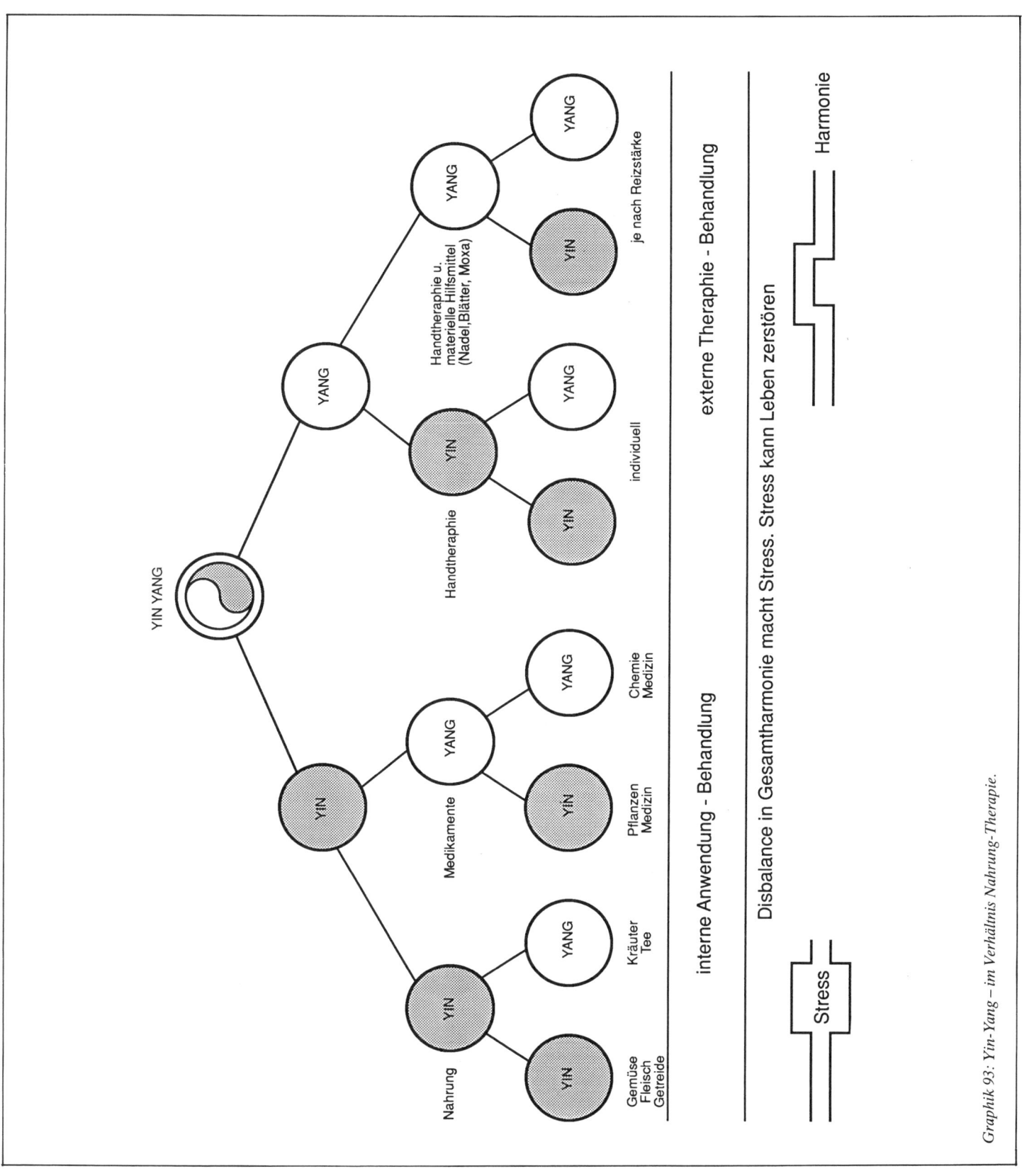

Graphik 93: Yin-Yang – im Verhältnis Nahrung-Therapie.

VI Erweiterte Diagnose

6 Meridian-Therapie und Behandlungsbeispiele

Je umfassender das Bild geworden ist, das wir von den asiatischen Diagnosemöglichkeiten erhalten haben, desto vorsichtiger und respektvoller werden wir die Bo-Shiatsu-Meridian-Therapie handhaben. Einige Meridian-Therapievorschläge sollen Ihnen hierbei dienlich sein.

Herzmeridian:

Zeigt sich dieser steif, prüfen Sie, ob im Meridian-Verlauf eine Blockierung besteht. Versuchen Sie, den Jitsu-Punkt in Verbindung mit dem Kyo-Punkt zu öffnen. Erhalten Sie keine Antwort oder Reaktion, ist möglicherweise der steife Thoraxpunkt einem anderen Meridian, z. B. Lunge, zugeordnet. Ist der Herzmeridian links steifer oder schmerzhafter, behandeln Sie besser den entsprechenden Arm oder die Arme. Ist der Herzmeridian im rechten Arm schmerzhafter oder steifer, behandeln Sie besser die Beine.
Zur weiteren Information: Bei Herzpatienten ist der Fuß oft extrem hoch gewölbt. Das innere Längsgewölbe zeigt hohe Wölbung und muskulären Charakter. Die Wirbelsäule korrespondiert in diesem Fall mit der Fußstruktur.

Dünndarmmeridian:

Wie beim Herzmeridian versuchen wir, über Jitsu- und Kyo-Reaktionspunkt, den Meridian zu öffnen und von seiner Blockierung zu befreien. Hilfreich hierbei sind der Zustimmungspunkt des Dünndarms und der des Dreierwärmers im Blasenmeridian in Verbindung mit der Organreaktionszone der Wirbelsäule.
Dünndarm und Milzpankreas liefern wichtige Energie für die Dickdarmmeridian-Energie und gute Blutzirkulation. Bei Dünndarmproblemen ist die Dünndarmdehnung des Beines außerordentlich effizient.

Blasenmeridian:

Beim Blasenmeridian ist es sinnvoll, den gesamten Meridian durchzuarbeiten, um den größten Jitsu- und den größten Kyo-Punkt zu finden. Die betroffenen Organreaktionszonen sollten im Meridian mit einbezogen werden, in Verbindung mit dem Dreierwärmermeridian und dem Nierenmeridian.

Behandlungsbeispiel:
Hat ein Patient chronische Schmerzen der Lendenwirbelsäule und der Halswirbelsäule im Bereich von C7, so können wir Probleme von Blase, Blasenmeridian und Nierenmeridian annehmen.

1. Patient liegt in Bauchlage:
Blasenmeridian der Beine wird durchgearbeitet. Den Punkt in der Mitte der Wade und den Nieren- und Blasenreaktionspunkt der Achillessehne in Verbindung halten und sehen, wie die Reaktion erfolgt. Antwortet der Körper, schließen wir die Fersendehnung an.

2. Patient liegt in Rückenlage:
Die Ruhehand bringt tiefen Druck auf die Blasenzone des Hara in Verbindung mit der Dehnung des gestreckten Beines, die mit der rechten Hand nach oben ausgeführt wird. Der Fingerdruck liegt hierbei auf Blasen- und Nierenreaktionspunkt neben der Achillessehne.

3. In Rückenlage:
Es ist jetzt zu prüfen, welches Bein besser in Winkelstellung nach außen kippt. Das elastischere, weniger belastete Bein wird über den Nieren- und Lebermeridian behandelt.

4. Immer noch in Rückenlage wird tiefer Druck auf den Nierenmeridian unter dem Brustbein und über der Blasenzone ausgeübt. Unter diesem Druck läßt man den Patienten langsam den Nacken bewegen. Im Anschluß hält man die Nierenreaktionspunkte seitlich des Nabels. Der Patient fühlt sich nun deutlich besser und entspannt.

Nierenmeridian:

Die linke Niere hat mehr Ausscheidungsfunktion, die rechte Niere mehr Yin-Verbindung zum Nabel. Gleichermaßen hat die rechte Niere mehr Schwergewicht bezüglich der Adrenalinfunktion. Erkrankungen der rechten Niere sind, wie wir schon hörten, schwerwiegender als Erkrankungen der linken Niere.

Die beste Therapie des Nierenmeridians geschieht in Verbindung mit dem Blasenmeridian, seinen darauf befindlichen Zustimmungszonen und -punkten in der Kombination mit den Meridianen Kreislauf und Dreierwärmer. Milzpankreas sollte evtl. mit einbezogen werden.

Kreislaufmeridian:

Blockierungen oder Erschöpfungen im Kreislaufmeridian zeigen sich häufig in Verbindung mit Erschöpfung von Nieren- und Herzmeridian sowie Dreierwärmermeridian. Somit sind diese sorgfältig durchzuarbeiten. Die Herzfunktion ist abhängig von der Funktion des Kreislaufmeridians. Wichtig für die Reaktion des Kreislaufmeridians ist der Punkt KG 17 in der Mitte des Brustbeines.

Dreierwärmermeridian:

Immer muß versucht werden, bei der Dreierwärmer-Therapie den tiefsten Kyo-Punkt zu stimulieren und Jitsu auszugleichen. In Verbindung mit dem

Kreislaufmeridian und möglicherweise dem Herz- und Dünndarm-Meridian ist eine Verbesserung der Situation zu erzielen.

Tiefe Erschöpfung des Dreierwärmermeridians ist nicht leicht beeinflußbar, da der Dreierwärmer die Brücke zur Funktion aller Organe ist.

Gallenblasenmeridian:

Magen und Milzpankreas korrespondieren mit dem Gallenblasenmeridian. Den Gallenblasenmeridian finden wir häufig in einer Jitsu-Situation, die über den Yin-Bereich des Gallenblasenmeridians, also über den Beinbereich des Meridians, zu bearbeiten ist.
Herz korrespondiert ebenfalls mit dem Gallenblasenmeridian. Häufig finden sich Störungen im Gallenblasenmeridian in Verbindung mit dem Magenmeridian und manifestieren sich in den Beinen.
Bei Gallenstörungen ist der gesamte Meridianverlauf (G) sorgfältig unter Berücksichtigung der Jitsu-Kyo-Verfassung in Verbindung mit Leber, Milzpankreas und Magen durchzuarbeiten.

Lebermeridian:

Für die Therapie des Lebermeridians sind der Beinbereich und das Hara besonders wichtig. Eine Kombination des Gallenblasenmeridians, Nierenmeridians und Dreierwärmermeridians in der Korrespondenz muß geprüft werden.

Behandlungsbeispiel:
Wollen wir sehen, ob eine Verschiebung im Darmbein-Kreuzbeingelenk oder eine Belastung des 5. Lendenwirbels oder eine Hüftgelenksbelastung vorliegt, so bringen wir den Patienten in Bauchlage. Jetzt werden die Beine im Wechsel nach rückwärts gebeugt

und dann die Knie nach außen gelagert. Der jeweilige Fuß des abgewinkelten Beines berührt hierbei den Oberschenkel des anderen Beines an der höchstmöglichen Stelle. Die steifere Hüfte wird in dieser Stellung steiler in die Höhe ragen. Der Gegentest erfolgt über die Rückenlagerung. Im unteren Hara-Bereich muß der Lebermeridian daraufhin geprüft werden, wo er steifer ist. Auch die anderen Aspekte der 8 Verzweigungen sind hierbei zu beachten.

Auf der leichteren, weniger steifen Seite des Hara arbeiten wir mit einer Dehnung des Lebermeridians im Beinbereich. Während dieser Behandlung muß sich die Steifheit im Rücken und im Unterbauch lösen. Sie können in Bauchlage die Gegenkontrolle durchführen.

Lungenmeridian:

Lunge und Dickdarmmeridian stehen in enger Verbindung miteinander. Bei der Lungendehnung in Rückenlage im 45°-Winkel können Sie erkennen, wo die größte Spannung im Muskelbereich zu sehen ist. Haben Sie die Stagnationszone gefunden, können Sie in Verbindung mit der Brustkorbbehandlung die Blockierung lösen.

Tiefe Stimulation des Fischbauches (Daumenballen) in Verbindung mit dem entsprechenden Reaktionspunkt ist ebenfalls sehr hilfreich bei der Lungen-Therapie. Die entsprechende Reaktionszone des Rückens darf bei der Lungentherapie nicht fehlen. Ebenso ist die Dickdarmmeridian-Therapie mit einzubeziehen, in Verbindung zum Dreierwärmermeridian.

Dickdarmmeridian:

Dickdarm, Dünndarm, Dreierwärmer und Lunge stehen in enger Verbin-

dung. Bei chronischen Prozessen ist es sinnvoll, über die Dickdarm-Dehnung eine Öffnung zu erreichen. Gleichermaßen darf nicht versäumt werden, die Dickdarm-Reaktionspunkte drei Querfinger lateral des Nabels (Magen 25) zu halten und zu stimulieren.

Die Dickdarm-Therapie ist gleichermaßen von Bedeutung bei Halswirbelsäulen-Problemen. Ist ein Patient im Halsbereich blockiert, halten Sie den Handwurzelpunkt (Tabatiere) und den Dickdarm-Reaktionspunkt vor dem Ellbogen, der am besten mit diesem Punkt in Verbindung reagiert. Bestehen Probleme im Nackenbereich, spüren Sie unter Bewegung des Nackens Ihres Patienten eine Aktivität des Dickdarmmeridians im Tabatieren-Punkt. Hier kommt der Dickdarmmeridian deutlich an die Oberfläche. Während der Behandlung lösen sich die Blockierungen, der Patient kann sich besser bewegen.

Magenmeridian:

Der Magenmeridian muß immer in enger Kombination mit dem Milzpankreasmeridian gesehen, verstanden, behandelt werden. Hilfreich in der Therapie sind die drei Alarmpunkte des Dreierwärmermeridians. Die Kombination von Milzpankreas, Magen und Dreierwärmer ist speziell für Frauen von großer Bedeutung, da diese Funktion Einfluß auf die Blutkapazität und Leberkapazität hat. Bei Kälteerkrankungen des Magens ist Moxa außerordentlich hilfreich. Ist eine große Kälteerschöpfung des Magenmeridians oder der Magen-Hara-Zone zu spüren, in Verbindung ebenfalls von Kälte des Milzpankreasmeridians und der Milzpankreas-Zone des Hara, so häufen Sie Meer-Salz über die Zone des Nabels. In dieses Häufchen setzen Sie ein daumennagelgroßes Stück Moxa-Kraut und lassen dieses langsam abbrennen. Nach dem Abbrennen des ersten Kegels entsteht sanfte Wärme. Ist der Ke-

VI Erweiterte Diagnose

gel zu Asche verbrannt, entfernen Sie diese und setzen Sie einen zweiten Kegel auf die entstandene Kruste, um sie neu anzuzünden. Ist der zweite Kegel abgebrannt, verstärkt sich die Wärmeempfindung in der Tiefe, der Patient fühlt sich enorm belebt, durchwärmt und signalisiert ein Gefühl des ‚Neugeborenseins‘.

Bei Jitsu-Situationen des Magenmeridians und der Magen-Hara-Zone ist es sinnvoll, im Beinbereich des Magenmeridians zu arbeiten. Die reaktionsstärksten Punkte finden Sie im Fuß- und Unterschenkelbereich.

Milzpankreasmeridian:

Der Milzpankreasmeridian ist hauptverantwortlich für das Bindegewebe und seine Verfassung. Da Bindegewebe die Tendenz hat, Flüssigkeit zu stau-

en, verstehen wir, wie eng die Bezüglichkeit zwischen Milzpankreas- und Nierenmeridian ist. (Wir haben diese Bezüglichkeit schon ausgiebig vertieft.)

Finden wir den Milzpankreas-Reaktionspunkt zwischen D11 und D12 auf der linken Seite der Wirbelsäule empfindlicher, ist es sinnvoller, im Armbereich zu behandeln.

Finden wir den Milzpankreas-Reaktionspunkt zwischen D11 und D12 auf der rechten Seite der Wirbelsäule empfindlicher, ist es sinnvoller, im Beinbereich zu behandeln.

Sind beide Seiten gleich steif und hart, muß in jedem Fall im Yin-Teil des Meridians (Beinbereich) gearbeitet werden.

Der Nierenmeridian sollte in der Therapie unbedingt mit einbezogen werden, in Verbindung mit Dreierwärmer-Therapie.

Schlußwort

Dieses Buch kann in allen Punkten nur Anregungen für Therapeuten und Anregungen für Laien zur Selbsthilfe geben. Erlernbar ist Bo-Shiatsu jedoch keinesfalls aus Büchern. Erfahrung und praktischer Unterricht sind notwendig, um einen wirklichen Nutzen aus den vorangegangenen Informationen zu ziehen. Selbst Therapeuten, die lange mit Meridian-Shiatsu in Verbindung zur asiatischen Philosophie gearbeitet haben, stehen in der Therapie immer wieder vor neuen Fragen. Diese sind niemals alle mit einem Buch zu beantworten.

Der Diagnose-Teil ist im Buch kürzer abgehandelt als im Unterricht, da Diagnose in umfassender Weise für den allgemein interessierten Laien nicht geeignet ist.

Das vorliegende Buch kann und will nicht umfassendes Informationswerk sein. 5000 Jahre asiatische Medizin sind einfach nicht in einem Buch dieses Umfanges zusammenzufassen.

In meiner Lehrstätte bemühe ich mich, in seriöser Weise bei Therapeuten das Verständnis für Patienten in Verbindung zur asiatischen Therapie Bo-Shiatsu zu erreichen. Der Unterricht erfolgt stufenweise in jeweils 5-Tage-Blöcken und baut stets auf der vorangegangenen Stufe auf.

Seit 1985 leite ich die erste Meridian-Shiatsu-Lehrstätte für Angehörige medizinischer Berufe. Die immer größer werdende Zahl von Interessenten zeigt, daß mit dieser Therapie ein Wunsch nach „Behandlung" in Erfüllung geht.

Ich wünsche Ihnen viel Glück mit Ihrer Erfahrung von Bo-Shiatsu für die Zukunft.

Große Analogtafel

Analogie					
Kosmische Elemente Klima	Wind	Hitze	Feuchtigkeit	Trockenheit	Kälte
Erd-Elemente	Holz	Feuer	Erde	Metall	Wasser
Jahreszeiten	Frühling	Sommer	Spätsommer	Herbst	Winter
Tageszeiten	Morgen	Mittag	Nachmittag	Abend	Nacht
Farbbezüglichkeiten	Grün, Yin (Blau)	Rot, Yang	Braun, halb Yin (Gelb) halb Yang	Weiß, Yin	Schwarz, Yang
Werkstattorgane (Hohlorgane)	Gallenblase	Dünndarm + Dreierwärmer	Magen	Dickdarm	Blase
Speicherorgane	Leber	Herz (Herzbeutel) + KS	Milz-Pankreas	Lungen	Nieren
Sinnes-Organ-Korrespondenz	Augen	Zunge	Mund	Nase + Ki	Ohren
Anatomische Korrespondenz	Muskel + Sehnen	Gefäße; Blut, Lymphe	Bindegewebe	Haut + Schleimhaut	Knochen, Knochenmark
Geruch interne Transform. v. Ki	ranzig (stinkend)	verbrannt (beißend)	duftend (wohlriechend)	durchdringend (wie Fischeingeweide), fade	faulig, verrottet (modrig-schimmelig)
Geschmack	sauer	bitter	süß	scharf (würzig), pikant	salzig
Empfindungen, psycholog. Ausdruck	Zorn	Freude	Sympathie, Denken	Traurigkeit, Kummer	Angst, Furcht
Stimmausdruck	Schreien	Lachen	Singen	Klagen	Seufzen
Sekrete (mit Organbezüglichkeit)	Tränen	Schweiß	Speichel (flüssig)	Schleim, Nasenschleim	Speichel (kompakt), Auswurf
Yin-Yang-Verhältnis	Kleines Yang	Großes Yang	Ausgewogenheit	Kleines Yin	Großes Yin
Himmelsrichtung	Osten	Süden	Mitte, Zentrum	Westen	Norden
Tier (Haustiere), Tonisierung	Huhn, Hund (Seele)	Schaf	Kuh, Büffel	Pferd, Huhn	Schwein
Tier in astrolog. Bezüglichkeit	Tiger + Hase (Katze)	Pferd + Schlange	Hund + Drache	Huhn + Affe	Schwein + Ratte
Psychischer Reichtum, 5 Schätze, Seelenbeteiligung	Geist (Shin), spirituelle Kapazität	Perfektion, Kontrolle	Erinnerung, Unterbewußtsein	Vegetativum, Seelenskelett, Körper+Ki=Bewegung	Lebensrichtung, Willenskraft, Entschlossenheit
Getreide (Basis)	Gerste/Roggen	Hirse/Weizen	gelbe Hirse/Mais	Reis (folgt allen Jahreszeiten)	rote Bohnen
Früchte (Unterstützung)	Pflaume/Nektarine	Aprikose	Jujube, chinesische Dattel	Pfirsich	Kastanie
Gemüse (Ergänzung)	Schnittlauch/Lauch	Schalotte	Topinambur	grüne Zwiebel	Sojablätter (grün)
Zahlenreihenfolge	3	2	5	4	1
Nei King	8	7	5 od. 10	9	6

Analogie	Galle	Schweiß	Speichel (Essenz d. Lebens)	Stuhl	Urin
Essenz	Galle	Schweiß	Speichel (Essenz d. Lebens)	Stuhl	Urin
Körpersprache nach außen	Tränen d. Augen, Hände ballen + öffnen	schwitzen	Schluckauf, aufstoßen	niesen, husten	zittern, frösteln
Bewegung	Geburt	Wachstum	Wechsel/Verteilung	Reifung (Kontrakt.)	Speicherung i.d. Wurzeln
Sinne	Sehkraft	Gefühl	Geschmack	Geruch	Gehör
Blume (der Organe)	Nägel	Gesicht	Bindegewebe	Körperhaare	Kopfhaar, Zähne
Mögliche Mängel	konstanter Jähzorn	Gier	Ehrgeiz	Eigensinn	Habgier
Störungen (Jitsu)	Aggression/Jähzorn unaufhörl. Sprechen	unaufhörliches Lachen	Wiederholung, Tend. fixe Ideen, Zwangsvorst. d. Vergangenheit	Zukunftsangst, Stöhnen, Traurigkeit	Autoritätssucht, Wagemut
Störungen (Kyo)	keine Poesie, Materialismus, Koordinationsmangel	Niedergeschlagenheit, Schüchternheit, Unruhe, Mangel an Identitätsempfinden	Verlust der Erinnerung, Vergessen, Ekel, Angst	Verlust des Bewahrungsinstinktes, Depression, Kontaktverlust zur Umwelt, Verwundbarkeit	Unentschlossenheit, Mangel an Beharrlichkeit, keine Willenskraft, innere Angst (lähmend)
Emotionen aus sich heraus zerstörend, s. oben	Ärger	Lachen ohne Grund	Sorge	Melancholie	Ängstlichkeit
Stellung, Funktion der Organe im Körperstaat	Le – General des Königs; G – höchster Richter, Justizminister	H – Souverän, Kaiser; KS – Kanzler; 3E – Abgeordneter; Dü – Wechselbüro	MP – Ernährungsminister; Ma – Finanzminister	Lu – höchste Kircheninstanz (Premierminister); Di – Außenminister, Missionar	N – Organisationsdirektor; B – Lokalregierung mit Kapital
Sinne und Wahrnehmung	Augen – gut sehen, 5 Farben	Zunge, 5 Geschmacksrichtungen	Mund, 5 Geschmacksrichtungen	Nase – gut riechen, 5 Gerüche	Ohr – gut hören, 6 Geräusche
Geschmackskräfte + Kontraindikation	sauer – schwächt Muskeln; Ki d. Leber	bitter – schwächt Knochen; Ki d. Nieren	süß – schwächt Subkutis; Ki d. Milz	pikant (würzig) – schwächt Energie; Ki d. Lunge	salzig (dispergiert) – schwächt Blut; Ki d. Herzens
5 Organe bergen 5 Energien (5 Herbergen)	Seele	Geistesenergie	Denken	Lebensfluidum	Willen/Willenskraft
5 Tinh (reine Energien) Zustrom zu Organ – Kyo	Kummer	Freude	Furcht	Traurigkeit	Schrecken
5 Krankheiten	viel sprechen, Leber	Aufstoßen, Herz	bitterer Geschmack im Mund, Milz	Husten, Lunge	Gähnen + Niesen, Nieren
Bewegung d. Elemente, Ordnung, Charakter und Bezeichnung	1 Tanne Yang +, 2 Bambus Yin –	3 Holzfeuer Yang +, 4 Lampenfeuer Yin –	5 Hügel Yang +, 6 Ebene Yin –	7 Waffen Yang +, 8 Kessel Yin –	9 Wellen Yang +, 10 Bäche Yin –
Energiequalität	yang	yang	Mitte	yin	yin

Liste japanischer Ausdrücke

YANG – aktive Energie

YIN – passive Energie

JITSU – Fülle von Energie

KYO – Lücke von Energie

HYO – außen

RI – innen

NETSU – heiß

KAN – kalt

KAN – Körper ohne Herz

SHIN – Geist

BO-SHIN – Gesamtdiagnose – Gesamteindruck (durch Beobachtung)

BUN-SHIN – Geräusch – Ton – Diagnose

MON-SHIN – Anamnese – Befragung

SETSU-SHIN – Berührungs-Diagnose

DO KI – Bewegungsenergie – Aktivität

KI – unsichtbare Energie – kosmische Verbindung

KETSU – sichtbare Energie – Blutenergie – Verbindung zur Erde

TSUBO – Symptom-Punkt (Akupunkturpunkt)

KEI – Assoziation – Verbindung

GEN KI – natürliche Heilkraft

E KI – Abwehr

SHU KI – Atmung

EI KI – Nahrung

MU – leer

KI KAI – Meer von Energie

Literaturverzeichnis

Academy of Traditional Chinese Medicine: An Outline of Chinese Acupuncture. Foreign Language Press, Peking 1975.

Bachmann, G: Die Akupunktur – Eine Ordnungstherapie. Band I und II. Karl F. Haug Verlag, Ulm/Donau 1959.

Bischko, J.: Einführung in die Akupunktur – Akupunktur für Fortgeschrittene. Karl F. Haug Verlag, Heidelberg 1970 und 1973.

Foen Tjoeng Lie: Meridiansystem. Scriptum.

Katsusuke, S.: Tsubo. Biologisch-Medizinische Verlagsgesellschaft mbH & Co. KG, Schorndorf 1979.

König, G. und J. Wancura: Neue chinesische Akupunktur. Verlag Wilhelm Maudrich, Wien-München-Bern 1975.

Krack, N.: Die chinesische Puls-Lehre in Diagnostik und Therapie. Karl F. Haug Verlag GmbH, Heidelberg 1982.

Lidell, L., S. Thomas, C. Beresfort Cook und A. Porter: Massage. Mosaikverlag, München 1986.

Masunaga, S. und W. Ohashi: Das große Buch der Heilung durch Shiatsu. Scherz Verlag, Bern-München-Wien 1989.

Namikoshi, T.: Shiatsu – Heilung durch Fingerspitzen. Albert Müller Verlag, Rüschlikon-Zürich-Stuttgart-Wien 1970.

Nguyen van Nghi: Hoang Ti Nei King So Quenn. Medizinische Literarische Verlagsgesellschaft mbH, Uelzen 1977.

Nguyen van Nghi: Pathogenese und Pathologie der Energetik in der chinesischen Medizin. Medizinische Literarische Verlagsgesellschaft mbH, Uelzen 1974.

Ohashi, W.: Shiatsu (Die japanische Fingerdrucktherapie). Verlag Hermann Bauer, Freiburg im Breisgau 1983.

Schnorrenberger, C.: Chen-Chiu (Das neue Heilprinzip). Aurum Verlag, Freiburg im Breisgau 1975.

Stiefvater, E.W.: Akupunktur als Neural-Therapie. Karl F. Haug Verlag Ulm/Donau 1956.

Veith, J.: The Yellow Emperor's Classic of Internal Medicine. University of California Press 1972.

Wilhelm, R.: I Ging. Eugen Diederichs Verlag, München 1956.

Weitere Titel aus der

edition hannemann:

"Ayurveda - Wissen vom langen Leben"
Dr. H. Wallnöfer
(ISBN 3-925342-60-5)

"Die vergessene Heilkunst der Azteken"
Geheimnisse der altmexikanischen Medizin
Dr. H. Wallnöfer
(ISBN 3-925342-93-1)

"Besser als tausend Pillen"
Das Buch der modernen Hausmittel
Dr. H. Wallnöfer
(ISBN 3-927913-32-4)

"Handbuch der Kirlianfotografie"
Technik zur Sichtbarmachung der Aura
W. Franz
(ISBN 3-925342-69-9)

"Seele ohne Angst"
Autogenes Training und Hypnose:
Wege zur Entspannung"
Dr.H. Wallnöfer
(ISBN 3-927913-30-8)

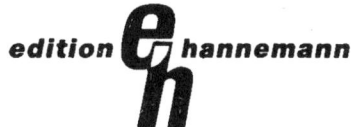

Verlag Stephanie Naglschmid

Rotebühlstr. 87 A
7000 Stuttgart 1
Tel 0711/626878   Fax 612323